JN261208

画像強調観察による内視鏡診断アトラス
Image-Enhanced Endoscopy

監修 丹羽 寛文
編集 田尻 久雄　田中 信治
　　 加藤 元嗣　斎藤 豊

日本メディカルセンター

■ 監　修

丹羽	寛文	日本消化器内視鏡学会名誉理事長・最高顧問/聖マリアンナ医科大学客員教授

■ 編　集

田尻	久雄	東京慈恵会医科大学内科学講座消化器・肝臓内科教授
田中	信治	広島大学内視鏡診療科教授
加藤	元嗣	北海道大学病院光学医療診療部准教授
斎藤	豊	国立がん研究センター中央病院内視鏡部医長

■ 執筆者一覧

丹羽	寛文	日本消化器内視鏡学会名誉理事長・最高顧問/聖マリアンナ医科大学客員教授	小田島	慎也	東京大学医学部附属病院光学医療診療部
斎藤	豊	国立がん研究センター中央病院内視鏡部医長	新美	惠子	東京大学医学部附属病院消化器内科
野中	哲	国立がん研究センター中央病院内視鏡部	藤城	光弘	東京大学医学部附属病院光学医療診療部准教授
鈴木	晴久	国立がん研究センター中央病院内視鏡部	有馬	範行	島根県環境保健公社
有馬	美和子	埼玉県立がんセンター消化器内科副部長	後藤	修	東京大学医学部附属病院消化器内科
多田	正弘	埼玉県立がんセンター消化器内科科長兼部長	滝沢	耕平	静岡県立静岡がんセンター内視鏡科 副医長
河原	祥朗	岡山大学病院光学医療診療部	三梨	桂子	国立がん研究センター東病院内視鏡部
郷田	憲一	東京慈恵会医科大学内視鏡科	村島	直哉	国家公務員共済組合連合会三宿病院消化器科
田尻	久雄	東京慈恵会医科大学内科学講座消化器・肝臓内科教授	中山	聡	国家公務員共済組合連合会三宿病院消化器科
池上	雅博	東京慈恵会医科大学病理学講座准教授	神野	彰	国家公務員共済組合連合会三宿病院消化器科
堅田	親利	北里大学病院消化器内科	永尾	重昭	防衛医科大学校光学医療診療部准教授
矢野	友規	国立がん研究センター東病院内視鏡部	後藤田	卓志	独立行政法人国立国際医療研究センター消化器科
福田	大輔	国立がん研究センター東病院内視鏡部	上堂	文也	大阪府立成人病センター消化管内科副部長
藤井	誠志	国立がん研究センター東病院臨床腫瘍病理部・細胞動態室室長	竹内	洋司	大阪府立成人病センター消化管内科診療主任
田中	雅樹	静岡県立静岡がんセンター内視鏡科 副医長	石原	立	大阪府立成人病センター消化管内科部長
平島	徹朗	国立がん研究センター中央病院臨床検査部病理	草野	央	独立行政法人国立国際医療研究センター消化器科
浜本	康夫	栃木県立がんセンター化学療法部副部長	八木	一芳	新潟県立吉田病院内科部長
小林	望	栃木県立がんセンター画像診断部	中村	厚夫	新潟県立吉田病院内科部長
五十嵐	誠治	栃木県立がんセンター病理	関根	厚雄	新潟県立吉田病院内科副院長
中村	尚志	調布外科・消化器科内科クリニック副院長	竹内	学	新潟大学医歯学総合病院光学医療診療部
大倉	康男	杏林大学医学部病理学教授	小林	正明	新潟大学医歯学総合研究科消化器内科学分野
金城	徹	国立がん研究センター中央病院内視鏡部	渡辺	玄	新潟大学大学院医歯学総合研究科分子診断病理学分野
小田	一郎	国立がん研究センター中央病院内視鏡部	佐藤	千晃	仙台市医療センター仙台オープン病院消化器内科
吉永	繁高	国立がん研究センター中央病院内視鏡部	平澤	大	仙台市医療センター仙台オープン病院消化器内科医長

氏名	所属	氏名	所属
青木　貴哉	国立がん研究センター中央病院内視鏡部	篠村　恭久	札幌医科大学第一内科教授
谷口　浩和	国立がん研究センター中央病院臨床検査部病理	田中　信治	広島大学内視鏡診療科教授
時岡　聡	大阪医科大学第二内科学教室講師	大庭さやか	広島大学内視鏡診療科
梅垣　英次	大阪医科大学第二内科学教室准教授	岡　志郎	広島大学内視鏡診療科
樋口　和秀	大阪医科大学第二内科学教室教授	浦岡　俊夫	岡山大学病院光学医療診療部
前田　有紀	仙台市医療センター仙台オープン病院消化器内科	樫田　博史	近畿大学医学部内視鏡部・消化器内科教授（元 昭和大学横浜市北部病院消化器センター准教授）
加藤　元嗣	北海道大学病院光学医療診療部准教授	池松　弘朗	国立がん研究センター東病院内視鏡部
豊田　英樹	ハッピー胃腸クリニック院長	大野　康寛	国立がん研究センター東病院内視鏡部
林　星舟	がん・感染症センター都立駒込病院肝臓内科部長	斎藤　彰一	東京慈恵会医科大学内視鏡科
大澤　博之	自治医科大学内科学講座消化器内科学部門講師	坂本　琢	国立がん研究センター中央病院内視鏡部
井上　雅仁	千葉大学医学部附属病院光学医療診療部	和田　祥城	昭和大学横浜市北部病院消化器センター
横須賀　收	千葉大学大学院医学研究院腫瘍内科学教授	工藤　進英	昭和大学横浜市北部病院消化器センター教授
小野　敏嗣	東京大学医学部附属病院消化器内科	豊田　昌徳	医療法人薫風会佐野病院消化器センター
加藤　貴司	北海道消化器科病院内科医長	佐野　寧	医療法人薫風会佐野病院消化器センター／病院長・理事長
佐々木清貴	北海道消化器科病院内科医長	冨樫　一智	自治医科大学光学療センター／同 消化器外科准教授
堀田　彰一	北海道消化器科病院院長	森嶋　計	自治医科大学消化器外科
小山　恒男	佐久総合病院胃腸科部長	浜田　徹	自治医科大学消化器外科
多田　和弘	国立がん研究センター中央病院内視鏡部	長谷川　申	久留米大学医学部内科学講座消化器内科部門
加藤　正之	東京慈恵会医科大学内視鏡科	鶴田　修	久留米大学医学部消化器病センター教授
貝瀬　満	東京慈恵会医科大学内視鏡科准教授	渡辺　憲治	大阪市立大学大学院医学研究科消化器内科学講師
丹羽　康正	愛知県がんセンター中央病院内視鏡部部長	町田　浩久	大阪市立大学大学院医学研究科消化器内科学講師
坂野　閣紀	名古屋大学大学院医学系研究科消化器内科学	永見　康明	大阪市立大学大学院医学研究科消化器内科学
後藤　秀実	名古屋大学大学院医学系研究科消化器内科学教授	松田　尚久	国立がん研究センター中央病院内視鏡部医長
豊泉　博史	東京慈恵会医科大学内視鏡科	上野　伸展	旭川医科大学内科学講座消化器・血液腫瘍制御内科学分野
小平　純一	恵佑会札幌病院消化器内科副部長	藤谷　幹浩	旭川医科大学内科学講座消化器・血液腫瘍制御内科学分野准教授
穂刈　格	恵佑会札幌病院消化器内科内視鏡主任部長	高後　裕	旭川医科大学内科学講座消化器・血液腫瘍制御内科学分野教授
藤田　昌宏	恵佑会臨床病理学研究所所長	十河　光栄	大阪市立大学大学院医学研究科消化器内科学病院講師
小野　尚子	北海道大学病院光学医療診療部	味岡　洋一	新潟大学大学院医歯学総合研究科分子・診断病理学教授
柳井　秀雄	国立病院機構関門医療センター臨床研究部長	西下　正和	西下胃腸病院院長
為我井芳郎	国立国際医療研究センター国府台病院消化器科部長	久保倉尚哉	九州大学大学院医学研究院病態機能内科学
田沼　徳真	札幌医科大学第一内科	具嶋　正樹	九州大学大学院医学研究院形態機能病理学
山下健太郎	札幌医科大学第一内科	松本　主之	九州大学大学院医学研究院病態機能内科学講師

佐々木善浩	東京慈恵会医科大学内視鏡科	佐田　美和	北里大学東病院消化器内科講師
赤星　和也	麻生飯塚病院消化器内科部長	山上　博一	大阪市立大学大学院医学研究科消化器内科学講師
大屋　正文	麻生飯塚病院病理部部長	荒川　哲男	大阪市立大学大学院医学研究科消化器内科学教授
本村　廉明	麻生飯塚病院消化器内科	池田　圭一	東京慈恵会医科大学内視鏡科講師
吉村　　昇	東京慈恵会医科大学内視鏡科	大塚　和朗	昭和大学横浜市北部病院消化器センター准教授
今津　博雄	東京慈恵会医科大学内視鏡科講師	浜谷　茂治	昭和大学横浜市北部病院病理部講師
糸井　隆夫	東京医科大学消化器内科講師		
祖父尼　淳	東京医科大学消化器内科	後野　和弘	オリンパスメディカルシステムズ株式会社第二開発本部医療技術開発部
糸川　文英	東京医科大学消化器内科	三宅　洋一	千葉大学名誉教授/フロンティアメディカル工学研究開発センター特任教授
小山内　学	手稲渓仁会病院消化器病センター主任医長	山高　修一	富士フイルム株式会社ヘルスケア事業統括本部メディカルシステム事業部内視鏡システム部
真口　宏介	手稲渓仁会病院消化器病センター長	久保　雅裕	富士フイルム株式会社R＆D統括本部メディカルシステム開発センター内視鏡開発グループ
田中　聖人	京都第二赤十字病院消化器科副部長	竹端　　榮	オリンパスメディカルシステムズ株式会社開発企画本部研究部
栗原　俊夫	東京医科大学消化器内科	今泉　克一	オリンパスメディカルシステムズ株式会社第二開発本部医療技術開発部
土屋　貴愛	東京医科大学消化器内科	小澤　　了	HOYA株式会社PENTAXライフケア事業部医用機器SBU
五十嵐良典	東邦大学医療センター大森病院消化器内科教授	宇津井哲也	HOYA株式会社PENTAXライフケア事業部医用機器SBU
三浦　富宏	東邦大学医療センター大森病院消化器内科	池谷　浩平	HOYA株式会社PENTAXライフケア事業部医用機器SBU
木田　光広	北里大学東病院内視鏡科科長代理	佐々木雅彦	HOYA株式会社PENTAXライフケア事業部医用機器SBU
小林　清典	北里大学東病院消化器内科講師		

監修のことば

　このたび田尻久雄，田中信治，加藤元嗣，斎藤　豊4先生の企画，編集のもとに，この領域に造詣の深い多くの執筆者の協力を得て『画像強調観察による内視鏡診断―Image-Enhanced Endoscopy アトラス』が上梓の運びとなった．まことに同慶の至りである．監修者としてこの書籍の刊行に参加することができたことを，大変光栄に存ずるとともに，まことに嬉しく思っている．編者の4先生ならびに執筆者諸兄姉に対し，心からおめでとうと申し上げたい．

　すでに胃カメラ，ファイバースコープの時代からプリミティブではあったが，画像を強調して観察する方法は模索されていた．しかし本格的な画像強調観察が内視鏡の世界に登場したのは，電子スコープになってからである．電子スコープでは画像情報を電子信号として捉えているため，その信号を電気的に処理して種々の画像処理，画像解析を加えることが可能となった．これらも初期には色調・彩度変換，適応型構造強調，IHb色彩強調などに限られていたが，現在では多種多様な画像強調観察法が登場している．そもそも観察に用いる波長域が異なれば，生体での光の吸収特性，反射特性の違いによって得られる情報はさまざまで，診断におけるその意味，意義も異なってくる．最近ではNBI，AFI，FICEその他新しい強調観察法が次々と登場し，新しい診断価値を生み出している．その一方，特殊光という用語が一人歩きし，拡大解釈され曖昧なまま使用され混乱を招いて来たのも事実である．そのため田尻教授と私が協議し内視鏡観察法の新しい分類試案を提唱してきたが，数ある内視鏡観察法の中でも画像強調観察は非常に広範な領域で，その中には光学法，デジタル法，光デジタル法，色素法など多数の手技が含まれている．

　本書では消化管・胆膵の各臓器別に画像強調観察法として注目を集めているNBI，FICE，AFI，i-scanさらに色素法による代表的な疾患の所見を網羅し，これらの手法によるアトラスとして実際の臨床の場で役立つように編集されている．アトラスに提示されたそれぞれの図の細かい所までを良く観察していただき，解説を熟読していただければ，各種の画像強調観察法の診断上の意義，応用の実際が十分理解され得るものと思っている．そのうえで読者自身の症例と比較検討していただければ，新しい視点を身に付け日常の診療に即役立たせていただけるものと考えている．是非とも座右に具えて頂き適宜参照して頂きたいと願っている．

　平成22年5月

日本消化器内視鏡学会名誉理事長・最高顧問
聖マリアンナ医科大学客員教授

丹　羽　寛　文

```
内視鏡観察 ─┬─ 通常観察（白色光）
            ├─ 画像強調観察
            │   ├─ 光学法                                          例：紫外線観察/赤外線観察
            │   ├─ デジタル法 ─┬─ コントラスト法                   例：FICE/i-scan
            │   │              └─ 輪郭強調法                       例：構造強調
            │   ├─ 光デジタル法 ─┬─ 蛍光法                         例：AFI/SAFE
            │   │                ├─ 狭帯域光法                     例：NBI
            │   │                └─ 赤外光法                       例：IRI
            │   └─ 色素法 ─┬─ 染色法                               例：ルゴール
            │              └─ コントラスト法                       例：インジゴカルミン
            ├─ 拡大内視鏡観察
            │   ├─ 光学法                                          例：拡大電子内視鏡
            │   └─ デジタル法                                      例：電子ズーム
            ├─ 顕微内視鏡観察
            │   ├─ 光学法                                          例：EndoCytoscopy
            │   └─ 共焦点法                                        例：Endomicroscopy
            └─ 断層イメージング
                ├─ 超音波内視鏡
                └─ OCT（Optical Coherence Tomography）
```

```
Endoscopic Imaging ─┬─ Conventional Endoscopy (White Light)
                    ├─ Image-Enhanced Endoscopy
                    │   ├─ Optical Method                              ie：Ultraviolet/Infra-red observation
                    │   ├─ Digital Method ─┬─ Contrast method          ie：FICE/i-scan
                    │   │                  └─ Lineation enhanced method ie：Structure enhancement
                    │   ├─ Optical-Digital Method ─┬─ Auto-fluorescent method  ie：AFI/SAFE
                    │   │                          ├─ Narrow band light method ie：NBI
                    │   │                          └─ Infra-red ray method     ie：IRI
                    │   └─ Chromoendoscopy Method ─┬─ Stain method     ie：Lugol
                    │                              └─ Contrast method  ie：Indigocarmine
                    ├─ Magnified Endoscopy
                    │   ├─ Optical Method                              ie：Optical zoom endoscopy
                    │   └─ Digital Method                              ie：Digital zoom
                    ├─ Microscopic Endoscopy
                    │   ├─ Optical Method                              ie：EndoCytoscopy
                    │   └─ Confocal Method                             ie：Endomicroscopy
                    └─ Tomographic Endoscopy
                        ├─ Optical Coherence Tomography
                        └─ Endoscopic Ultrasonography
```

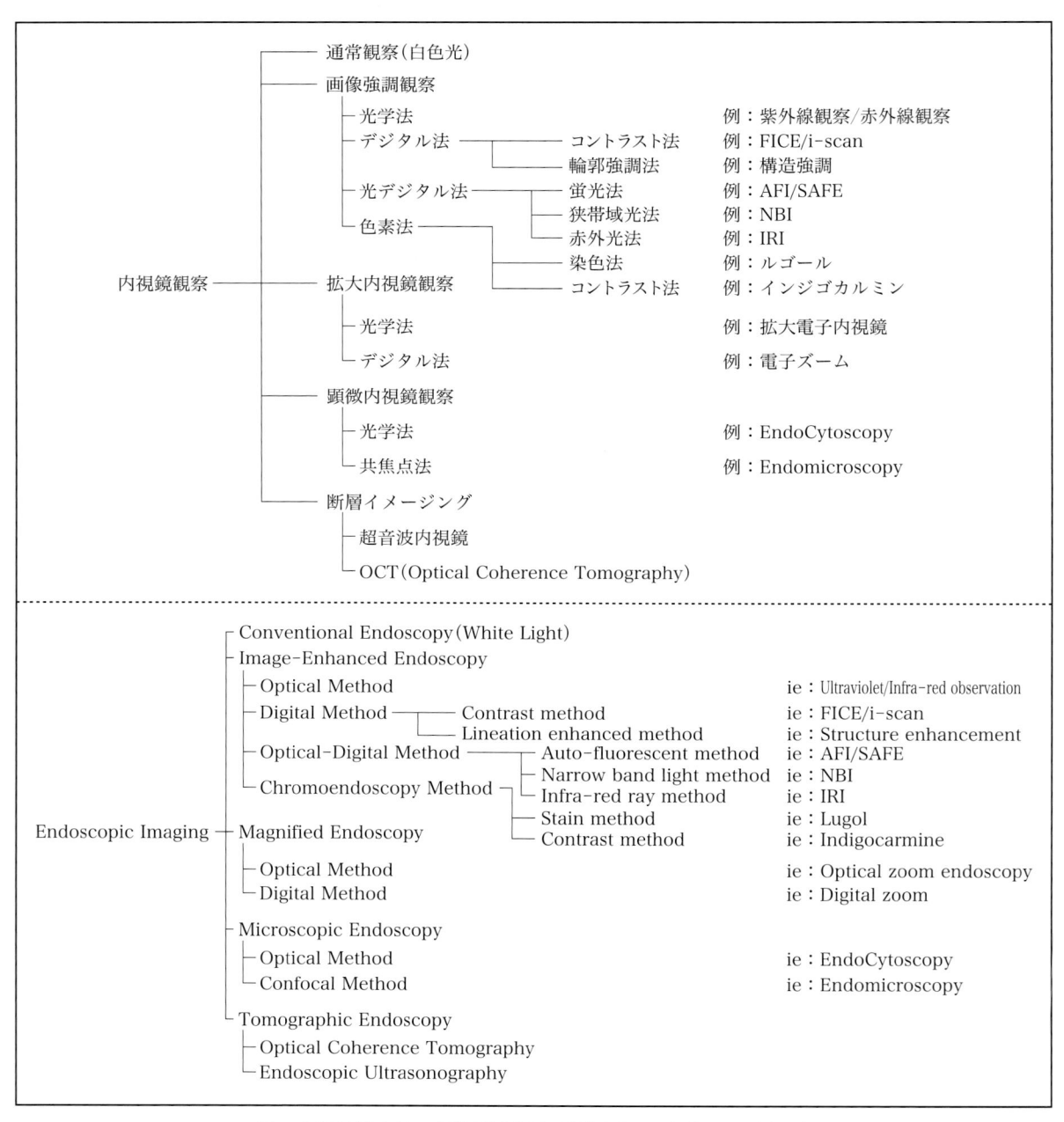

図　内視鏡観察法の目的別分類（亜分類）（丹羽寛文・田尻久雄）
（Endoscopic Imaging—Object-oriented classification）（Hirohumi Niwa & Hisao Tajiri）
〔丹羽寛文：新しい内視鏡観察法の分類―画像強調観察を中心に：巻頭言．
臨牀消化器内科　2009；24：7-9　より引用〕

序　文

　消化管の内視鏡は，これまで胃鏡，胃カメラ，ファイバースコープ，電子スコープと発展してきた．電子スコープは，開発されてすでに25年以上経過しているが，単に光学系内視鏡技術の延長ではなく，現代科学技術の粋を結集した最先端技術開発の産物であり，正しくこの原理を理解することによって新たな応用と次の時代への進歩につなげる必要がある．電子スコープは光の信号を直接見るファイバースコープと異なり，半導体素子を通して電子信号として画像が得られるので，電子的に種々の画像処理，画像解析が可能である．生体の特性は観察する波長により，その吸収特性や散乱特性の違いから，得られる情報が大きく異なる．この特性に着目し，より自然な観察画像からさらに発展して目的に応じた観察波長を用いた新たな内視鏡システムが臨床応用され，その結果，新規性の高い診断法と診断理論が次々と展開されている．とくに狭帯域光観察（Narrow Band Imaging；NBI）を使った粘膜表面の微小血管観察に基づく精緻な診断学は，従来の内視鏡診断学を飛躍的に発展させる契機となり，世界中のがん研究者に影響を与えることとなった．2009年時点でNBIに関連する論文，レビュー記事等の数が200報以上あることからもその影響の大きさをうかがい知ることができる．さらに，研究成果は製品化され世界規模での普及をみるまでになり，臨床研究のみならず実際のがん医療に対して大きな貢献を果たしている．

　また2006年5月に日本メディカルセンターより，『特殊光による内視鏡アトラス─NBI・AFI・IRI診断の最前線』を刊行して，はや4年が経過した．刊行して以来，消化器内視鏡専門医の先生をはじめ，多くの実地医家の先生に大変好評のうちに受け入れられ，初版は完売され，再版を重ねてきた．その後，これらの観察技術は，多くの消化器関連学会・研究会などで注目されるとともに日本では"特殊光"という言葉が汎用されてきた．その後，類似の技術が次々と発表されるとともに"特殊光"という用語そのものが曖昧に使用され，同時に国際的に通用する英語表現として整合する必要もあり，内視鏡観察法の目的別分類を提唱した．

　内視鏡観察の方法を図に示すごとく，①通常観察（白色光）(Conventional Endoscopy, White Light Endoscopy)，②画像強調観察（Image-Enhanced Endoscopy），③拡大内視鏡観察（Magnified Endoscopy），④顕微内視鏡観察（Microscopic Endoscopy），⑤断層イメージング（Tomographic Endoscopy）と分類した．この分類では，画像強調観察をデジタル法，光デジタル法，色素法と亜分類した．これまで学会，研究会などで使用されてきた，いわゆる"特殊光（観察）"とは，画像強調観察（Image-Enhanced Endoscopy）のなかの光デジタル法を意味している．

　本書は，日常の内視鏡診療のなかで白色光とともに，もっとも汎用されている画像強調観察の特徴と有用性について，症例を中心にわかりやすく解説するアトラスとして企画編集した．中・下咽頭，食道（Barrett食道を含む），胃，十二指腸，小腸，大腸，胆膵の臓器別に光デジタル法であるNBI，AFI，IRI，デジタル法のFICE，i-scan，さらに

は拡大観察の併用を駆使して，主に腫瘍性病変に対する診断の実際を多くの写真を提示しながら，確定診断へのプロセスを平易な表現で説明した．また従来から用いられてきた色素法とデジタル法や光デジタル法との比較，さらに酢酸法や酢酸とインジゴカルミン液を混合した新色素 AIM（acetic-acid indigocarmine mixture）の有用性についても解説した．内視鏡アトラスとして，最先端の施設でご活躍中の専門家に画像の quality についてはとくに細心の注意を払い，日常診療で遭遇する代表的な症例の精選した画像を提示していただいた．

　本書は，現在，実用化されているすべての画像強調観察を網羅した内視鏡アトラスとして世界的にみても初めての出版である．内視鏡専門医を目指す先生方にとってきわめて実践的な内容であり，専門医あるいは指導医をすでに取得した先生にとっても現段階の画像強調観察に関する最新の知識を整理するうえで役に立つ必読の一書であると確信している．

　最後に大変お忙しいなか，快く執筆をお引き受け下さった諸先生方に厚く御礼申し上げるとともに，編集の労をとって下さいました日本メディカルセンターの黒添勢津子氏に感謝申し上げます．

　　2010 年 5 月

田　尻　久　雄
田　中　信　治
加　藤　元　嗣
斎　藤　　　豊

目 次

序章 歴史・原理

2	内視鏡画像強調観察の歴史	丹羽寛文
10	NBI の原理	オリンパスメディカルシステムズ株式会社
14	FICE の原理	富士フイルム株式会社
19	AFI の原理	オリンパスメディカルシステムズ株式会社
23	IRI の原理	オリンパスメディカルシステムズ株式会社
26	i-scan の原理	HOYA株式会社PENTAXライフケア事業部
31	SAFE-3000 の原理	HOYA株式会社PENTAXライフケア事業部

1 中・下咽頭

35	総 論		斎藤 豊，野中 哲，鈴木晴久

Column
NBI vs. AFI／40 　　　　　　　　　　　　　鈴木晴久，斎藤 豊
FICE による中・下咽頭表在癌の診断／41 　　有馬美和子，多田正弘
i-scanによる中・下咽頭表在癌の診断／42 　　河原祥朗

44	Case 1	炎症性病変	NBI	郷田憲一，田尻久雄，池上雅博
45	Case 2	中咽頭乳頭腫	NBI	郷田憲一，田尻久雄，池上雅博
46	Case 3	下咽頭乳頭腫	NBI	堅田親利
47	Case 4	下咽頭乳頭腫	NBI	矢野友規，福田大輔，藤井誠志
48	Case 5	下咽頭表在癌	NBI	堅田親利
50	Case 6	下咽頭表在癌	NBI	郷田憲一，田尻久雄，池上雅博
51	Case 7	下咽頭表在癌	NBI	田中雅樹
52	Case 8	下咽頭表在癌	NBI	矢野友規，福田大輔，藤井誠志
53	Case 9	中咽頭表在癌	NBI	野中 哲，斎藤 豊
55	Case 10	中咽頭表在癌	NBI AFI	鈴木晴久，斎藤 豊，平島徹朗
56	Case 11	咽頭表在癌（化学療法単独で消失例） NBI		浜本康夫，小林 望，五十嵐誠治
57	Case 12	咽頭の非特異的病変	NBI	浜本康夫，小林 望，五十嵐誠治
58	Case 13	微小な咽頭腫瘍の2病変（NBI 併用細径内視鏡による発見例） NBI		中村尚志，大倉康男，斎藤 豊
61	Case 14	下咽頭癌（NBI 併用細径内視鏡による発見例） NBI AFI		中村尚志，大倉康男，斎藤 豊

2 食道

A 扁平上皮癌，他

63 | 総論 …………………………………… 金城　徹，野中　哲，小田一郎，斎藤　豊

Column
- NBI vs. AFI／72　　　　　　　　　　　　　　　　　　　　　鈴木晴久，斎藤　豊
- 食道癌の拡大内視鏡分類／73　　　　　　　　　　　　　　　　　　　　　　吉永繁高
- FICEによる食道癌の診断／74　　　　　　　　　　　　　　　　有馬美和子，多田正弘
- i-scanによる食道表在癌の診断／76　　　　　　　　小田島慎也，新美惠子，藤城光弘
- 極細径内視鏡における画像強調／77　　　　　　　　　　　　　　　　　　　有馬範行

頁	Case	タイトル	手法	著者
79	Case 15	食道表在癌（T1a-EP）	NBI	鈴木晴久，斎藤　豊，平島徹朗
80	Case 16	食道表在癌（T1a-EP）	i-scan	小田島慎也，後藤　修，藤城光弘
82	Case 17	食道表在癌（T1a-LPM）	NBI	滝沢耕平
83	Case 18	食道表在癌（T1a-LPM）	NBI AFI	鈴木晴久，斎藤　豊，平島徹朗
85	Case 19	食道表在癌（T1a-LPM）	NBI	滝沢耕平
86	Case 20	食道表在癌（T1a-LPM）	NBI	滝沢耕平
87	Case 21	食道表在癌（T1a-LPM）	NBI	滝沢耕平
88	Case 22	食道表在癌（T1a-LPM）	FICE	有馬美和子，多田正弘
90	Case 23	食道表在癌（T1a-LPM）	i-scan	小田島慎也，後藤　修，藤城光弘
91	Case 24	食道表在癌（T1a-MM）	NBI	矢野友規，三梨桂子，藤井誠志
92	Case 25	食道表在癌（T1a-MM）	NBI	滝沢耕平
93	Case 26	食道表在癌（T1b-SM1）	FICE	有馬美和子，多田正弘
95	Case 27	食道表在癌（T1b-SM2）	NBI	野中　哲，小田一郎，斎藤　豊
96	Case 28	食道表在癌（T1b-SM3）	FICE	有馬美和子，多田正弘
97	Case 29	食道表在癌（T1b-SM3）	NBI	滝沢耕平
98	Case 30	食道上皮内腫瘍（NBI併用細径内視鏡による発見例） NBI		中村尚志，大倉康男，斎藤　豊
100	Case 31	食道癌CRT後の再発	NBI	浜本康夫，小林　望，五十嵐誠治
101	Case 32	食道乳頭腫	NBI AFI	鈴木晴久，斎藤　豊，平島徹朗
102	Case 33	食道静脈瘤	FICE	村島直哉，中山　聡，神野　彰
104	Case 34	食道静脈瘤硬化療法における赤外線観察 IRI		永尾重昭
105	Case 35	食道静脈瘤硬化療法における赤外線観察 IRI		永尾重昭

B Barrett 食道腺癌

106	総　　論	…………………………………………	吉永繁高，金城　徹，後藤田卓志

> *Column*
> AFI による Barrett 食道癌の診断／109　　　　　上堂文也，竹内洋司，石原　立
> Barrett 食道の診断―本邦と欧米との違い／110　　　　草野　央，後藤田卓志
> 酢酸法による Barrett 腺癌の診断／111　　　　八木一芳，中村厚夫，関根厚雄

113	Case 36	Barrett 食道腺癌（LSBE 由来）	酢酸	八木一芳，中村厚夫，関根厚雄
114	Case 37	食道腺癌	酢酸	八木一芳，中村厚夫，関根厚雄
115	Case 38	Barrett 食道腺癌（LSBE 由来）	NBI AFI	鈴木晴久，斎藤　豊，平島徹朗
117	Case 39	Barrett 食道腺癌（SSBE 由来）	酢酸	八木一芳，中村厚夫，関根厚雄
119	Case 40	Barrett 食道腺癌（SSBE 由来）	酢酸 NBI	八木一芳，中村厚夫，関根厚雄
121	Case 41	Barrett 食道腺癌（LSBE 由来）	酢酸 NBI	竹内　学，小林正明，渡辺　玄
124	Case 42	Barrett 食道腺癌（SSBE 由来）	酢酸 NBI	佐藤千晃，平澤　大
126	Case 43	Barrett 食道腺癌（SSBE 由来）	NBI AFI	青木貴哉，斎藤　豊，谷口浩和
128	Case 44	Barrett 食道腺癌（SSBE 由来）	NBI	時岡　聡，梅垣英次，樋口和秀
130	Case 45	Barrett 食道腺癌（SSBE 由来）	酢酸 NBI	鈴木晴久，斎藤　豊，平島徹朗
132	Case 46	Barrett 食道腺癌（SSBE 由来）	NBI	時岡　聡，梅垣英次，樋口和秀
134	Case 47	Barrett 食道腺癌（SSBE 由来）	酢酸 NBI	竹内　学，小林正明，渡辺　玄
137	Case 48	Barrett 食道腺癌（SSBE 由来）	NBI	前田有紀，平澤　大

3 胃

| 139 | 総論 | 加藤元嗣 |

Column
- 酢酸法の原理と胃癌診断／152　　豊田英樹
- 胃腫瘍に対する AIM（acetic acid-indigocarmine mixture）の有用性／155　　河原祥朗
- 門脈圧亢進症性胃症の鑑別診断／156　　林　星舟
- NBI による腸上皮化生の診断／157　　上堂文也，竹内洋司，石原　立

159	Case 49	早期胃癌の範囲診断	FICE	大澤博之
160	Case 50	早期胃癌の範囲診断	FICE	大澤博之
161	Case 51	早期胃癌の範囲診断	FICE	井上雅仁，横須賀收
162	Case 52	早期胃癌の範囲診断	i-scan	小田島慎也，小野敏嗣，藤城光弘
163	Case 53	早期胃癌の範囲診断	i-scan	小田島慎也，小野敏嗣，藤城光弘
165	Case 54	早期胃癌の範囲診断	NBI	加藤貴司，佐々木清貴，堀田彰一
166	Case 55	早期胃癌の範囲診断	酢酸 NBI	小山恒男
168	Case 56	早期胃癌の範囲診断	酢酸 NBI	小山恒男
170	Case 57	早期胃癌の範囲診断	酢酸 NBI	八木一芳，中村厚夫，関根厚雄
172	Case 58	早期胃癌の範囲診断	酢酸 NBI	八木一芳，中村厚夫，関根厚雄
174	Case 59	早期胃癌の範囲診断	AFI	多田和弘，小田一郎，谷口浩和
175	Case 60	早期胃癌の範囲診断	AFI	多田和弘，小田一郎，谷口浩和
176	Case 61	早期胃癌の組織型診断	NBI	加藤正之，貝瀬　満，田尻久雄
178	Case 62	早期胃癌の組織型診断	NBI	加藤正之，貝瀬　満，田尻久雄
180	Case 63	早期胃癌と腺腫の鑑別診断	NBI	丹羽康正，坂野閣紀，後藤秀実
181	Case 64	早期胃癌と腺腫の鑑別診断	NBI	豊泉博史，田尻久雄
183	Case 65	早期胃癌と腺腫の鑑別診断	FICE	井上雅仁，横須賀收
185	Case 66	早期胃癌の深達度診断	NBI	小平純一，穂刈　格，藤田昌宏
187	Case 67	早期胃癌の深達度診断	IRI	永尾重昭
188	Case 68	早期胃癌の血管診断	IRI	永尾重昭
189	Case 69	早期胃癌とびらんの鑑別診断 NBI		小野尚子，加藤元嗣
190	Case 70	早期胃癌とびらんの鑑別診断 NBI		豊泉博史，田尻久雄
192	Case 71	早期胃癌と発赤の鑑別診断	NBI	小野尚子，加藤元嗣
193	Case 72	胃 MALT リンパ腫の治療前後 NBI		小野尚子，加藤元嗣
195	Case 73	胃 MALT リンパ腫の治療前後 NBI		小野尚子，加藤元嗣

197	Case 74	萎縮性胃炎（胃粘膜萎縮境界） FICE	柳井秀雄
198	Case 75	Cronkhite-Canada 症候群の胃ポリポージス NBI	為我井芳郎
201	Case 76	胃アミロイドーシス NBI	田沼徳真，山下健太郎，篠村恭久
202	Case 77	胃アミロイドーシス NBI	田沼徳真，山下健太郎，篠村恭久

4 大　腸

203	総　論 …………………………………… 田中信治，大庭さやか，岡　志郎

215	Case 78	過形成性ポリープ NBI	浦岡俊夫
216	Case 79	表面型鋸歯状腺腫 NBI	樫田博史
217	Case 80	隆起型鋸歯状腺腫 NBI	池松弘朗，大野康寛
218	Case 81	SSP/SSA NBI AFI	斎藤彰一，池上雅博，田尻久雄
220	Case 82	隆起型腫瘍 NBI	坂本　琢，斎藤　豊，谷口浩和
222	Case 83	隆起型腺腫（管状腺腫） NBI	大庭さやか，田中信治
224	Case 84	隆起型腺腫（管状絨毛腺腫） NBI	和田祥城，工藤進英
225	Case 85	表面隆起型腺腫 NBI	豊田昌徳，佐野　寧
226	Case 86	表面陥凹型腺腫 NBI	浦岡俊夫
228	Case 87	表面陥凹型腺腫 FICE	冨樫一智，森嶋　計，浜田　徹
229	Case 88	隆起型早期癌（粘膜内病変） NBI	長谷川申，鶴田　修
231	Case 89	隆起型早期癌（SM 浸潤病変） NBI	長谷川申，鶴田　修
233	Case 90	表面隆起型早期癌（粘膜内病変） NBI	渡辺憲治，町田浩久，永見康明
234	Case 91	表面隆起型早期癌（SM 浸潤病変） NBI	渡辺憲治，町田浩久，永見康明
236	Case 92	表面平坦陥凹型早期癌（粘膜内病変） NBI AFI	斎藤彰一，池上雅博，田尻久雄
238	Case 93	表面平坦陥凹型早期癌（SM 浸潤病変） NBI AFI	斎藤彰一，池上雅博，田尻久雄
240	Case 94	LST-NG, pseudodepressed type NBI	岡　志郎，田中信治
242	Case 95	LST-NG, pseudodepressed type NBI	岡　志郎，田中信治
244	Case 96	LST-NG, pseudodepressed type FICE	冨樫一智，森嶋　計，浜田　徹

246	Case 97	腫瘍の診断（LST-NG）	NBI AFI	坂本　琢，松田尚久，谷口浩和
248	Case 98	腫瘍の診断（LST-G）	NBI AFI	坂本　琢，松田尚久，谷口浩和
250	Case 99	表面型由来の MP 癌	FICE	冨樫一智，森嶋　計，浜田　徹
251	Case 100	潰瘍性大腸炎（活動期）	AFI NBI	上野伸展，藤谷幹浩，高後　裕
252	Case 101	潰瘍性大腸炎（活動期）	FICE	冨樫一智，森嶋　計，浜田　徹
254	Case 102	UC 関連 dysplasia	NBI AFI	渡辺憲治，十河光栄，味岡洋一
256	Case 103	UC 関連 dysplasia	NBI AFI	渡辺憲治，西下正和
257	Case 104	UC 関連 dysplasia	NBI	久保倉尚哉，具嶋正樹，松本主之
259	Case 105	UC 関連 dysplasia	NBI	久保倉尚哉，具嶋正樹，松本主之
261	Case 106	アメーバ性大腸炎	AFI	上野伸展，藤谷幹浩，高後　裕
262	Case 107	虚血性大腸炎	AFI	上野伸展，藤谷幹浩，高後　裕

5　十二指腸

263　総　論 ……………………………………佐々木善浩，田尻久雄

Column
十二指腸腫瘍における FICE の有用性／269　　大澤博之

271	Case 108	十二指腸腺腫	FICE	大澤博之
272	Case 109	十二指腸腺腫	NBI	郷田憲一，田尻久雄，池上雅博
274	Case 110	十二指腸腺腫	NBI	郷田憲一，田尻久雄，池上雅博
276	Case 111	十二指腸癌	NBI	郷田憲一，田尻久雄，池上雅博
278	Case 112	十二指腸癌	NBI	郷田憲一，田尻久雄，池上雅博
280	Case 113	十二指腸癌	FICE	大澤博之
281	Case 114	過形成性ポリープ	NBI	郷田憲一，田尻久雄，池上雅博
283	Case 115	Brunner 腺過形成	NBI	郷田憲一，田尻久雄，池上雅博
285	Case 116	Brunner 腺過形成	FICE	赤星和也，大屋正文，本村廉明
287	Case 117	十二指腸異所性胃粘膜	FICE	赤星和也，大屋正文，本村廉明
289	Case 118	十二指腸異所性胃粘膜	NBI	吉村　昇，郷田憲一，田尻久雄
291	Case 119	十二指腸異所性胃粘膜	NBI	吉村　昇，郷田憲一，田尻久雄
293	Case 120	十二指腸リンパ管腫	FICE	赤星和也，大屋正文，本村廉明
295	Case 121	乳頭部腺腫	NBI	今津博雄，田尻久雄
296	Case 122	乳頭部腺癌	NBI	今津博雄，田尻久雄

6 胆・膵

297	総論	糸井隆夫，祖父尼淳，糸川文英

306	Case 123	胆管癌（乳頭型）	NBI	小山内学，真口宏介
308	Case 124	胆管癌（腫瘤型）	NBI	田中聖人
309	Case 125	胆管癌（表層進展）	NBI	糸井隆夫，祖父尼淳，糸川文英
310	Case 126	胆管癌（壁浸潤型）	NBI	田中聖人
311	Case 127	胆管癌（壁浸潤型）	NBI	田中聖人
313	Case 128	胆管悪性狭窄（胆管癌）	NBI	糸井隆夫，栗原俊夫，土屋貴愛
314	Case 129	粘液産生胆管癌（肝左葉原発）	NBI	小山内学，真口宏介
316	Case 130	胆管良性ポリープ	NBI	田中聖人
317	Case 131	IPMN（主膵管型）	NBI	五十嵐良典，三浦富宏
318	Case 132	IPMN（分枝型）	NBI	木田光広
320	Case 133	IPMN（主膵管型）	NBI	木田光広
322	Case 134	IPMN（主膵管型）	NBI	五十嵐良典，三浦富宏

7 小腸

323	総論	小林清典，佐田美和，木田光広

Column
小腸カプセルの画像強調観察／326　　　渡辺憲治，山上博一，荒川哲男
カプセル内視鏡の画像強調
　　—NBIの取り組み〜NEMO Project／327　　　池田圭一，田尻久雄

330	Case 135	空腸癌	NBI	大塚和朗，浜谷茂治，工藤進英
331	Case 136	小腸ポリープ（Peutz-Jeghers 症候群に合併）	NBI	小林清典，佐田美和，木田光広
332	Case 137	クローン病（小腸型）	NBI	小林清典，佐田美和，木田光広
333	Case 138	Angioectasia	NBI	大塚和朗，工藤進英

索引……………335

表紙・カバー写真提供
①② 豊田　昌徳，他（p. 225）
③④ 五十嵐良典，他（p. 317）
⑤⑥ 有馬美和子，他（p. 93, 94）
⑦⑧ 小山　恒男　　（p. 168）

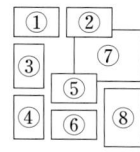

序章

歴史・原理

●内視鏡画像強調観察の歴史

はじめに

　NBI，蛍光内視鏡が登場して以来，これらは一般に特殊光観察と呼ばれていた．その後FICE，i-scan，AFI，SAFE-3000などが出現してくると，これらも特殊光観察と呼ばれるようになって，概念の混乱をきたすこととなった．

　しかしNBI，FICE，i-scanなどで，用いられている照明光は，通常観察の光源のスペクトルの一部であって，通常光とは異なる特殊な光源を使用しているわけではない．特殊光というならば，通常光の範疇を超えた，まったく別な光源たとえば紫外線，赤外線あるいはレーザーなど通常光源とは違う性質の光を用いた検査に限るべきである．そのような考えのもとに，先に田尻教授と諮って観察法を再整理してみた．これについては『臨牀消化器内科』Vol. 24, No. 1 の「巻頭言」[1]，同誌同号の拙著論文「通常観察（白色光）」[2]に私見を述べさせていただいた．田尻教授も『消化器内視鏡』誌の論文「内視鏡イメージングの現状と将来展望」[3]で詳細に紹介されている．この分類の詳細については，本書の序文に田尻教授が紹介されると思うので，ここでは繰り返しを避けるが，そのなかで現在もっとも関心を集めている分野が画像強調観察の範疇に入るものである．

Ⅰ．各種の画像強調観察

　さて画像強調観察法に含まれる内容は非常に幅広く，光学法，デジタル法，光デジタル法，色素法に大別されるが，それぞれがまた細分類されている．

1．光　学　法

　光学法は後述する胃カメラ時代の銀塩フィルムを使っての紫外線撮影像のごとく，通常の白色光とは特性の異なる光源を用いて強調像を得るもので，赤外線内視鏡観察も偽色表示を伴わない場合はこの範疇に入る．ただし赤外線内視鏡でも，ビデオプロセッサー内で信号処理を行って偽色表示を加えた場合は後述の光デジタル法に入る．

2．デジタル法

　デジタル法は白色光のもとでのデジタル情報を信号処理して画像強調を加えるもので，適応型構造強調処理あるいはFICEなどがこの範疇に入る．すなわちFICEでは，白色光での画像は各種の分光像の組み合わであることに注目し，コンピューターで演算処理して任意の波長におけるそれぞれの分光画像を推定し画像化し解析する．したがってFICEとNBIとは理論的にまったく異なる．

3．光デジタル法

　光デジタル法は通常光のスペクトルの一部あるいは通常の白色光と異なる光源を用い，これにより得られた信号をビデオプロセッサー内で特殊な信号処理を加え画像強調を行うもので，青から緑領域の短波長の光を用いて偽色表示を加えるNBI，同じく短波長域の光

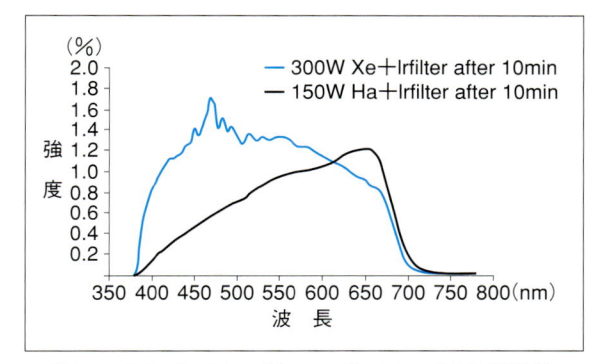

図1 キセノンランプとハロゲンランプの分光特性
キセノンランプは短波長側の光量が多い．
Xe：キセノンランプ，Ha：ハロゲンランプ，
Irfilter：赤外線カットフィルター

を用いて自家蛍光を観察する AFI, 赤外線を用いる赤外線内視鏡観察などがこれに当たる．

NBI, AFI では通常の電子スコープの光源として用いられるキセノンランプを光源とする．図1にハロゲンランプとキセノンランプの分光特性を示した．キセノン光源では短波長域の光量が多く，これらの画像処理が可能になった．SAFE-3000 も自家蛍光内視鏡である．赤外線内視鏡は近赤外線の組織透過性が大きいことを利用したものある．

4. 色素法

これに反し色素法は従来から汎用されている画像強調法で，色素液を撒布してこまかい凹凸に対し強調処理を行う，あるいは色素の反応を利用して，特殊な強調画像を得るもので，他の画像強調法とは理論的にまったく異なっている．

本論文の主題は内視鏡画像強調観察の歴史であるが，以上述べたごとく画像強調観察の範疇は非常に幅広く，それぞれの理論も異なるので，その歴史をひとまとめにして紹介することは不可能である．したがってここではそのおもなものを2, 3取り上げ，それぞれについての歴史を述べることにしたい．もちろんその歴史のなかでは上述の各方法が多少とも入り交じっている．

II. 帯域変更から NBI までの画像強調観察の歴史

NBI は，短波長帯域の光を照明光として用い，光の帯域により異なる組織透過性，反射の状況の違いを利用して，特徴ある画像信号を得て，これに偽色表示を加え，表層の毛細血管を中心とした粘膜表層の情報をまったく異なった色調で把握し，加えて反射光の性状の違いから粘膜表面の微細所見を知る画像強調観察である．

したがって NBI の歴史は，照明光の帯域を変えて検討したことから始まっている．

1. 紫外線写真での検討

帯域変更の試みは，まず手術摘出標本についての紫外線写真による検討から始まった．改めていうまでもなく，通常の内視鏡検査は可視光の範囲での観察であるが，可視光はごく限られた範囲の波長域の電磁波である．しかし写真を応用すれば可視光の帯域を越え，波長の短い側では 350 nm くらいまでの近紫外線，長い側では 1,000〜1,200 nm くらいまでの近赤外線までを画像化できる．

胃カメラがようやく実用化され始めたころは，胃カメラ自体非常に不完全な機器であった．その診断能をいっそう向上させ，しかも非可視光による特殊な診断効果を期待して著者らのグループが胃カメラに紫外線の応用を考えたのは昭和 32 (1957) 年のころであった．

このとき紫外線の胃カメラへの応用を考えたのは，文献名は失念したが紫外線顕微鏡で癌細胞の DNA が特殊な所見を示すという海外の報告であった．この当時研究室では紫外線顕微鏡を使って細胞レベルでの癌細胞の DNA の検討を行っていたので，この文献を読んだ室長の﨑田が胃カメラで紫外線写真を撮影すれば，癌部位が特別な所見を示すのではない

かと考え研究室の当時の若手にハッパを掛け検討を命じたのがきっかけであった．このため紫外線胃カメラ作製の前に，まず手術摘出標本で基礎的検討を行ってみた[4)～6)]．この検討では紫外線領域にも感光域があるミニコピーフィルムを使用し，同じく紫外線をかなり出すストロボ光源を用いて，紫外線写真を撮影し検討を始めてみた（当時の胃カメラの光源は，長波長側の光量が多くて赤味が強く，それに反し短波長側の光量が非常に弱く青の要素が少ないタングステン電球であった）．ストロボ光源からの紫外線は，紫外線とはいうものの可視光にきわめて近い近紫外線であったが，この紫外線写真では粘膜面の凹凸があたかもフォルマリン固定後のごとく非常に誇張されて表れるという予期しない効果が得られた．したがって紫外線写真ではⅡcの輪郭，これに向かう皺襞先端の中断などの所見が明瞭に表れ，前庭部の胃炎の過形成も，凹凸が誇張されて撮影された．しかし期待した癌と正常部の組織の差は認められなかった．

2．紫外線胃カメラの作製

以上の結果から当時のⅢ型胃カメラを母体に，紫外線胃カメラを作製し検討を進めてみた[4)～6)]．紫外線胃カメラは，撮影レンズに石英レンズ，光源にキセノンランプを用い，さらにランプとレンズの前面に可視光をカットし370 nmに最高透過率のあるU2フィルターを装着したもので，**図2**は紫外線胃カメラによる撮影像の1例である．早期胃癌の症例で，Ⅱcの輪郭，Ⅱc辺縁での皺襞の中断，Ⅱc底部の凹凸などが著明に表れている．この写真で得られた結果は，短波長の光は組織深部へ入ることが少なく，その大部分が粘膜表面で反射されることを反映したものであるが，残念ながら当時は十分な理論付けができず，単なる現象としての記載にとどまった．しかしストロボランプを光源にするため300

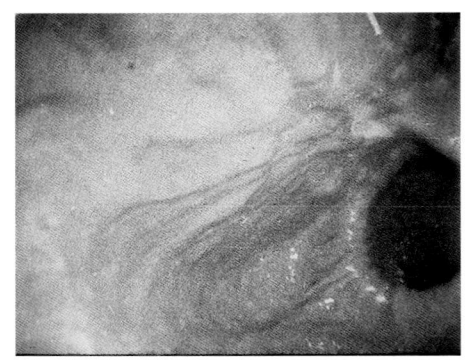

図2　Ⅱc型早期胃癌の紫外線胃カメラ像
Ⅱcの輪郭，辺縁での皺襞の断裂，底部の凹凸がよく表れている．

Vの高電圧を使用しなければならず，また紫外線自体の毒性もあって危険性が問題となり，結局この紫外線胃カメラは他施設で使われることはなかったが，この検討を行ったころはまだ色素法は導入されておらず，直視下生検も不可能で，早期胃癌の有効な確定手段としてはきわめて有用な方法であった．当時の検討の詳細は共同研究者の大森[7)]，金子[8)]が学位論文として纏めているので，参照していただければ幸いである．しかし技術的な制約からこれ以上の発展は不可能であった．

なお紫外線胃カメラとは直接関係はないが，ある種の昆虫，淡水魚では紫外線を色として感知し，逆にヒトの目に見える赤を色として識別できないという事実がある．これらの動物ではヒトの目に見えない紫外線の反射の差を色の違いとして感知し行動していることも考えられている．ヒトの消化管の粘膜でも病変によっては紫外線の反射に差がある可能性があって，CCDは紫外線を感知できるので，紫外線透過性のよい導光ファイバーが開発されれば，これを利用した新しい診断学が開ける可能性も期待される．

3．可視光帯域変更の試み

内視鏡にテレビジョンが応用されるようになると，テレビジョンでは照明光の帯域を変

更することが可能で，早速これを利用して可視光域で照明光を変えて特徴ある所見が得られている．著者らの最初の検討は昭和39（1964）年に日本コロンビア，オリンパスとともに3本のビジコン撮像管による同時式で行った．この機器を使って録画し，VTRの再生時にR（red），G（green），B（blue）3原色のそれぞれを適宜電気的に増強あるいは減弱させて新しい診断価値が得られるか否か検討してみた[9]．しかし十分な効果は得られなかった．

次いで面順次式電子スコープが実用になると，プロセッサー内の画像出力部に改変を加え，R. G. B. 別個にアナログ信号並びに通常の映像信号を任意に取り出せるようにして，リアルタイムに得られたR. G. B. 各別個の画像と通常の画像を比較してみた[10), 11)]．R. G. B. 各画像はカラー表示では，色相の違いによって色相心理学的なバイアスが加わるので，モニター上にはいずれもモノクロ画像として表示させて検討を行った．この検討ではG信号では信号の絶対量は少ないものの粘膜微細構造の描出はR. G. B. のなかではもっとも優れていた．一方B信号による画像はG信号と同様な効果があるものの，光量が非常に少なく全体に暗く粗糙で微細病変の描出は困難であった．これはB信号の絶対量が少ないことが原因で，そのためにノイズの混入，輝度の歪みが起こったと考えられた[10]．さらにR信号の像は組織透過率が高く輝度変化が少なく，粘膜表面構造は消失し微細病変はまったく描出できなかった．しかし赤外線観察に近い効果がみられ，R信号の延長上に赤外線観察があることが示唆された．現在の電子スコープではB信号に特徴ある知見が得られており，このことがNBIにも繋がるが，これはB帯域で光量を増加させる技術が確立され，ノイズを減らすことも可能になったことと，CCDの改良でB領域の感度が上がったことが反映している．

4. NBIの初期の検討

本来のB帯域の光は粘膜の透過性が少なく表面で反射される光が多く，この帯域の光でみれば粘膜浅層の情報が得られる．また本来のR帯域の光であれば組織の透過性が大きく，粘膜深部の情報が得られる．NBIは短波長の光のこの特性を利用して粘膜表層のこまかい性状を知るために開発されたが，初期の検討ではR. G. B. それぞれの帯域を狭帯域化し，B の帯域を電気的に増幅していた．

5. 現在のNBI

その後さらに短い波長域を，どのように細分すればもっとも効果的に表層の構造が把握できるか技術陣とがんセンターグループとの間で検討が続けられた．その結果現在のNBIでは415 nmと540 nmの帯域の光が用いられている．ヘモグロビンは可視光帯域では415 nmと540 nmの光を強く吸収するが，光の散乱の程度にも波長依存性があって，短い波長の青から赤にかけて散乱の程度は徐々に弱くなる．このような散乱特性の波長依存性によって散乱の弱い長波長の光すなわち赤は組織内に深く入る．そのためヘモグロビンによる吸収も比較的大きい540 nmの光を照射すれば，粘膜下層の血管を画像化できる．一方照明光を415 nm 近辺に狭帯域化すれば，この光は表層の毛細血管内のヘモグロビンによって吸収され，より長い波長の光はカットされて散乱光による影響は少なく，表層の毛細血管が描出される[11)]．

実際のNBI機器ではRGB回転フィルターとNBI用の415 nm, 540 nmのフィルターとが随意に出し入れできるようになっていて，NBIフィルターが光路に入ればNBI観察，外れれば通常光での観察が可能となる．NBI観察時にNBI用フィルターを通った光はRGB

回転フィルターのB, Gフィルターを通って対象に照射されるが, 画像を得るにはモニターのR. G. B. 各チャンネルに出力する必要がある. この際415 nmの光をBとGに, 540 nmの光をRチャンネルに割り当てれば, 粘膜表層の毛細血管の輝度変化は茶褐色の明暗調パターンとして表れ, より深部の血管はシアン系の色調パターンとして認められる[11].

III. デジタル法の歴史

色には色相 hue, 彩度 chroma（飽和度 saturation）, 明度 contrast, value, brightness という3要素がある. 色相とは赤, 緑, 青など色合いの違い, 彩度とはそれぞれの色の鮮やかさの程度すなわち白, 灰色, 黒色などの交ざり具合と理解すればよい. 明度はその強度である[11],[12].

電子スコープにもっとも期待される画像処理技術の最初は, この3要素の変換による診断効果の向上であった. これらはそれぞれ別個に変更することが可能で, 色相変換では基準とする色を設定しそれに近い色相の違いを誇張する, 彩度変換でも色としての鮮やかさの違いを拡大して表せる, 明度変換では明るさの差を拡大あるいは縮小して表せる[11],[12]. これらは初期の電子スコープでは, まずヒトの目が変化のある部分を識別したうえで, この処理を行っていた. 適応型画像強調は輪郭強調手法を一層発展させたもので, 病変の微細構造がもっとも鮮明に表れるような処理を加えることから適応型と呼ばれている[11]. 強調する帯域と程度により効果は異なるが, 現在は拡大内視鏡により粘膜表面の微細構造パターンを観察したときに良好な結果となるよう経験的に決められ, 適正距離の画像, 色調変化の乏しい画像に対しては輪郭強調効果, 拡大画像では微細模様の強調効果, 血管像ではその強調効果が得られる[11]. これらの機能は現在の電子スコープには機器自体に組み込まれている. 一方i-scanでは, これらの変換による無数のヴァリエーションをいくつかパターン化して, そのパターンを選ぶものである.

IV. 蛍光内視鏡観察の歴史

蛍光とは対象物に紫外線ないし可視光域での短い波長の励起光をあてたときに二次的に発する光で, 通常蛍光は励起光より波長が長い[13],[14].

蛍光を診断に利用する試みは古くからあって, テトラサイクリンの蛍光が有名で, Barkらは, これを細胞診に応用し, 一時はかなり期待された. 昭和34, 5年の頃の話である. しかしこれはその後直接の発展はなかった.

1. 蛍光胃カメラ

同じ頃当時の著者らのグループも蛍光の診断面への応用を考え, まず手術摘出標本でストロボランプを照明光として蛍光撮影を行ってみたが[13],[14], 癌組織に特有の自然蛍光は見られず, テトラサイクリン, mercurochrome, fluorescein, acridine orange などの蛍光物質を付加しても同じであった. しかしどの場合も組織の欠損部, 癌の部分には蛍光が見られないことが確認された[8],[13]〜[15]. そのため胃カメラに蛍光の応用を考え, 前述の紫外線胃カメラを改変して蛍光胃カメラを作ってみた[8],[15]. 蛍光は非常に弱く, 当時の光源では写真を得ることはきわめて困難で, 強い増感現像が必要であったが, その結果得られた早期胃癌IIcの蛍光胃カメラ像が図3である. 強い増感処理のため像は非常に荒れているが, 胃角上のIIc部に蛍光が見られないことが明らかである. しかしこの研究も技術的制約からそれ以上発展はなかった.

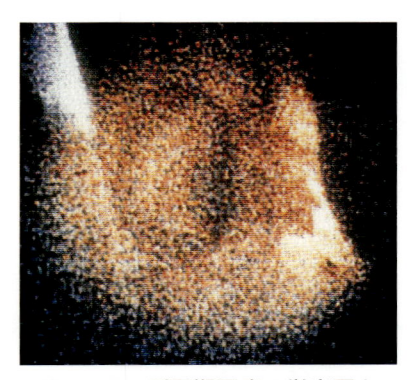

図3 Ⅱc型早期胃癌の蛍光胃カメラ像
強い増感現象のため，画像は荒れているが，胃角上のⅡcには蛍光が見られない．

2．気管支鏡での検討と蛍光物質の探求

だいぶ後になって，気管支領域の癌に蛍光が見られないことが明らかにされ，カナダの内視鏡メーカーから機器が市販されるようになった．国内でも追試が行われ，消化管領域でも検討が始まった．さらに癌組織に選択的に取り込まれる蛍光物質を巡る田尻らの広範な研究があったが，十分な成果を得るには至らなかった．

3．現在の蛍光内視鏡

現在のAFI内視鏡は消化管の自家蛍光を捉え診断を行う機器である[11]．消化管癌部では正常に比べ自家蛍光が弱いことが明らかにされている．この機器では偽色表示により蛍光の強い正常部は緑，蛍光の弱い部位はマゼンタ調に発色し，その違いから病変を診断する[11]．

Ⅴ．赤外線画像観察の歴史

1．赤外線フィルムによる検討

紫外線胃カメラの研究当時同じく胃カメラ方式で赤外線フィルムによる赤外線観察を試みたが，有用な情報はまったく得られなかった．さらに本来の青をカットし，赤外線領域は赤に発色し，ほかの帯域は200 nmずつずれた発色をする赤外カラーフィルムを応用して赤外線反射の差を捉え診断に利する検討を行ったが，フィルム方式では特徴所見は得られなかった[16), 17]．

2．腹壁を通しての透過赤外線による観察

赤外線探照灯を使って頬の組織の赤外線透過能を検討すると赤外線は生体組織をよく透過できることが確かめられた[18]．そこでまず通常の電子スコープのレンズ前面の赤外線カットフィルターを外した電子スコープを用いて体外から赤外線探照灯を使って腹壁を通しての赤外線での赤外線観察を試みた[19]．腹壁透過赤外線による画像でも胃粘膜深部の血管が認められ，潰瘍瘢痕部が血管を欠くなどの所見が確認されている[19]．

3．初期の赤外線電子スコープ

初期の赤外線画像の検討は前項で述べた赤外線電子スコープにグラスファイバーを通して赤外線を照射し，赤外線観察が可能となるようにした機器で行った[20]．

当初は赤外線帯域のこまかい帯域の選別を行わず，光源からの赤外線域全般で検討した．さらに赤外線をよく吸収するICGを投与して血管像をより鮮明に表すことを試み，粘膜下の血管像がよく描出できることが明らかになった．また潰瘍の瘢痕部が血管像に乏しいこと，早期胃癌Ⅱc部がプーリングと呼ぶ青い発色を示すことも明らかになった．

4．805 nmの赤外線の使用

次いでICGにもっとも強く吸収される帯域の805 nmの赤外線をフィルターで選別して使用する機器を開発したが，この機器ではモニター上には赤外線画像は明暗の違いで表わされた．

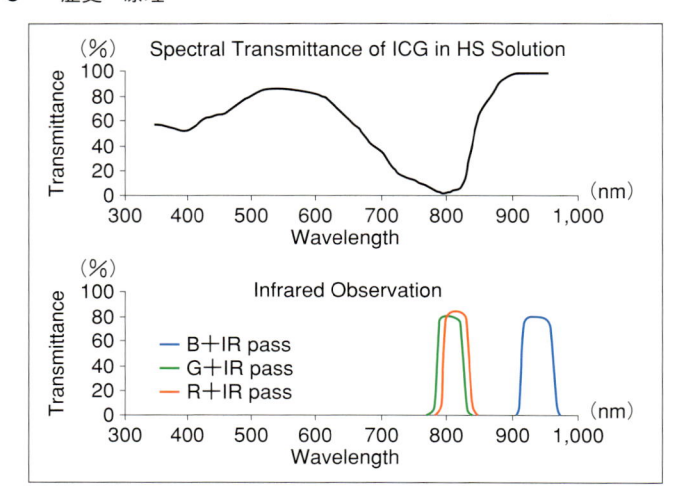

図 4　ICG の赤外線の波長別吸光度
上段：波長と吸光度の関係．805 nm で吸収は最大，940 nm では反射が強い．
下段：可視光の R. G. B. 部と赤外線の一部帯域を透過するフィルターの波長特性．

5．2 波長域赤外線電子スコープ

　さらに赤外線電子スコープは 2 波長域赤外線電子スコープへと改良され，R. B. G. の回転フィルターには，R. G. B. それぞれの可視光と近赤外線を透過する二峰性のフィルターが使われ，赤外線観察時には R. G. フィルターを通った 805 nm の赤外線と B フィルターを通過した 940 nm の赤外線による赤外線画像が得られるようになってこまかい検討が可能となった[21]（図 4）．この異なる帯域の 2 波長域では ICG による赤外線の吸収度が違っていて，805 nm の赤外線は ICG によく吸収されるが，その一方 940 nm の赤外線は粘膜面での反射率が高かった．この結果それまでの赤外線内視鏡像では血管像と皺襞の陰に当たる部分の違いがわかりにくかったが，この機器によれば血管像と皺襞の陰の部分が，2 波長域の赤外線像の違いから容易に識別できるようになった．現在の赤外線画像の観察には，この機器が用いられている[21),22)]．

VI．色素観察法の歴史

　婦人科領域で頸癌の診断にルゴール液を用いる方法が発表されたのは 1933 年に溯り，さらに Hinselmann はこれをコルポスコープに 1928 年以来応用している[23]．消化管領域での色素の応用は丹羽が昭和 40（1965）年にトルイジンブルーを大腸疾患の立体拡大観察に用いている[23),24)]．また三浦による直腸粘膜の体腔顕微鏡観察にポンタミンスカイブルー，トルイジンブルーが応用されたのは，昭和 36（1961）年で[23]，内視鏡観察に色素が応用されるようになったのはこのようにかなり古い．なお津田らによる胃ファイバースコープ検査への色素法の応用はそれより遅く昭和 41（1966）年であった[24),25)]．

　色素法には主としてトルイジンブルー，インジゴカルミンなど粘膜に吸収されない青系統の色素液を撒布して凹部に貯留させ，粘膜面のこまかい凹凸を明らかにする色素撒布法が広く行われている．また粘膜面に吸収されて組織の性状の違いを明らかにする方法は反応法と呼ばれ，これには腸上皮化生がメチレンブルーを吸収し，染まることを利用して明らかにする染色法，食道粘膜にヨード液を撒布してグリコーゲンを含まない腫瘍部を検出する方法，さらに胃酸に反応して胃酸分泌能をみるコンゴーレッド法などが実用化されている[23)～25)]．

おわりに

　画像強調観察について，そのおもな方法別

にそれぞれの歴史を述べてみた[25]．これまで各種の方法が実用化されているが，色素法を除きその大部分は内視鏡が電子スコープになってから実用になったものである．この領域は日進月歩で，今後も新しい方法が次々と出現してくると思われるが，本文が今後の技術の発展に多少とも参考になれば幸いと思っている．

文　献

1) 丹羽寬文：巻頭言．臨牀消化器内科　2009；24：7-9
2) 丹羽寬文：通常観察（白色光）．臨牀消化器内科　2009；24：11-18
3) 貝瀬　満，田尻久雄：内視鏡イメージングの現状と将来展望．消化器内視鏡　2009；21：159-169
4) 田坂定孝，﨑田隆夫，丹羽寬文，他：粘膜の特殊撮影．Gastroenterol Endosc　1959；1：49
5) 田坂定孝，﨑田隆夫，丹羽寬文，他：胃粘膜特殊撮影（続報）．Gastroenterol Endosc　1961；3：51
6) 丹羽寬文：照明光帯域変更の試みの変遷．臨牀消化器内科　2006；21：9-19
7) 大森皓次：胃癌診断に関する臨床的並びに実験的研究—胃カメラを中心として．Gastroenterol Endosc　1961；3：257-288
8) 金子榮藏：胃癌の早期診断に関する臨床的並びに実験的研究—紫外線撮影を中心として．Gastroenterol Endosc　1963；5：266-285
9) 丹羽寬文，金子榮藏，中村孝司，他：内視鏡カラーテレビジョン．Gastroenterol Endosc　1969；11：72-75
10) 宮原　透，永尾重昭，土居利光，金沢雅弘，渡辺圭三，川口　淳，小林正彦，国富道人，河野俊彦，小山　洋，日野邦彦，丹羽寬文：スペクトル帯域別病変描出能の検討．Gastroenterol Endosc　1989；31：2595-2604
11) 丹羽寬文：電子スコープの発展．Gastroenterol Endosc　2008；50：323-348
12) 木本賀之，土居利光，川口　淳，東納重隆，鈴木孝治，岩田雅史，武井一雄，杉本恵一，永尾重昭，宮原　透，丹羽寬文：電子内視鏡におけるリアルタイム色相・彩度強調コントラスト変換処理の有用性．Gastroenterol Endosc　1989；31：1193-1203
13) 吉利　和，内海　胖，丹羽寬文，他：胃粘膜蛍光撮影．Gastroenterol Endosc　1965；7：466
14) 内海　胖，金子榮藏：紫外線胃カメラと蛍光胃カメラ．綜合臨牀　1968；17：1536-1542
15) 三輪　剛：胃疾患の経過に関する研究—胃カメラを中心とした長期経過および補助診断法について．Gastroenterol Endosc　1965；7：263-283
16) Niwa H, Fujino M, Yoshitoshi Y：Colonic fibrescopy for routine practice. Advances in Gastrointestinal Endoscopy. 1972, 549-555, Piccin Med. Books, Padova
17) 半井英夫，丹羽寬文，笹本和啓，三木一正，平山洋二，池田昌弘，木村正儀，張　景明，一瀬雅夫，永井政俊：赤外線カラーフィルムの内視鏡への応用に関する基礎的検討．Gastroenterol Endosc　1982；24：1324
18) 﨑田隆夫，内海　胖，田中勝次，森　純伸，丹羽寬文，日下　洋，吉谷和男，金子榮藏，藤田健三，梅田典嗣，原島　治，小島　博，伊藤昇司：赤外線応用研究会第9回議事録．1961, 1-5
19) 永尾重昭，宮原　透，川口　淳，金沢雅弘，渡辺圭三，土居利光，小林正彦，東納重隆，木本賀之，日野邦彦，丹羽寬文：赤外線スコープによる胃内観察の検討—腹壁透過赤外線による基礎的検討．Gastroenterol Endosc　1989；31：1742-1751
20) 永尾重昭，宮原　透，川口　淳，金沢雅弘，土居利光，渡辺圭三，小林正彦，足立洋祐，東納重隆，木本賀之，日野邦彦，丹羽寬文：胃内直接照射方式による赤外線電子スコープの基礎的検討．Gastroenterol Endosc　1989；31：2060-2071
21) 永尾重昭，東山政明，又木紀和，宮崎純一，川口　淳，丹羽寬文：赤外線内視鏡の現況．臨牀消化器内科　2006；21：27-32
22) Mataki N, Nagao S, Kawaguchi A, Matsuzaki K, Miyazaki J, Kitagawa Y, Nakajima H, Tsuzuki Y, Itoh K, Niwa H, Miura S：Clinical usefulness of a new infrared videoendoscope system for diagnosis of early stage gastric cancer. Gastrointestinal Endoscopy　2003；57：336-342
23) 丹羽寬文：色素法，拡大観察の導入まで．丹羽寬文，井田和徳 編：色素・拡大内視鏡の最前線．1998, 21-24, 日本メディカルセンター，東京
24) 鈴木　茂：色素内視鏡の発展．丹羽寬文，井田和徳 編：色素・拡大内視鏡の最前線．1998, 25-32, 日本メディカルセンター，東京
25) 丹羽寬文：消化管内視鏡の発展を辿る．2009, p.197，考古堂，新潟

（丹羽寬文）

●NBI（Narrow Band Imaging）の原理

オリンパスメディカルシステムズ（株）

はじめに

　2006年5月，弊社はNBI（Narrow Band Imaging）を搭載した次世代内視鏡システムとしてEVIS LUCERA SPECTRUMを発表した．NBIは粘膜表層の微細血管構築像および粘膜微細模様のコントラストを向上させる画像強調機能である[1),2)]．また，観察光と信号処理の最適化により実現することから，画像強調観察—光デジタル法—狭帯域法に分類される[3)]．本項では，NBIの原理と画像所見を解説する．

I．NBIの原理

　霧の中では建物の輪郭はぼけて見える．この現象は光の散乱によって説明することができる．図1上段は物体（黒丸）と目の間に霧がない場合である．このとき，物体は鮮鋭な輪郭で認識される．一方，微小な水滴で構成される霧が発生したとき，光が水滴で拡散されて，本来，物体による吸収で光が来ない視野に拡散による光が回りこんでくる（図1下段）．その結果，物体の輪郭がぼかされる．生体組織に光を照射したときには，これと似た光の散乱現象が起こっている．

　生体組織は多くの細胞で構成されており，細胞には細胞核，核小体，その他さまざまな微粒子が含まれる．これら微粒子は可視光の波長（400～700 nm）と比べて一桁，ないしは二桁程度大きい粒子である．光の波長と微粒子の大きさがこのような関係にあるとき，光は粒子に衝突して三次元的に散乱する．そして，拡散光は周囲に多量に存在する微粒子に衝突し，再び散乱する．このように連鎖反応的に起こる生体組織内の光の拡散が多重散乱という現象である．

　生体組織中では，光の波長（光の色）によって多重散乱の度合いが異なることが知られている．一般的に短い波長の光（青い色）は長い波長の光（赤い色）に比べて生体組織中でより強く散乱されるといわれている．散乱が強いと光は生体組織深くに伝播しない．逆に

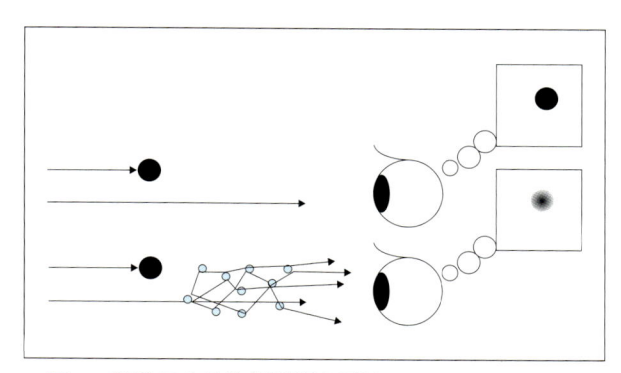

図1　散乱による物体輪郭のぼけ

長い波長の光は深く伝播することができる．言い換えると，短い波長の光は生体組織の浅い部分までの情報を効率よく取得でき，一方で長い波長の光は深部の情報を取得する．

図2にヘモグロビン（血液）の吸光特性を示す．横軸は波長で縦軸は光の吸収の強さを表す．415 nm と 540 nm 付近に大きな吸収ピークが存在する．青から赤までの光を含む白色光下で血液が赤く見えるのは，青と緑の成分が吸収され，赤色光が透過，散乱され再び血液表面から出てきた光（つまり赤色光）として観測されるからである．したがって，血液の有無，つまりは血管の有無を高いコントラストで映像化するには，ヘモグロビンに吸収されやすい青色光と緑色光を使えばよい．

上記説明を踏まえて NBI のコンセプトを以下にまとめる．

・生体組織内において光は多重散乱により拡散的に伝播する．したがって，拡散しやすい波長を含む広帯域光で観察すると粘膜表層の微細血管像がぼける．
・血管像の再現には，415 nm と 540 nm 付近の光が最適である．これ以外の光を多く含む広帯域光で観察すると血管像がぼける．
・粘膜表層の微細血管像のコントラストを向上させるには，拡散しにくい光（短波長域内にある狭帯域光），さらには血液に吸収されやすい光．すなわち，415 nm と 540 nm を中心とした狭帯域光となる．

Ⅱ．NBI の画像所見

図3に人舌裏粘膜の血管を広帯域光（通常光）で観察した通常画像（左）と 415 nm と 540 nm の狭帯域光で観察した NBI 画像（右）を示す．粘膜表層の毛細血管が NBI 画像では茶色のパターン（a）として明瞭に再現されて

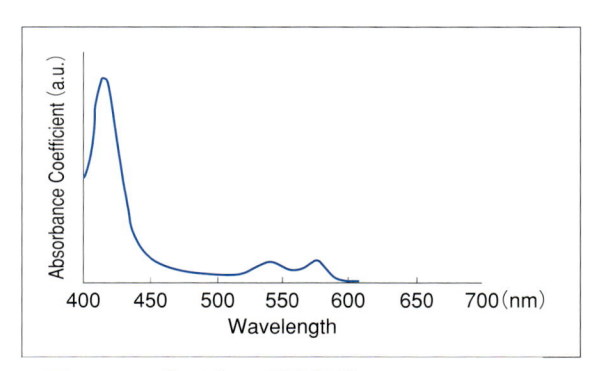

図2　ヘモグロビンの吸収特性

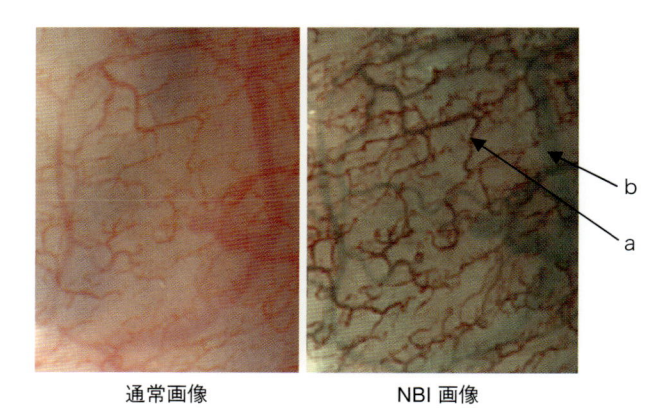

通常画像　　　　　NBI 画像

図3　人舌裏粘膜の血管像

いる．一方，やや太い血管はシアン調のパターン（b）として再現されている．ヘモグロビンの吸収波長に一致し，かつ生体組織から強く散乱される 415 nm の短い波長の光は粘膜表層までの毛細血管の分布に強く反応する．図 3 は，415 nm の画像をモニタ上の青と緑に出力しているので，毛細血管は暗い赤，つまり茶色に再現されるのである．一方，415 nm よりも長い波長である 540 nm はヘモグロビンの吸収波長に一致するが，その吸収度合いは 415 nm のそれと比較して弱い．つまり，この光がヘモグロビンに吸収されるためには，ヘモグロビン自体が多く存在する必要がある．つまりは血管が太い必要がある．また，415 nm よりも生体組織からの散乱は弱いため粘膜深くまで伝播することができる．これらのことより，540 nm では深部の比較的太い血管が再現される．この 540 nm 画像はモニタ上の赤に出力している．したがって，これら血管は青色と緑色の合成，つまりシアン調に再現されるのである．

図 4 に NBI 観察時にみられる代表的な三つの内視鏡所見を図示する．

（A）に図 3 でも示した毛細血管の見え方を示す．中遠点から毛細血管密度の高い領域を観察すれば，周辺粘膜に対して茶色領域として認識される．

（B）に大腸粘膜の断面を模式図として示す．腺窩と腺窩の間の組織には，毛細血管が走行している．この毛細血管は，（A）で示した粘膜表層の微細血管と同じであるため，茶色調で表示される．一方，腺窩の部分は，腺管を取り囲む細胞があるだけで，可視光を吸収する物質に乏しい．そのため，多重散乱された光が多く観測される．その結果，腺窩は白いパターンとして表示され，大腸の粘膜微細模様は，茶色〜白のパターンとして表示される．類似の腺管構造をもつ，胃粘膜や Barrett's 粘膜もまた同様のパターンで表示される．通常食道粘膜の重層扁平上皮は血管に乏しく，光学的には反射が強い粘膜である．したがって，NBI では青白く表示される．

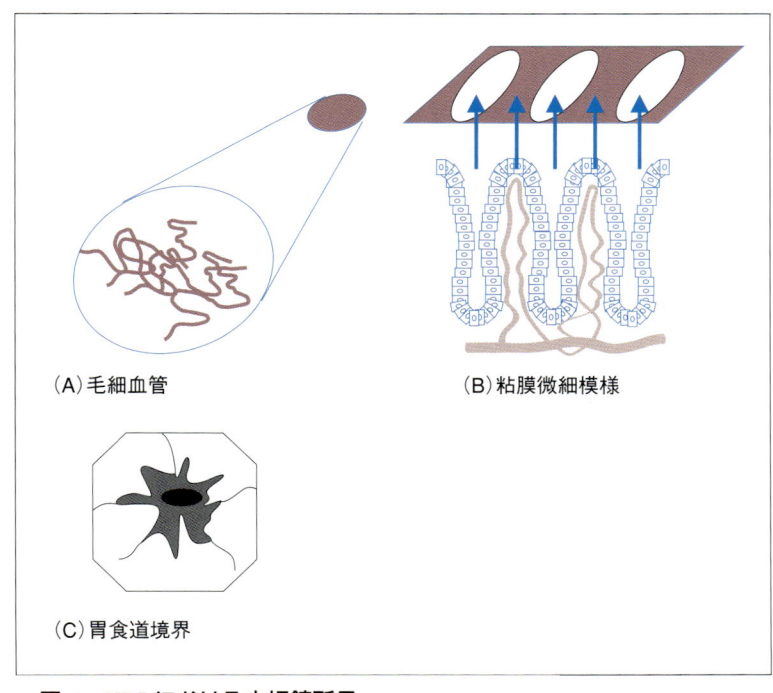

図 4　NBI における内視鏡所見

一方，胃粘膜は血管が豊富であるため，粘膜全体が茶色調で表示される．それゆえ，胃食道境界（C）では，白く表示される食道粘膜と茶色く表示される胃粘膜との境界が高いコントラストで表示される．Barrett's 粘膜も通常の SCJ と同様に Barrett's 粘膜範囲を正常食道粘膜とのコントラストで認識できるものと考えられる．

おわりに

　NBI の原理を生体組織中の光伝播という観点から解説した．NBI の医学的可能性については，本特集に寄稿されている多くの先生方からの報告のとおりである．われわれは光の特性を制御し，新たな価値を医療現場へ提供できることを，NBI の開発を通じて確信した．そして，光制御の可能性を信じて，NBI の改良，さらにはまったく新しい機能の研究に取り組んでいく．

文　献

1) Gono K, Yamazaki K, Doguchi N, et al：Endoscopic Observation of Tissue by Narrowband Illumination. Opt Rev　10；211-215, 2003
2) Gono K, Obi T, Yamaguchi M, et al：Appearance of enhanced tissue features in narrow-band endoscopic imaging. J Biomed Opt　9；568-577, 2004
3) 丹羽寛文，田尻久雄：内視鏡観察法に関する新たな分類の提唱．臨牀消化器内科　2008；23：137-141

（後野和弘）

●FICE（Flexible spectral Imaging Color Enhancement）の原理

富士フイルム（株）

はじめに

今日広く使用されているデジタルカメラ，印刷，テレビ，カラーフィルム，プリンタなどの画像機器はR（赤），G（緑），B（青）あるいはC（シアン），M（マゼンタ），Y（イエロー）を3原色とする3原色理論に基づいて画像形成がなされている．

近年広く用いられている電子内視鏡も例外ではなく，CCDカメラにより撮像された被写体の分光反射率のRGB情報を記録，処理し，CRTあるいは液晶モニタに表示し診断を行っている．すなわち，3原色理論に基づいた画像記録表示システムでは，物体固有の情報である分光情報の記録再現を行うのではなく，被写体のR, G, B情報と照明光源の分光放射率，画像システムの分光特性の分光積として画像記録再現が行われている．

そこで，デジタルアーカイブ，ネットワーク商取引，遠隔医療，内視鏡などより高精細なカラー画像の記録再現が要求される分野で，物体の分光情報を記録再現する試みが行われるようになった[1]．千葉大学との共同研究により2005年に実用化されたFICE（Flexible spectral Imaging Color Enhancement）[2],[3]は，通常の内視鏡画像から被写体の分光情報を推定し，臓器粘膜病変部の微細な色変化を強調する機能をもつ内視鏡システムである．以下にFICE基本原理と機能を説明する．

I．FICEの原理

図1は，内視鏡の色再現プロセスを示す．ここでは，簡単にするため物体の座標は無視して考える．すなわち，生体（胃粘膜，大腸粘膜など）の分光反射率$O(\lambda)$，照明光源の分光放射率$E(\lambda)$，カラーフィルターの分光透過率$f_i(\lambda)$（i＝R, G, B），光学系分光透過率$L(\lambda)$，センサの分光感度分布$S(\lambda)$とするとき内視鏡からのカメラ出力信号v_iは次のように表される．なお，λは可視光の波長（400〜

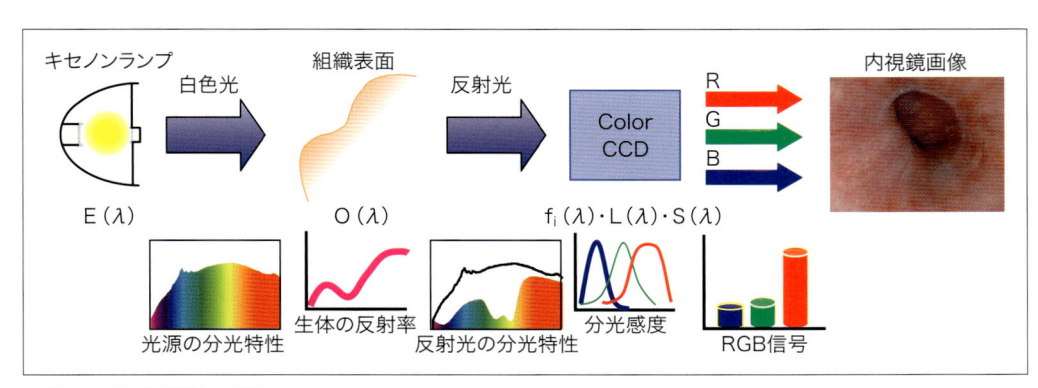

図1　分光情報の遷移

700 nm）を示す．

$$v_i = \int E(\lambda) f_i(\lambda) L(\lambda) S(\lambda) O(\lambda) d\lambda \cdots\cdots (1)$$
$$i = R, G, B$$

（1）式をベクトル表示すると

$$v_i = f_i^t ELso = F_i^t o \cdots\cdots\cdots\cdots\cdots\cdots (2)$$

ただし，F_i^t はシステムの分光積 $f_i^t ELs$ で t は転置を示す．

（2）式から得られるカメラ出力 v_i が CRT などのディスプレイに入力され，ディスプレイの諸特性，視環境が加味されて内視鏡システムとして再現される色は決まる．したがって，視覚特性などの心理的要因を考えなければ，被写体の分光反射率と照明光源および画像システムの分光特性がわかれば，内視鏡システムの色再現を予測することが可能である．言い換えれば内視鏡画像システムの分光特性とカメラ出力 v が既知であれば物体の分光情報 O を求めることができる．しかしながら，カメラ出力は RGB 3 チャンネル（3 次元）であるのに対し，物体の分光情報は可視光 400～700 nm を 5nm 間隔で考えれば 61 次元である．したがって，v と F から O を求めるにはいわゆる ill condition（不良設定問題）方程式を解く必要がある．この方程式はあらかじめ対象となる多数の分光反射率を測定し，その主成分分析から得られる固有値ベクトル u を用いて（3）式から推定できる．

$$O = \sum_{i=1}^{n} a_i u_i + m \cdots\cdots\cdots\cdots\cdots\cdots (3)$$

ここで m は平均値ベクトルである．著者らは多数の分光反射率の解析から肌色や胃粘膜，大腸粘膜では n＝3，すなわち 3 個の主成分，油絵の具では n＝5，したがって 5 個の主成分を用いて 99％以上の精度で分光反射率の推定が行えることを明らかにした[4)～7)]．この事実は，RGB 3 チャンネルの電子内視鏡を用いて胃粘膜などの分光反射率を推定できることを意味する．

一方，画像システムの分光特性が未知の場合には Wiener 推定から分光反射率を推定することができる．ここでは詳細は述べないが，撮影に用いる内視鏡により色票，たとえば Macbeth カラー色票を撮影しカメラ出力を求める．一方，同様の色票の分光反射率を分光放射輝度計により測定し，それぞれ対応する色票のデータから Wiener 推定行列を求めて分光反射率を推定することが一般に行われる[8)]．いま，分光反射率の実測値を O_{real}，その推定値を O_{est} とする．画像システムの分光特性 F の擬似逆行列に相当する推定行列を G とすれば，センサ応答 v，分光反射率の実測値 O_{real} と推定値 O_{est} との間には

$$v = FO_{real} \cdots\cdots\cdots\cdots\cdots\cdots\cdots (4)$$
$$o_{est} = Gv \cdots\cdots\cdots\cdots\cdots\cdots\cdots\cdots (5)$$

なる関係がある．O_{real} と O_{est} の平均自乗誤差

$$\varepsilon = <(O_{real} - O_{est})^t (O_{real} - O_{est})> \cdots\cdots (6)$$

分光反射率の推定値 O_{est} は ε を最小とする推定行列 G を Wiener 推定から計算し求めることができる．(6)式において t は転置，＜＞はアンサンブル平均を示す．いま，波長 λ_1 の反射率 $O_{\lambda 1}$ を求めるための推定行列 G の係数が $k_{\lambda r}$, $k_{\lambda g}$, $k_{\lambda b}$ として得られた場合

$$O_{\lambda 1} = [k_{\lambda 1r} \, k_{\lambda 1g} \, k_{\lambda 1b}] \begin{bmatrix} R \\ G \\ B \end{bmatrix} \cdots\cdots\cdots (7)$$

となる．

FICE では，あらかじめ求めた係数を LUT として内蔵し図 2 に示すような 3×3 マトリクスを用いて λ_1, λ_2, λ_3 における被写体の反射率 $O_{\lambda 1}$, $O_{\lambda 2}$, $O_{\lambda 3}$ を求め，それぞれを表示デバイスの R, G, B に対応させて分光画像を再現している．図 2 に FICE のシステムブロック図を示す．

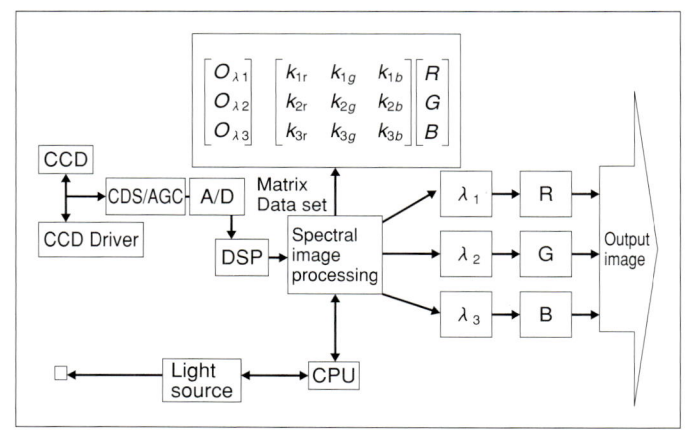

図2　FICE 処理ブロック図

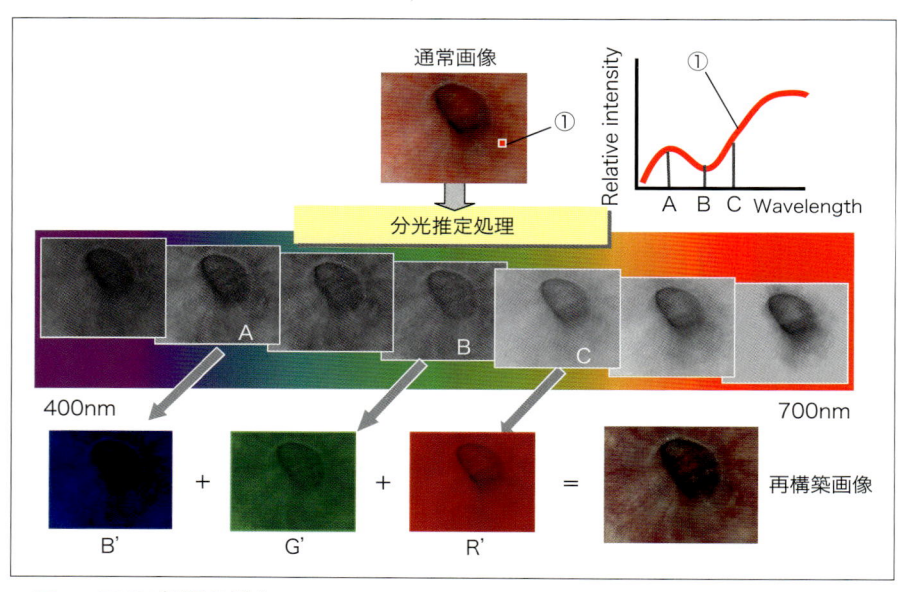

図3　FICE 処理の概念

II．FICE による臨床画像

　FICE では，被写体の 400〜700 nm の分光反射率を推定しているため表示デバイスの RGB に対応させる波長の組み合わせは膨大である．そこで注目する病変部位において推定された分光反射率のなかで反射率の差が大きい特定波長を3点選択し，RGB に対応させコントラストを増大することで視認性の大きい画像を再構成している．たとえば，図3に示されるように注目する粘膜部位①において推定された分光反射率の差が大きい波長 A, B, C 点での反射率を選択し R, G, B に割り当てるのである．

　このような機能が富士フイルムの内視鏡 EPX-4400, EPX-4450 に搭載されている．われわれはこの機能を搭載した内視鏡を FICE と名づけている．

　図4は，FICE システムにより撮影された食道の内視鏡画像の例である（千葉大学附属病院 神津照雄教授撮影）．図(a)は，通常の RGB で合成された画像，(b)は RGB 成分をそれぞれ R：500 nm, G：450 nm, B：410 nm

(a) 通常画像　　　　　　　　　(b) FICE 画像（R 500 nm, G 450 nm, B 410 nm）

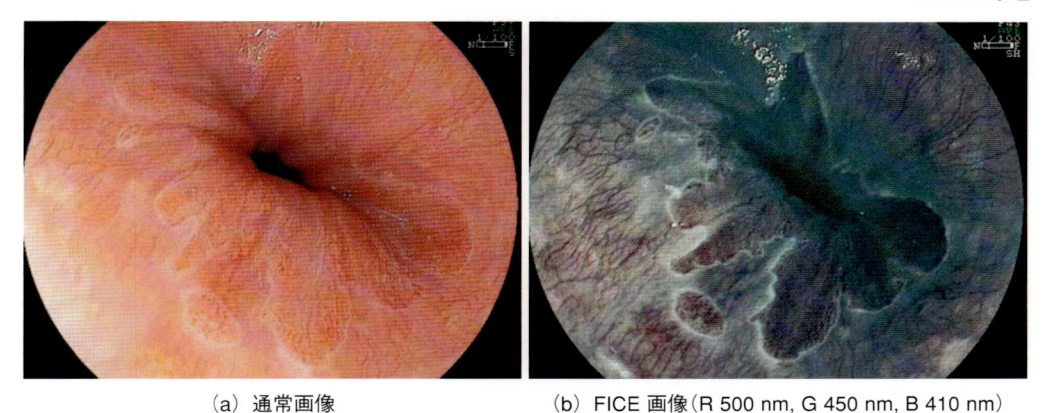

図4　FICE 画像の例（千葉大学附属病院　神津照雄教授　撮影）

(a) 通常画像　　　(b) FICE 画像　　　(c) FICE 画像
　　　　　　　　（R 550 nm, G 500 nm, B 470 nm）　（R 550 nm, G 500 nm, B 400 nm）

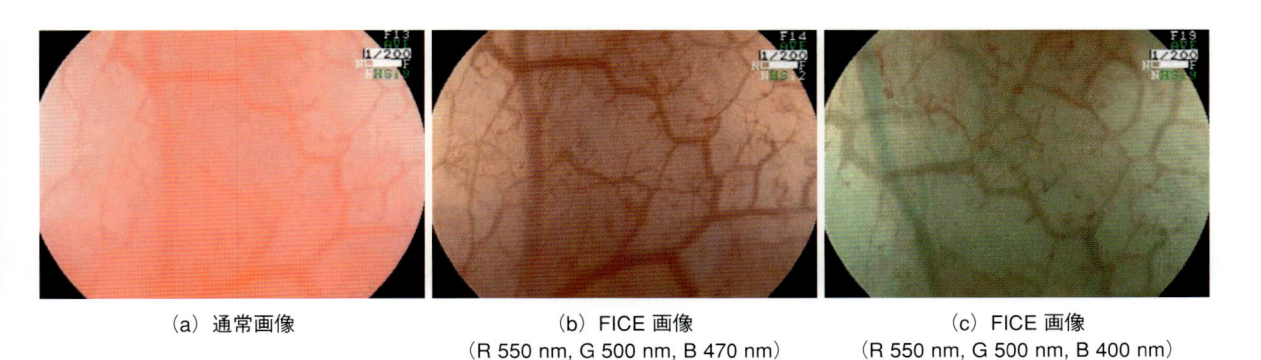

図5　波長設定による再現画像の違い（千葉大学附属病院　神津照雄教授　撮影）

のスペクトル成分で置き換え合成した画像の例である．図(b)では，画面の中央部逆流性食道炎により炎症を生じた組織の輪郭や血管が強調され，診断がより厳密に行えることがわかる．

一方，**図5**は異なる波長の組み合わせによる食道粘膜の拡大画像である．両図とも(a)は，通常の RGB による再現画像，(b)は R：550 nm, G：500 nm, B：470 nm, (c)は R：550 nm, G：500 nm, B：400 nm のスペクトルによる再現画像である．このように，FICE は，観察対象を任意の波長の光で画像化し，正常組織と病変との性状の違いや血管の状態などをよりクリアに際立たせることが容易であり，正確な診断を強力にサポートすることが可能である．このシステムでは，光学的なフィルターを用いた処理と異なり，観察波長の切り替えも LUT として保存されたマトリクス係数を用いて簡単に行えるため，通常観察画像と処理画像をリアルタイムに切り替えることができる．したがって，内視鏡での通常観察を行いながら，同時に FICE により処理された画像の観察が行えるため，患者への負担も大幅に軽減されている．

まとめ

本項では，可視光の分光情報を用いる分光内視鏡 FICE の原理について概説した．FICE は，内視鏡分光器開発から胃粘膜分光反射率測定，分光反射率の主成分分析，Wiener 推定などの基礎的研究を通して製品化されたものである．今後，疾患別の波長選択，最適化，各種画像処理との融合[9]を通してより精度の

高い内視鏡画像診断システム開発を行う予定である．

文 献

1) 分光画像全般に関して．三宅洋一 編著：分光画像処理入門．2006，東京大学出版会
2) Miyake Y, Kouzu T, Takeuchi S, et al：Development of new electronic endoscopes using the spectral images of an internal organ. Proc. 13th CIC13, 261-263, Scottsdale, 2005
3) 三宅洋一，神津照雄，山高修一：分光内視鏡の開発．画像ラボ 2006；17：70-74
4) Miyake Y, Sekiya T, Kubo S, et al：A new spectrophotometer for measuring the spectral reflectance of gastric mucous membrane. J Photographic Science 1989；37：134-138
5) 関谷尊臣，三宅洋一，原 忠義：胃粘膜分光反射率測定と内視鏡画像の色再現シミュレーション．京都大学数理科学考究録 1990；736：101-130
6) Shiobara T, Zhou S, Miyake Y, et al：Improved color reproduction of electronic endoscopes. J Imaging Science and Technology 1996；40：494-501
7) Tsumura N, Tanaka T, Haneishi H, et al：Optimal design of mosaic color electronic endoscopes. Optics Communications 1998；145：27-32
8) 三宅洋一：デジタルアーカイブのための高精細画像入力．画像電子学会誌 2002；33：691-695
9) Zhou S, Haneishi H, Miyake Y：Electronic endoscopy using dual polarizing filters to reduce the specular component. Optics Communications 1995；122：1-8

（三宅洋一，山高修一，久保雅裕）

● AFI（Auto-Fluorescence Imaging）の原理

オリンパスメディカルシステムズ（株）

はじめに

　今日，生体内部の情報を画像診断することは，日常の診療においても一般的なものとなり，内視鏡，X線，CT，MRIやPETなどさまざまな診断モダリティが実用化されている．そのなかで内視鏡の特徴は，生体の中を直接，光学的に観察し人間の視覚に近い形で画像化できることである．ゆえに，術者にとって親近性が高く，長年の経験や術者間の共通認識に基づいた画像診断学が発展してきた．

　最近，白色光による通常観察（白色光）に加えて，各種画像強調観察法[1]により病変の早期発見や異常が疑われる部位の詳細な観察が可能となってきている．画像強調観察で得られた所見により病変の組織学的な変化が明らかとなり，従来の通常観察（白色光）における観察にも活かされつつある．

　本項では，オリンパスメディカルシステムズ株式会社製の内視鏡システム EVIS LUCERA SPECTRUM に搭載され，とくに病変の発見能向上を狙いとした自家蛍光観察内視鏡 AFI（Auto-Fluorescence Imaging）について述べる．

I．内視鏡による生体観察

1．通常観察（白色光）

　内視鏡検査は，一般的に白色光を用いた通常観察（白色光）が行われており，生体粘膜の微妙な色調変化やわずかな凹凸や不整などの形態変化が重要な内視鏡所見であり，病変の診断に有用な役割を果たすといわれている．そのように重要な所見を見やすくしたいという医師の強いニーズに応えるため，電子内視鏡システムは，忠実な内視鏡画像を再現するために高解像度化や自然な色再現を目標に設計されてきた．電子内視鏡システムの先端にはCCDなどの固体撮像素子が搭載され，電子化された画像信号はさまざまな画像処理が可能になり，画像のコントラストを高める構造強調処理や，特定の色信号を強調することで病変部分を見やすくする適応型IHb色彩強調処理など，粘膜表面の微細な変化を捉える画像強調観察技術が実用化されている．

2．自家蛍光観察

　生体組織に紫外光を照射すると生体組織に含まれる蛍光物質から自家蛍光が励起されることは，古くから知られていた．1950年頃には，丹羽らによって，蛍光胃カメラが検討され，種々の病態組織において，正常組織と病変組織では自家蛍光の特性が異なることを利用して癌組織の診断に応用，研究がされてきた．﨑田らは，紫外光で撮影した摘出胃の写真では，通常写真に比べて早期胃癌の境界，輪郭などの所見がより明確に観察されたと報告している[2]．また，1970年代にはアルゴンレーザーを用いてファイバースコープで自家蛍光を観察する方法が開発されたが，暗い視野の中で癌組織だけが明るく光ることから，臨床応用は難しく実用化には至らなかった[3),4)]．1990年代初め，正常組織から強い自

家蛍光が励起され明るい視野の中で癌組織が減弱する方式の気管支用蛍光観察装置 Xillix LIFE-Lung Imaging System が商品化され，初めて実用的な自家蛍光内視鏡が実現した[5]．しかし，消化管分野では，管腔が大きく，厚い粘膜に覆われているため励起される自家蛍光の強度が弱くなり観察が困難であったこと，すでに電子内視鏡が広く普及していたことから実用化には至らなかった．

2006年，自家蛍光発生の原理を基礎から見直し最適化することにより，既存の電子内視鏡システムと互換性をもち，かつ消化管分野でも十分な明るさを確保した AFI が開発された．以下，自家蛍光観察の原理と AFI システムについて述べる．

II．自家蛍光観察の原理

紫外光から青色の励起光を生体組織に照射すると自家蛍光が観察されることは以前から知られている．生体組織に内在する蛍光物質としては，コラーゲン，NADH（ニコチンアミドアデニンジヌクレオチド酸），FAD（フラビンアデニンジヌクレオチド）が知られている．蛍光物質は，それぞれ固有の吸収スペクトルをもっており，その吸収帯域の光が照射されると蛍光を発する．

青色励起光を照射したときに大腸の正常組織から発せられる自家蛍光スペクトルは，500 nm 付近にピークをもつ緑色の蛍光である．一方，腫瘍組織では 500 nm 付近のピークが消失し自家蛍光が減弱する．大腸組織から発せられる緑色の自家蛍光は，おもに大腸の粘膜下層にある結合組織のコラーゲン（I型）であると考えられている．腫瘍組織と正常組織で蛍光強度の差が生じるおもな理由として，以下が考えられている．

① 腫瘍性組織で自家蛍光が減弱する要因の一つが，粘膜上皮の肥厚である．粘膜上皮の肥厚により，励起光および自家蛍光が吸収・散乱の影響を強く受け，粘膜表面で観察される自家蛍光が著しく減弱する．

② もう一つの大きな要因は，ヘモグロビンによる吸収である．腫瘍組織は，血管新生の増生により正常組織に比べて血液量が豊富であるといわれている．血液中に含まれるヘモグロビンは，青色の光を強く吸収する特性をもっており，粘膜上皮で励起光が吸収され自家蛍光が減弱する．

III．AFI システム

AFI システムは，内視鏡先端から青色の励起光と緑色の参照光を交互に生体組織に照射したときに，粘膜下層から発生する微弱な自家蛍光と，反射し戻ってきた緑色の参照光を組み合わせることにより腫瘍性組織と正常組織を異なる色調で強調表示する．とくに，腫瘍性組織と正常組織の色調をそれぞれ補色関係にあるマゼンタ色と緑色に設定することにより，ヒトにとってもっとも視認しやすい配色としている．

AFI システム構成を図1に示す．光源のキセノンランプから発せられた白色光を回転フィルタにより分光し励起光 390～470 nm と緑色光（中心波長 550 nm）を順次照明し，内視鏡先端に設けられた超高感度のモノクロ CCD により順次，自家蛍光と反射光画像を取得する．なお，微弱な自家蛍光を撮像するために超高感度モノクロ CCD の前面には励起光をカットするバリアフィルタが設けられている．取得された自家蛍光画像がモニター画像の G チャンネルに，緑色反射光画像がモニター画像の R，B チャンネルに割り当てられる．正常組織では，自家蛍光および緑色反射光ともに減弱しないため明るい緑色の色調となる．腫瘍性病変では，おもに自家蛍光のみが減弱することからマゼンタ色に，炎症部位

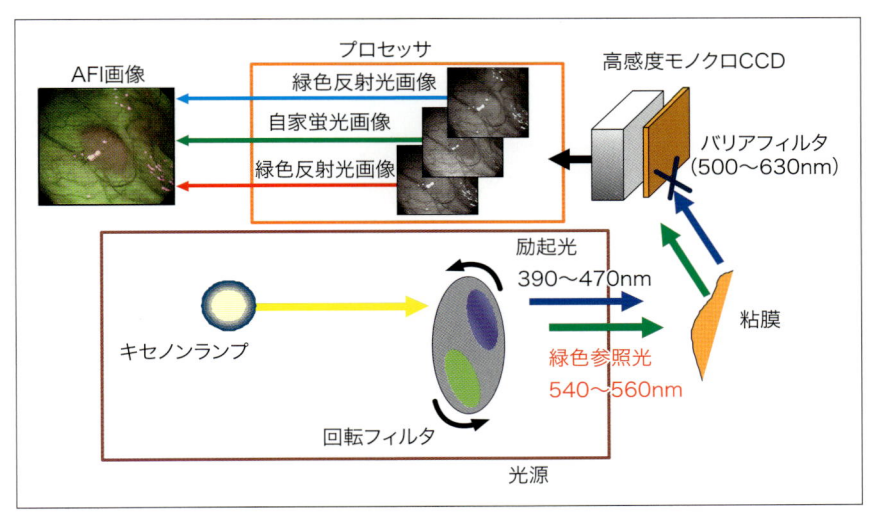

図1　AFI システム

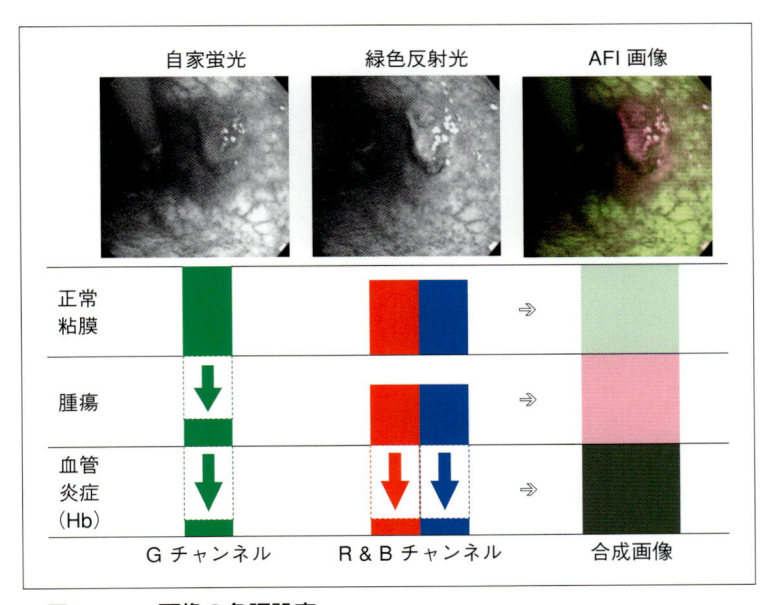

図2　AFI 画像の色調設定

は，自家蛍光および緑色反射光の両方が減弱するため濃い緑色に合成される（図2）．

以下に，AFI の特徴を示す．
① 超高感度 CCD を搭載したビデオスコープにより，高画質の自家蛍光画像を得られる．
② 超高感度 CCD，光源の明るさ向上，照明光学系の透過率向上および信号処理回路の高感度化により，消化器分野でも明るい自家蛍光画像を得られている．
③ 自家蛍光に加えて緑色の参照光を組み合わせることにより，病変組織と正常組織を補色関係の異なる色調で表示されるため病変の視認性が高い．
④ ハイビジョン画質の通常観察，NBI 観察および AFI 観察が 1 本の内視鏡で可能（消化管用のみ）である．

おわりに

　画像強調観察のなかでも自家蛍光観察は，薬剤などを用いることなく微小な病変を拾い上げることが可能なモダリティである．今後は，腫瘍性病変特有の変化と関連の深い生体内因性の蛍光物質を選択的に観察することにより，検出感度，特異度の更なる向上が期待されている．また，ハイビジョン内視鏡に搭載されているさまざまな高画質化の技術を取り込み，AFI 画像の画質改善も可能であると考えている．

文　献

1) 丹羽寛文，田尻久雄：内視鏡観察法に関する新たな分類の提唱．臨牀消化器内科　2008；23：137-141
2) 田坂定孝，﨑田隆夫，丹羽寛文，他：粘膜の特殊撮影．Gastroenterol Endosc　1959；1：49
3) 勝　健一：蛍光内視鏡の基礎的研究　第 3 報：胃癌．Progress of Diagnostive Endoscopy　1976；9：89-92
4) 川北　勲：レーザー光励起による胃粘膜の螢光拡大観察．Progress of Digestive Endoscopy　1980；17：65-69
5) Takehana S, Kaneko M, Mizuno H：Endoscopic Diagnostic System Using Autofluoresence. Diagn Ther Endosc　1999；5：59-63

〈竹端　榮〉

● IRI (Infra-Red Imaging) の原理

オリンパスメディカルシステムズ（株）

はじめに

　赤外光観察（Infra-Red Imaging；IRI）は，粘膜深部の血管情報などの通常観察では見ることが難しい情報を，近赤外光を利用することにより強調表示する技術である．

　近赤外光を利用した内視鏡観察は古くから試みられてきている．初期の段階ではファイバースコープが利用され，赤外線カラーフィルムによる静止画での検討や[1),2)]，赤外線テレビカメラとレーザーの併用による動画での検討が行われた[3)]．1980年代にはCCDの進歩によりビデオスコープによる高画質の赤外光観察が可能になり[4)~6)]，現在では多波長化されてカラー表示できるようになったIRIシステムが利用されている[7)~9)]．

　本項では，これらの装置で利用される近赤外光の特徴と，現在のIRIシステムの動作原理について紹介する．

I．近赤外光の特徴

　赤外光は電磁波の一種であり，可視光より長い波長帯域（およそ0.78～1,000μm）の眼に見えない光のことである．とくに可視光に近い2.5μm程度までの波長帯域のことを近赤外光と呼んでいる．

　この近赤外光で生体を観察するときの大きな特徴は，生体の深部まで観察可能ということである．図1に近赤外光で撮影した前腕の画像を示す．可視光では見えにくい深部の血

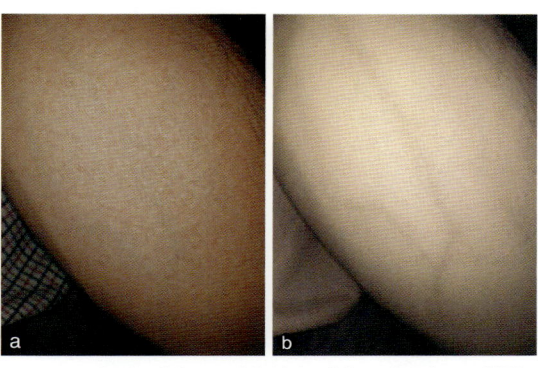

図1　可視光（a）と近赤外光（b）で撮影した前腕

管が，近赤外光を使うことにより見えやすくなっていることがわかる．

　生体深部まで観察できる理由の一つとして挙げられるのが，近赤外光の生体内における低吸収という光学特性である．生体内で光を吸収する主要な物質はヘモグロビンと水である．図2に酸化ヘモグロビンと水の吸光特性を示す．600nm付近から1,200nm付近の波長帯域においてはヘモグロビンや水による光の吸収が小さいため，この帯域の光を生体に照射したときには奥深くまで光が浸透して生体深部までの観察が可能になる．このような特徴から，この波長帯域を「生体の窓」と表現することがある．

　低吸収という要因以外に，低散乱という特徴も近赤外光の透過性の良さに寄与している．光は生体内の微小な粒子により散乱されることにより生体深部への浸透を妨げられるが，この散乱の度合いは波長によって異なっている．波長の短い青色光に比較して波長が長い近赤外光は散乱の影響が小さいので，生体内

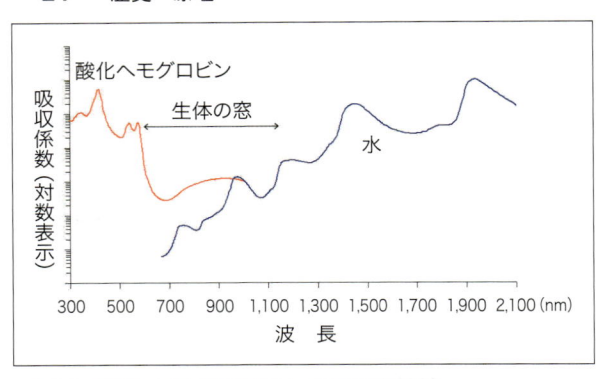

図2　酸化ヘモグロビンと水の吸光特性

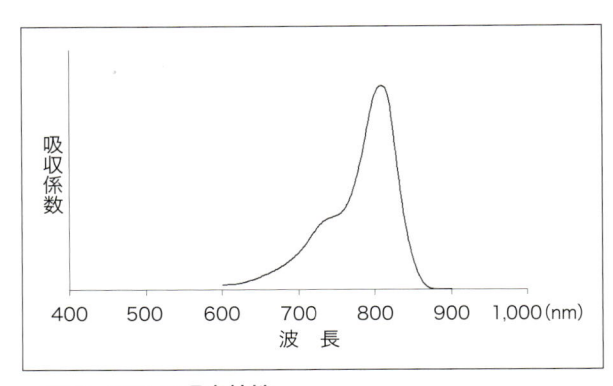

図3　ICGの吸光特性

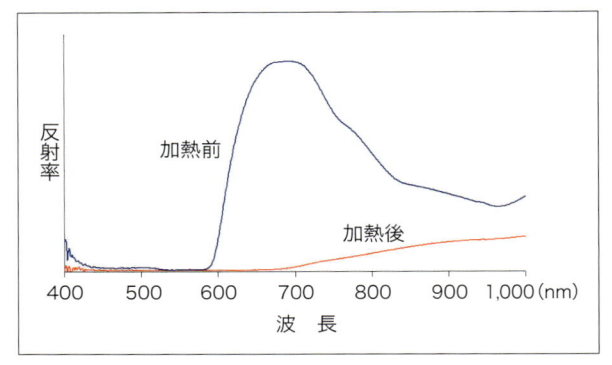

図4　血液の反射特性

深くまで透過しやすい．

　このような近赤外光の生体に対する透過性の良さは，脳機能イメージング，酸素モニター，光断層イメージングや静脈認証といった技術にも利用されている．

II．近赤外光を吸収する物質

　近赤外光による表面からの生体観察では，比較的深部まで観察できるという長所がある一方，画像に浅い部分から深い部分までの情報が含まれてしまうためコントラストが弱くなりやすいという課題がある．そのため，医師による研究では，肝機能検査などで利用されるICG（インドシアニングリーン）を静脈注射，あるいは粘膜下注射することがある．ICGは図3に示すように近赤外帯域に吸収ピークをもっているため，粘膜深部の血管情報などをコントラストよく描出することができる．IRIでは，ICGを併用することによりおもに2mm程度の深さに存在する粘膜下層の静脈を観察することができると考えられている[10]．

　生体内在性の主要な近赤外光吸収物質としては，ヘモグロビンを含む血液が挙げられる．近赤外光帯域での吸収係数は可視光帯域に比べると低いものの，過熱されると図4に示すように反射特性が変化し，可視光だけではなく近赤外の光も大きく吸収するようになる．近赤外光で観察することにより血管に熱が加えられたかどうかを判断できる可能性があるため，この現象を内視鏡的治療時に利用するための研究も行われている．

III．IRIシステムの仕組み

　IRIシステムにおいては，スコープの対物レンズに，近赤外光の透過率を高めたレンズコーティングを使用するなど，各所に効率よく近赤外光を検出するための工夫が施されている．図5にIRIシステムの構成図を示す．光源装置に搭載されているキセノンランプから近赤外光を含む光が放射され，近赤外光のみを透過する赤外光透過フィルタと回転フィルタを通過することにより，805 nm帯域

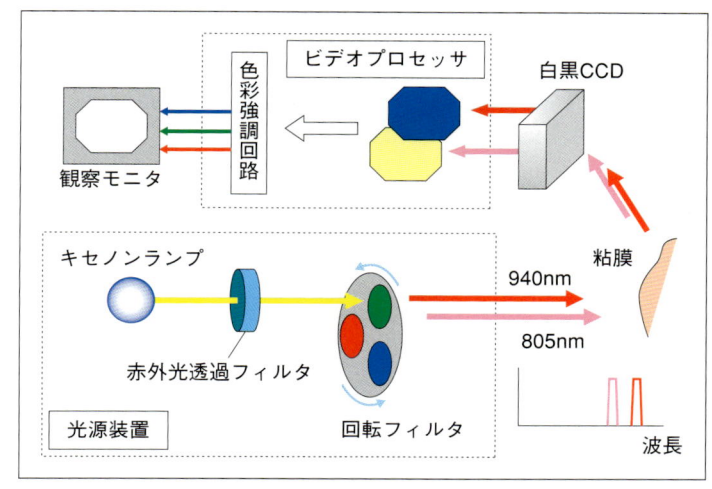

図5 IRIシステムの構成図

（790～820 nm）の波長の光と940 nm帯域（905～970 nm）の波長の光が順次，被写体に照射される．モニタには，805 nm帯域の画像が黄色に，940 nm帯域の画像が青色で表示される．図3にも示されるように，ICGは805 nm帯域の光を強く吸収する一方，940 nm帯域の光はあまり吸収しないので，ICGが存在する部分はIRI観察においては青色で表示される．また，加熱された血液についても同様の理由で青色に表示される．

文　献

1) 丹羽寛文：大腸ファイバースコープの臨床．Gastroenterol Endosc　1970；12：202-205
2) 勝　健一，篠宮正樹，望月和子，他：赤外線カラーフィルムの内視鏡への応用（第2報）．消化器内視鏡の進歩　1977；10：70-73
3) 奥田　茂：色素レーザーの内視鏡への応用．消化器内視鏡の最先端．1985, 202-235, 医学図書出版，東京
4) 丹羽寛文，宮原　透，永尾重昭，他：赤外線電子スコープの開発―腹壁透過光による基礎的検討．臨牀消化器内科　1987；2：815-821
5) 永尾重昭，宮原　透，川口　淳，他：胃内直接照射方式による赤外線電子スコープの基礎的検討．Gastroenterol Endosc　1989；31：2060-2071
6) 田辺　聡，小泉和三郎，近藤一英，他：赤外線電子内視鏡による胃癌の浸潤診断の検討．Gastroenterol Endosc　1992；34：1644
7) 高田雅博，國分茂博，大井田正人，他：内視鏡的硬化療法が胃粘膜内血行動態に及ぼす影響の検討―新たに開発された2波長赤外線電子内視鏡による評価．Gastroenterol Endosc　2001；43：3-13
8) Mataki N, Nagao S, Kawaguchi A, et al：Clinical usefulness of a new infrared videoendoscope system for diagnosis of early stage gastric cancer. Gastrointest Endosc　2003；57：336-342
9) Ishihara R, Uedo N, Iishi H：Recent development and usefulness of infrared endoscopic system for diagnosis of gastric cancer. Dig Endosc 2006；18：45-48
10) 成宮徳親，武内　力，常喜真理，他：赤外線内視鏡 5. 粘膜切除と粘膜下血管．臨牀消化器内科 1997；12：969-974

参考URL

1) Oregon Medical Laser Center website：http://omlc.ogi.edu/spectra

（今泉克一）

● i-scan の原理

HOYA（株）PENTAX ライフケア事業部

はじめに

i-scan とは，表面強調，コントラスト強調，トーン強調という三つのデジタル画像強調処理の総称である．

表面強調：SE（Surface Enhancement）
輝度の差を強調し，ピットパターンや血管などを強調する．

コントラスト強調：CE（Contrast Enhancement）
輝度の小さい部分を青くし微細な陥凹部や血管などを強調する．

トーン強調：TE（Tone Enhancement）
画素ごとの RGB 成分を変化させ，ピットパターンや発赤，褪色調病変などの色を強調する．

本項では SE, CE のアルゴリズム，TE による病変部の強調原理と，TE の各モードについて説明する．

Ⅰ．SE（表面強調），CE（コントラスト強調）

SE と CE は色調や明るさを大きく変化させず粘膜表面の凹凸，血管構造等を強調し，おもにスクリーニングにて使用することを見据えた画像強調処理である．

1．SE のアルゴリズム（図1）

注目画素の明るさと，周辺画素の明るさの平均を比べ，注目画素のほうが明るければ，その注目画素をさらに明るくし，注目画素のほうが暗ければ，その注目画素をさらに暗くする．これにより明暗の差が広げられ，表面構造や粘膜下の血管などが強調された画像が得られる．

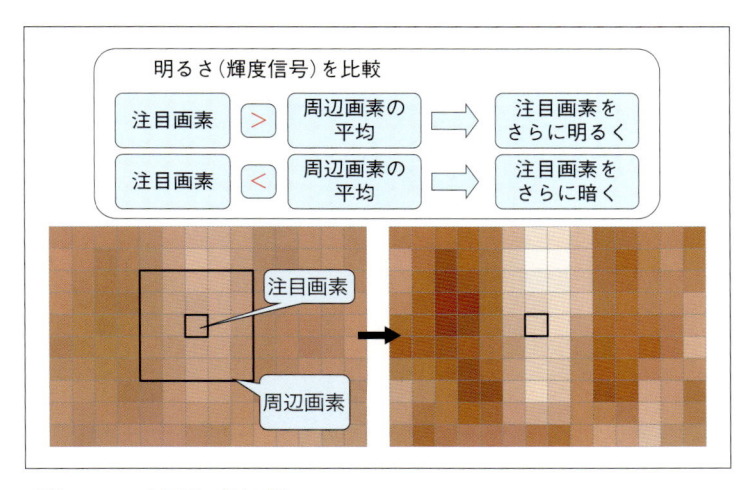

図1　SE のアルゴリズム

2. CE のアルゴリズム（図 2）

注目画素と周囲の画素との明るさの違いを比較し周囲の画素よりも注目画素が暗い場合，注目画素の色を青くする．注目画素が周囲の画素よりも明るい場合は色を変えない．これにより，微細な暗部の画素だけ青く色づけされ，赤みが強い粘膜との色のコントラストがつく．よって粘膜表面の微細な構造や，粘膜下の血管構造などが明瞭になる．

II．TE（トーン強調）

TE は色調を大きく変化させることにより，表面のパターンやさまざまな病変部を見やすくする画像強調処理である．

1．原理概要

通常画像の RGB 成分を R, G, B の各画像に分解し，それら各画像に独立してトーンカーブ処理を行う．図 3 では 3 種類のトーンカーブ処理を示しており，これはモードが三つあることを表す．処理された R, G, B 成分の各画像を合成してモニターに表示する．

2．トーンカーブ処理の原理

図 4 にトーンカーブの例を二つあげる．図 4 左のトーンカーブは下にカーブした形となっている．このトーンカーブ処理により以

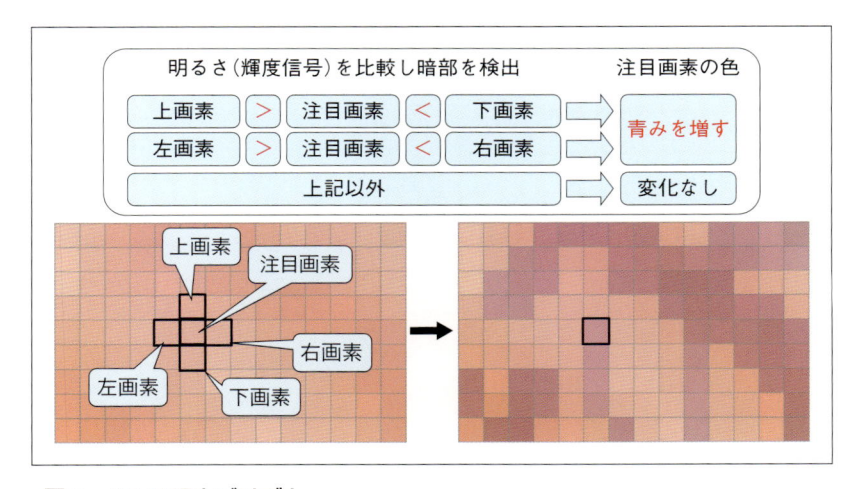

図 2　CE のアルゴリズム

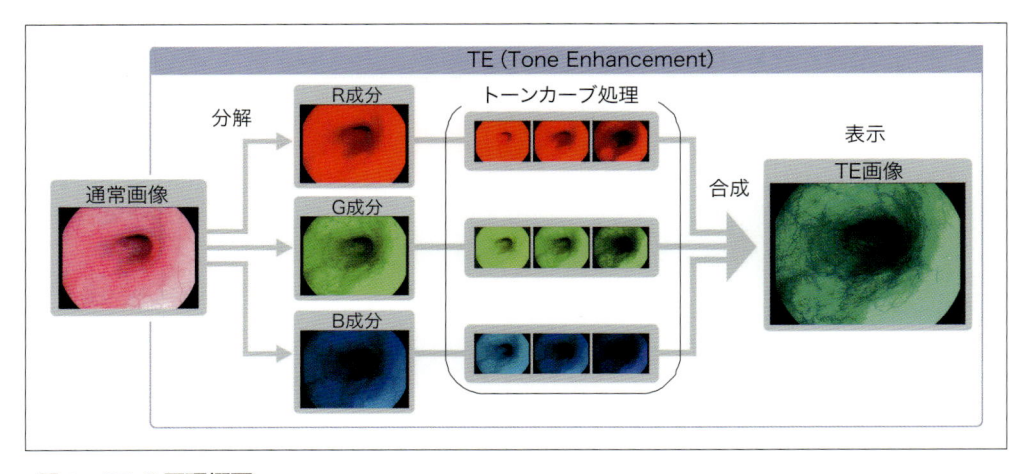

図 3　TE の原理概要

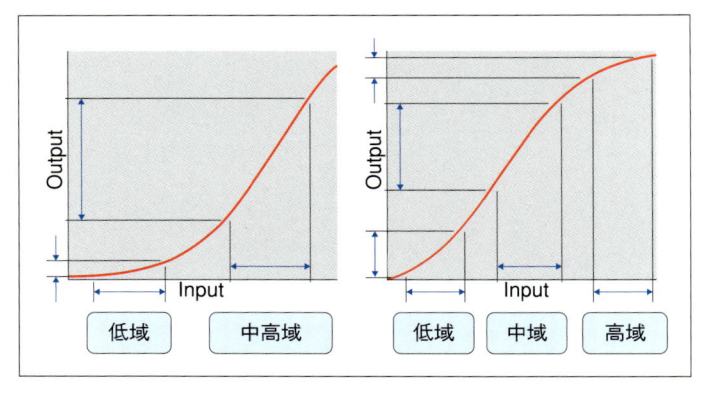

図4 トーンカーブの例

下のように画素の値が変換される．

低域の画素：より低域側にシフトされ，圧縮される．

中高域の画素：全体的に値が抑えられるとともに色の差が広がりコントラストが上がる．

また，図4右に示したようなトーンカーブ処理では以下のように画素の値が変換される．

低域の画素：より低域側にシフトされ圧縮される．

中域の画素：色の差が広がり，コントラストが上がる．

高域の画素：より高域側にシフトされ，圧縮される．

このように，トーンカーブの傾きを部分的に変化させることにより，値をシフトしたり，コントラストを上げたりすることができる．TEでは図4左のような形のトーンカーブ処理はRに対してかけられ，図4右のような形のトーンカーブ処理はGとBに対してかけられる．

3. TEの各モード

TEにはいくつかのモードがあるが，TE c, e, gの三つのモードの使用を推奨している．TE cは大腸用，TE eは食道用，TE gは胃用である．それぞれのモードに合わせて，トーンカーブの形を調節している．

> **TE c**：大腸用．正常粘膜と発赤病変，または，正常粘膜と腺管開口部との色の差を拡大する．
> **TE e**：食道用．正常粘膜と発赤病変，血管，褪色調病変との色の差を拡大する．
> **TE g**：胃用．正常粘膜と発赤病変，血管，褪色調病変，腺管開口部との色の差を拡大する．

1) TE c

図5はTE処理前後の画像のRGB成分の変化を表した略図である．以下のように変化する．

R成分

全体的に低域側にシフトされる．

G，B成分

高域：高域にシフト，圧縮される．

中域：やや低域側にシフトされ，かつ分布が広がる．

低域：低域側にシフトされ圧縮される．

> ◇ **TE画像にてRGB成分を比較**
> ・正常粘膜と発赤病変
>   RとG成分にて分布の差が生じ，色のコントラストが広がる．
> ・正常粘膜と腺管開口部
>   B成分にて分布の差が生じ，色のコントラストが広がる．

2) TE e

図6はTE処理前後の画像のRGB成分の

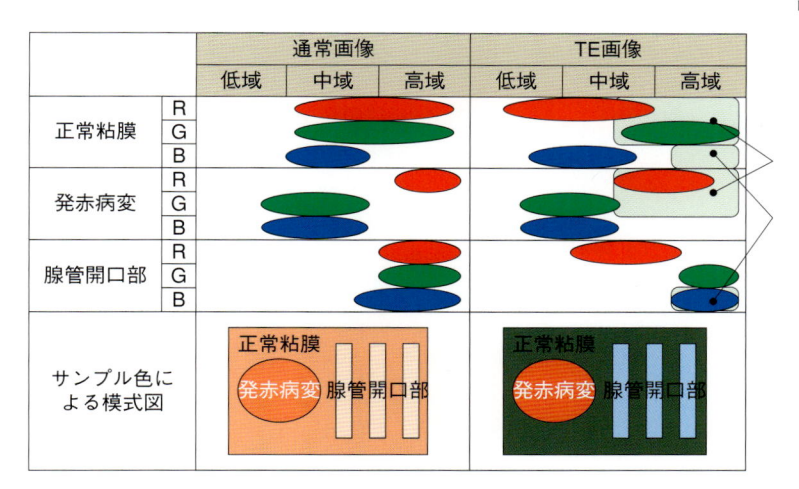

図5　TE c

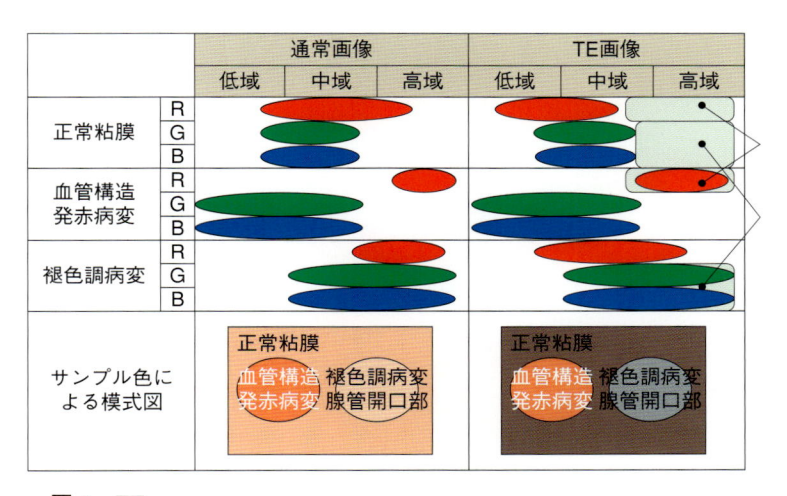

図6　TE e

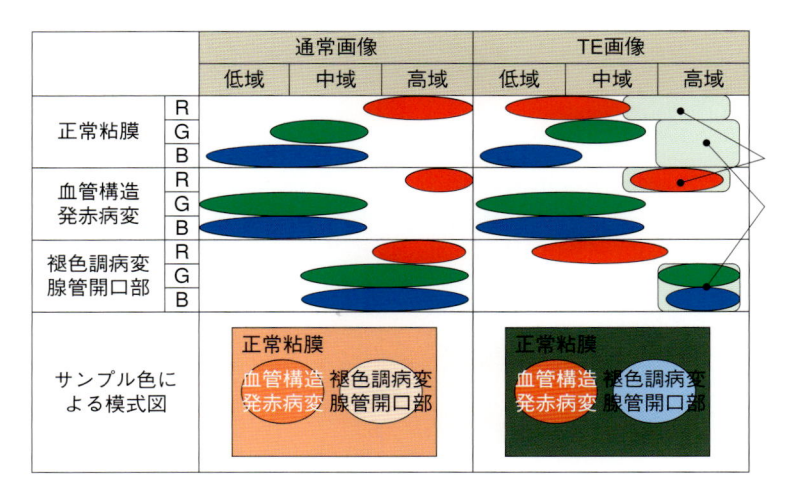

図7　TE g

変化を表した略図である．以下のように変化する．

R 成分：全体的に低域側にシフトされる．

G，B 成分：本モードでは分布を変えていない．

◇ **TE 画像にて RGB 成分を比較**
・正常粘膜と血管構造/発赤病変
　血管構造と発赤病変の RGB 成分の分布は似ているため一緒に考えることとする．R 成分にて分布の差が生じ，色のコントラストが広がる．
・正常粘膜と褪色調病変
　R 成分が抑えられたことにより，もともとある G，B 成分の差が強調された画像となる．

3) TE g

図 7 は TE 処理前後の画像の RGB 成分の変化を表した略図である．以下のように変化する．

R 成分

全体的に低域側にシフトされる．

G，B 成分

高域：高域にシフト，圧縮される．

中域：やや低域側にシフトされ，かつ分布が広がる．

低域：さらに低域の画像になるにつれて，低域側にシフトされ圧縮される．

◇ **TE 画像にて RGB 成分を比較**
・正常粘膜と血管構造/発赤病変
　R 成分にて分布の差が生じ，色のコントラストが広がる．
・正常粘膜と褪色調病変/腺管開口部
　G，B 成分にて分布の差が生じ，コントラストが広がる．

まとめ

SE，CE は色調，明るさを大きく変化させず，凹凸や血管を強調する処理で，スクリーニング時に有用であり，TE は色調を大きく変化させ，病変部の範囲などが明瞭になることから，病変発見後の質的診断に有用ではないかと考える．

参考文献
1) 小田島慎也，藤城光弘，後藤　修，他：i-scan. 消化器内視鏡　2009；21：241-249
2) 小田島慎也，藤城光弘，川邊隆夫，他：画像強調観察（1）デジタル法（Digital Method）c. i-scan. 臨牀消化器内科　2009；24：35-45

（小澤　了）

● SAFE-3000 の原理

HOYA（株）PENTAX ライフケア事業部

Ⅰ．自家蛍光観察の原理

　生体組織に紫～青色の光（以下，励起光とする）を照射すると，青色～緑色の蛍光が発生する．これは生体組織に含まれる内因性蛍光物質が，照射された励起光を吸収し，励起されたことにより発生した蛍光であり，自家蛍光と呼ばれる．生体組織内に含まれる内因性蛍光物質とこれらの蛍光物質の吸収のピーク波長，発生する自家蛍光のピーク波長は，表のとおりである[1),2)]．

　自家蛍光の強度は，正常組織から発生するものに対して，腫瘍性組織から発生するものは減弱することが報告されている．原因としては，① 粘膜の肥厚による自家蛍光の減弱，② 血管増生による自家蛍光の吸収の増加，③ 内因性蛍光物質の含有量の変化などである（図1）．よって，観察対象部位に励起光を照射し，発生した自家蛍光を画像化することにより，通常白色光画像では発見できない早期病変，微小病変の観察が可能になる[2)～5)]．

Ⅱ．PENTAX SAFE-3000 の原理と特徴

　PENTAX SAFE-3000 システムは，専用の光源/プロセッサおよび専用電子内視鏡により構成されるカラー電子内視鏡システムである（図2）．光源/プロセッサ（SAFE-3000）には，通常白色光観察用光源としての 300W キセノンランプ，自家蛍光観察用励起光光源としてのレーザーダイオード（波長 408 nm）を搭載しており，内視鏡からの光を切り換えて照射している．また専用内視鏡（EB-1970/1570AK）の撮像素子（CCD）前面には，励起光の反射光をカットするための励起光カットフィルタが設けられている．

　SAFE-3000 は，通常白色光観察モード，自家蛍光観察モード，白色光と自家蛍光の同時観察を行う TWIN モード，の 3 種類の観察モードを備えており，内視鏡のボタン操作で，

表　生体内の蛍光物質

Fluorescent substance	Excitation light wavelength (nm)	Fluorescent wavelength (nm)
Tryptophan	280	340
Collagen	325	380
Elastin	410	440
NADH	365	470
Flavin	440	520
Porphyrin	400	630, 690

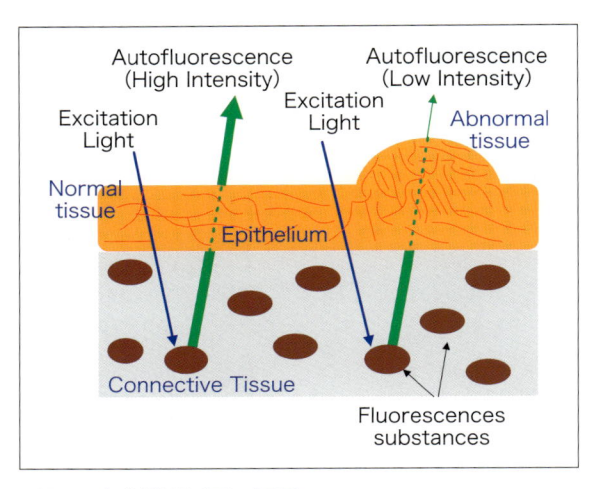

図1　自家蛍光減弱の原因

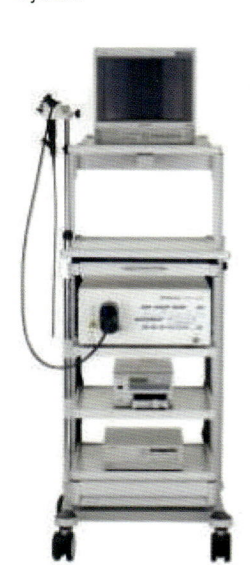

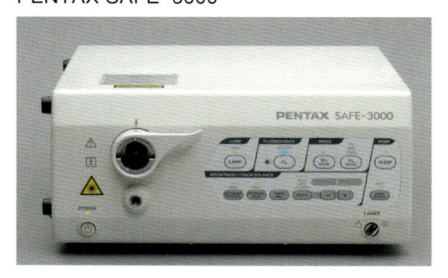

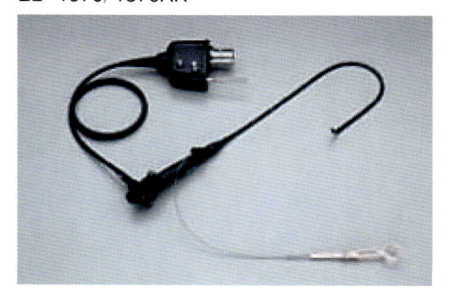

図2 Autofluorescence Videoendoscopy System

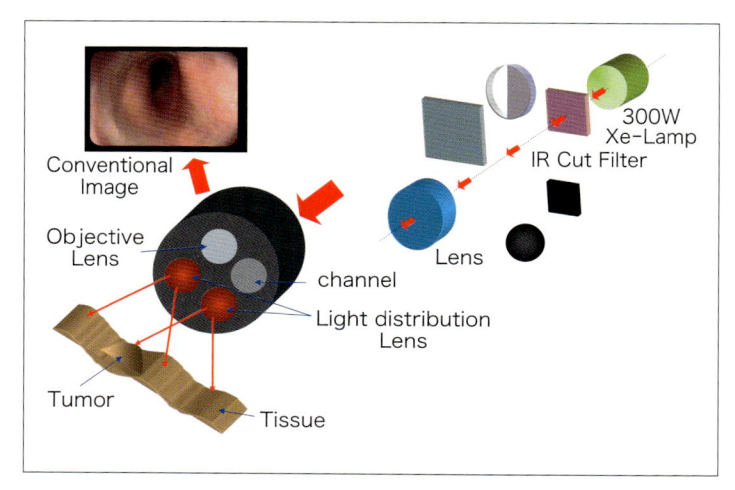

図3 通常白色光観察モード

瞬時に観察モードの切り換えが可能である．以下にそれぞれのモードの動作原理を示す．

1. 通常白色光観察モード

図3に通常白色光観察モードの原理図を示す．300Wキセノンランプからの光を，赤外カットフィルタで赤外光成分を除去した後，レンズで集光し，内視鏡を通して観察部位に照射する．照射した白色光の反射光は，内視鏡先端部の対物レンズでCCDに結像され，各種信号処理の後，モニターに通常白色光画像を表示する．なお，通常白色光観察モードでは，レーザーダイオードは発光しない．

2. 自家蛍光観察モード

図4に自家蛍光観察モードの原理図を示す．自家蛍光観察モードでは，300Wキセノンランプの前面の光量絞りを閉じ，白色光を遮光

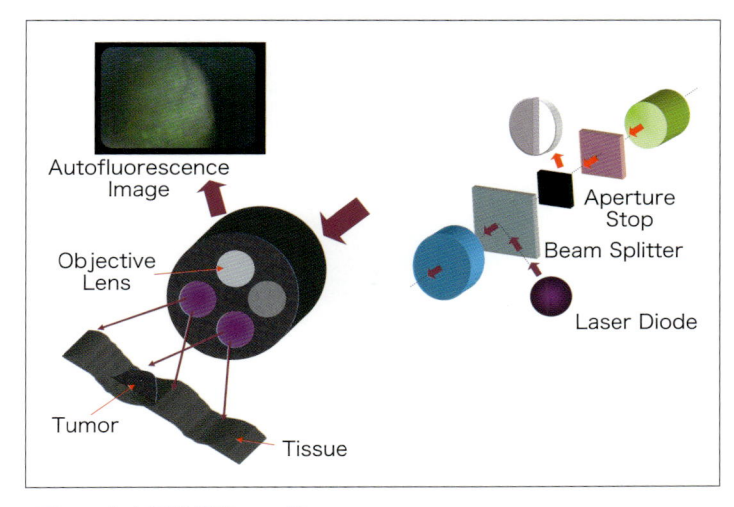

図4 自家蛍光観察モード

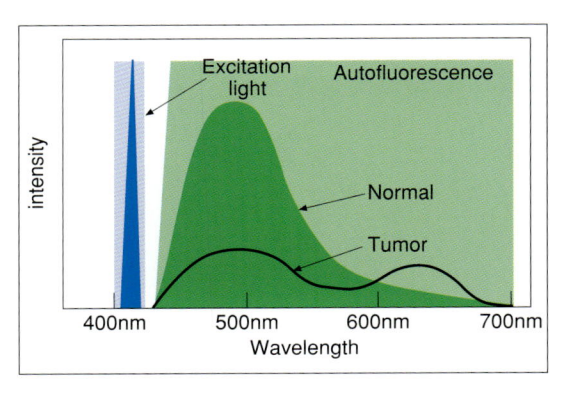

図5 励起波長，蛍光波長

するとともに，光路上にビームスプリッタを挿入する．レーザーダイオードから照射された励起光は，ビームスプリッタで反射され，レンズで集光し，内視鏡を通して観察部位に照射される．励起光が照射された部位からは，励起光の反射および自家蛍光が発生する．発生する自家蛍光は，正常部位では強く，腫瘍部位では弱い（**図5**）．励起光の反射は，内視鏡先端のCCDの前面に設けられた励起光カットフィルタでカットされ，CCDでは自家蛍光のみが撮像され，各種信号処理の後，モニターに自家蛍光画像を表示する．

3．TWIN モード

TWIN モードとは，1台のモニターに通常白色光と自家蛍光の動画像とを，リアルタイム表示するモードである．**図6** にTWIN モードの原理図を，**図7** にタイミングチャートを示す．TWIN モード時は，光路上にビームスプリッタが挿入されるとともに，キセノンランプ直後に配置された回転シャッターが回転する．回転シャッターは，白色光の透過領域と遮光領域が設けられており，キセノンランプからの光を 1/30 秒間隔で照射と遮光を行う．またレーザーダイオードは回転シャッターと同期して図7に示すタイミングで点灯と消灯を繰り返す．その結果，内視鏡先端からは，1/30 秒間隔で白色光と励起光が交互に照射され，通常白色光を照射したときは通常白色光画像を，励起光を照射したときは自家蛍光画像を撮像する．撮像した二つの画像は，光源/プロセッサ内のメモリに蓄積され，同時にモニターに表示することにより，リアルタイムでの通常画像と自家蛍光画像の表示が可能になる．

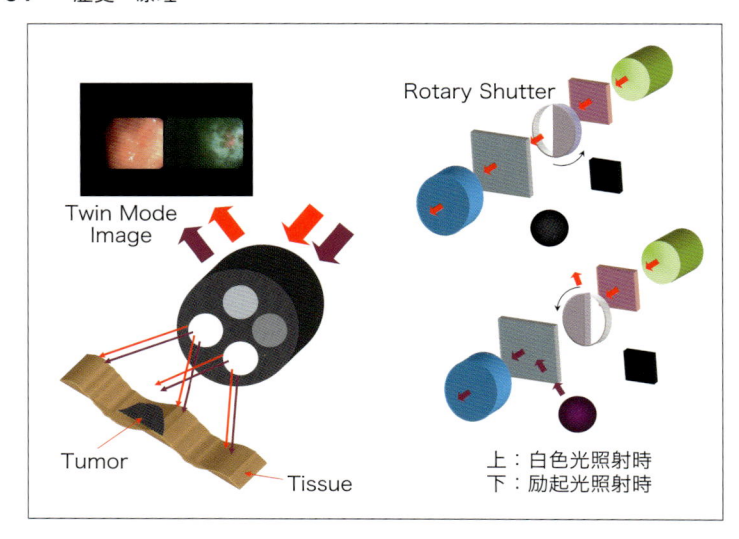

図6 TWIN モード

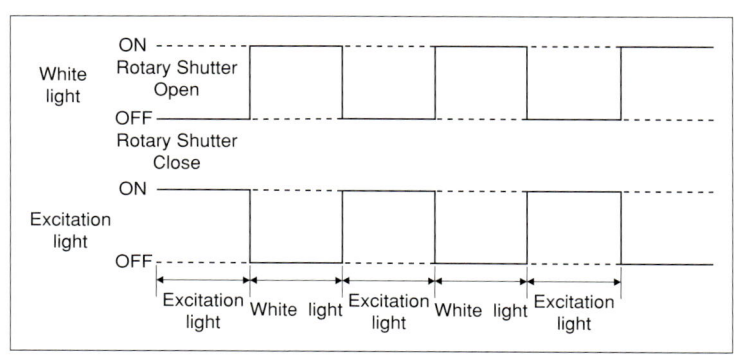

図7 TWIN モードのタイミングチャート

まとめ

　PENTAX SAFE-3000 システムの利点としては，①カラー電子内視鏡システムを使用することにより，実際の自家蛍光の色が観察可能，②瞬時に画像を切り換えられるため，検査時間の短縮が可能，③ TWIN モードで，通常白色光画像と自家蛍光画像の比較観察が可能であり，特異度の向上に有用[5]，④励起光が単一波長のため，クリアーな自家蛍光画像が得られる，などが挙げられる．一方，課題としては，消化器領域，とくに胃では，自家蛍光の十分な明るさが得られていない，などがあり現在改良を進めている．

文　献

1) Alfano RR, Tata DB, Cordero J, et al：Laser induced fluorescence spectroscopy from native cancerous and normal tissue. IEEE Journal of Quantum Electronics 1984；20：1507-1511
2) 金子　守：蛍光を用いた病気の診断．田村　守編：シリーズ・光が拓く生命科学 第6巻「光による医学診断」．2001, 83-88, 共立出版，東京
3) 今枝博之，熊井浩一郎，日比紀文，他：画像強調観察（2）光デジタル法（Optical Digital Method）c. SAFE-3000. 臨牀消化器内科　2009；24：61-69
4) Ikeda N, Honda H, Kato H, et al：Early detection of bronchial lesions using newly developed videoendoscopy-based autofluorescence bronchoscopy. Lung Cancer 2006；52；21-27
5) Lee P, Brokx HAP, Sutedja TG, et al：Dual digital video-autofluorescence imaging for detection of pre-neoplastic lesions. Lung Cancer 2007；58；44-49

（宇津井哲也，池谷浩平，佐々木雅彦）

1 中・下咽頭

総　論

はじめに

　口腔・咽頭領域の悪性新生物罹患数は，8,687人（1.7%）（財団法人がん研究振興財団，2003年）であり，その多くは扁平上皮癌である．飲酒・喫煙が2大危険因子とされ，食道扁平上皮癌患者は，同時性・異時性に頭頸部癌を重複しやすいことは広く知られていたが，早期発見はきわめて困難であった．

　その理由の一つは，中・下咽頭領域は上部内視鏡検査の際，必ずスコープが通過する部位であるにもかかわらず，これまで内視鏡医が十分な観察をしてこなかったことである．この領域の早期癌という概念もなかったこともあり，むしろこの部位をいかに素早く通過することができるかが，上手な内視鏡医としての腕の見せ所であった．

　第二に，食道扁平上皮癌のハイリスク群患者（飲酒・喫煙など）に対してはヨード染色を用いることで表在型食道癌の診断が可能であるが，咽頭領域に対しては，誤嚥の危険性からヨード撒布ができないことも原因の一つである．さらには頭頸科領域で使用されている喉頭鏡の解像度が低いことも早期発見が難しかった原因の一つとして考えられる．

I　咽頭領域の表在癌

　2005年の「頭頸部癌取扱い規約」[1]によると，咽頭領域の表在癌は「食道癌取扱い規約」に準じており，"明らかな進行癌の所見がなく表在性の病変であることが疑われるもの"と定義され，肉眼型も食道癌の規約に準ずるとされている．食道表在癌の0-II型に相当する病変であれば，癌の浸潤は筋層には達していないと判断される．

　また咽頭領域においては，粘膜筋板が多くの部分で存在せず，したがって消化管の深達度の概念が当てはまらない．唯一，上皮内癌（Tis）が組織学的な壁深達度を反映している．一般に上皮内癌は，リンパ節転移のリスクのない腫瘍

性病変と認識され，内視鏡治療の適応を考慮するならば，上皮内癌および上皮下に浸潤した癌におけるリンパ節転移のリスクも考慮した定義を検討する必要性がある．

内視鏡観察

咽頭領域に表在癌が存在するということを認識することがもっとも重要である．とくに扁平上皮癌のハイリスクグループの上部内視鏡検査の際は，中・下咽頭領域をくまなく観察する必要がある．左右の梨状陥凹を観察する際には，被検者に「エー」などと発声してもらうと，詳細に観察可能である．これらの部位を短時間に，かつ詳細に観察するには，スコープを咽・喉頭壁に極力触れないようにする必要がある．鎮静薬を使用すると咽頭反射も少なくなり観察も容易となる．

II 画像強調観察（Image-Enhanced Endoscopy；IEE）

1. Narrow Band Imaging（NBI）による中・下咽頭表在癌の診断

画像強調観察（image-enhanced endoscopy；IEE）の一種である狭帯域フィルター内視鏡（Narrow Band Imaging；NBI）[2)~5)]の登場により，食道扁平上皮癌のみならず咽頭領域の表在癌の早期発見が可能となってきた．NBI の原理の詳細は他項に譲るが，ヘモグロビン吸収波長である 415 nm の分光透過率特性をイメージングに使用しているため，臓器表面の微小血管構造とその形態を明瞭に描出することが可能である[2)~5)]．

病巣は，茶色い領域（brownish area）[5)]として認識され正常粘膜との境界が明瞭に認識される．したがってヨード撒布なしでの detection が容易となる．病巣内のスペックル状の異型血管増生像が特徴的であり，組織学的には食道で提唱されている扁平上皮内の上皮乳頭内血管ループ（intra-epithelial papillary capillary loop；IPCL）[6),7)]の形態変化と同様であり，拡大観察を行うことで，確認できる．正常上皮内の IPCL の大きさは $10\,\mu m$ 程度であるが，病巣内では $100\,\mu m$ 程度に拡張する．IPCL 自体の変化として，①拡張（Dilatation），②蛇行（Tortuosity），③口径不同（Caliber change），④形状不均一（Various shapes in multiples of IPCL）が食道扁平上皮癌の4徴として挙げられ，咽頭領域においても同様に観察される[5)]．

一方，炎症や基底細胞過形成などの良性の変化の場合，微小血管の軽度拡張・増生はみられるものの領域性に乏しい．逆に領域性が比較的明瞭に認識できるが IPCL の変化がはっきりしない場合は，炎症など良性変化，メラノーシスなどが鑑別診断として挙げられる．

2. 蛍光内視鏡（Auto Fluorescence Imaging；AFI）

NBI 同様，IEE の一種である蛍光内視鏡（Auto Fluorescence Imaging；AFI）

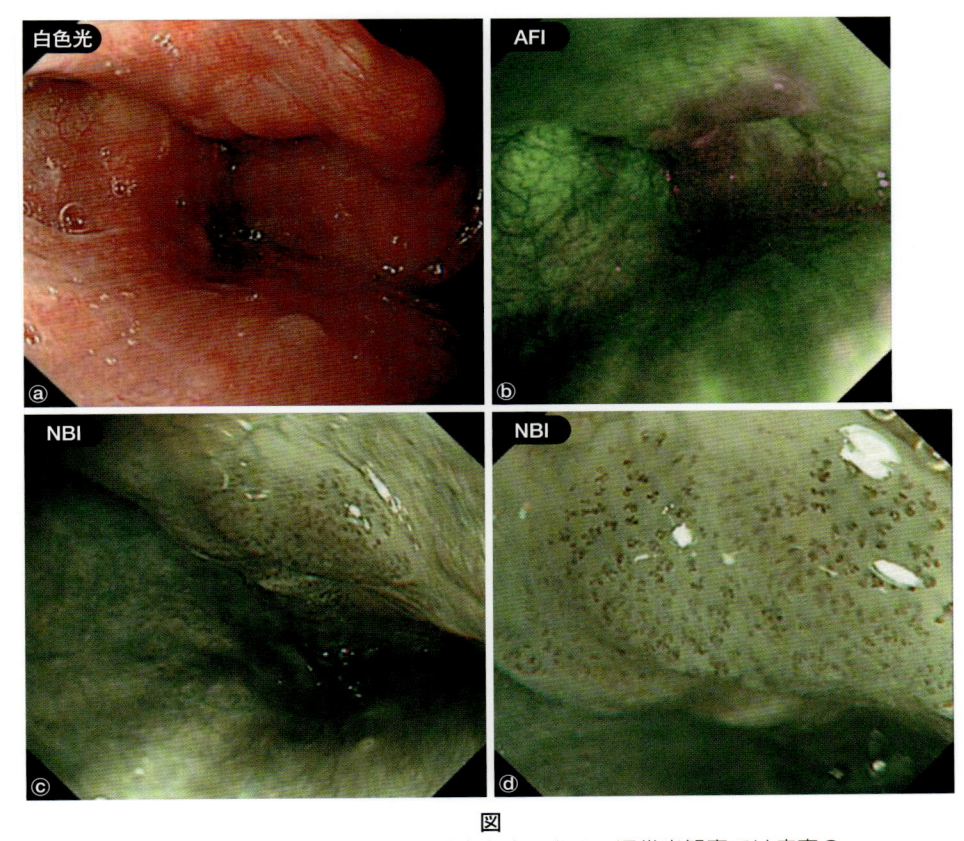

図
a：左梨状陥凹に存在する咽頭表在癌である．通常光観察では病変の指摘は困難である．
b：AFIではマゼンタ色の領域として認識される．
c：NBIでも同様にbrownish areaとして描出される．
d：さらに拡大観察を行うことでIPCLの拡張・蛇行が観察される．

の有用性が，咽頭領域の扁平上皮癌に対しても報告されている[8]．NBIは拡大観察により微小血管の詳細な観察を行うことで病変のdetectionから，質的診断（腫瘍・非腫瘍の鑑別）[9]のみならず量的診断（範囲・深達度診断）まで可能である．一方，AFIはNBIと異なり，拡大観察はできず主に病変の発見（detection）に用いられている．AFIとNBIとの比較なども検討されているが，詳細は他項に譲る．

症例を1例供覧する（図）．

IEEで観察することでヨード染色や生検を施行しなくとも病変の質的診断まで可能であることがわかる．

III 多施設共同ランダム化比較試験の紹介

　厚生労働科学研究費補助金（第3次対がん総合戦略研究事業）の一環として，重複がん・多発がん発生の高危険群である食道がん症例を対象に，「中・下咽

頭表在がん」および「表在性の食道内多発がん」の検出率およびその精度をNBIシステムと通常内視鏡を用いて比較検討する多施設共同ランダム化無作為試験を施行した[10]．本試験では，初めに通常光観察，次にNBI観察を行う群と，初めにNBI観察を行った後に通常観察を行う群の2群に分け，食道がん患者に重複する「中・下咽頭表在がん」および「表在性の食道内多発がん」の検出率をNBI観察と通常観察で比較した．

参加施設は，国立がんセンター東病院，同中央病院，東京慈恵会医科大学，昭和大学横浜市北部病院，川崎市立川崎病院の5施設である．

320例の症例を登録し試験を終了し，最終解析で，従来の白色光では中・下咽頭および食道の早期癌がそれぞれ8%（1/13），55%（57/104）しか発見されなかったのに対し，NBIでは100%（15/15），99%（103/104）が検出できた．その診断精度も中・下咽頭および食道での白色光61.8%，55.3%に比較しNBIでは89.7%，90.2%という優れた結果が得られた．本試験の結果で，咽頭・食道部の早期癌発見にはNBI観察が1st choiceになる可能性が示唆された．これまで内視鏡診断精度に関する前向きな評価はなされたことが少なく，本試験のような研究がエビデンス作成に大きく貢献すると期待される．

Ⅳ 今後の展望

IEEの進歩により，今まで発見が困難であった咽頭領域の扁平上皮癌が早期発見されるようになり，endoscopic mucosal resection（EMR）やendoscopic submucosal dissection（ESD）といった，従来行われていた外科的治療などに比べて侵襲の低い内視鏡治療例の報告も増加している[11]〜[14]．咽頭領域における局所治療の長期的成績は今後の課題であるが，患者QOLに寄与することは間違いない．

咽頭癌のための検索をすべての内視鏡検査を受ける患者に行うことは費用対効果の点からも現実的ではない．しかし，ハイリスク患者を同定して，詳細に咽頭を観察し咽頭癌を早期発見することは，非侵襲的な治療を可能にし，さらに予後を改善させうるため非常に意義深いことである．とくに，食道癌患者においては，頭頸部癌の重複の有無がその疾患の予後に関係してくるため，IEEを用いて重複する頭頸部癌を早期発見することが，食道癌患者を経過観察するうえで重要であると考える．

文 献

1) Japan Society for Head and Neck Cancer：General rules for clinical studies on head and neck cancer. 2005, Kanehara, Tokyo
2) Gono K, Yamazaki K, Doguchi N, et al：Endoscopic observation of tissue by narrow-band illumination. Opt Rev 2003；10：211-215
3) Yoshida T, Inoue H, Usui S, et al：Narrow-band imaging system with magnifying endoscopy for superficial esophageal lesions. Gastrointest Endosc 2004；59：288-295

4) Nonaka S, Saito Y：Endoscopic diagnosis of pharyngeal carcinoma by NBI. Endoscopy 2008；40：347-351
5) Muto M, Nakane M, Katada C, et al：Squamous cell carcinoma in situ at oropharyngeal and hypopharyngeal mucosal sites. Cancer 2004；101：1375-1381
6) 井上晴洋, 横山顕礼, 南ひとみ, 他：早期食道癌の診断 最近の進歩 早期食道癌の深達度診断の進歩—NBI 拡大内視鏡を中心に. 胃と腸 2008；43：1479-1488
7) 井上晴洋, 加賀まこと, 南ひとみ, 他：消化管の拡大内視鏡観察 2007 拡大内視鏡による分類 食道—IPCL パターン分類と ECA 分類. 胃と腸 2007；42：581-588
8) Suzuki H, Saito Y, Ikehara H, et al：Evaluation of visualization of squamous cell carcinoma of esophagus and pharynx using autofluorescence imaging videoendoscope system. J Gastroenterol Hepatol 2009；24：1834-1839
9) Nonaka S, Saito Y, Oda I, et al：Narrow-Band Imaging endoscopy with magnification is useful for detecting metachronous superficial pharyngeal cancer in patients with esophageal squamous cell carcinoma. J Gastroenterol Hepatol 2010；25：264-269
10) Muto M, Minashi K, Yano T, et al：Early detection of superficial squamous cell carcinoma in the head and neck region and esophagus by Narrow Band Imaging：A multicenter randomized controlled trial. J Clin Oncol 2010；28：1566-1572
11) Shimizu Y, Yamamoto J, Kato M, et al：Endoscopic submucosal dissection for treatment of early stage hypopharyngeal carcinoma. Gastrointest Endosc 2006；64：225-229
12) Shimizu Y, Yoshida T, Kato M, et al：Long-term outcome after endoscopic resection in patients with hypopharyngeal carcinoma invading the subepithelium：a case series. Endoscopy 2009；41：374-376
13) Iizuka T, Kikuchi D, Hoteya S, et al：Endoscopic submucosal dissection for treatment of mesopharyngeal and hypopharyngeal carcinomas. Endoscopy 2009；41：113-117
14) Suzuki H, Saito Y, Oda I, et al：Feasibility of endoscopic mucosal resection for superficial pharyngeal cancer—A minimally invasive treatment. Endoscopy 2010；42：1-7

（斎藤　豊，野中　哲，鈴木晴久）

Column

NBI vs. AFI

　中・下咽頭癌は以前より，しばしば食道癌と重複することが知られてきた．しかし内視鏡検査の際，必ず中・下咽頭領域にスコープを通過させているにもかかわらず，形態変化に乏しい中・下咽頭表在癌を早期診断することは難しく，予後の悪い進行癌で発見されることが多かった．また，食道扁平上皮癌（SCC）に対しては，ヨード染色による色素内視鏡が普及しているが，中・下咽頭のSCCに対しては，誤嚥の危険性があるためヨードは撒布できず，確立された早期診断の方法がなかった．

　近年になり，咽頭SCCの診断における，NBIシステムとAFIシステムの有用性がそれぞれ報告されるようになったが，各々の役割についての比較検討は十分行われていないのが現状である．そのため，われわれはAFI観察，NBI通常観察とNBI拡大観察のいずれが，咽頭表在癌（SCC）の診断に有用かを比較検討することを目的に，前向き研究を行った．2007年5月から2008年2月の間に，前医で咽頭表在癌を疑われた患者と，咽頭表在癌の内視鏡治療後の患者，計10人の対象を前向きに集積し，各々の患者に対してAFIとNBI通常，NBI拡大観察を施行した．最終的に咽頭表在癌を疑う病変に対して生検を施行し，診断を確定した．検査後に，検査ごとにランダムに配列した検出病変の静止画像を用い，病変を"腫瘍と認識する""判定困難""認識しない"の3段階に分け検討した．なお，判定は，各症例に関し情報のない3人の医師が施行した．

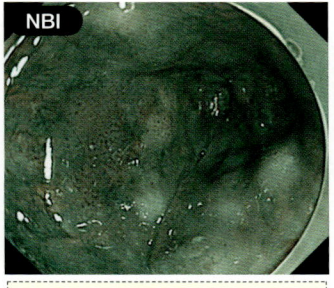

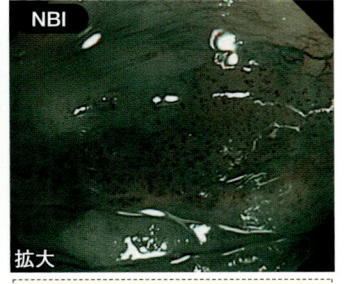

　咽頭12病変〔咽頭表在癌9病変（深達度；上皮：上皮下浸潤＝5：4），咽頭炎2病変，正常咽頭粘膜1病変〕が検出された．また，各検査での咽頭表在癌の診断における感度/特異度/陽性的中率は，AFI観察 66.7/33.3/75.0%，NBI通常観察 77.8/66.7/87.5%とNBI拡大観察 88.9/66.7/88.9%であり，NBI通常かつ拡大観察はAFI観察に比し，病変の診断に対する感度・特異度が優れていた．本研究で，NBI通常かつ拡大観察はAFI観察に比し，腫瘍の拾い上げ診断，かつ除外診断においてより有用であることがわかった．この研究結果から，今後さらに症例を蓄積し詳細な検討を進めたうえで，NBI観察を中心とした咽頭表在癌に対するより有用で侵襲の低いスクリーニングシステムを体系化することが望ましいと考えられた．

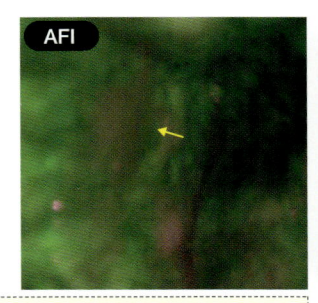

（鈴木晴久，斎藤　豊）

FICE による中・下咽頭表在癌の診断

近年，頭頸部領域にも食道表在癌で培われた早期診断の know-how が継承され，中下咽頭表在癌の診断・治療が変貌を遂げている．拡大内視鏡観察の知見が浸透したこと，NBI や FICE などの画像強調法の普及と性能の向上が大きな要因である．NBI/FICE を用いると微細血管構造が捉えやすくなることから，表在病変を発見する頻度が増えている．中下咽頭癌の微細血管像は食道表在癌に類似しているため応用が可能である．

血管変化の強い病変は NBI/FICE では brownish area として認識でき，病変を構成する微細血管像を観察すると，高い精度で良悪性の鑑別診断ができる．しかし，5 mm 以下などの微小病変では，血管変化が派手でも異型の弱い病変や乳頭腫との鑑別が難しい病変も存在する．このような病変は長期間経過観察しても変化しないことが多いことも明らかとなっており，生検や治療をどのように位置づけるのかを検討する必要がある．

また，この領域ではこれまで表在癌の切除例が少なかったため，病型や深達度分類は目下検討の最中であり，深達度と予後の関係，内視鏡的治療の適応も今後症例を蓄積し，解決していくべき課題である．

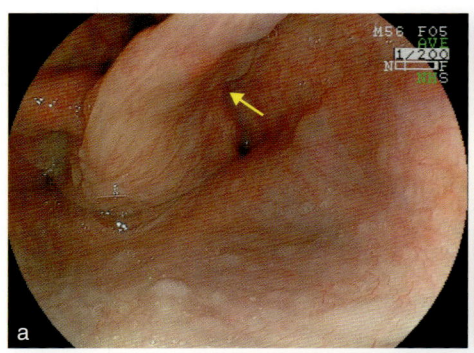

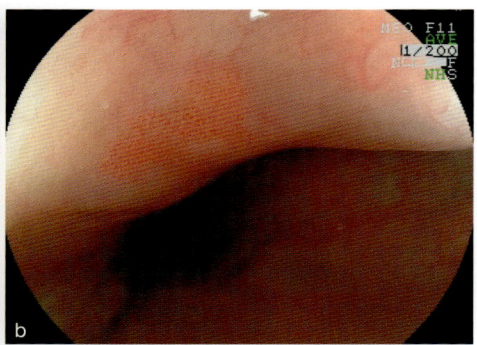

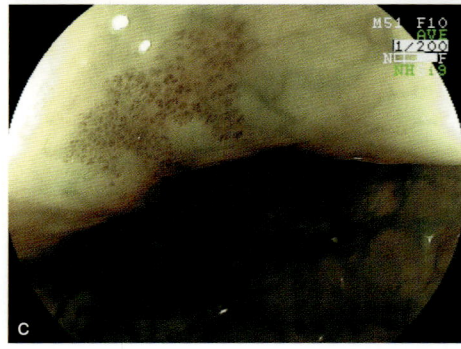

図　下咽頭 EP 癌
右被裂喉頭蓋ひだの下咽頭側に 3 mm 大のわずかな発赤で気づいた病変（a：矢印）で，拡大すると縮れた微細な異常血管が密集しており（b），FICE でより明瞭に観察された（c）．

（有馬美和子，多田正弘）

i-scan による中・下咽頭表在癌の診断

● 背　景

　近年，拡大内視鏡，NBI などを応用することでこれまで発見が困難であった中・下咽頭表在癌の早期発見が可能となってきた．ESD などの内視鏡治療が中・下咽頭癌にも応用され早期発見，早期治療により喉頭機能を温存した根治治療が可能になり，患者のQOL 改善にも寄与している．

● i-scan とは

　i-scan とはペンタックスの開発した画像強調観察法で，丹羽，田尻らによる内視鏡観察法分類ではデジタル法のコントラスト法に分類される．i-scan には SE（Surface Enhancement），CE（Contrast Enhancement），TE（Tone Enhancement），の三つの機能があり，それぞれを組み合わせることが可能である．それぞれの機能の詳細は他稿を参照していただきたい．

● 中・下咽頭観察における i-scan の優位点

　中・下咽頭表在癌を拡大内視鏡や NBI で観察するためには光量の問題などから，おもに近接で咽頭をくまなく観察することが必要である．しかしながら咽頭は患者の反射の影響を受けやすく，長時間こまかく内視鏡観察することはしばしば困難である．i-scan

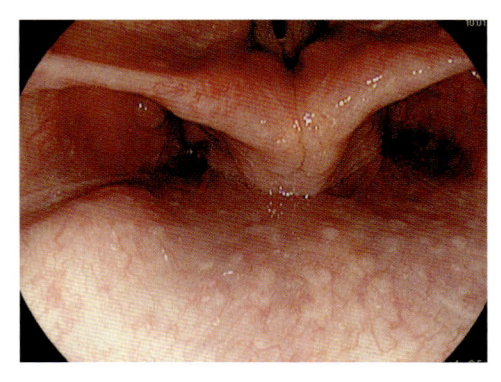

図 1　右梨状窩表在癌
　　　i-scan（SE＋CE），遠景像

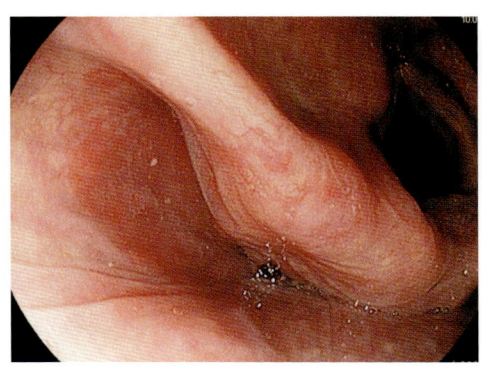

図 2　i-scan（SE＋CE）近接像

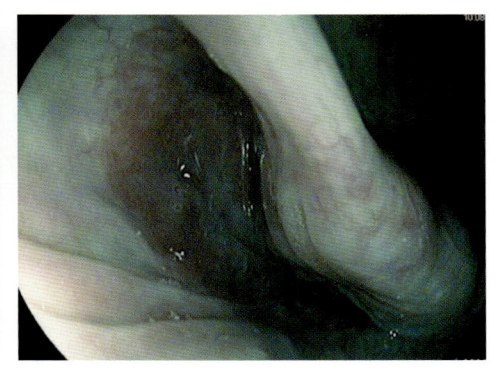

図 3　i-scan（TE-e）近接像

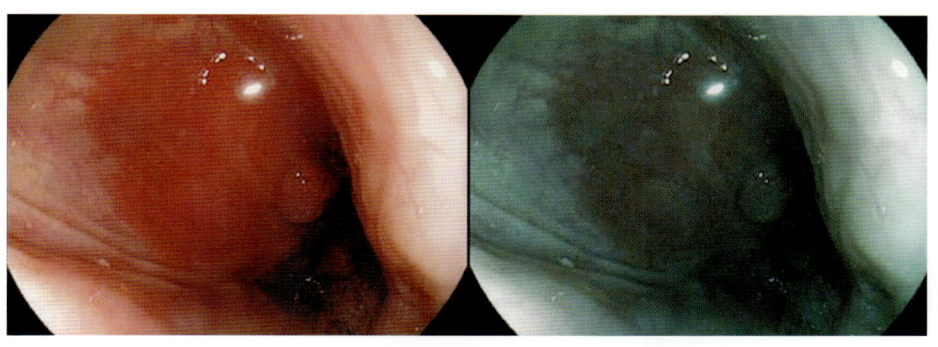

図4　i-scan（SE＋CE）と（TE-e）のTwin画像モード

は光量豊富なEPK-iシステムとmegapixel内視鏡を組み合わせることによって，咽頭全体を短時間に見渡し観察することができる．そのため患者の苦痛が少なく，中・下咽頭癌を拾い上げることが可能である．

● **i-scanを用いた中・下咽頭癌の内視鏡像**

　上述したSE，CEは白色光を用いた画像強調技術であり，通常観察に比べ表面付近の粘膜構造や血管構造が見やすくなる．さらには表面付近の凹凸が強調されるため，通常の内視鏡観察の感覚で咽頭癌の異常血管，隆起，粘膜の異常が容易に指摘可能である．TEは通常画像のRGB成分を再構築することで特定の色領域が強調される．したがって，TE-eなどのモードを用いてIPCLの異常など血管の異常を強調することにより，さらに咽頭癌の詳細な診断が可能となる．megapixel内視鏡を併用することで，より詳細な粘膜構造，血管構造の描出が可能であり，通常のIPCL診断は拡大なしでもある程度可能である．またTwin-modeを用いることでi-scan画像と通常画像をリアルタイムにモニターに表示することが可能であり，新しい観察法として期待される．

〔河原祥朗〕

Case 1　炎症性病変

NBI 併用拡大

（郷田憲一，田尻久雄，池上雅博）

部位　左梨状陥凹部

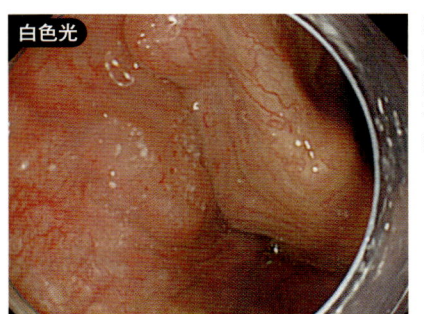

左梨状陥凹部に 7〜8 mm 大の隆起性病変を認める．色調変化に乏しく，表面は比較的平滑で，点状の白色付着物・発赤を伴っている．

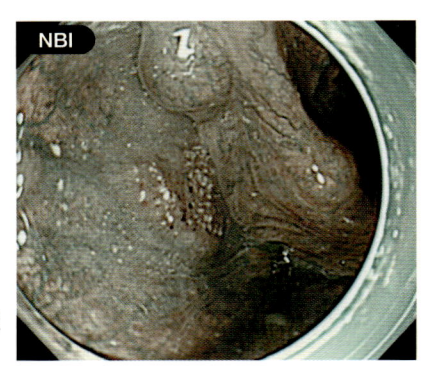

病変は淡く茶褐色調を呈し，白色光での観察に比し，病変の存在がより明瞭となる．

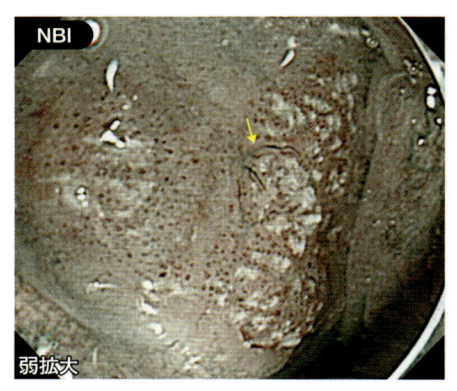

隆起の立ち上がりは平滑な上皮で被覆されており，頂部には黒い点状の拡張した微小血管の増生を認める．樹枝状の血管透見像（矢印）も見られる．

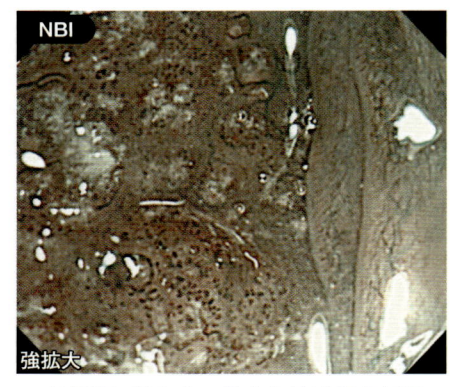

病変部に増生する微小血管は軽度拡張しているが，口径不同，形状不均一など不整所見に乏しい．

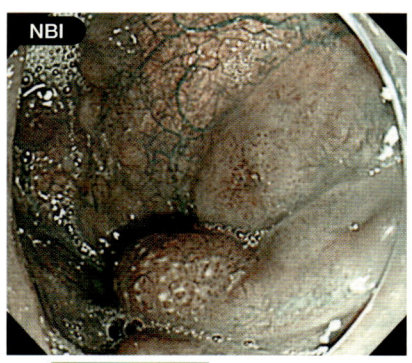

右梨状陥凹にも，左梨状陥凹と同様の白色付着物または微小血管の拡張・増生を伴う病変を認める．

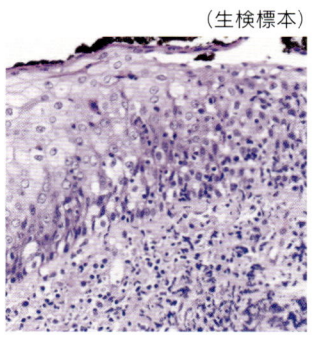

病理組織

上皮下間質から上皮内にリンパ球を主体とする炎症細胞浸潤を認める．また，扁平上皮に核腫大がみられるが，慢性炎症に伴う変化と推定される．

（生検標本）

Comment ─ Case 1

　中・下咽頭の炎症性病変は多発性の隆起性病変として認められる場合が多く，大多数の病変で半球状（時にタコイボ様）〜扁平な隆起を呈する．また，本病変のごとく，両側性にみられることも多い．上皮内への炎症細胞浸潤が強い場合，NBI において境界明瞭な茶褐色調領域（brownish area）や微小血管の拡張・増生など腫瘍様所見を示す場合もある．しかし，① 多発性 and/or 両側性病変であること，② NBI 拡大観察時の不整所見に乏しい微小血管像などを参考に内視鏡診断を進めていけば，high grade dysplasia や扁平上皮癌との鑑別は比較的容易であろう．

Case 2　中咽頭乳頭腫

NBI 併用拡大

部位　中咽頭左側壁

（郷田憲一，田尻久雄，池上雅博）

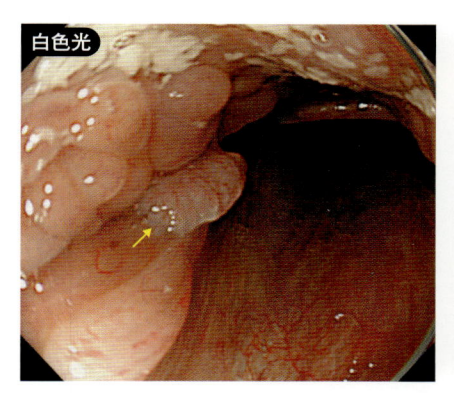

中・下咽頭

白色光
中咽頭左側壁にわずかに白色調を呈する7 mm大のイモ虫様の隆起（矢印）を認める．

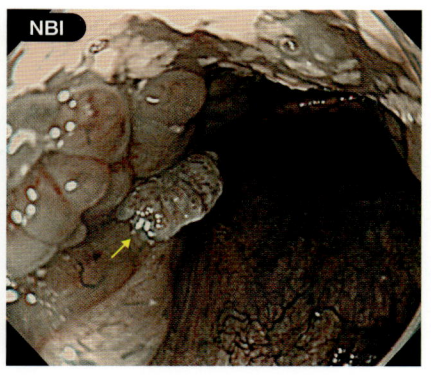

NBI
病変部（矢印）にこげ茶色の拡張・伸長した微小血管が描出されている．

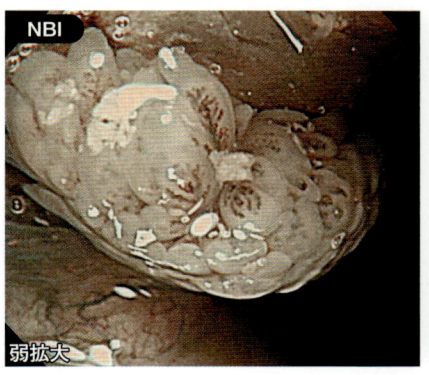

NBI　弱拡大
病変は大小・長短さまざまな乳頭状構造物からなり，イソギンチャク様である．乳頭状構造物内には，三つ編み状にねじれながら樹枝様または水草様を示す微小血管を認める．

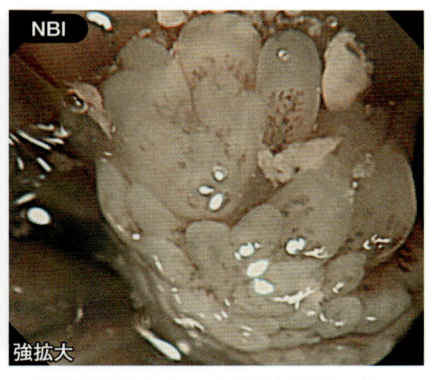

NBI　強拡大
乳頭状構造物内には多様な形態の微小血管を認めるが，拡張・蛇行・口径不同などの不整所見に乏しい．

病理組織　乳頭腫

血管間質を伴いつつ，過形成性変化を伴う重層扁平上皮を認め，乳頭腫と診断された．

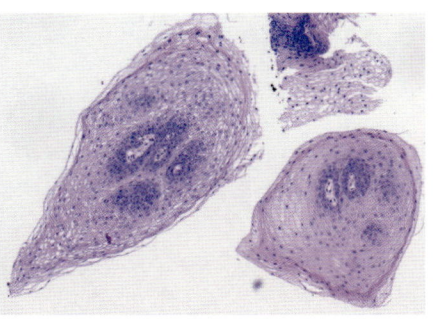

（生検標本）

Comment　　　　　　　　　　　　　　　　　　　　　　　　　　Case 2

　咽頭乳頭腫の内視鏡像は，2種類に大別され，イソギンチャク様を呈するものと丈が低く扁平な構造物が集簇したものとがある．イソギンチャク様の本病変では，NBI拡大内視鏡で乳頭状構造物内に樹枝様，水草様の微小血管が観察された．本疾患の微小血管は，構造物に沿って直線的に伸長しているのが特徴的とされ，"三つ編み様"にねじれているもの，"ρ文字様"を呈するものなどがある．一方，丈が低く扁平な構造物が集簇したタイプの病変では，類円形の各構造物内に屈曲・蛇行する拡張した微小血管を認める（Case 4参照）．いずれのタイプの微小血管も，拡張・増生が軽度で不整所見に乏しいとされている．

Case 3　下咽頭乳頭腫

NBI 併用拡大

（堅田親利）

部位　下咽頭右・後壁

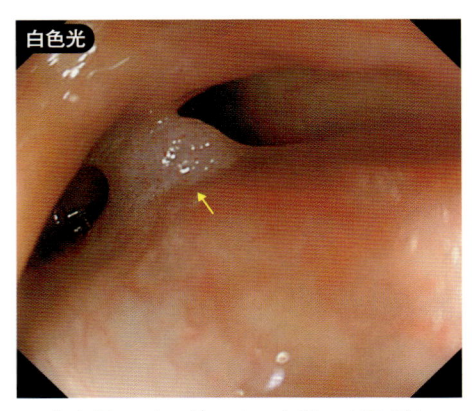

白色光：白色調でイソギンチャク様の光沢がある約 10 mm の隆起性病変を認める．

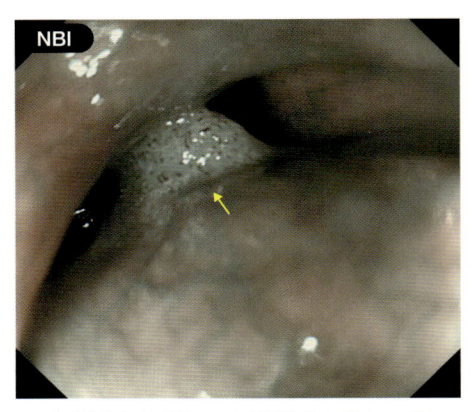

NBI：病変は白色がかった光沢感を呈し，異型血管が濃褐色の点として観察できる．

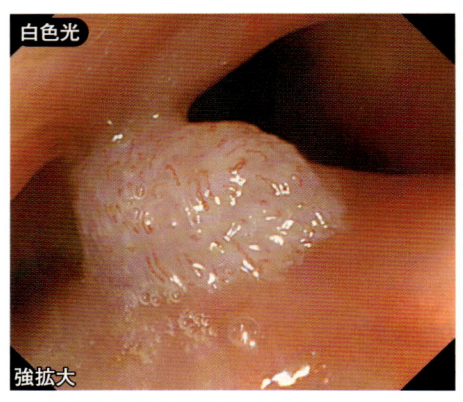

白色光 強拡大：乳頭状の表面構造や病変内に，粘膜表層に向かってゆるやかにねじれを形成しながらスムースに延長する異型血管を認識できる．

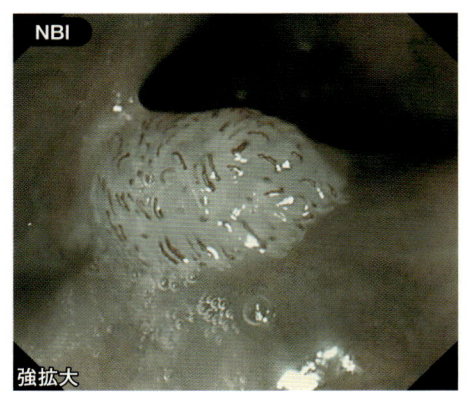

NBI 強拡大：異型血管像をより明瞭に視認できる．

（生検標本）

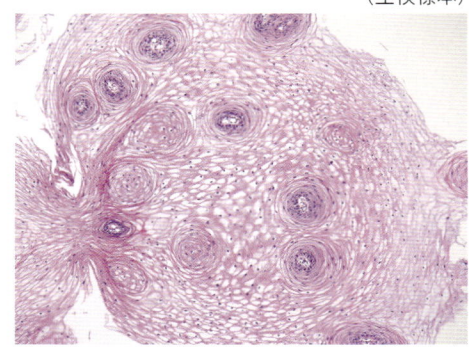

病理組織　乳頭腫

Comment ─────────────────────────────── Case 3

　乳頭腫には本症例のようにイソギンチャク様の隆起を呈するものと，丈の低い扁平な隆起を呈するものがある．イソギンチャク様の隆起を呈する乳頭腫は，白色光では白色調で光沢があり，白色光・NBI 併用拡大では乳頭状の表面構造や粘膜表層に向かってゆるやかにねじれを形成しながらスムースに延長する異型血管を確認できるため，表在癌と鑑別することができる．

Case 4 　下咽頭乳頭腫

NBI 併用拡大

部位　下咽頭後壁

（矢野友規，福田大輔，藤井誠志）

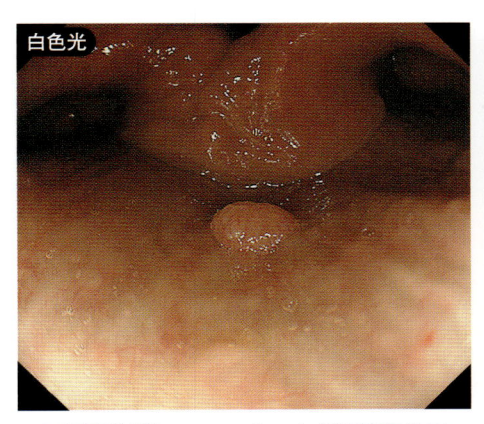

中・下咽頭

白色光
下咽頭後壁に 5 mm 大，白色調隆起性病変を認める．

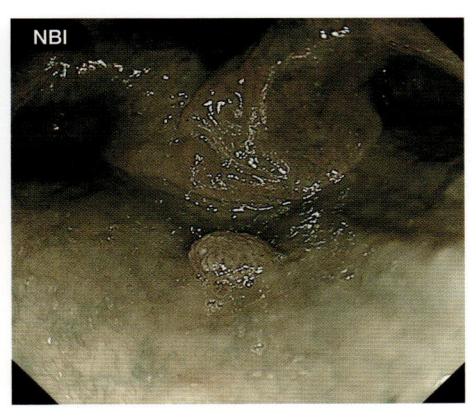

NBI
NBI 観察で，病変は茶褐色の松笠様隆起として認識できる．

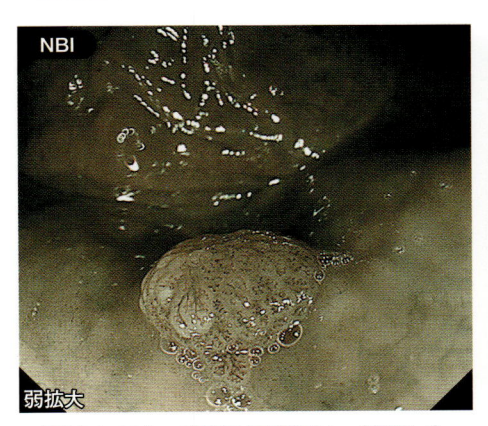

NBI 弱拡大
弱拡大では，病変の表面には，拡張した血管の増生を認識できる．

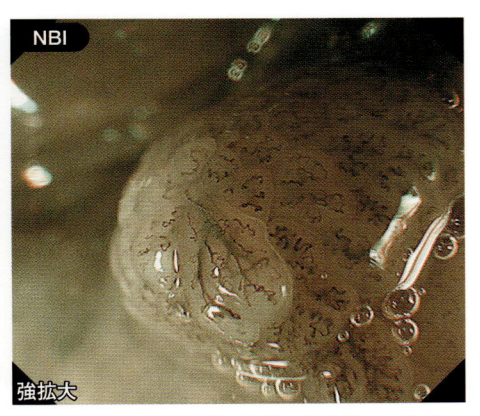

NBI 強拡大
強拡大では，シダの葉様に延長し，分岐した血管パターンが認識できる．

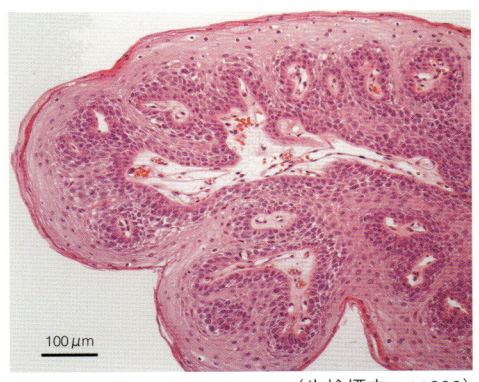

病理組織　乳頭腫
100 μm
（生検標本　×200）

Comment ─────────────────────── Case 4 ─

　下咽頭後壁に，通常白色光観察では丈の低い白色調扁平隆起性病変を認めた．NBI 弱拡大観察で，隆起の表面に拡張した血管の増生が確認でき，強拡大では，シダの葉様に延長分岐した血管パターンが明瞭に観察できた．病理学的には，乳頭腫であった．

Case 5　下咽頭表在癌　　　　　　　　　　　　　　　NBI併用拡大

部位 下咽頭後壁　　**肉眼型** 0-Is

（堅田親利）

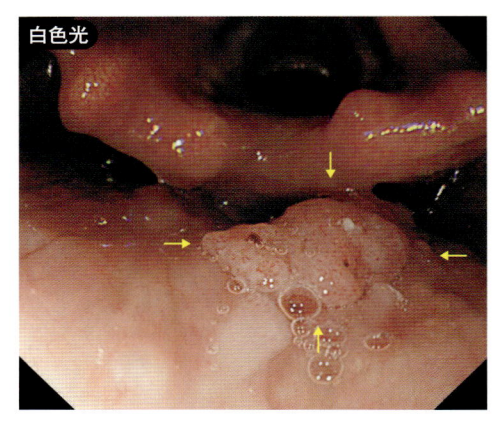

白色調で表面が不整な光沢がない約15 mmの隆起性病変を認める．病変は広基性でやや緊満感がある．

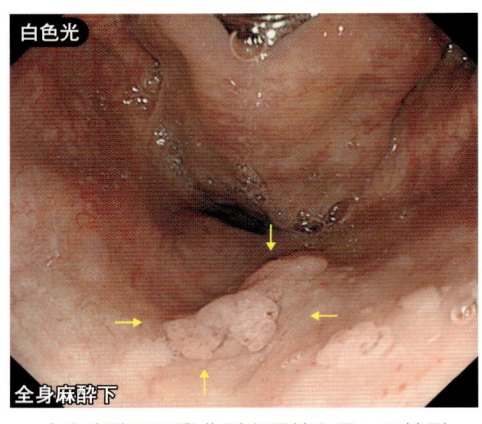

全身麻酔下に彎曲型喉頭鏡を用いて披裂を挙上し，観察視野を確保した．病変は伸展され，丈がやや低くなっている．

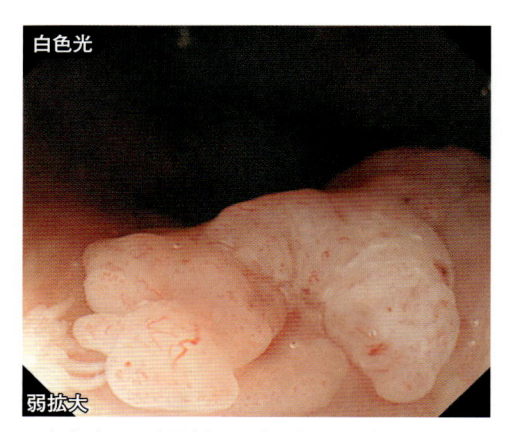

病変内に不規則な異型血管を認識できる．

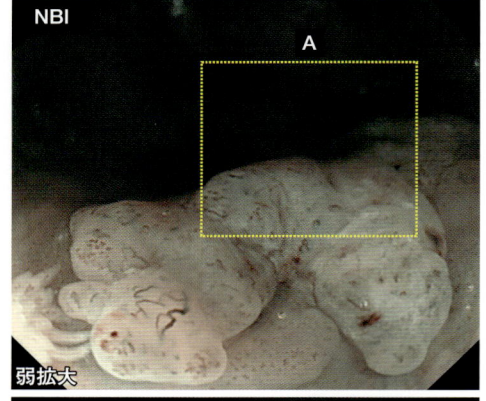

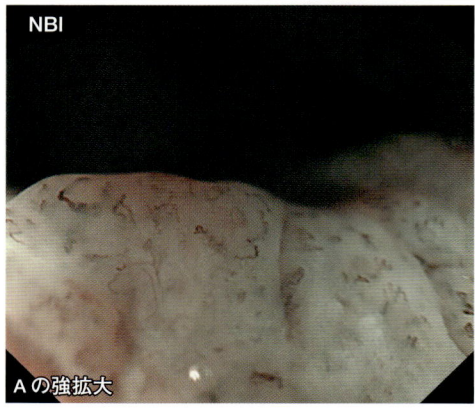

不規則な異型血管をより明瞭に視認できる．

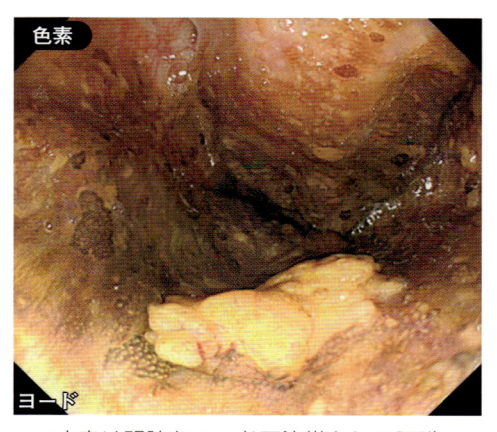

病変は明瞭なヨード不染帯として認識できる．

中・下咽頭

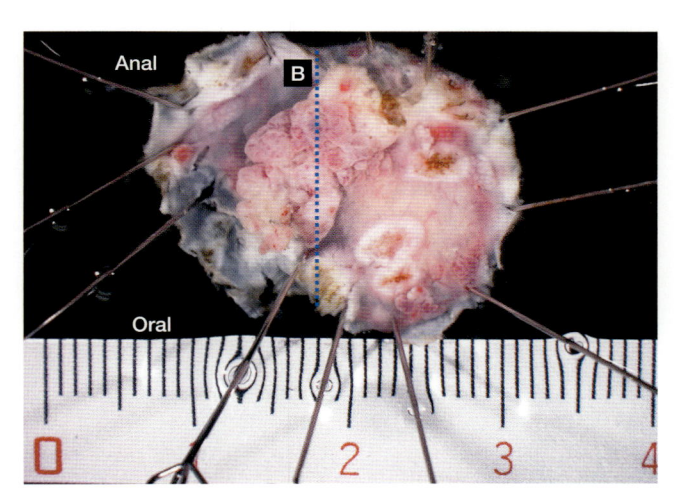

新鮮切除標本．
病変の大きさは 15×8 mm であった．

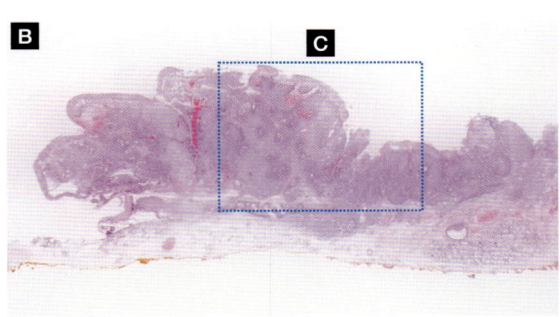

（ESD 標本）

病理組織 扁平上皮癌，上皮下浸潤癌，ly0，v0

Comment ─────────────────────────── Case 5 ─

　白色光では白色調で表面が不整な光沢がない隆起性病変として認識され，NBI 併用拡大では不規則に異型血管が増生していることから下咽頭癌と診断できる．病変にはやや緊満感があることより深達度は上皮下浸潤以深と考えられる．以上から，下咽頭後壁の表在癌と診断し，ESD を施行した．

Case 6　下咽頭表在癌

NBI 併用拡大

部位　左梨状陥凹部

（郷田憲一，田尻久雄，池上雅博）

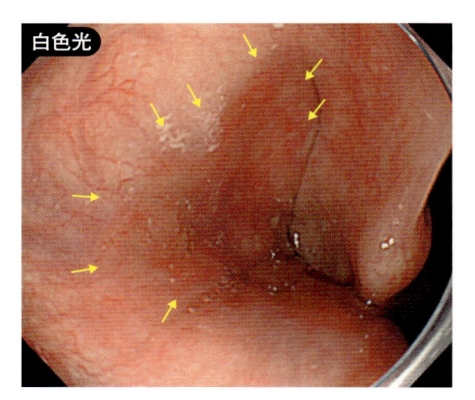

白色光：左梨状陥凹部に淡く発赤した粘膜（矢印）の存在が疑われるが，病変として認識することは困難と思われる．

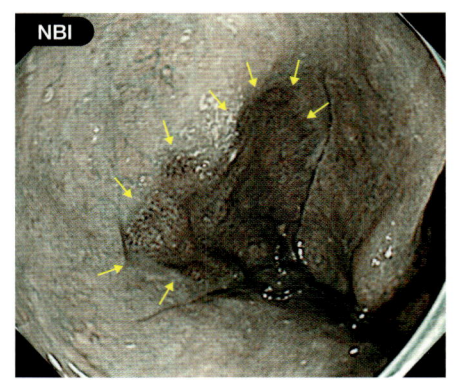

NBI：NBIでは茶褐色調領域，いわゆる brownish area（矢印）として病変を視認できる．

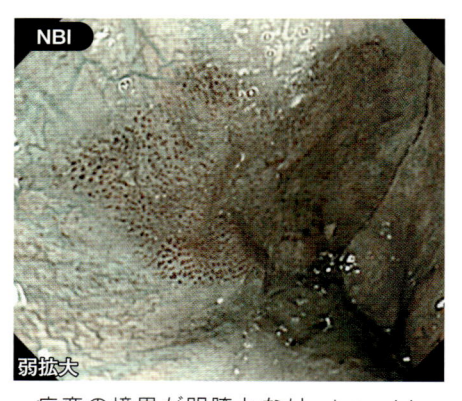

弱拡大：病変の境界が明瞭となり，brownish area 内には黒ゴマ様に拡張した微小血管が増生している．

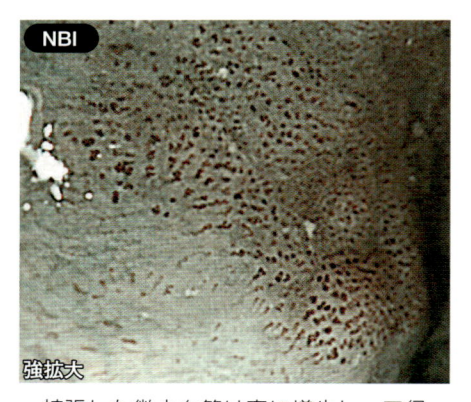

強拡大：拡張した微小血管は密に増生し，口径不同・形状不均一などの不整所見を有している．

病理組織　扁平上皮癌

大部分は上皮内に限局した扁平上皮癌の像であるが，ごく一部で上皮下浸潤をきたしていた（ly 0, v 0, 断端陰性）．

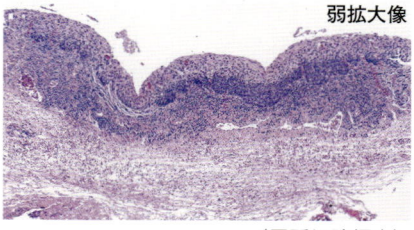

（局所切除標本）

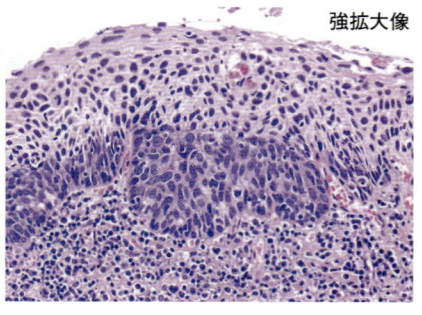

弱拡大像／強拡大像

Comment — Case 6

　表在癌の存在診断に NBI 観察がきわめて有用であった症例である．また，NBI で brownish area を認めた場合，拡大観察を追加し，微小血管の密な増生や不整所見を捉えられれば，質的診断もより確実なものとなる．本症例に対する治療は，耳鼻咽喉科と連携し，局所切除のみを施行した．その結果，約 4 年が経過した現在，遺残・再発なく生存しており，経過はきわめて良好である．

Case 7　下咽頭表在癌

NBI 併用拡大

部位 下咽頭後壁

（田中雅樹）

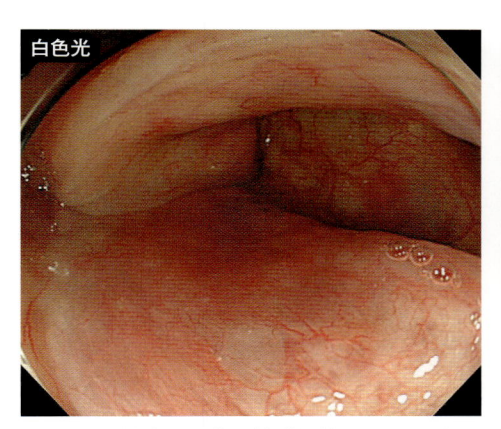

中・下咽頭

白色光	NBI
下咽頭後壁に，背景粘膜と比べてやや発赤した領域を認める．	NBI では背景粘膜よりも一段濃い茶色の領域が認識可能となる．
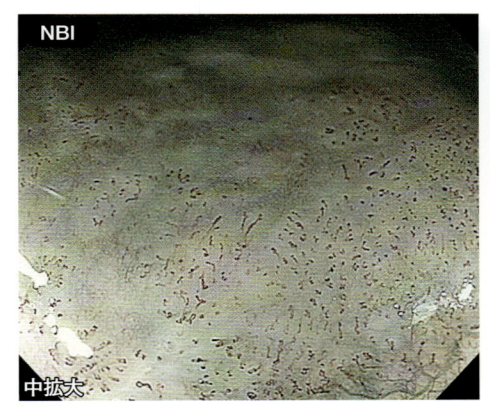 NBI 中拡大	色素 ヨード
屈曲・蛇行した IPCL の増生所見がみられ，IPCL-TypeⅣに相当する．	ヨード撒布では，NBI で茶色を呈した領域が明瞭な不染帯となる．

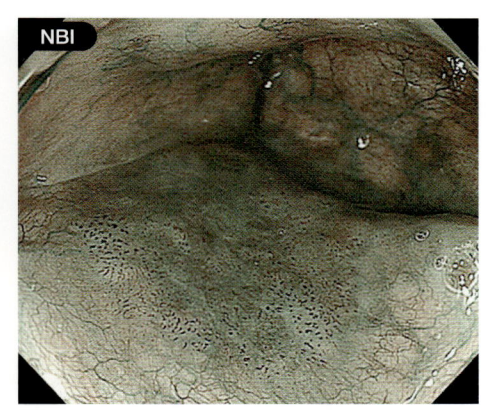

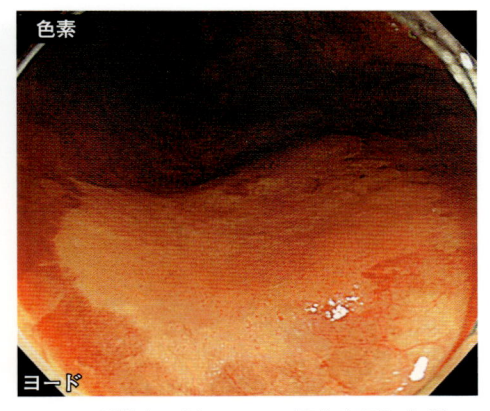

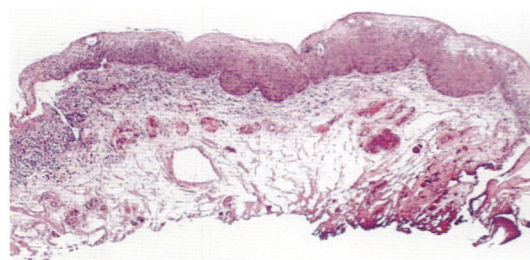

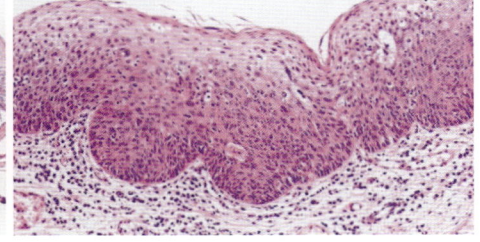

病理組織 高異型度上皮内腫瘍（High grade intraepithelial neoplasia）

Comment ──────────────────────── Case 7 ─

　白色光では周囲粘膜と比べてやや発赤した領域として認識されるが，境界は不明瞭であった．NBI を使用することで通常観察でも境界は明瞭となり，拡大観察では井上分類 TypeⅣに相当する IPCL の増生を認めた．比較的 IPCL の異型は弱く，高異型度上皮内腫瘍～T1a-EP 相当の腫瘍と診断することができた．

Case 8　下咽頭表在癌

NBI 併用拡大

（矢野友規，福田大輔，藤井誠志）

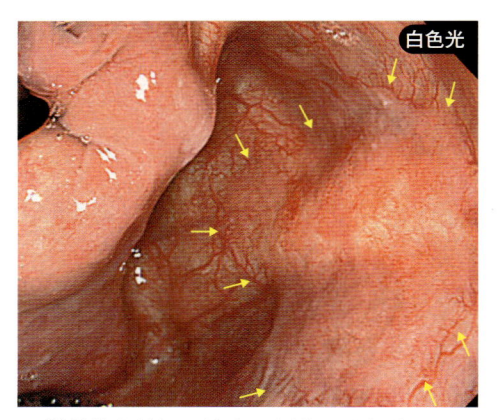

部位　下咽頭右梨状陥凹

樹枝状血管網の消失した淡い発赤域を認める．

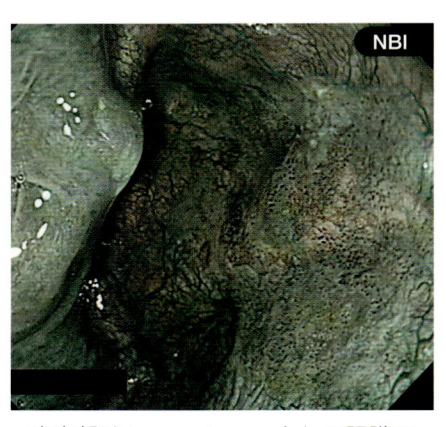

病変部は brownish area として認識でき，周囲健常粘膜とは明瞭な境界を認める．

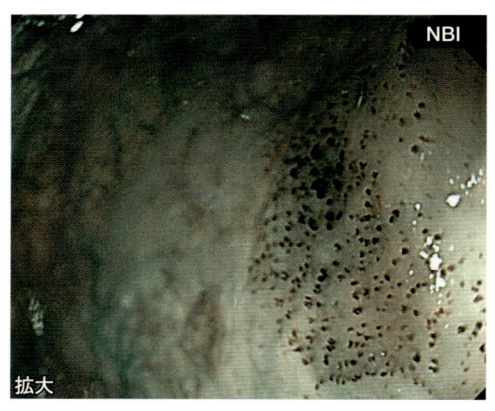

拡大観察では，病変内部に拡張した不整な IPCL の増生を認める．

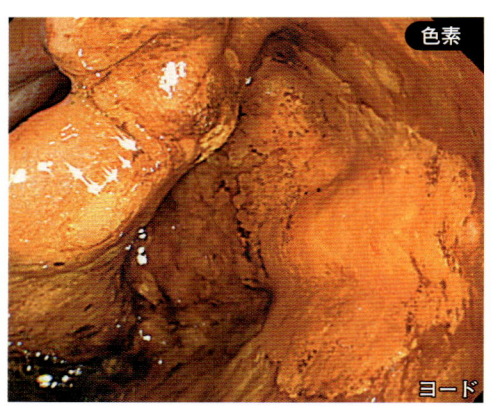

全身麻酔下のヨード染色では，境界明瞭な不染域として認識できる．

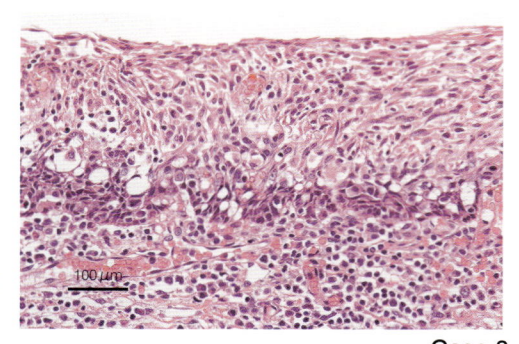

病理組織　下咽頭扁平上皮内癌
（ESD 標本　×200）

Comment — Case 8

　下咽頭右梨状陥凹に，通常観察では樹枝状血管網の消失を伴う淡い発赤調粘膜面を認める．NBI で観察すると同部位は，brownish area として認識でき周囲粘膜と明瞭な境界を認める．NBI 拡大観察では，病変内部に拡張した不整な IPCL の増生を認める．臨床的には下咽頭上皮内癌と考え，全身麻酔下に ESD を施行した．全身麻酔後に行ったヨード観察では，病変は境界明瞭に認識できた．病理学的にも下咽頭扁平上皮内癌であった．

Case 9　中咽頭表在癌

部位 口蓋垂～左口蓋弓　　**肉眼型** 0-IIc＋IIa

NBI 併用拡大

（野中　哲，斎藤　豊）

中・下咽頭

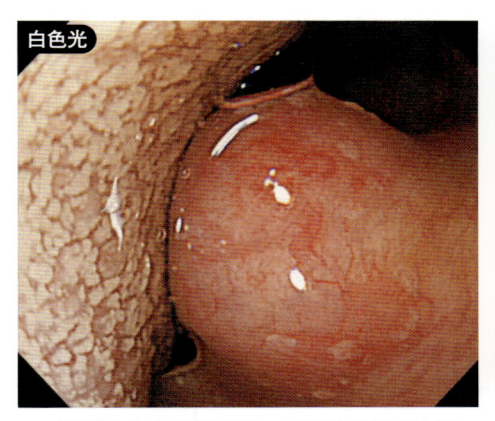

口蓋垂の白色光観察像．口蓋垂の頂部と基部に発赤調の粘膜が認められる．

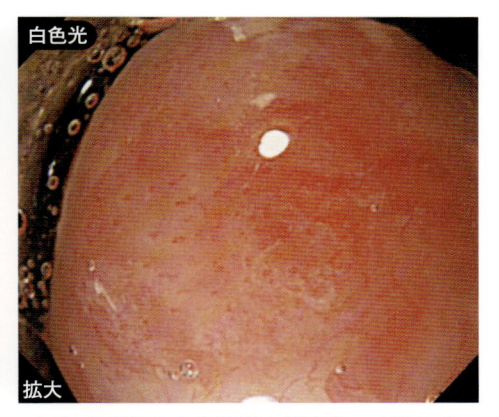

口蓋垂頂部の白色光拡大観察像．水洗できないため粘液があるが，白色光拡大観察でも拡張した異型血管が認められる．

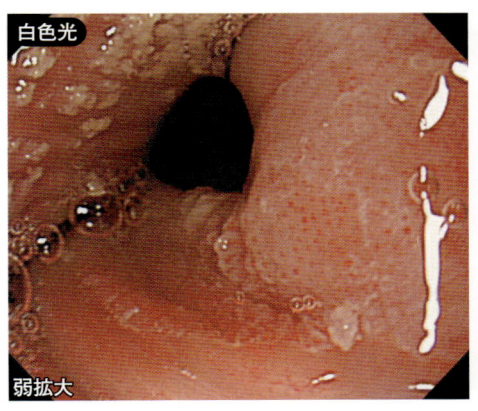

口蓋垂基部から左口蓋弓の白色光弱拡大観察像．口蓋垂から連続して，やや白濁した凹凸不整な扁平隆起が認められ，その境界は明瞭である．

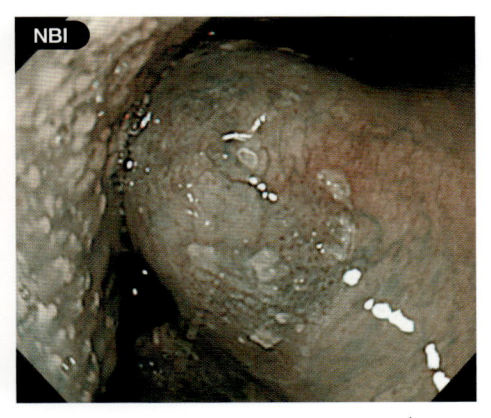

口蓋垂頂部と基部に brownish area が認められる．

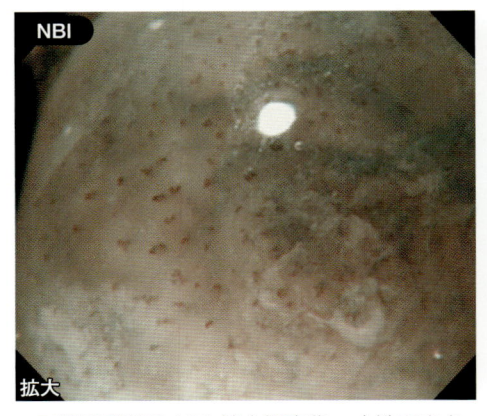

口蓋垂頂部の NBI 拡大観察像．水洗できないため粘液があるが，拡張した異型血管（IPCL Type V-1 相当）が認められる．

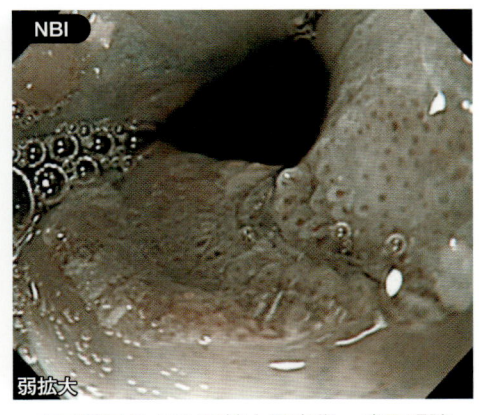

左口蓋弓の NBI 弱拡大観察像．境界明瞭な扁平隆起病変として認識できる．カエルの卵状の異型血管が認められる．

病理組織 上皮内，扁平上皮癌

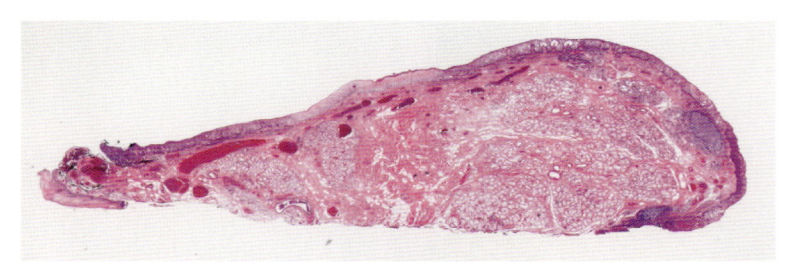

（EMR 標本）

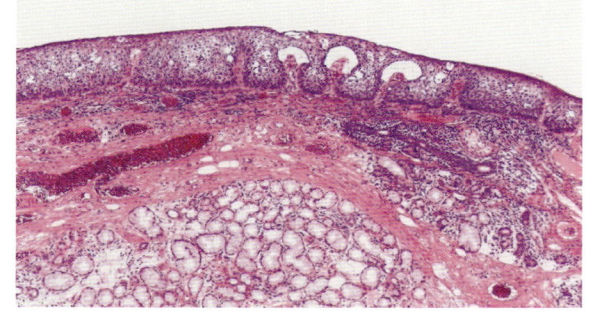

口蓋垂の病理組織像．癌は上皮内に限局している．

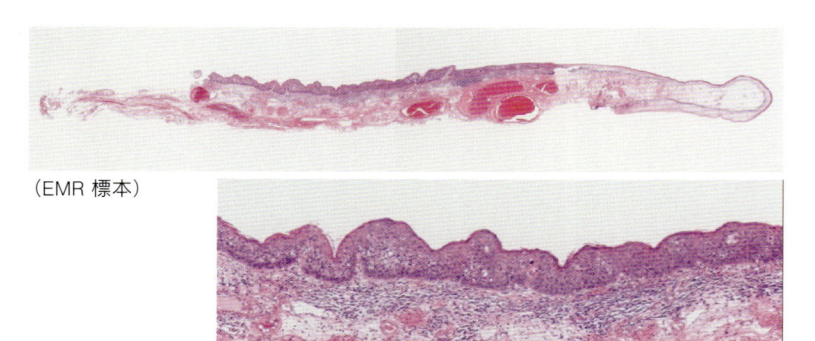

（EMR 標本）

左口蓋弓の凹凸不整隆起部分の病理組織像．左端は口蓋垂の 1 回目の EMR により上皮は欠損している．癌は上皮内に限局している．

Comment ──────────────────────────── Case 9

　NBI 観察では，brownish area として境界明瞭に病変が描出され，井上分類の Type V-1 に相当する不整な IPCL の増生が認められる．以上より，上皮内に限局する中咽頭表在癌と診断し，EMR を施行した．

　本症例では挿管せずに内視鏡室にて EMR を施行したが，その際もヨード撒布は施行しなかった．咽頭領域は誤嚥の危険性のため，ヨード撒布ができないが，NBI がそれに変わりうる modality となる．

Case 10　中咽頭表在癌

NBI 併用拡大，AFI

部位　中咽頭後壁

（鈴木晴久，斎藤　豊，平島徹朗）

中・下咽頭

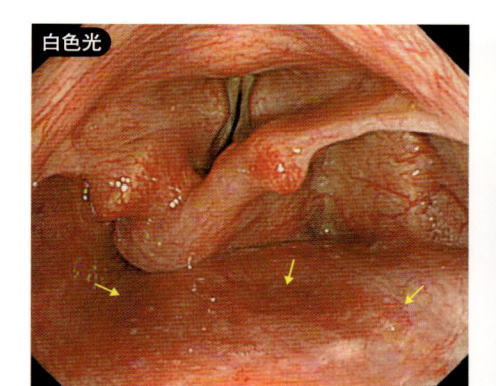

わずかに発赤した粗糙な粘膜を認める（矢印）．

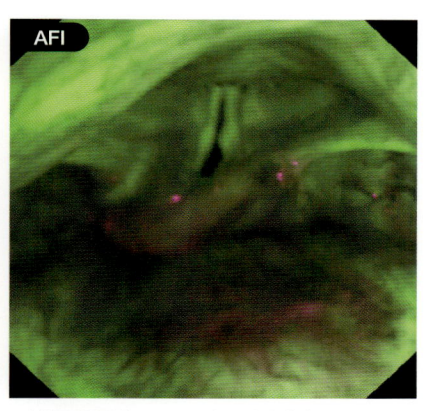

境界明瞭なマゼンタの領域を認める．

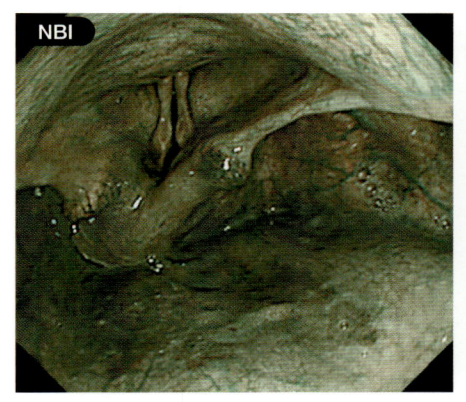

境界明瞭な茶褐色の領域を認める．

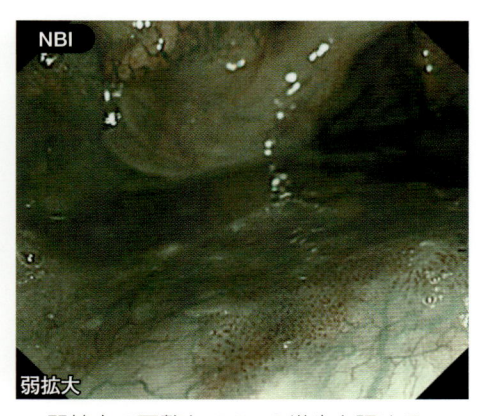

弱拡大で不整な IPCL の増生を認める．

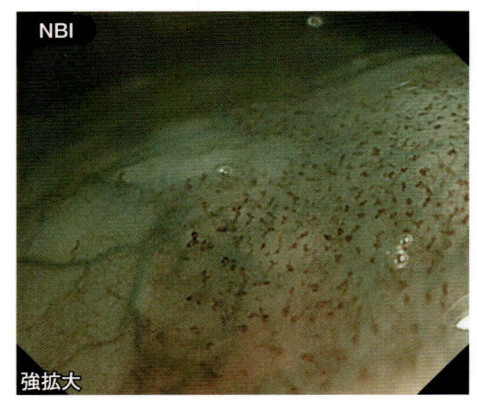

強拡大で"拡張・蛇行・口径不同・形状不均一"の四つのパターンを示す，Type V-1 相当の変化を認める．

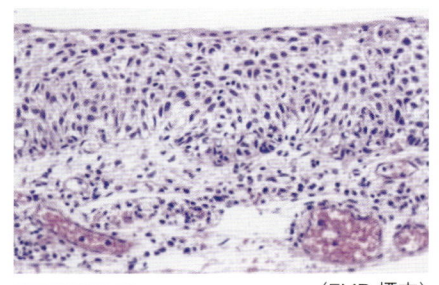

病理組織　上皮内癌　　　　　（EMR 標本）

Comment ───────────────────────── Case 10 ─

　通常白色光では発赤した粗糙な粘膜変化を示すのみで容易には認識できないが，NBI または AFI で観察すると，各々境界明瞭な茶褐色またはマゼンタの領域として容易に認識される．NBI 拡大では Type V-1 に相当する不整な IPCL の増生を認める．
　以上から，中咽頭表在癌（上皮内癌）と診断し，EMR を施行した．

Case 11　咽頭表在癌（化学療法単独で消失例）　　NBI

部位　右下咽頭

（浜本康夫，小林　望，五十嵐誠治）

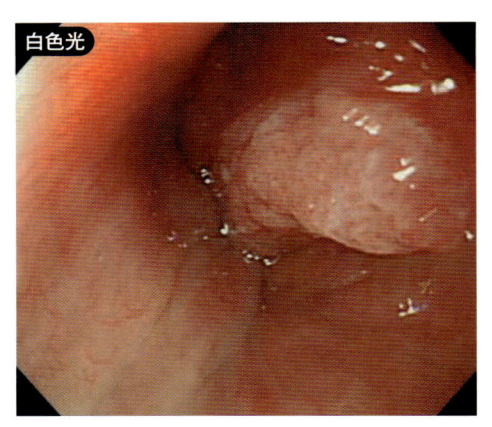

消失前．通常観察でも明らかに乳頭状に隆起した表在癌．

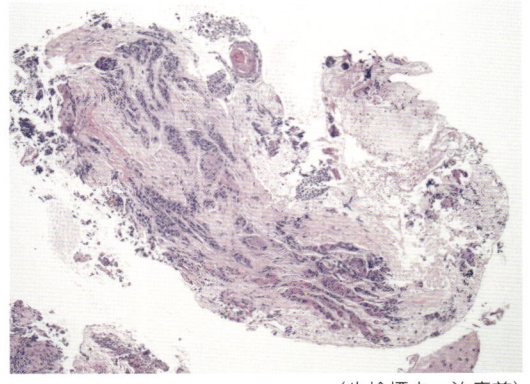

病理組織　（生検標本，治療前）
扁平上皮癌の病巣を認める．間質浸潤が疑われる．細胞異型は中等度〜高度．

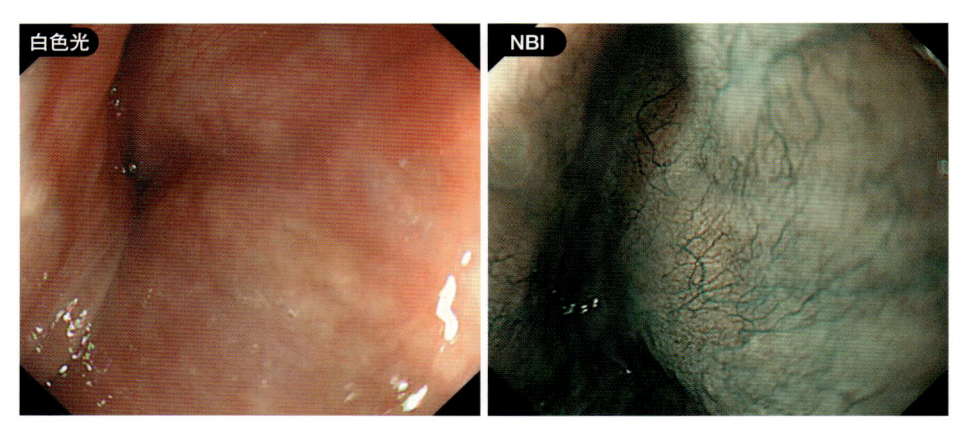

消失後．食道癌に対する放射線化学療法後に消失（咽頭は照射フィールド外のため化学療法で消失）．

Comment ────────── Case 11

　進行食道癌症例には，咽頭癌合併症例も多い．本例は根治切除困難なため放射線化学療法を選択した症例である．照射フィールドが広かったために咽頭は照射フィールドには含まれていなかったものの，咽頭癌が消失したために経過観察中である．表在咽頭癌は化学療法のみで消失する症例もあり，照射フィールドに必ずしも咽頭を含む必要がない可能性がある．再発を早期発見することで内視鏡的な治療が可能なことがありうるためフォローには NBI 診断が重要と考える．

Case 12　咽頭の非特異的病変

NBI

部位　中咽頭

（浜本康夫，小林　望，五十嵐誠治）

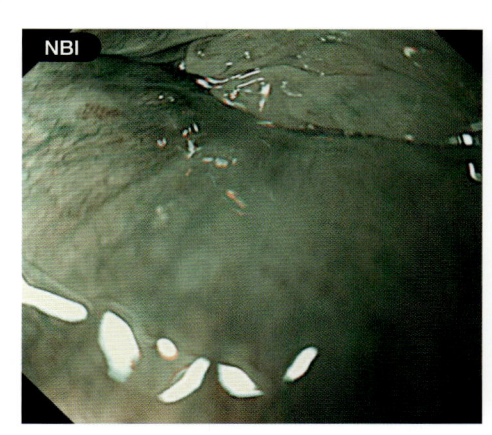

中・下咽頭

通常内視鏡による NBI 観察にて微小な brownish area として認識．

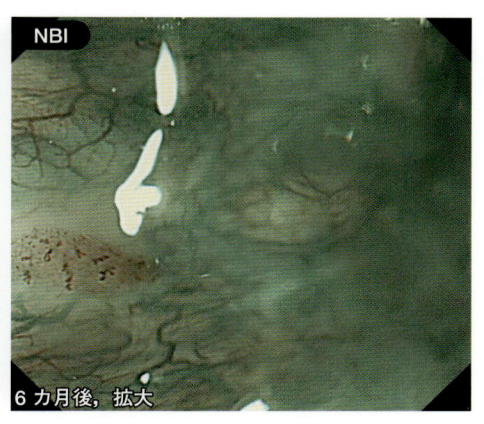

6 カ月後の NBI 拡大内視鏡観察時に非特異的な病変と認識し経過観察としている．

Comment ────────────────────────────────── Case 12 ─

　通常内視鏡による NBI 観察にて認識されるブラウンの領域は，良悪性の鑑別困難な事例も多い．本例は，食道癌の放射線化学療法のフォローアップ症例であり，定期的な経過観察にて拡大内視鏡を利用し非特異的な病変と判断した．放射線化学療法後の咽頭癌は治療モダリティが制限される．早期発見によるインパクトが大きいため NBI 診断が必須である．

Case 13 微小な咽頭腫瘍の2病変（NBI併用細径内視鏡による発見例） NBI

部位 中咽頭後壁　　**肉眼型** 0-Ⅱb

（中村尚志，大倉康男，斎藤　豊）

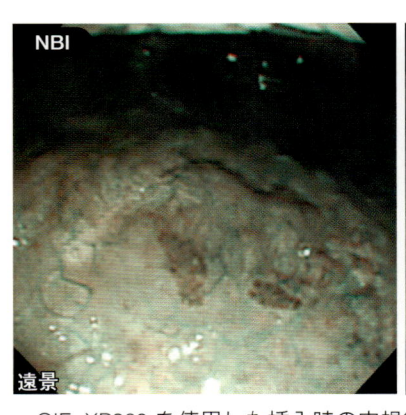

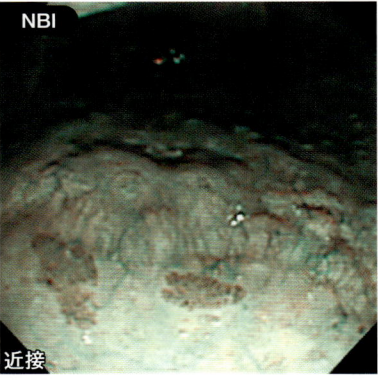

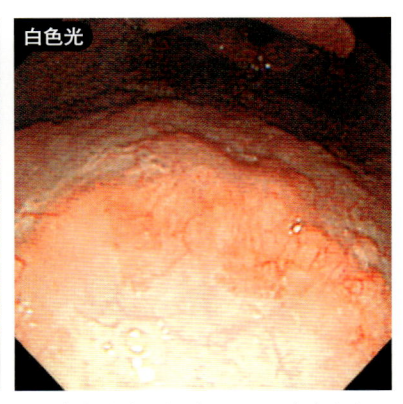

GIF-XP260を使用した挿入時の内視鏡観察像である．NBI観察にて，中咽頭後壁に正常粘膜部と病巣部の境界が明瞭な茶褐色調の領域（brownish area）として認識される微小病変を2個認めた．

通常白色光の観察では，2病変とも淡い発赤調として描出されている．

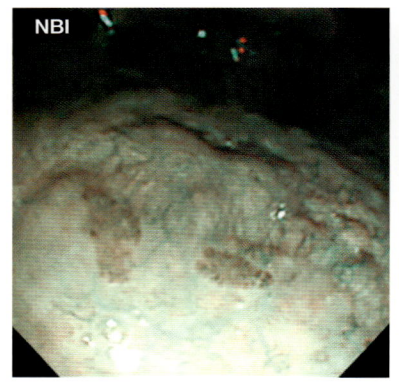

病変の視認性は，通常白色光に比べてNBI観察のほうが明らかに良好であった．

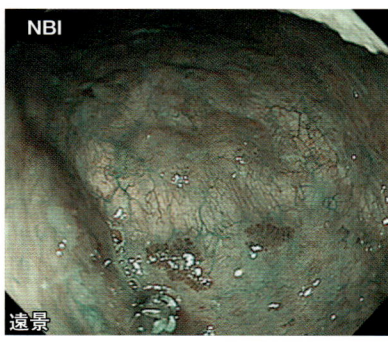

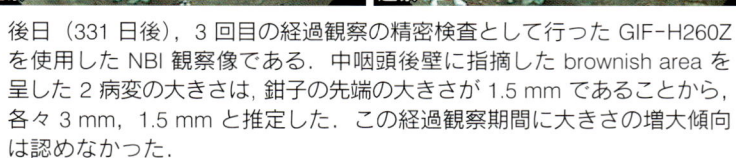

後日（331日後），3回目の経過観察の精密検査として行ったGIF-H260Zを使用したNBI観察像である．中咽頭後壁に指摘したbrownish areaを呈した2病変の大きさは，鉗子の先端の大きさが1.5 mmであることから，各々3 mm，1.5 mmと推定した．この経過観察期間に大きさの増大傾向は認めなかった．

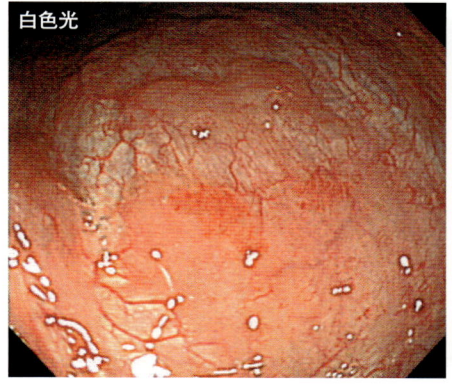

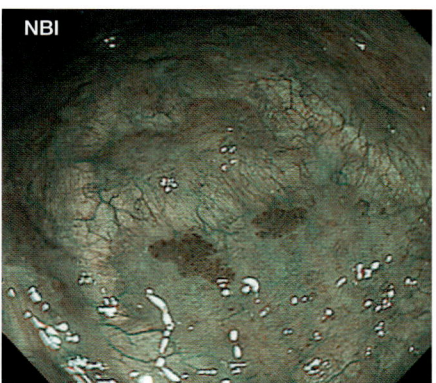

もっとも高画質なGIF-H260Zを使用した観察下においても病変の視認性は，通常白色光の観察に比べてNBI観察のほうが明らかに良好である．また，GIF-H260Zを使用した場合，GIF-XP260のNBI画像に比べてはるかに良好なNBI画像が得られた．

病変1　　　　病変2

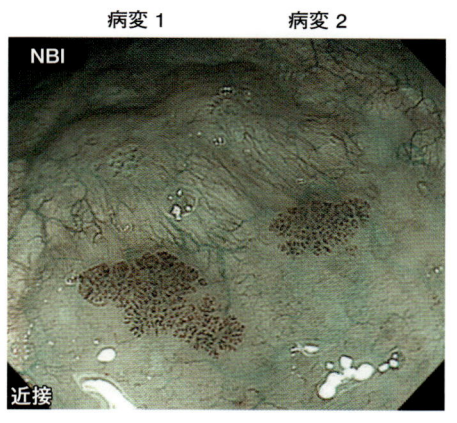

2病変とも，brownish area 内部には微細な異型血管が密に増生しているのが観察できる．

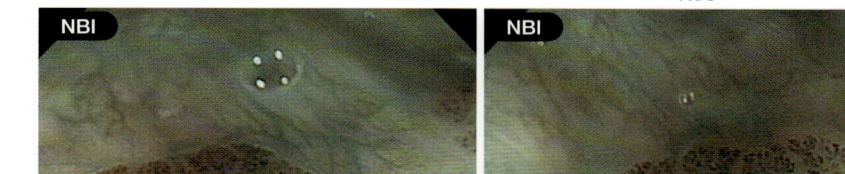

病変1　　　　　　　　　　病変2

NBI観察の強拡大像では，2病変とも，微細な異型血管が不整に拡張・蛇行した所見が明瞭に観察された．以上の所見より，高異型度上皮内腫瘍と診断した．さらに，病変2（1.5 mmの病変）に比べて病変1（3 mmの病変）は，井上らによるIPCL Type V-1（拡張・蛇行・口径不同・形状不均一）に相当する4徴が観察されたことから，上皮内癌と診断した．両病変とも生検を施行した．

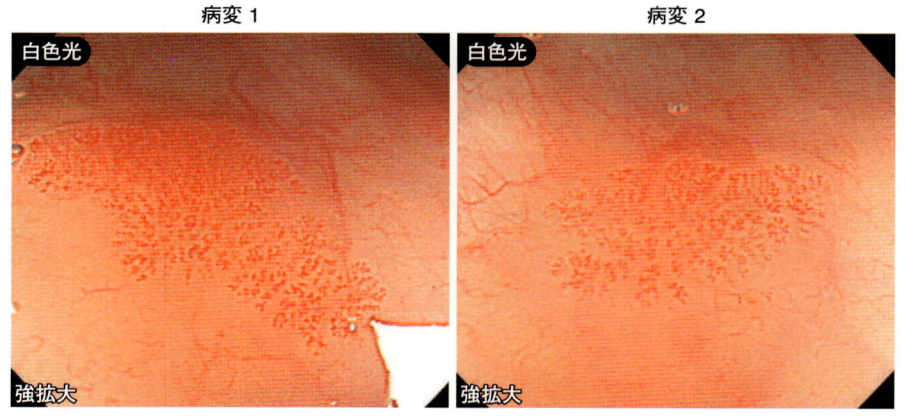

病変1　　　　　　　　　　病変2

通常白色光の観察での強拡大像である．2病変とも，微細な異型血管が不整に拡張・蛇行した所見として捉えることが可能であった．

病変 2

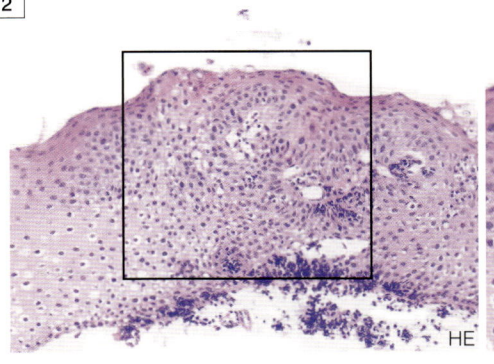

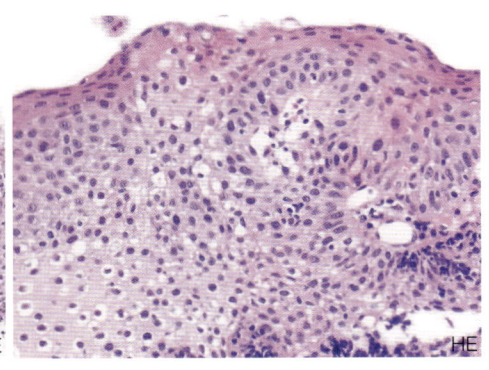

病理組織 高異型度上皮内腫瘍

左：1.5 mm の病変 2．腫大した核が増生し，ほぼ全層性に認められる異型扁平上皮が正常上皮と境界を有して認められる．

右：左図□印の強拡大像．核の大小不同，配列の乱れ，核・細胞質比の増加がほぼ全層性にみられる．以上の所見から，高異型度上皮内腫瘍と診断した．

病変 1

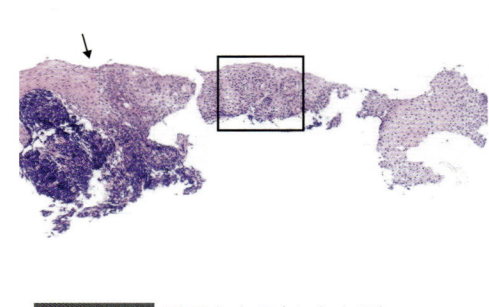

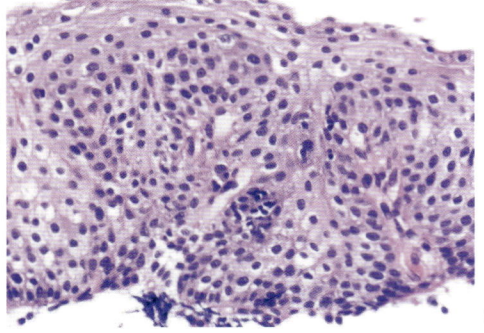

病理組織 扁平上皮癌（上皮内癌）

左：3 mm の病変 1．腫大した核が増生し，全層性にみられる異型扁平上皮が正常上皮と境界（矢印）を有して認められる．

右：左図□印の強拡大像．核の大小不同，配列の乱れ，核・細胞質比の増加が全層性にみられる．1.5 mm 病変の強拡大像の所見と比べて異型度が高く，扁平上皮癌（上皮内癌）と診断した．

Comment ─ Case 13

　本症例は，細径内視鏡スコープ（GIF-XP260）を使用しているが，内視鏡挿入時より NBI 観察を併用していたことから微小な中咽頭腫瘍 2 病変を発見できた．2 病変とも通常白色光の観察に比べて境界明瞭な茶褐色調の領域（brownish area）を容易に認識することができた．後日に行った精密拡大内視鏡観察では，2 病変とも病巣部（brownish area 内部）は微細な異型血管が不整に拡張・蛇行した所見を認め，高異型度上皮内腫瘍と診断した．さらに，大きさが 1.5 mm の病変に比べて 3 mm の病変では，井上らによる IPCL Type V-1（拡張・蛇行・口径不同・形状不均一）に相当する 4 徴が観察されたことから，上皮内癌と診断した．生検組織所見は，大きさ 1.5 mm の病変が高異型度上皮内腫瘍，大きさ 3 mm の病変が扁平上皮癌（上皮内癌）と診断され，内視鏡診断と同様の結果であった．

Case 14 下咽頭癌（NBI 併用細径内視鏡による発見例）

NBI, AFI

部位 下咽頭領域　　**肉眼型** 0-Ⅱa

（中村尚志，大倉康男，斎藤　豊）

中・下咽頭

GIF-XP260 を使用した挿入時の内視鏡観察像である．NBI 観察にて，下咽頭領域に茶褐色調の領域（brownish area）として認識される病変を認めた．

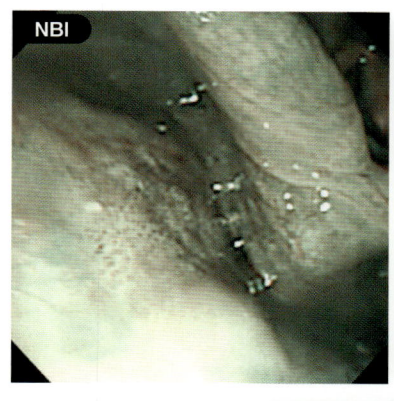

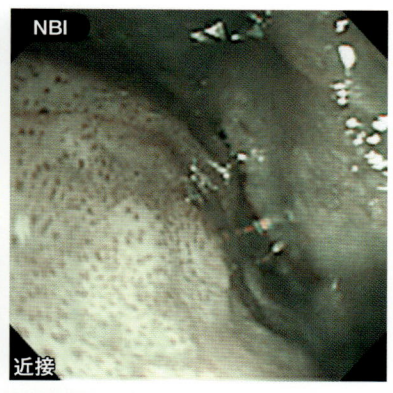

NBI 近接像では，brownish area 内部に異型血管が点状に密に分布・増生しているのが観察できた．

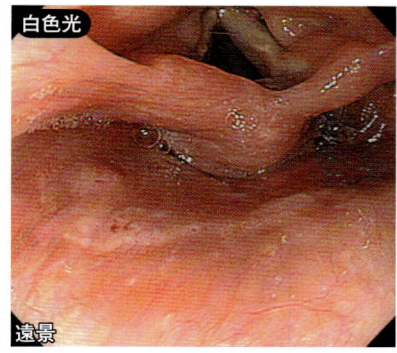

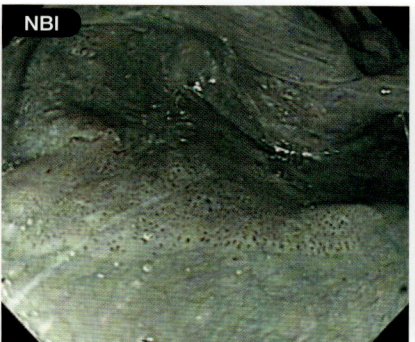

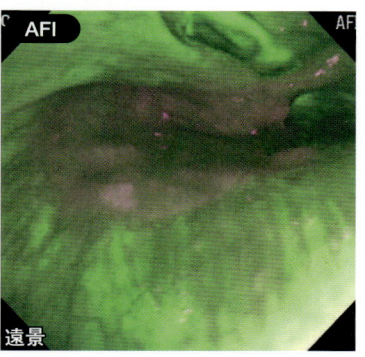

左・中：後日（65 日後），精密検査として行った GIF-H260Z を使用した通常白色光・NBI 観察像である．下咽頭から気管入口部方向を観察している．NBI 観察にて，下咽頭後壁から左壁および左梨状陥凹・披裂ひだ（左から中央部）の直下の領域・輪状後部にかけて brownish area が観察された．病巣部と正常粘膜部との境界は明瞭である．通常白色光の観察では，淡い発赤調の領域として認められるが，病巣部の範囲の視認は不明瞭であった．

右：AFI 観察では，病巣部は薄い赤紫の色調とした領域として認識され，正常粘膜部は黄緑色に描出された．これらの色調の差より，病巣部と正常粘膜部との境界は明瞭であった．なお，正常粘膜部の樹枝状血管は緑色に描出されるが，病巣部ではこの所見が消失している．

（AFI は東京医科大学病院消化器内科　福澤誠克先生より画像を提供）

以上の内視鏡所見から，病巣部の存在診断は，AFI 観察，NBI 観察，通常白色光観察の順に良好であった．

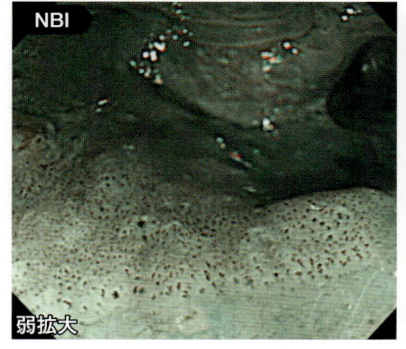

正常粘膜部と病巣部との境界が明瞭に観察されている．病巣部は，微細な異型血管が広範囲に密に，あるいは不規則に分布・増生しているのが観察できる．

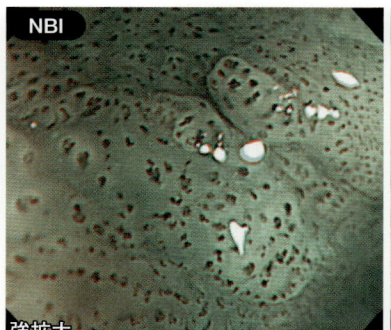

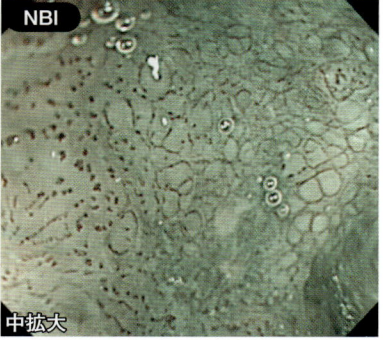

左：病巣部の強拡大像である．井上らによる IPCL Type Ⅴ-1（拡張・蛇行・口径不同・形状不均一）に相当する 4 徴が観察された．

右：病巣部の一部では，肥厚した血管に乏しい領域（avascular area；AVA）を取り囲む変化が観察され，有馬らによる type 4S と診断した．
以上の所見より，上皮内癌と診断し，一部で浸潤が疑われた．

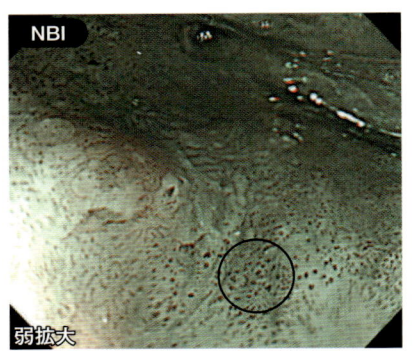

○印の部分から生検を施行した．

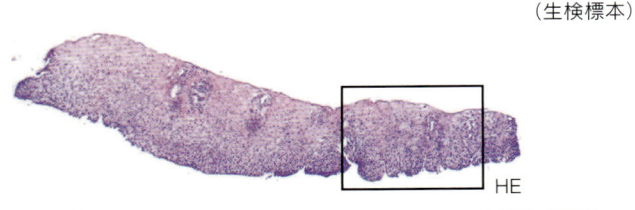

（生検標本）
HE

病理組織

扁平上皮癌，上皮下浸潤癌

上：腫大した異型核が上皮のほぼ全層性にみられる．

下：上図□印の強拡大像．核の大小不同，配列の乱れ，核・細胞質比の高度の増加がほぼ全層性にみられる．扁平上皮癌であり，乳頭状下方進展が軽度に認められる．

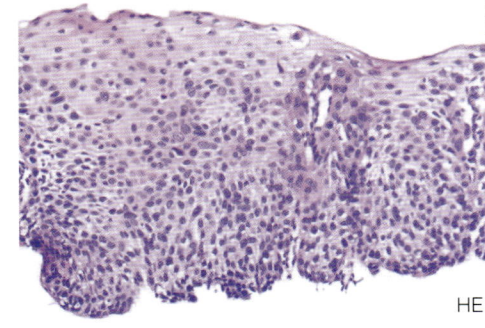

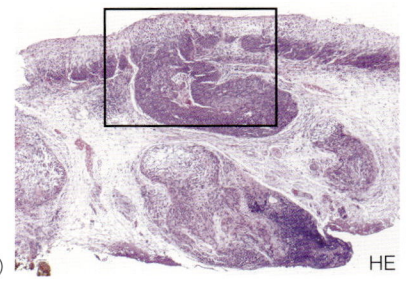

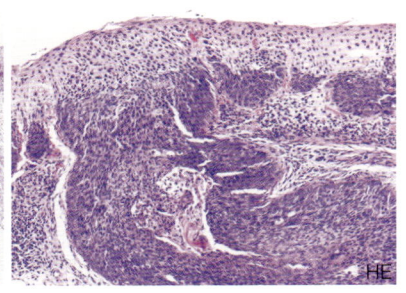

（EMR 標本） HE HE

後日に行った EMR 切除標本の組織所見である．右図は左図□印の強拡大像．病巣部が広範囲であったため，EPMR（分割切除）となった．生検標本と同様の異型を示す扁平上皮癌であり，核の大小不同，配列の乱れ，核・細胞質比の高度の増加が全層性にみられる．上皮内癌が多くを占めるが，一部で上皮下組織への浸潤が認められた．

Comment ─────── Case 14

　本症例は，細径内視鏡スコープ（GIF-XP260）を使用しているが，内視鏡挿入時より NBI 観察を併用していたことから茶褐色調の領域（brownish area）を容易に認識することができ，下咽頭癌を発見できた．後日に行った精密拡大内視鏡検査では，病巣部の存在診断の視認性は，AFI 観察，NBI 観察，通常白色光観察の順に良好であった．

　病巣部（brownish area 内部）の NBI 拡大観察にて，井上らによる IPCL Type V-1（拡張・蛇行・口径不同・形状不均一）に相当する4徴が観察された．さらに，病巣部の一部では，肥厚した血管に乏しい領域（AVA）を取り囲む変化が観察され，有馬らによる type 4S と診断した．

　以上の所見より，上皮内癌と診断し，一部で浸潤が疑われた．生検組織所見は扁平上皮癌と診断され，全身麻酔下で EPMR を施行した．切除標本の病理組織診断は，扁平上皮癌であり，一部で上皮下組織への浸潤が認められた．

2 食道

A 扁平上皮癌，他

総論

はじめに

食道癌は早期発見が比較的難しく，進行癌が全体の約65％を占める[1]．進行食道癌の予後は，近年の手術（＋補助化学療法）や根治的化学放射線療法の進歩にもかかわらず，他の消化管癌に比較し未だ不良である．しかしながら，著しく進歩している内視鏡検査機器（高画質ハイビジョン内視鏡，Narrow Band Imaging；NBI, Flexible spectral Intelligent Color Enhancement；FICE, Autofluorescence Imaging；AFI）や色素内視鏡検査（ヨード染色やトルイジンブルー染色）の併用により，以前より容易に表在癌の診断が可能となってきた．また，手術例の蓄積により上皮内（T1a-EP）から粘膜固有層（T1a-LPM）にとどまる食道扁平上皮癌であればリンパ節転移や脈管侵襲がほとんどないことが報告され[2]，LPMにとどまる癌は局所切除で根治可能であると考えられている．

1980年代後半より，LPMまでの表在癌に対して，非侵襲的な内視鏡的粘膜切除術（endoscopic mucosal resection；EMR）が施行されるようになり，さらに2cm以上の大きな病変の場合でも，正確な病理組織学的評価のために一括切除を目的とした内視鏡的粘膜下層剝離術（endoscopic submucosal dissection；ESD）が登場し，食道表在癌の内視鏡治療は飛躍的に進歩している．現在では，粘膜筋板に接する病変（T1a-MM）や粘膜下層の上1/3にとどまる病変（T1b-SM1）においても，INFb/c，脈管侵襲陽性，低分化癌といった病理組織学的危険因子がない場合は，リンパ節転移が4.2％であることが報告されており[3]，T1a-MM/T1b-SM1に対しても適応拡大が検討されている．

本稿では，わが国の食道癌の疫学と危険因子，食道表在癌における内視鏡診断を中心に概説したい．

I 食道癌の疫学と危険因子

食道癌は毎年1万人以上が罹患し，2002年の人口10万対年齢調整罹患率は，

男性 15.3 人，女性 2.2 人と男性が圧倒的に多い．全年齢層において男性の罹患患者数は女性を上回っており，50 歳代以降は，加齢とともに罹患率が急増し，高齢者に多い疾患である．2006 年の食道癌の年間死亡者数は 1 万 1,345 人で，全悪性新生物死の 3.4% にあたる[4]．

食道癌の占居部位は，① 胸部中部食道（53%），② 胸部下部食道（24%）が大半を占めている．内視鏡診断による肉眼型分類では，Type 2（28%），Type 3（27%）と潰瘍性病変が半数を占め，表在型では 0-IIc が 15% と最多である．病理組織学的には扁平上皮癌が 92.6%，腺癌が 1.6%，未分化癌 0.8%，癌肉腫 0.1%，悪性黒色腫 0.07% と，圧倒的に扁平上皮癌が多い[1]．

食道癌の危険因子として喫煙と多量飲酒があり，これらは相乗的にリスクが上昇することが知られている．咽頭・食道を含む上部消化管は，喫煙により発癌物質が直接唾液に溶けこみ，嚥下されることで，高濃度のたばこ煙の曝露を受けやすい部位である．たばこ煙には発癌に寄与すると考えられているアセトアルデヒドが多く含まれている[5]．一方，アルコールはアルコール脱水素酵素（alcohol dehydrogenase；ADH）によりアセトアルデヒドへ，さらにアルデヒド脱水素酵素（aldehyde dehydrogenase；ALDH）により酢酸へと代謝される．日本人を含む東アジア人には，ALDH2 の遺伝子多型が存在することが知られており，とくに ALDH2 ヘテロ欠損（日本人の約 1 割がホモ欠損者：いわゆる下戸，約 4 割がヘテロ欠損者：少量の飲酒で顔面紅潮の既往または現症がある人）では高アセトアルデヒド血症が遷延し，食道癌のリスクを高めることが知られている[6],[7]．また，飲酒に関連して，平均赤血球容積（MCV）高値も独立した危険因子として認識されている[8]．このように喫煙や飲酒などによる発癌物質の直接曝露により，頭頸部および食道粘膜には扁平上皮癌が多発しやすい field cancerization 現象[9] といった概念が知られており，実際，食道癌と頭頸部癌は重複することが多い[10]．しかし，頭頸部癌以外にも肺癌や胃癌，大腸癌のような他臓器癌併発患者も high risk group であると考えられている[10]．

食道癌症例の約 30% にがんの家族歴を認め，癌家系からの発生も多く[1]，ほかに指摘されている危険因子としては，食道粘膜への慢性的な刺激が食道扁平上皮癌の発生に関与しているとして，食道アカラシア，腐食性食道炎，熱い飲食物の習慣的摂取，ウイルス感染（human papillomavirus；HPV）が挙げられる[11]．また，穀物主体の食生活や慢性的な低栄養状態，野菜・果実の摂取不足，vitamin

表1　食道扁平上皮癌の high risk group

- 50 歳以上の男性
- 大酒家，ALDH2 酵素活性欠損者，MCV 高値
- 喫煙者
- 食道扁平上皮癌の既往，頭頸部癌患者
- 他臓器癌の現病歴・既往歴のある患者，癌家系
- 背景食道粘膜がまだら不染を呈する患者
- 食道アカラシア，腐食性食道炎　など

A・B・C の摂取不足，ニトロソ化合物の摂取[12]，亜鉛などの微量元素の欠乏[13]といった栄養学的な危険因子も報告されている（**表1**）．

II 食道癌の診断

1. 拾い上げ診断

　食道表在癌の発見のためには，観察野を常にきれいにすることが重要で，食道内腔をガスコン®水でしっかり洗浄し，唾液を嚥下しないように指導しながら観察する．また，頸部食道の前左壁，左主気管支圧排部肛門側のくぼみ，下部食道の前壁は死角になりやすく，意識して観察する必要がある．

　通常観察で，粘膜の発赤，血管透見像の消失，わずかな凹凸，白濁した粘膜，光沢の消失した粗糙な粘膜を認めた場合は，空気量の調節により，壁の伸展性や粘膜の色調変化，表面性状を評価し，さらには質的診断や量的診断のために拡大内視鏡やNBI，ヨード染色などを併用し，詳細に観察する．

　通常観察による拾い上げ診断には限界があり，早期発見のためにはヨード染色は必要不可欠である．しかし，ヨード染色は胸部不快感などの患者への刺激性があるが，最近ではボタンひとつで切り替えられるNBIやFICEによる拾い上げ診断が注目されている．NBIでは，食道扁平上皮癌は非腫瘍粘膜と比較して境界明瞭な茶褐色の領域（brownish area）として認識され，病変部の拡大観察では異型な上皮乳頭内血管ループ（intra-epithelial papillary capillary loop；IPCL）が増生している．NBIの有用性を検討した多施設共同前向きランダム化比較試験が行われ，通常観察とNBI拡大観察における中・下咽頭および食道の表在癌の検出率および正診率を検討した結果，NBI観察群が有意に高く，早期発見・診断に有用であった[14]．また，ヨード染色とNBI拡大観察における5 mm以上の不染帯に対する診断能を検討した前向き比較試験では，NBI群がヨード群より特異度と正診率が高いと報告されている[15]．しかしながら，まれではあるが微小血管の変化をきたしにくい基底層型の上皮内癌をNBIで診断することは難しく，拡大内視鏡やヨード染色の普及率を考慮すると，現時点においてもヨード染色がgold standardであると考えられる．

2. 深達度診断

　通常観察で病変を拾い上げた後には，壁深達度とリンパ節転移率は密接に関係しているため[2]，治療方針の決定のために深達度診断が必要となる．壁深達度の評価は，通常内視鏡観察に加えて，NBIやFICEを併用した拡大内視鏡，超音波内視鏡を駆使して行われる．

　通常内視鏡観察による深達度診断の正診率はEP/LPMで94%，MM/SM1で74%，SM1/SM2で74%，食道表在癌全体で85%と報告されている[16]．これまでの報告より，食道表在癌の深達度および肉眼型別の通常内視鏡所見を**表2，3**にまとめた[17],[18]．

表2　通常内視鏡所見による深達度診断の指標

深達度	肉眼型	通常内視鏡所見
T1a-EP	IIb 基底層型 IIb 全層型 IIa IIc	まったく不明，平坦 平坦な淡い発赤または白色混濁斑（境界は不明瞭） 高さ1mm未満の白色調の低い隆起，表面は微細顆粒状 きわめて浅い陥凹（伸展させると平坦になる）
T1a-LPM	IIa IIc	高さが1〜2mm程度の白色調の小隆起，不揃いな顆粒状変化 浅い発赤陥凹，細顆粒状の陥凹
T1a-MM, SM1	IIa IIc	高さが1〜2mmを超える白色調の隆起，粗大顆粒の集簇 顆粒状・小結節状の陥凹
SM2 以深	I IIa IIc III	高さが2mm以上の明瞭な隆起 裾をひく小隆起 粗大結節状・凹凸不整な陥凹 明瞭な陥凹，軽い周堤隆起

〔土田知宏，他：臨林消化器内科　2008；23（7）：991-997[17] より引用，一部改変〕

表3　内視鏡による食道表在癌の深達度診断

1) 内視鏡観察でほとんどわからないのはT1a-EPの早期癌である．
2) 正染域が混在しているのはT1a-EPもしくはT1a-LPMである．
3) 横皺（fine holizontal wrinkle. いわゆる畳目模様）が通ればT1a-EPもしくはT1a-LPM．T1a-MM以深であれば皺が途切れる．縦ひだ（longitudinal hold）が通ればT1a，途切れればT1b．太まればT1a-MM．
4) 表層拡大型は一段深く読む．
5) 白色調のものは一段浅く，赤色調の強いものは一段深く読む．

〔幕内博康：Endoscopic Forum for digestive disease　2000；16：5-9[18] より引用，一部改変〕

拡大内視鏡を併用したNBIやFICEは，通常内視鏡に比べて食道の微小血管の視認性を向上させるため，拾い上げ診断のみならず，深達度診断にも有用である．

3．画像強調観察（Image-Enhanced Endoscopy）

1）色素法

a）ヨード染色

ヨード染色は，通常観察で明瞭に描出されなかった食道癌の範囲診断や表在癌の拾い上げに大変有用である．使用されるヨード液の濃度は1.2〜3％と施設によってさまざまである．ヨード撒布時は食道内をよく洗浄し，撒布チューブを使用することで，少ないヨード量で食道全体を均一に染色することができる．ヨード撒布により正常な食道扁平上皮は茶褐色に染まるが，これは粘膜上皮の表層および有棘細胞層内に蓄えられているグリコーゲンとヨウ素が反応することで起こる．グリコーゲンが存在する正常な上皮成分が萎縮していると淡染帯となり，上皮が欠損，もしくは上皮全層が異常な細胞に置換されると不染帯を

呈する．

　ヨード不染は非特異的な所見であり，ヨード不染＝食道癌ではないことを認識する必要がある．ヨード不染となる良性疾患として，逆流性食道炎やBarrett食道，異所性胃粘膜，顆粒細胞腫，乳頭腫，hyperkeratosis（角質層の過形成）などがある．これらのほとんどは，通常観察でもそれぞれの疾患に特徴的な所見が認められるので鑑別は可能である．

　一方，癌を示唆する不染帯とは，境界が明瞭で，地図状もしくは多角形を呈し，不染内部には大小さまざまな正染域が残存し，不染部に一致してpink color sign（PC sign）が陽性であるといった特徴をもつ．PC signとは，ヨード撒布から数分後もしくはチオ硫酸ナトリウム液撒布後に，ヨード不染帯に一致して出現する淡く発赤した粘膜のことである．多発食道癌症例の約10％にヨード不染帯が多発する「まだら不染」を認めるが[19]，これは同時性または異時性に食道扁平上皮癌が発生しやすいhigh risk groupであり，このまだら不染の中から病的不染を拾い上げるには，不染の大きさやPC signを目安にすることがきわめて有用である[20]．ヨード不染帯の大きさが5 mm以下の場合，癌である可能性は0.9％ときわめて低く，スクリーニングの際には5 mm以上の不染帯にターゲットをしぼるのが現実的であると思われる[21]．

　基本的にヨード染色では病変の凹凸が不明瞭となり，精密な深達度診断が困難となる．また，一度ヨードが撒布された上皮は，刺激により上皮表層が炎症性に脱落し，脱落部に新たな再生上皮が覆われることで染色性が変わり，当初の不染帯と形状が変化することがある．このような変化は深達度の浅い食道癌に特徴的な変化であるが，次回の観察もしくは内視鏡治療まで1〜2カ月の間隔をあけることが必要である[22]．

b）トルイジンブルー染色

　トルイジンブルー染色では核酸に富む組織が染色される．正常の食道上皮が欠損し，表面の浸出物や壊死物質にトルイジンブルーが付着して染色性を示すので，食道癌以外で，食道炎のような上皮が欠損している場合でも染色性を示すことがあるので鑑別が必要である．トルイジンブルー染色は，病変部の染色性の濃さを利用して，とくに陥凹型の食道癌の深達度診断に利用される[23]．しかし，最近では，高画質通常内視鏡や拡大内視鏡，NBIやFICEなどの機器の進歩により，使用頻度が減っているのが現状である．

2）デジタル法・光デジタル法

a）Narrow Band Imaging（NBI）

　NBIは，面順次照明方式に用いられるR, G, B 3枚の光学フィルターの分光透過率特性を狭帯域特性に変化したイメージング技術で，ヘモグロビンによる吸収率が高い415 nmおよび540 nmの光を投影することにより，微小血管を明瞭に観察するものである．NBIと拡大内視鏡との併用でIPCLの形態を評価することにより，質的診断や範囲・深達度診断が可能である．癌の浸潤に伴い扁平上皮内の乳頭構造は破壊され，それを間接的に反映しているものが，上皮基

表4 IPCL パターン分類

IPCL Type Ⅰ	正常 IPCL	正常粘膜			平坦病変の上皮の性状を反映
IPCL Type Ⅱ	IPCL の拡張と延長	炎症 反応性異型			
IPCL Type Ⅲ	IPCL は最小の変化	炎症 LGIN			
IPCL Type Ⅳ	Type V-1 のうち 3 個までの変化	HGIN EP		EMR/ESD を中心とした局所治療	
IPCL Type V-1	拡張・蛇行・ 口径不同・形状不均一	EP	領域(局面)の形成	絶対対応： V-1, V-2	深達度を反映
IPCL Type V-2	Type V-1 の IPCL の延長	LPM			
IPCL Type V-3	IPCL の高度破壊	MM/SM1 以深		相対対応： V-3	
IPCL Type VN	new tumor vessel の出現	SM2 以深		手術を中心とした集学的治療	

〔井上晴洋, 他：日消誌 2007；104：774-781[25] より引用, 一部改変〕

底層に近接して存在する IPCL のパターン変化であると考えられている．

詳細は成書に譲るが，井上らが提唱している IPCL パターン分類は Type Ⅰ（正常粘膜）〜Ⅴ（癌）に分類されている（**表4**）．low-grade intraepithelial neoplasia（LGIN）を非癌，high-grade intraepithelial neoplasia（HGIN）以上を癌とした場合，同分類の正診率は overall accuracy 80.0％で，IPCL Type Ⅲ と診断された病変の 96％が非癌で，IPCL Type Ⅳ と診断された病変の 56％が HGIN 以上の病変であった．NBI 拡大観察により癌を疑う四つの所見は，①領域の形成，②樹枝状血管網の透見の消失，③わずかな白色調の辺縁隆起の形成，④ IPCL Type Ⅳや V-1（IPCL の "拡張"，"蛇行"，"口径不同"，"形状不均一" の 4 徴の存在）の変化を有するもので[24]，臨床的には IPCL Type Ⅲ までは経過観察，IPCL Type Ⅳ 以上が治療の対象と考えられている．また，癌が浸潤していくにつれて IPCL の破壊が進み，IPCL Type V-3 は横走する異常血管として認識され，MM/SM1 以深癌に多く認められる．IPCL Type VN は SM2 以深の浸潤癌に特徴的で，拡大観察ではⅤ-3 の血管より太く，病変の深部に観察される[25]．同分類をベースとして前述の報告がされており[14),15]，NBI は咽頭・食道領域において標準的な観察方法として確立している．

b）Flexible spectral Intelligent Color Enhancement（FICE）

FICE は NBI とは異なった内視鏡システムで，観察対象組織の分光反射率を推測し，その対象が強調されるような RGB の波長を選択・再構築して新しい分光画像を作るシステムであり，微細血管を強調させるように任意に調整することができる[26]．有馬らが提唱した拡大内視鏡による食道表層の微細血管分類では，type 1〜4 に分類され，type 3，4 の血管を HGIN および癌の診断基準と

すると，良悪性の鑑別が 97.0% 可能であったとしている[27]．type 3 は乳頭内血管構造の違いにより a〜d に亜分類され，type 4 は乳頭から逸脱した血管形態により多重状（multi-layered；ML），不整樹枝状（irregularly branched；IB），網状（reticular；R）に亜分類される．また，腫瘍の浸潤部ではストレッチされた type 4 血管が，肥厚した血管に乏しい領域（avascular area；AVA）を取り囲むような変化が出現し，AVA の大きさにより AVA の中に surrounded area with stretched irregular vessels（SSIV）という異常血管が認識される．AVA/SSIV の大きさと深達度には相関があるため，type 4 では AVA の大きさによりさらに亜分類されている．type 3/4S を EP/LPM 病変，type 4M を MM/SM1 病変，type 4L を SM2/SM3 の診断基準とした場合の深達度の正診率は 93.1% であった．一方，type 4R を示した病変は LPM〜SM3 までばらつきがみられ，明瞭な腫瘍塊を形成しない低分化型癌や INFc の浸潤型の食道癌でみられることが多かったとしている[28]．しかし，拡大観察は表層の血管のみの評価であることから，通常観察での深達度診断と乖離がある場合は，細径超音波プローブによる超音波内視鏡にて評価する必要がある[29]．

c）自家蛍光内視鏡検査（Autofluorescence Imaging；AFI）

画像強調観察法の一つである AFI は，おもに拾い上げ診断に利用されている．生体組織には内因性の蛍光物質が存在するため，消化管粘膜に青色の励起光を照射すると，粘膜表層で反射する反射光以外に蛍光物質から自家蛍光が生じ，それらを電気処理して合成・画像化している．AFI は，腫瘍部分では自家蛍光が減弱していることにより，腫瘍を描出するものである．AFI は専用のスコープが必要であり，NBI と比べると使用できる施設は限定的であり，その知見は少ないといわざるをえない．

AFI では，緑色の背景粘膜の中にパープルまたはマゼンタの領域を認めることが，咽頭・食道の病変を検出する指標である．食道扁平上皮癌に対する通常観察と AFI の視認性の検討では，AFI が有意に優れていたことが報告されている[30]．深達度は評価できないが，存在診断に有用である可能性が示されており，今後，癌を対象としたスクリーニング検査に活用できるかもしれない．しかしながら，偽陽性所見（glycogenic acanthosis，孤立性静脈瘤，乳頭腫など）も多く，現時点では解像度の問題など解決すべき課題もあり，今後のさらなる検討が必要である[31]．

おわりに

わが国の食道癌の疫学と内視鏡診断を中心に概説した．予後不良の悪性新生物の一つである食道癌であっても，早期発見により内視鏡治療や外科的切除によって治癒する可能性もあり，内視鏡診断の役割は非常に大きい．とくに食道癌の壁深達度とリンパ節転移率には相関があり，高画質内視鏡による通常観察や拡大観察，画像強調観察を駆使することで，正確な深達度診断が可能であり，

患者の治療方針・臨床診断に直接つながることはいうまでもない．今後は，食道癌でのさらなる画像強調観察の症例蓄積，臨床検討が期待される．

文　献

1) The Japanese Society for Esophageal Disease：Comprehensive Registry of Esophageal Cancer in Japan 3rd Edition. 2002
2) Kodama M, Kakegawa T：Treatment of superficial cancer of the esophagus：A summary of responses to a questionnaire on superficial cancer of the esophagus in Japan. Surgery 1998；123：432-439
3) 小山恒男，宮田佳典，島谷茂樹，他：食道 m3・sm1 癌の診断と遠隔成績─第 46 回食道色素研究会アンケート調査報告─転移のあった m3・sm1 食道癌の特徴．胃と腸　2002；37：71-74
4) （財）がんの研究振興財団：がんの統計'08 http://ganjoho.ncc.go.jp/public/statistics/backnumber/2008_jp.html
5) Yokoyama A, Omori T, Yokoyama T：Risk appraisal and endoscopic screening for esophageal squamous cell carcinoma in Japanese populations. Esophagus　2007；4：135-143
6) Muto M, Takahashi M, Ohtsu A, et al：Risk of multiple squamous cell carcinomas both in the esophagus and the head and neck region. Carcinogenesis　2005；26：1008-1012
7) Yokoyama T, Yokoyama A, Kato H, et al：Alcohol flushing, alcohol and aldehyde dehydrogenase genotypes, and risk for esophageal squamous cell carcinoma in Japanese men. Cancer Epidemiol Biomarkers Prev　2003；12：1227-1233
8) Yokoyama A, Yokoyama T, Kumagai Y, et al：Mean corpuscular volume, alcohol flushing, and the predicted risk of squamous cell carcinoma of the esophagus in cancer-free Japanese men. Alcohol Clin Exp Res　2005；29：1877-1883
9) Slaughter DP, Southwick HW, Smejkal W：Field cancerization in oral stratified squamous epithelium：clinical implications of multicentric origin. Cancer　1953；6：963-968
10) 幕内博康，島田英雄，千野　修，他：食道癌手術症例にみられる多臓器重複癌．胃と腸　2003；38：317-330
11) 吉田武史，清水勇一，廣田ジョージョ，他：食道癌．The GI Forefront　2007；3：118-122
12) Li MH, Ji C, Cheng SJ, et al：Occurrence of nitroso compounds in fungi-contained foods：a review. Nutr Cancer　1986；8：63-69
13) Abnet CC, Lai B, Qiao YL, et al：Zinc concentration in esophageal biopsy specimens measured by X-ray fluorescence and esophageal cancer risk. J Natl Cancer Inst　2005；97：301-306
14) Muto M, Minashi K, Yano T, et al：Early detection of superficial squamous cell carcinoma in the head and neck region and esophagus by narrow band imaging：a multicenter randomized controlled trial. J Clin Oncol　2010；28：1566-1572
15) Takenaka R, Kawahara Y, Okada H, et al：Narrow-band imaging provides reliable screening for esophageal malignancy in patients with head and neck cancers. Am J Gastroenterol 2009；104：2942-2948
16) 門馬久美子，吉田　操，小澤　広，他：食道表在癌の深達度を誤った要因─内視鏡の立場から．胃と腸　2000；39：889-900
17) 土田知宏，平澤俊明，植木信江，他：食道癌─深達度診断．臨牀消化器内科　2008；23（7）：991-997
18) 幕内博康：食道表在癌の深達度診断─内視鏡医の立場から．Endoscopic Forum for digestive disease　2000；16：5-9
19) 二村　聡,中西幸浩,富永健司，他：多発食道癌の病理─ルゴール不染帯多発との関連．

胃と腸　2001；36：997-1007
20) 清水勇一，吉田武史，加藤元嗣，他：早期食道癌存在診断・質的診断の進歩—高画質通常内視鏡画像による診断．胃と腸　2008；43：1422-1430
21) 島田英雄，幕内博康，町村貴郎，他：5 mm 以下のヨード不染帯の検討—微小不染帯の臨床的意味は何か．胃と腸　1994；29：921-930
22) 門馬久美子，吉田　操，藤原純子，他：これからの食道早期癌拾い上げ診断—NBI の立場から．胃と腸　2006；41：151-164
23) 門馬久美子，吉田　操，山田義也，他：粘膜癌を発見するための内視鏡検査．胃と腸　1995；30：337-345
24) 井上晴洋，横山顕礼，南ひとみ，他：早期食道癌の深達度診断の進歩—NBI 拡大内視鏡を中心に．胃と腸　2008；43：1479-1488
25) 井上晴洋，加賀まこと，南ひとみ，他：NBI 画像による咽頭・食道扁平上皮領域における内視鏡的異型度診断および内視鏡的深達度診断—IPCL パターン分類．日消誌　2007；104：774-781
26) 吉澤充代，大澤博之，山元博徳：FICE による早期食道癌の存在・質的診断法．胃と腸　2008；43：1462-1470
27) 有馬美和子，有馬秀明，多田正大：拡大内視鏡による分類—食道—微細血管分類．胃と腸　2007；42：589-595
28) 有馬美和子，有馬秀明，多田正大：早期食道癌深達度診断の進歩—FICE 併用拡大内視鏡を中心に．胃と腸　2008；43：1489-1498
29) 有馬美和子，有馬秀明，多田正大：食道表在癌深達度診断の進歩—拡大内視鏡 vs EUS−EUS の意義．胃と腸　2006；41：183-196
30) Suzuki H, Saito Y, Ikehara H, et al：Evaluation of visualization of squamous cell carcinoma of esophagus and pharynx using an autofluorescence imaging videoendoscope system. J Gastroenterol Hepatol　2009；24：1834-1839
31) 上堂文也，石原　立，飯石浩康，他：自家蛍光内視鏡検査による食道癌の診断．胃と腸　2008；43：1471-1478

　　　　　　　　　　　　　　　　　　　　（金城　徹，野中　哲，小田一郎，斎藤　豊）

NBI vs. AFI

　食道表在癌の早期発見には，ヨード染色が貢献してきたものの，その刺激の強さから，患者への負担が大きいことが問題となってきた．近年になり，食道扁平上皮癌（SCC）の診断における，NBIとAFIの有用性がそれぞれ報告されるようになったが，各々の役割についての比較検討は十分行われていないのが現状である．そのため，われわれはAFI観察，NBI通常観察とNBI拡大観察のいずれが，食道表在癌（SCC）の診断に有用かを比較検討することを目的に，前向き研究を行った．2007年5月から2008年2月の間に，前医で食道表在癌を疑われた患者と，食道表在癌の内視鏡治療後の患者，計30人の対象を前向きに集積し，各々の患者に対してAFIとNBI通常，NBI拡大観察を施行した．最終的に食道表在癌を疑う病変に対して生検を施行し，診断を確定した．検査後に，検査ごとにランダムに配列した検出病変の静止画像を用い，病変を"腫瘍と認識する""判定困難""認識しない"の3段階に分け検討した．なお，判定は，各症例に関し情報のない3人の医師が施行した．

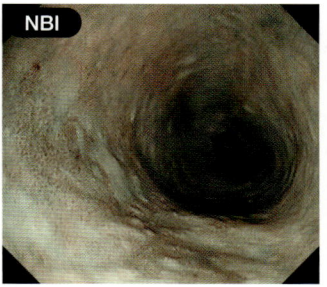

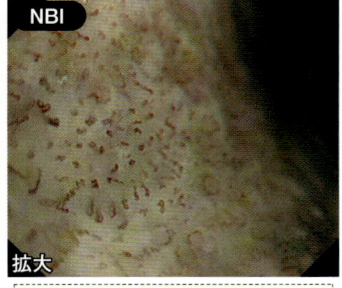

　食道38病変〔食道表在癌32病変（深達度；粘膜内25病変：粘膜下層7病変），食道炎3病変，平滑筋腫2病変，乳頭腫1病変〕が検出された．また，各検査での食道表在癌の診断における感度/特異度/陽性的中率は，AFI観察 84.4/33.3/87.1％，NBI通常観察 90.6/66.7/93.5％とNBI拡大観察 100/66.7/94.1％であり，NBI通常かつ拡大観察はAFI観察に比し，病変の診断に対する感度・特異度が優れていた．本研究で，NBI通常かつ拡大観察はAFI観察に比し，腫瘍の拾い上げ診断，かつ除外診断においてより有用であることがわかった．

　この研究結果から，今後さらに症例を蓄積し詳細な検討を進めたうえで，NBI観察を中心とした食道表在癌に対する，より有用で侵襲の低いスクリーニングシステムを体系化することが望ましいと考えられた．

食道表在癌（T1a-LPM）　肉眼型 0-IIc　部位 胸部中部食道左・後壁

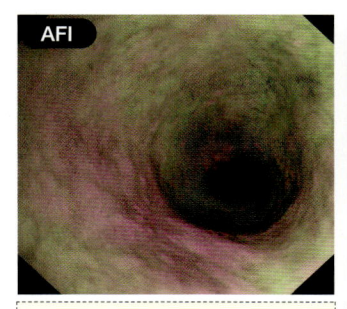

（鈴木晴久，斎藤　豊）

食道癌の拡大内視鏡分類

　現在，食道癌の拡大内視鏡分類として井上晴洋らのIPCLパターン分類（以下，井上分類）[1]と有馬美和子らの微細血管パターン分類（以下，有馬分類）[2]の二つが有名である．時々「井上分類はNBIによる分類，有馬分類はFICEによる分類」という声が聞こえてくるが，それは分類者がどの会社の内視鏡を使っているかの違いにすぎず，各々の文献にても「NBIによる分類」「FICEによる分類」などとは言及されておらず，「拡大内視鏡による分類」ということのみ言及されている．厳密には同じものを見ているというevidenceはないのだが，ここでは同列の分類として扱おうと思う．

　両分類について簡単に表にまとめてみた．両分類とも若い番号は正常粘膜，炎症，腫瘍を鑑別する質的診断に用いられ，あとの番号は垂直方向の量的診断に用いられる．大きな違いとして井上分類は乳頭状血管の段階的な変化を分類しており，有馬分類は段階的ではあるもののtype 3, type 4をその形状により細分類しており，かつtype 4では付随する無血管野（avascular area；AVA）の大きさにより細分類されている．よって井上分類は簡便であり，有馬分類は煩雑である印象があり，そのような点において井上分類は欧米の人々に受けいれられやすいのかもしれない．しかしながら有馬分類では，井上分類にはないAVAの水平方向の大きさを用いて垂直方向への腫瘍量を推測しており，このことはこまかな深達度診断が治療方針決定に必要な表在型食道癌において重要であるといえよう．著者は，全体的な診断を行うときに井上分類を用い，最深部を見る際には有馬分類も併用しつつ診断を行っている．

　しかし，このような優れた分類もそれが有用であるかは用いる私たちの問題となる．いくら拡大内視鏡を行っていても正しい深達度が類推できないような部位を見ていては宝の持ち腐れである．拡大観察を始める前に「木を見て森を見ず」にならないよう全体像を判断する通常内視鏡診断に対する研鑽を怠らないようにしなければならない．

表　食道癌の拡大内視鏡分類（井上分類と有馬分類）の比較

井上分類	診　断	有馬分類
Type Ⅰ	normal	type 1
Type Ⅱ	normal	type 1
Type Ⅲ	inflammation	type 2
Type Ⅳ	intraepithelial neoplasia	type 2
Type Ⅴ-1	EP	type 3
Type Ⅴ-2	LPM	type 4S
Type Ⅴ-3	MM	type 4M
Type Ⅴ-3	SM1	type 4M
Type V_N	SM2	type 4L
Type V_N	SM3	type 4R

文　献
1) 井上晴洋, 加賀まこと, 南ひとみ, 他：拡大内視鏡による分類（食道）—IPCLパターン分類とECA分類. 胃と腸　2007；42；581-588
2) 有馬美和子, 有馬秀明, 多田正弘：拡大内視鏡による分類（食道）—微細血管分類. 胃と腸　2007；42；589-595

（吉永繁高）

FICE による食道癌の診断

　FICE は，コンピュータの演算処理で任意の波長のシミュレーション画像に切り換えることができる「分光推定技術」を応用した画像強調法である．任意の 3 波長の分光画像を抽出し，擬似カラー化して内視鏡像を再構築する．著者らは微細血管を描出するのにもっとも適した 3 波長の組み合わせとして，R：525 nm，G：495 nm，B：495 nm，もしくは R：540 nm，G：495 nm，B：485 nm を採用している．

　食道表在癌の拾い上げには微細な血管変化や色調変化に着目するが，FICE でも NBI と同様，brownish area として病変を認識できる．しかし，brownish area となる病変は，通常光観察でも認識できることがほとんどで，逆に NBI や FICE では画面が暗くなり，繊細な色情報が失われるデメリットもある．基底層型の上皮内癌など血管変化の乏しい病変の拾い上げや，範囲診断にはヨード染色が必要である．

　FICE は粘膜表層の微細血管を視認しやすくする手法であり，拡大観察との併用で威力を発揮する．拡大観察による微細血管診断の登場で，生検することなく良悪性鑑別診断や詳細な深達度診断が可能となった．

> type 1：健常粘膜と同様，細く直線的な乳頭内血管が観察されるもので，病理組織はほとんどが異型のない上皮．
> type 2：血管の延長・分岐や拡張，密度の上昇があるものの構造が保たれ，配列の規則性が比較的保たれるもので，炎症性変化でみられる．
> type 3：血管形態の破壊・口径不同と配列の乱れが認められるもので，EP・LPM 癌でみられる．3a；壊れた糸くず状血管，3b；潰れた赤丸状血管，3c；3b が伸長・癒合する，3d；集簇する乳頭状隆起の中に螺旋状血管がみられるイクラ状の形態の subtype がある．
> type 4：LPM〜SM 浸潤部で出現する血管で，多重状（ML），不整樹枝状（IB），網状（R）が基本形態である．ストレッチした type 4 血管で囲まれる avascular area（AVA）の大きさから 4S；0.5 mm 以下，4M；3 mm 以下，4L；3 mm に亜分類し，また，辺縁隆起を形成する平皿状の病変では surrounding area with stretched irregular vessels（SSIV）を形成する．SSIV 内の血管が type 3 レベルのものを type 4 around type 3（ard 3），内部も type 4 血管で構成されるものを type 4 around type 4（ard 4）として深達度を評価する．

　拡大観察による血管像は微細血管パターン分類（最新版）を**図**に示した．

参考文献
1) 有馬美和子，有馬秀明，多田正弘：早期食道癌深達度診断の進歩―FICE 併用拡大内視鏡を中心に．胃と腸　2008；43：1489-1498
2) 有馬美和子，有馬秀明，多田正弘：食道小扁平上皮癌の拾い上げと鑑別診断における FICE 併用拡大内視鏡の有用性．胃と腸　2009；44：1675-1687

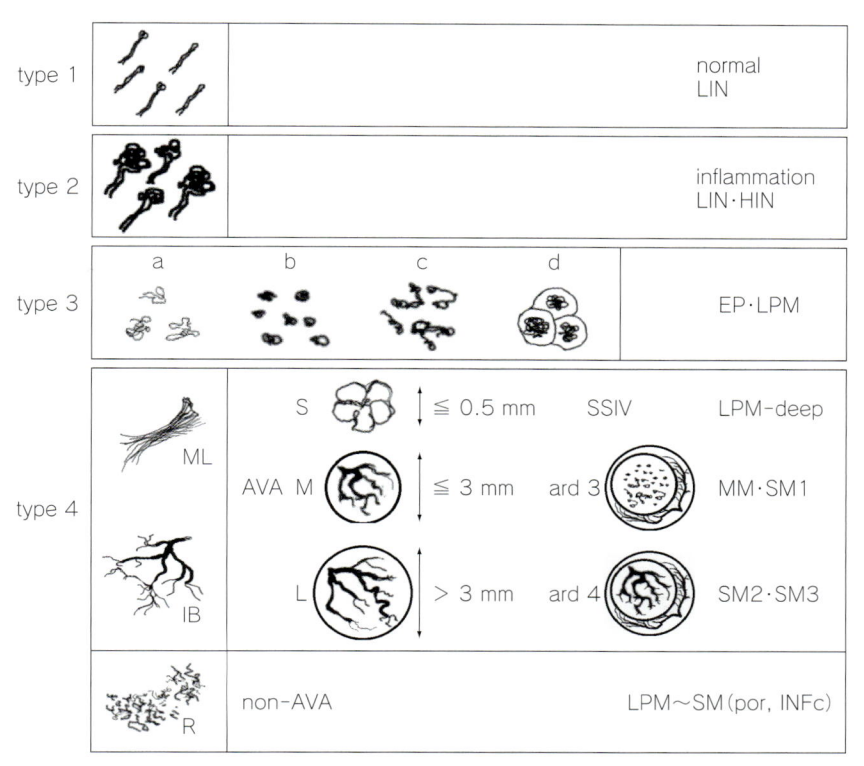

type 1					normal LIN
type 2					inflammation LIN・HIN
type 3	a	b	c	d	EP・LPM

type 4	ML	S ≦ 0.5 mm SSIV	LPM-deep
	AVA M ≦ 3 mm ard 3	MM・SM1
	IB	L > 3 mm ard 4	SM2・SM3
	R	non-AVA	LPM〜SM (por, INFc)

図 **Micro Vascular Pattern Classification**

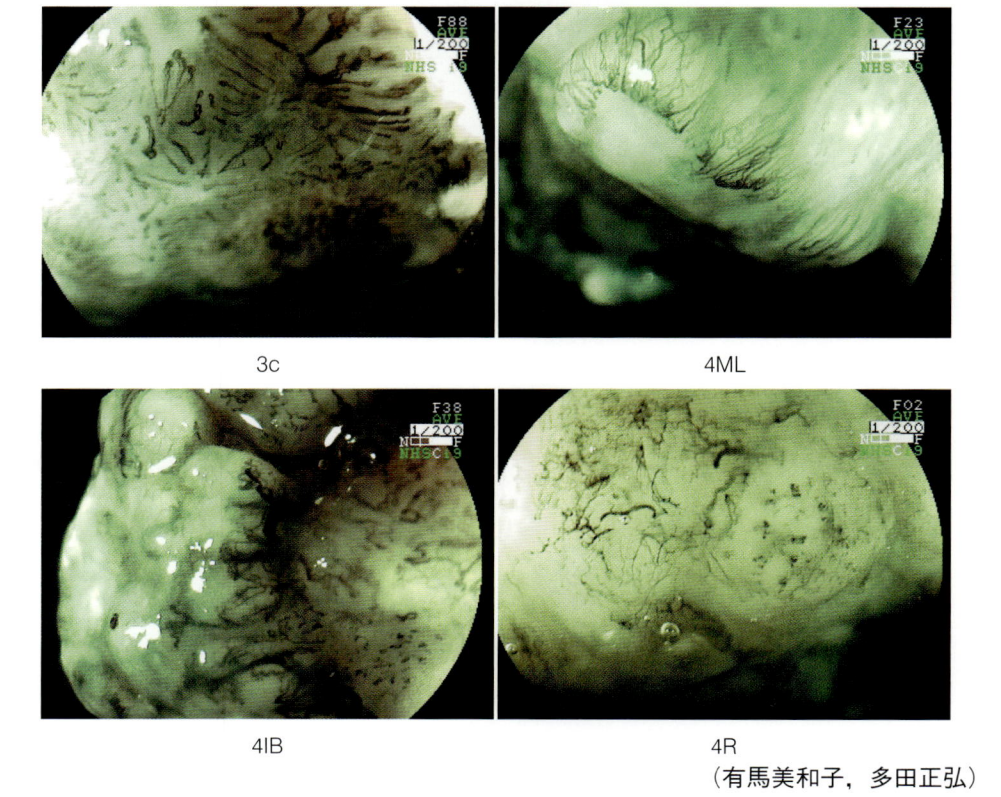

3c

4ML

4IB

4R

（有馬美和子，多田正弘）

i-scan による食道表在癌の診断

　i-scan とは，HOYA 株式会社 PENTAX ライフケア事業部により開発された内視鏡システムである EPK-i に搭載された 3 種類の画像強調機能〔Surface Enhancement（SE），Contrast Enhancement（CE），Tone Enhancement（TE）〕の総称である．

　SE は凹凸の輝度の差から edge を認識して微細な表面構造を強調する機能，CE は輝度の低い部位を青く染めることで陥凹部位を強調する機能，TE は R, G, B の分布を変更して臓器や条件に合わせた強調を行う機能で，各強調機能は組み合わせて使用することができる．SE と CE は，明るさや色調を大きく変えないためスクリーニングに有用であると考えており，現在われわれは食道のスクリーニング観察に SE，CE を組み合わせて（SE＋CE）使用し，食道病変の認識力を高めている（**図 1**）．

　スクリーニングで認識できた病変は，TE を使用して精査を行う．TE は現在食道病変用に開発された TE-e，胃病変用に開発された TE-g，大腸病変用に開発された TE-c の 3 種類が使用でき，われわれはおもに食道癌の診断には TE-e（もしくは TE-g）を使用している．TE-e を用いると，非腫瘍上皮はやや青白く描出され（TE-g では青緑），樹枝状血管網が全周性に明瞭に観察できる．腫瘍上皮は樹枝状血管網が途絶した表面構造の不整な領域として認識できる（**図 2**）．この病変は内視鏡的に切除され，i-scan で認

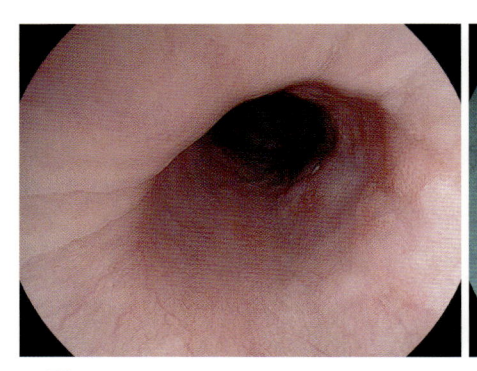

図 1　SE＋CE
　胸部中部食道右壁にごく軽度発赤調の不整粘膜を認める．構造の違いから病変の境界を認識できるが，不明瞭な部位も認める．

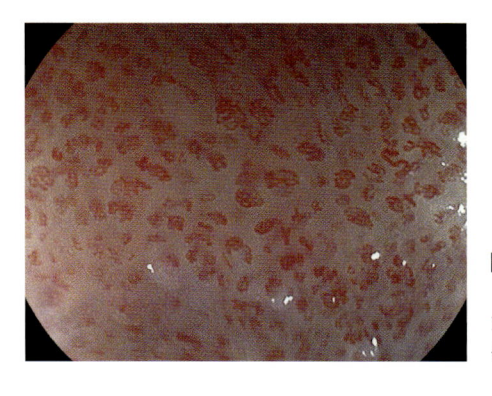

図 2　TE-e
　図 1 の病変を TE-e で観察．非腫瘍上皮は青白く描出され，樹枝状血管網が全周性に観察できる．病変は樹枝状血管網が途絶した不整な領域として認識できる．

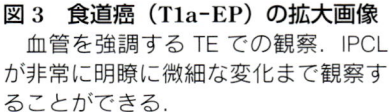

図 3　食道癌（T1a-EP）の拡大画像
　血管を強調する TE での観察．IPCL が非常に明瞭に微細な変化まで観察することができる．

識できた範囲の上皮内癌（T1a-EP）と診断された．

食道病変の腫瘍・非腫瘍の鑑別，さらには深達度診断や内視鏡治療適応の判断に IPCL の観察が有用であると報告されているが，その観察には拡大内視鏡による拡大観察が必須である．現在 EPK-i 用の拡大内視鏡は開発中ではあるが，プロトタイプの使用経験では，IPCL の観察は高画質であるため従来の内視鏡システムと比較してより明瞭で微細な変化まで観察することができた（図 3）．現段階では従来の IPCL の血管異型の観察による基準を用いた診断を応用するにとどまるが，今後症例を重ねて，食道癌の診断に有用な新たな所見の有無について検討を行っていきたい．

〈小田島慎也，新美恵子，藤城光弘〉

極細径内視鏡における画像強調

● 極細径内視鏡の欠点

極細径内視鏡の定義については確定したものはないが，経鼻内視鏡検査が可能なスコープとするならば，最大径が 6.0 mm 未満のものと考えてよいかと思われる．極細径内視鏡は各社さまざまな機種があるが，いずれも通常径内視鏡検査に比べて画像解像度，操作性の面から劣ることが指摘され，スクリーニング検査としての性能を疑問視する声も少なくない．

● NBI 観察との併用

われわれは，通常の上部消化管スクリーニング検査は，経口経鼻にかかわらず極細径内視鏡（OLYMPUS 社製 GIF-N260，GIF-XP260N）を使用しているが，上記の弱点を補う意味で NBI 観察を併用している．

元来 NBI は，粘膜表層の毛細血管像の強調，粘膜表面の微細構造の強調を表示することで消化管腫瘍性病変の検出，範囲診断および深達度診断に応用することが期待されているが，これらはいずれも高解像度または拡大機能を有するスコープによって初めてその能力を発揮するとされており，極細径内視鏡での使用を想定したものではない．

しかし，実際に極細径内視鏡を用いて NBI 観察を行うと，上部消化管悪性腫瘍，とくに咽喉頭部および食道の扁平上皮癌の検出に有用であることが少なくない．正常の重層扁平上皮は NBI 観察では緑色を基調とした色で表現されるが，癌の部位は brownish area として観察される場合が多いため異常として認識しやすく，ヨード染色，生検の必要性を判断する一助となりうると考えている．

● 症例呈示

症例は 66 歳，男性．胸部中部食道に認められた深達度 pT1a-EP の表在癌である．通常観察ではやや発赤した粘膜面としてかろうじて認識できる程度であるが（a），NBI 観察を行うと周囲粘膜と色調が明らかに異なる brownish area として明瞭に描出されており（b），視認性についてはヨード染色像（c）と比較しても遜色ないものと思われる．ちなみに当センターでの内視鏡による食道癌発見率をみると，NBI 導入前（平成 11〜17

| 白色光 a | NBI b | 色素 ヨード c |

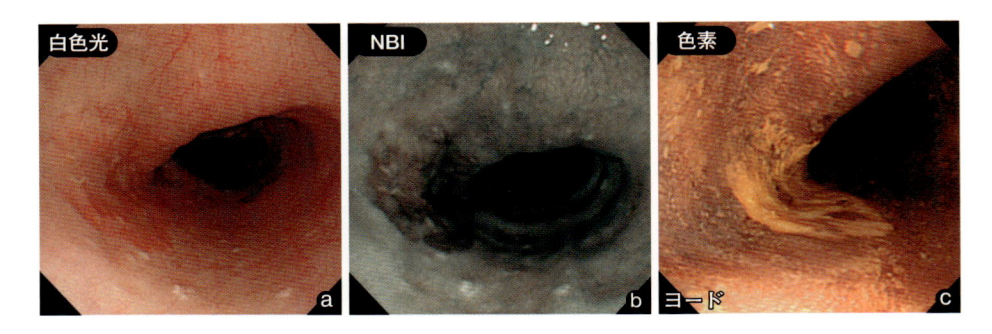

年）は 0.03%（15,033 例中 4 例）であったのに対して，導入後（平成 18〜20 年）では 0.1%（8,860 例中 9 例），と向上が認められている．また，逆流性食道炎における mucosal break の観察や，異所性胃粘膜の診断も比較的容易である．

● 胃十二指腸での応用と今後の課題

一方，円柱上皮を背景粘膜としている胃十二指腸に関しては，腫瘍性病変発見のためのスクリーニング検査に応用することは現時点ではやや困難である．その理由としては brownish area のような正常粘膜との明らかな違いがないこと，管腔の広い臓器のために光量不足になり，得られる情報が限定的であるなどの理由によるものと思われる．それでも，通常観察で局所病変を認識した際，NBI による近接観察を追加することで病変の微細構造観察が可能となり，病変の質的診断の補助として活用できると思われる．

今後，極細径内視鏡の基本性能（解像度，光量など）を向上させることが喫緊の課題であり，それが達成できればスクリーニング検査への画像強調観察はさらに有用なものとなりうると考えている．

（有馬範行）

Case 15　食道表在癌（T1a-EP）

NBI 併用拡大

部位　胸部中部食道右・後壁　　肉眼型　0-IIc

（鈴木晴久，斎藤　豊，平島徹朗）

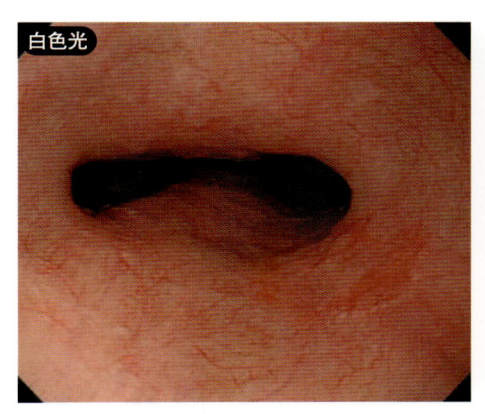

胸部中部食道右・後壁にわずかに発赤した粗糙な粘膜を認める．

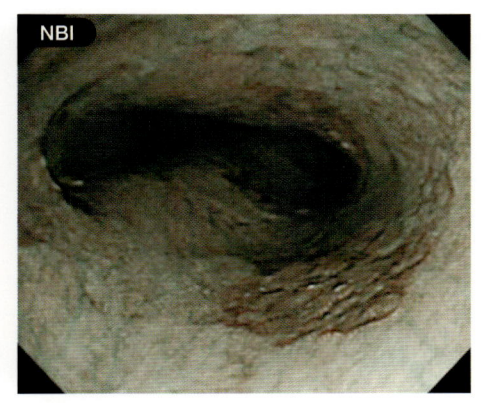

非腫瘍上皮は白色調でやや光沢があるのに対して，腫瘍上皮は茶褐色の領域として認識され，腫瘍部と非腫瘍部には明瞭な境界が形成される．肛門側左壁と右壁にも茶褐色の領域が認識できる．

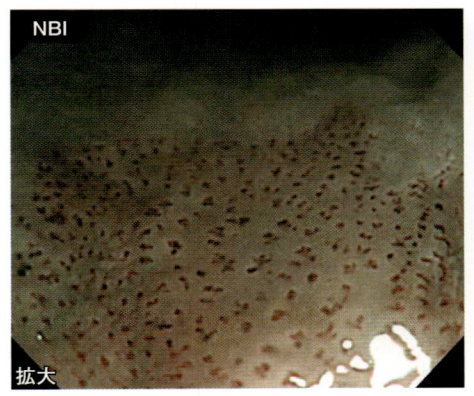

口側の病変の拡大像．"拡張・蛇行・口径不同・形状不均一"の四つのパターンを示す，Type V-1 に相当する不整な IPCL の増生を認める．

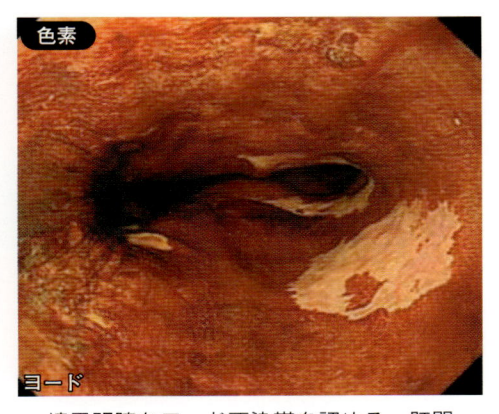

境界明瞭なヨード不染帯を認める．肛門側の 2 病変も同様にヨード不染として認識される．

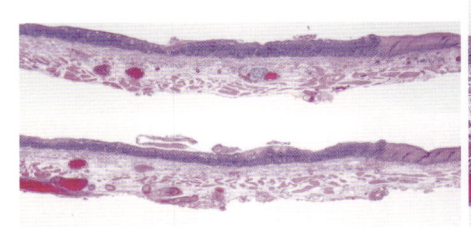

病理組織　扁平上皮癌　　深達度　pT1a-EP

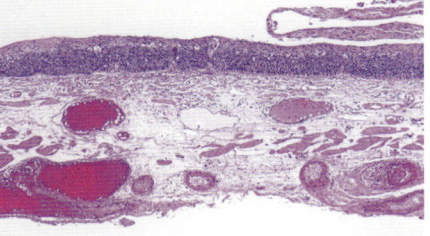

（EMR 標本）

Comment　　　　　　　　　　　　　　　　　　　　　　　　　　　　Case 15

　通常白色光ではわずかに発赤した粗糙な粘膜変化を示すのみで容易には認識できないが，NBI で観察すると境界明瞭な茶褐色の領域として容易に認識される．NBI 拡大では Type V-1 に相当する不整な IPCL の増生を認める．
　以上から，深達度 T1a-EP～LPM の早期食道癌と診断され，EMR を施行した．

Case 16 食道表在癌（T1a-EP） i-scan

部位 胸部中部食道右壁　　**肉眼型** 0-Ⅱb+Ⅱa

（小田島慎也，後藤　修，藤城光弘）

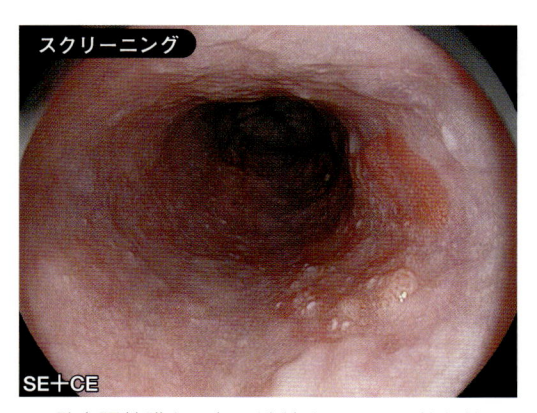

スクリーニング　SE+CE
発赤調粘膜とそれに連続する凹凸不整な粘膜を認める．凹凸不整な部位の境界は不明瞭な部位も認める．

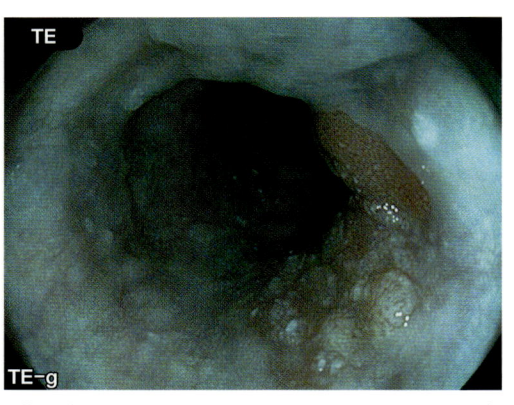

TE-g
非腫瘍上皮は青緑調で全周性に樹枝状血管網が明瞭に認められる．病変は赤の色調がより強調され，SE+CE では認識しづらい境界も明瞭に観察できる．また認識できる境界の範囲で樹枝状血管網が途絶している所見も得られる．

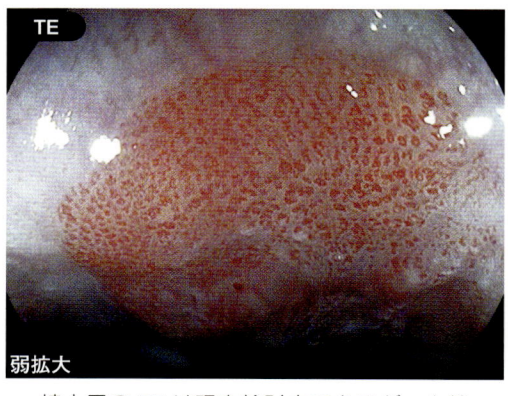

TE　弱拡大
拡大用の TE は現在検討中であるが，血管を強調するモードで，IPCL が明瞭に観察できる．

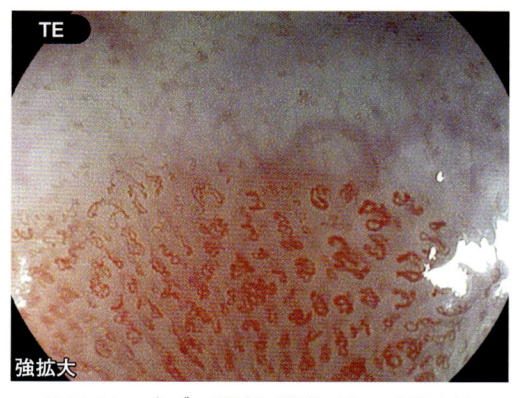

TE　強拡大
IPCL は 1 本ずつ明瞭に観察でき，病変の境界も容易に認識できる．IPCL は Type Ⅴ-1 に相当する変化と診断した．

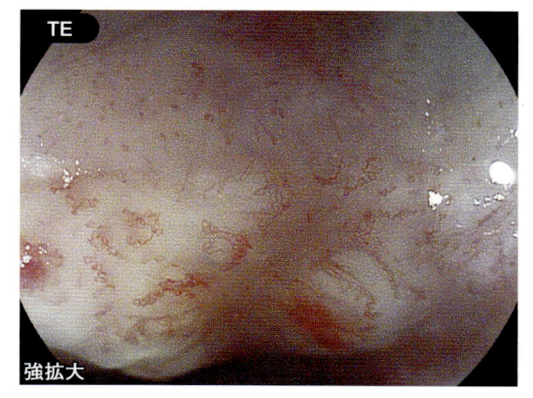

TE　強拡大
凹凸の強い部位の拡大像．通常観察では深部浸潤の可能性も考慮したが，拡大観察による IPCL は拡張軽度であり，深部浸潤を疑う所見と取らなかった．

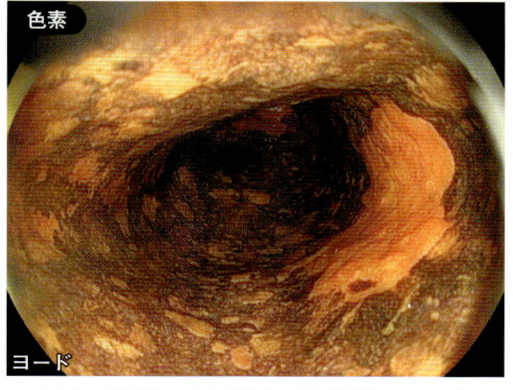

色素　ヨード
TE にて認識できた範囲で境界明瞭なヨード不染帯となる．

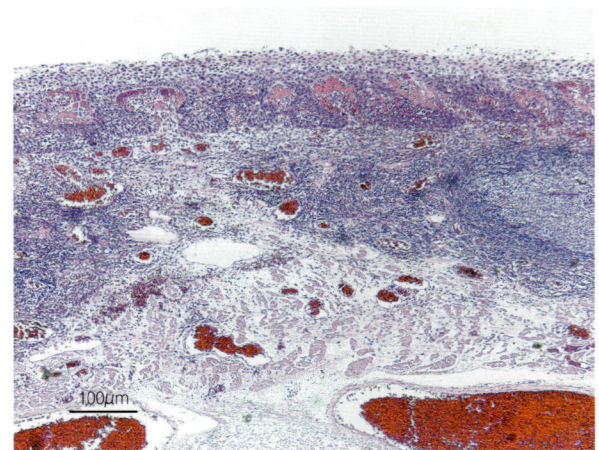

(ESD 標本)

病理組織 扁平上皮癌　　**深達度** pT1a-EP

Comment ─────────────────────────── Case 16 ─

　SE＋CE の画像強調で病変の存在は容易に認識できるが，境界は不明瞭な部位も存在した．TE（TE-g）を用いると，色調の差から病変の境界は明瞭となり，病変の範囲診断は容易となった．非拡大観察では病変口側の凹凸が強く，この部位の深部浸潤の可能性も考えたが，拡大観察による血管異型から T1a-EP の早期食道癌と診断し，ESD を施行した．

食道

Case 17　食道表在癌（T1a-LPM）

NBI 併用拡大

（滝沢耕平）

部位 腹部食道左壁　　**肉眼型** 0-IIa

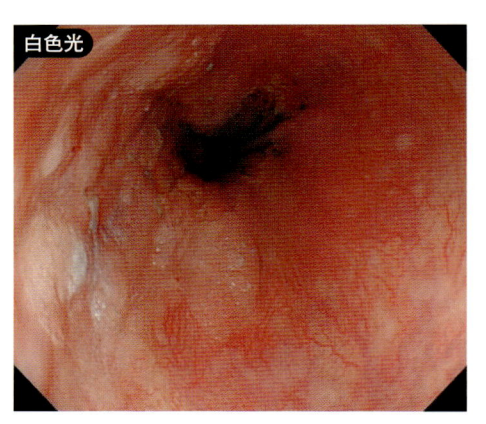

腹部食道領域左壁，SCJ に接して，白色調を呈する丈の低い扁平隆起性病変を認める．

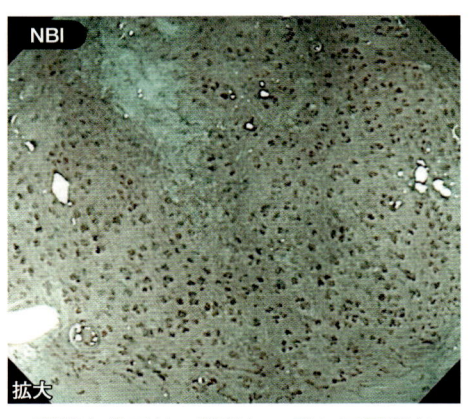

弱拡大像では，隆起に一致して不整な IPCL の増生を認める．

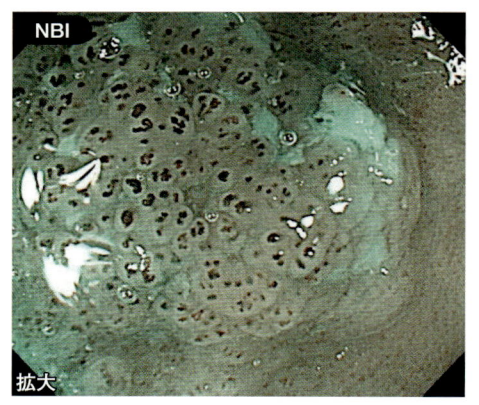

強拡大像では，乳頭状隆起の中にこまかい螺旋状の血管が集簇するいわゆるイクラ状の形態を認め（有馬分類 Type 3d），深達度は T1a-LPM と診断した．

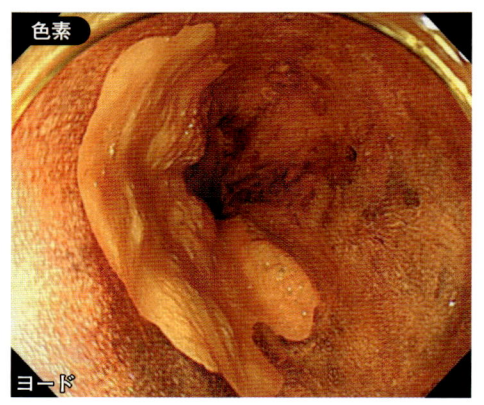

境界明瞭なヨード不染帯を認めた．

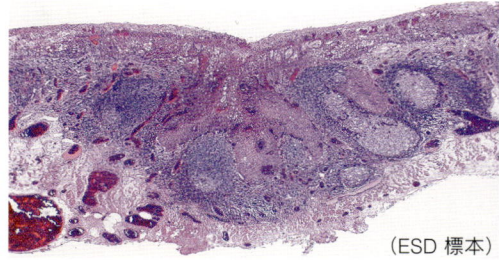

（ESD 標本）

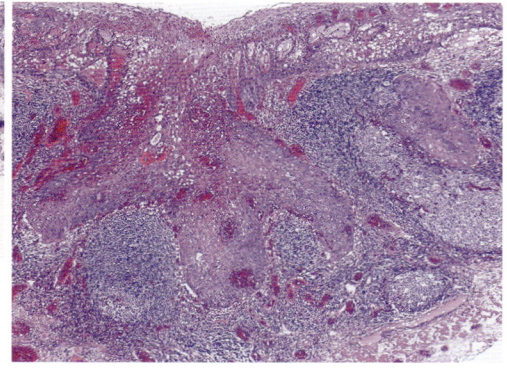

病理組織 扁平上皮癌　　**深達度** pT1a-LPM

最終診断：Squamous cell carcinoma, 0-IIa, T1a-LPM, ly0, v0, HM(−), VM(−), 35×29 mm

Comment ─────────────────────────── Case 17

　通常白色光では白色調扁平上皮性病変と認識され，NBI にて隆起に一致して不整な IPCL の増生を認めるため，食道癌と診断可能である．NBI 拡大観察においてイクラ状形態を認めたため深達度は T1a-LPM と診断し，ESD を施行した．

Case 18　食道表在癌（T1a-LPM）　　　　NBI併用拡大，AFI

部位 胸部中部食道右壁　　**肉眼型** 0-IIc

（鈴木晴久，斎藤　豊，平島徹朗）

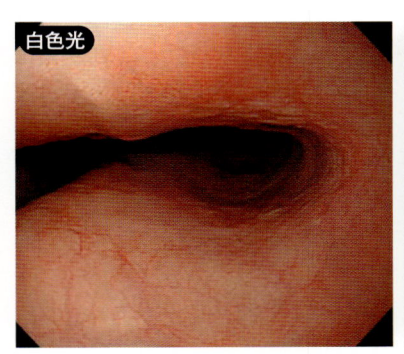

食道

白色光
Case 15 症例の肛門側右壁の病変．わずかに発赤した粗糙な粘膜を認める．

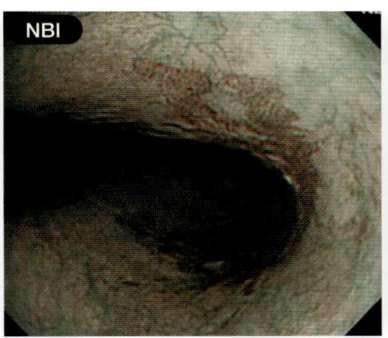

NBI
非腫瘍上皮は白色調でやや光沢があるのに対して，腫瘍上皮は茶褐色の領域として認識され，腫瘍部と非腫瘍部には明瞭な境界が形成される．

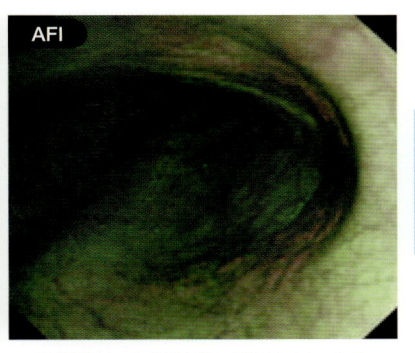

AFI
非腫瘍上皮が緑色に描出されるのに対して，腫瘍上皮はマゼンタの領域として認識され，腫瘍部と非腫瘍部には明瞭な境界が形成される．また，非腫瘍上皮の樹枝状血管はやや濃い緑色に描出されるが，腫瘍部ではこれが消失している．

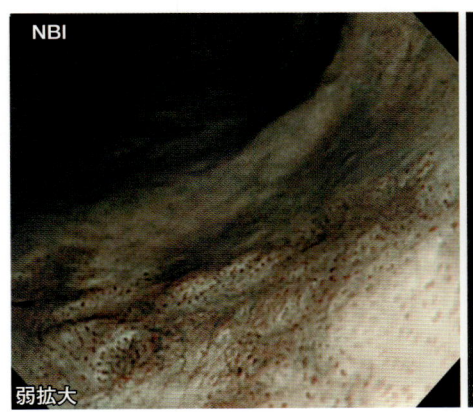

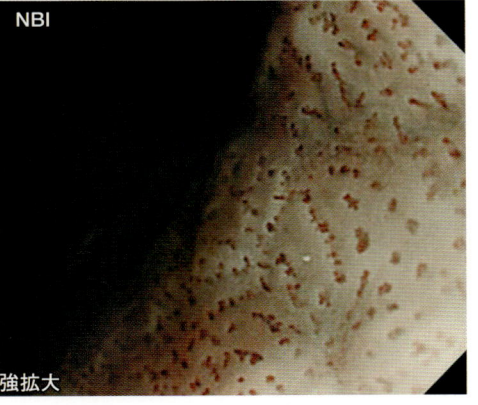

NBI 弱拡大
NBI 強拡大

弱拡大で不整な IPCL の増生を認め，強拡大で"拡張・蛇行・口径不同・形状不均一"の四つのパターンを示す，Type V-1 に相当する IPCL の増生を認める．

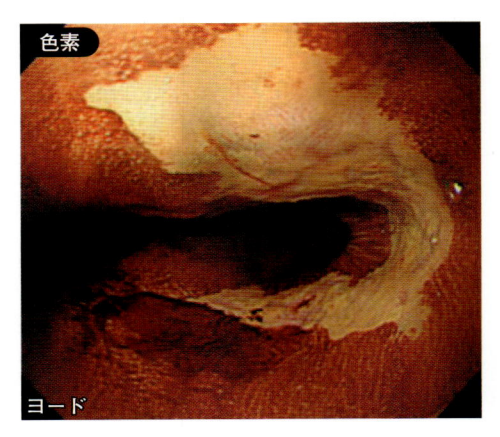

色素　ヨード

境界明瞭なヨード不染帯を認める．

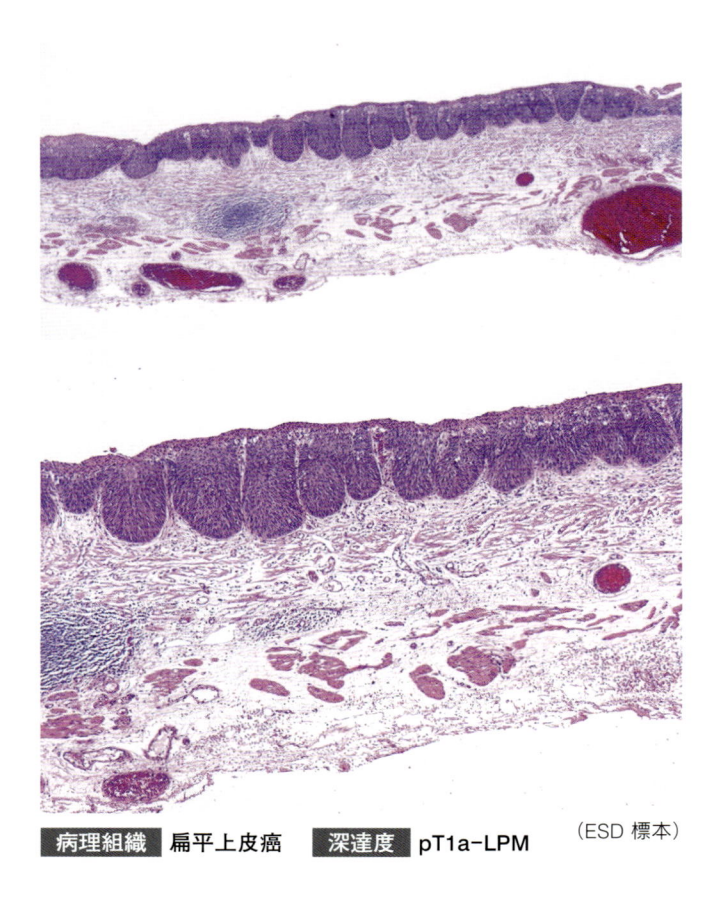

| 病理組織 | 扁平上皮癌 | 深達度 | pT1a-LPM | （ESD 標本）|

Comment ───────────────────────────────────── Case 18

　通常白色光ではわずかに発赤した粗糙な粘膜変化を示すのみで容易には認識できないが，NBI または AFI で観察すると，各々境界明瞭な茶褐色またはマゼンタの領域として容易に認識される．NBI 拡大では Type V-1 に相当する不整な IPCL の増生を認める．
　以上から，深達度 T1a-EP〜LPM の早期食道癌と診断され，ESD を施行した．

Case 19　食道表在癌（T1a-LPM）

NBI 併用拡大

部位 胸部中部食道後壁　　**肉眼型** 0-IIc

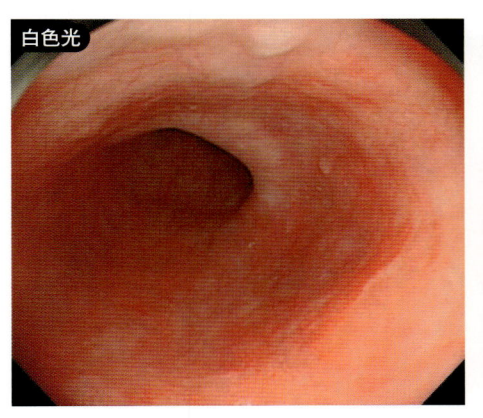

（滝沢耕平）

白色光：胸部中部食道後壁を主座に約半周性の境界不明瞭な発赤した粗糙粘膜を認める．

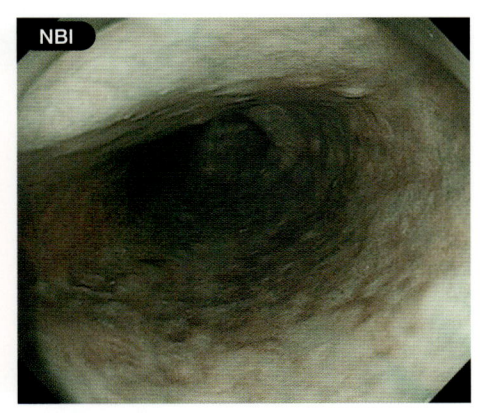

NBI：境界不明瞭ながらも領域性のある brownish area として認識される．

拡大（NBI）：拡張・増生した IPCL の口径不同，走行不整を認める．血管の形状は不揃いで，配列も不規則であった．しかし，血管径は細く，口径不同も軽度であったことから（井上分類 IPCL Type V-2）深達度は T1a-LPM までと診断した．

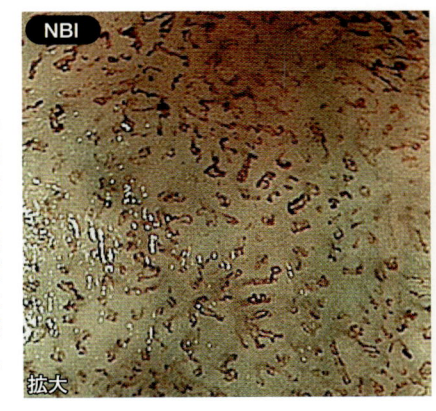

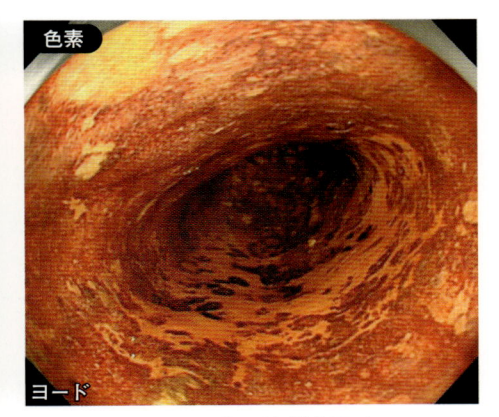

色素（ヨード）：境界明瞭なヨード不染帯を認める．

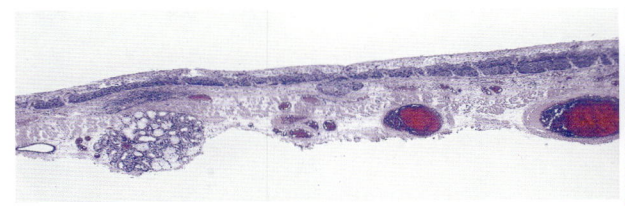

病理組織 扁平上皮癌　　**深達度** pT1a-LPM

最終診断：Squamous cell carcinoma, 0-IIc, T1a-LPM, ly0, v0, HM(−), VM(−), 42×33 mm

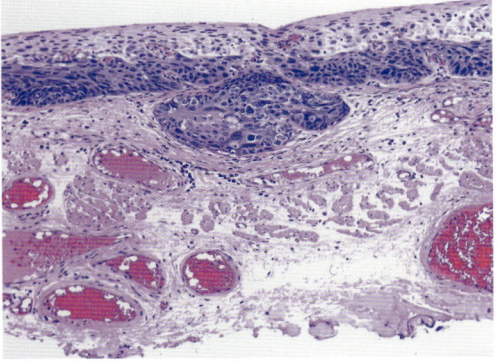

（ESD 標本）

Comment ─ Case 19

　通常白色光では発赤粗糙な粘膜変化を示すのみであるが，NBI では領域性のある brownish area として容易に認識可能である．NBI 拡大観察において微小血管の増生・拡張・形状不均一を認めるものの，血管の異型が軽度であることから深達度は T1a-LPM までと診断し，ESD を施行した．

Case 20　食道表在癌（T1a-LPM）

NBI併用拡大

部位　胸部中部食道左壁　　肉眼型　0-IIc

（滝沢耕平）

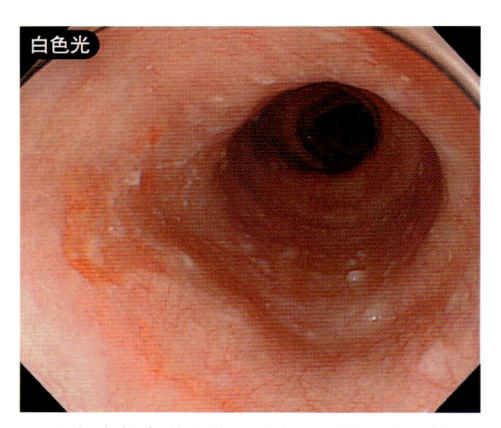

白色光：胸部中部食道左壁に発赤調の浅い陥凹性病変を認める．

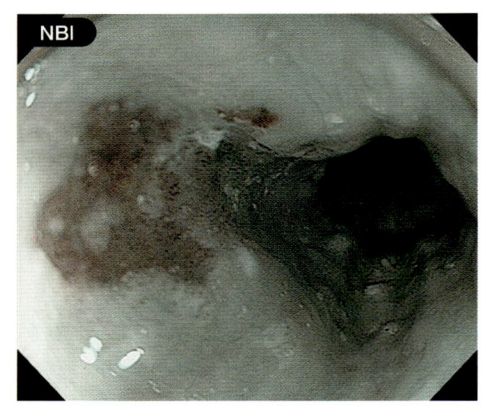

NBI：境界明瞭な brownish area として認識できる．

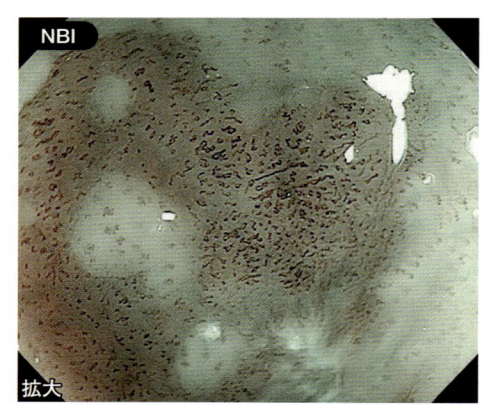

NBI拡大：IPCL の拡張・蛇行・口径不同・形状不均一，さらには一部にそれらの伸長や癒合も認めた．しかし，血管径は比較的細く，口径不同も軽度であったことから（井上分類 Type V-2），深達度は T1a-LPM までと診断した．

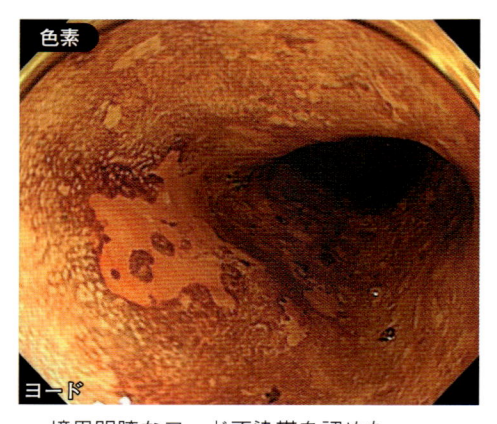

色素（ヨード）：境界明瞭なヨード不染帯を認めた．

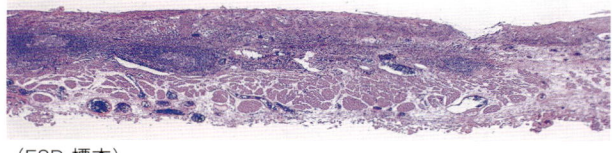

（ESD 標本）

病理組織　扁平上皮癌　　深達度　pT1a-LPM

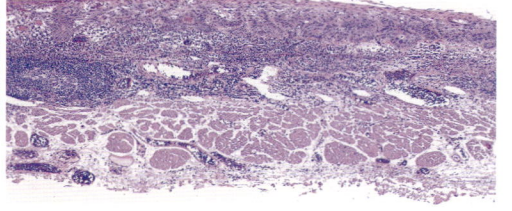

大部分は T1a-EP であったが，一部でわずかに T1a-LPM に達していた．
最終診断：Squamous cell carcinoma, 0-IIc, T1a-LPM, ly0, v0, HM（−）, VM（−）, 12×11 mm

Comment ──────────────────────────── Case 20

　通常白色光では発赤調の陥凹性病変として，NBI では境界明瞭な brownish area として認識される．NBI 拡大観察において微小血管の増生・拡張・形状不均一を認めるものの，血管の異型が軽度であることから深達度は T1a-LPM までと診断し，ESD を施行した．

Case 21 食道表在癌（T1a-LPM）

NBI 併用拡大

部位 胸部中部食道後壁　　肉眼型 0-IIc

（滝沢耕平）

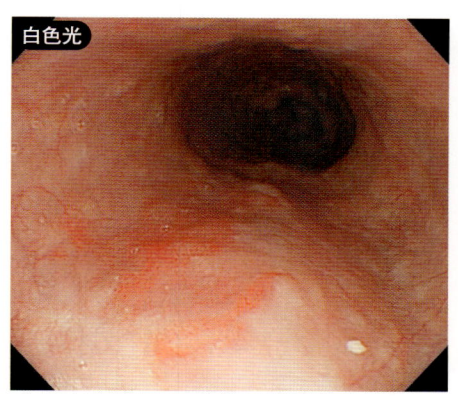

胸部中部食道後壁にやや境界不明瞭な発赤領域を認める．

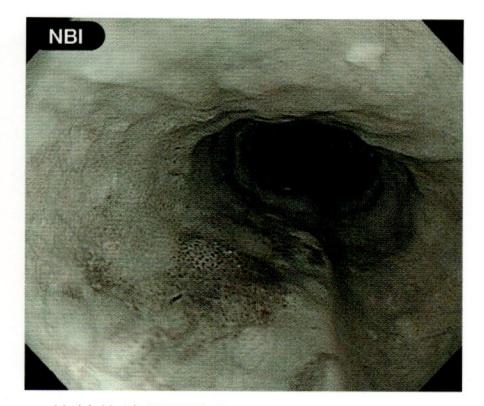

比較的境界明瞭な brownish area として認識される．

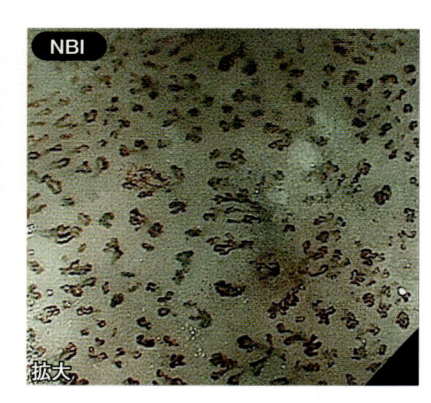

大部分において拡張・蛇行・口径不同・形状不均一のパターンを示す IPCL の増生を認めた（Type V-2）．

さらに一部では血管異型の強い部分（写真右）も認められ（Type V-2），同部位での T1a-MM 浸潤も否定できないと考えた．

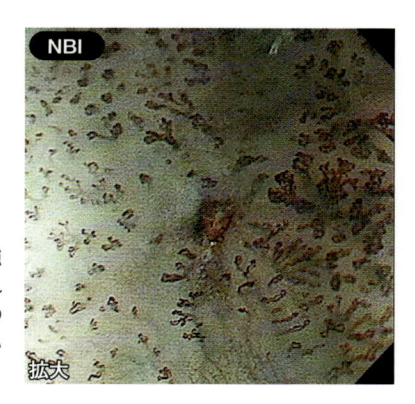

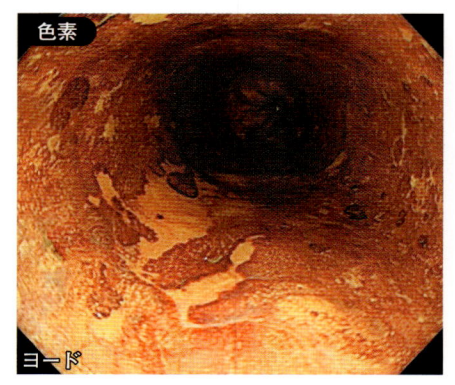

境界明瞭なヨード不染帯を認める．

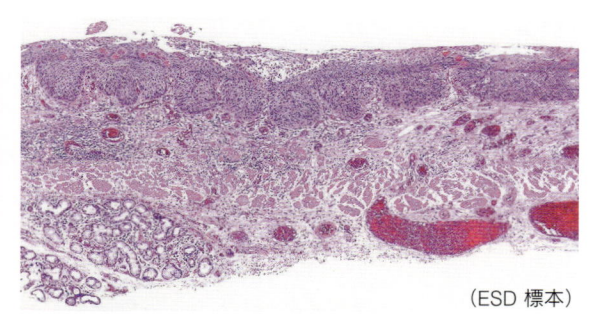

（ESD 標本）

病理組織 扁平上皮癌　　深達度 pT1a-LPM

最終診断：Squamous cell carcinoma, 0-IIc, T1a-LPM, ly0, v0, HM（－）, VM（－）, 30×21 mm

Comment ────────────────── Case 21

通常白色光ではやや境界不明瞭な発赤領域であるが，NBI では比較的境界明瞭な brownish area として認識可能である．NBI 拡大観察において大部分は深達度 T1a-LPM までと考えられたが，一部に一段強い血管異型を示す領域を認めたため T1a-MM 浸潤も否定できないと考えた．

Case 22 食道表在癌（T1a-LPM）

FICE

部位 胸部上部食道右壁　　**肉眼型** 0-IIc

（有馬美和子，多田正弘）

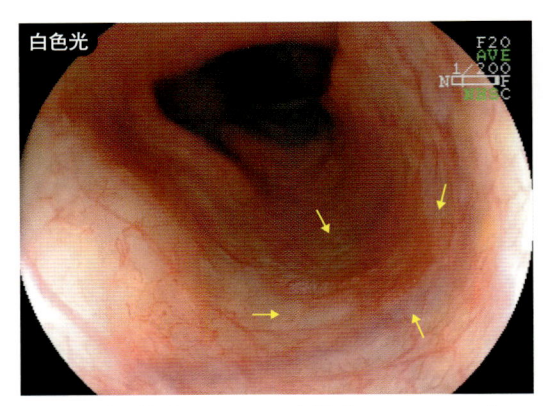

上切歯列から 24 cm の右側壁に，15 mm 大の淡い発赤した領域を認める．表面はわずかに粗糙な変化が観察される．

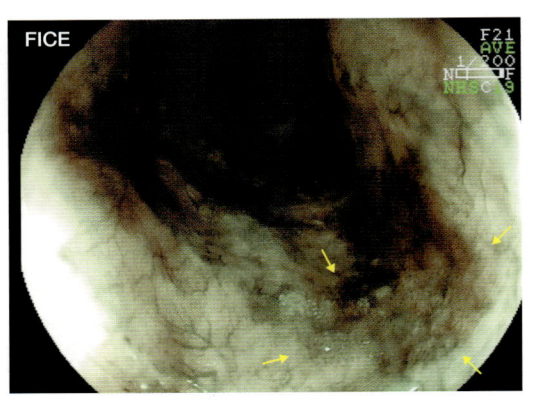

FICE の波長設定は R：525 nm, G：495 nm, B：495 nm. 病変部は淡い brownish area を示した．

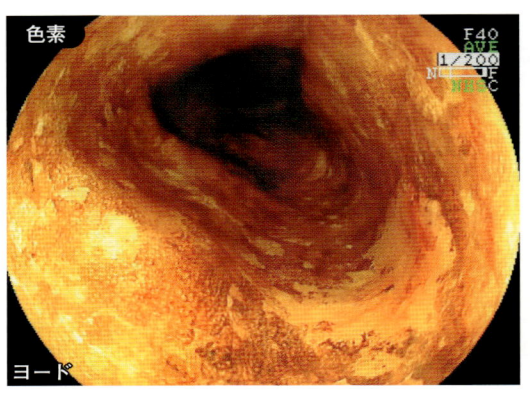

辺縁不整な境界明瞭な不染となった．

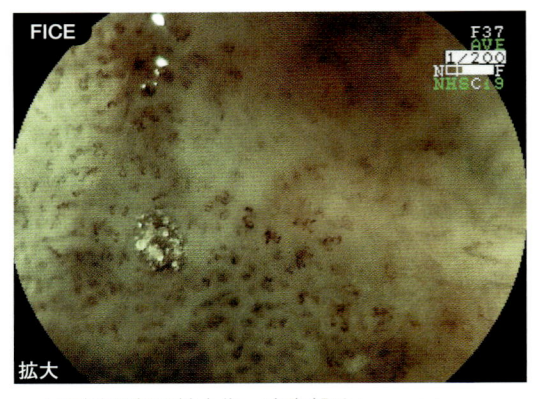

口側境界部の拡大像．病変部は brownish area を示し，口径不同で形状不均一な，こまかく縮れた異常血管が密に増生していた（type 3a）．

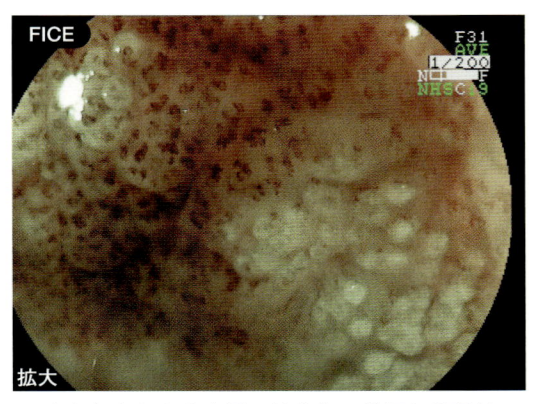

中央部からやや左側の拡大像．微細な乳頭状隆起が集簇し，その中にこまかい血管が多数観察され type 3d を示していた．cT1a-LPM と診断できる．

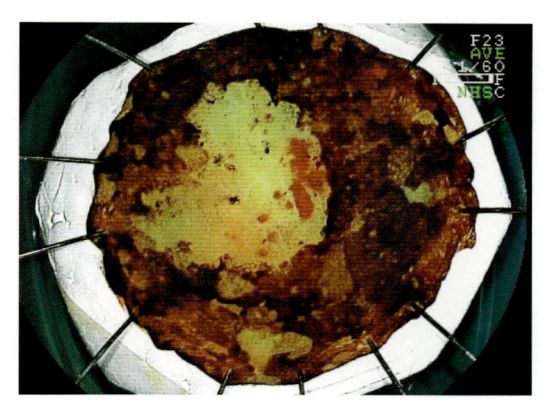

EMR 切片のヨード染色像．

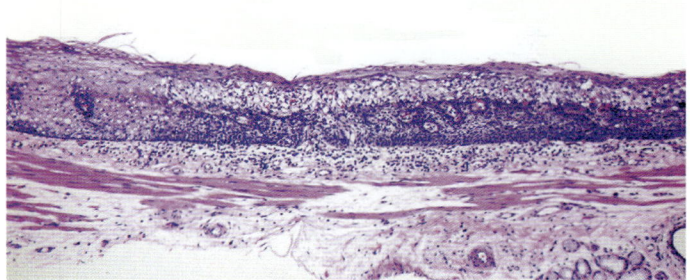

（EMR 標本）
口側は浅い陥凹面で，全層置換された EP 癌．

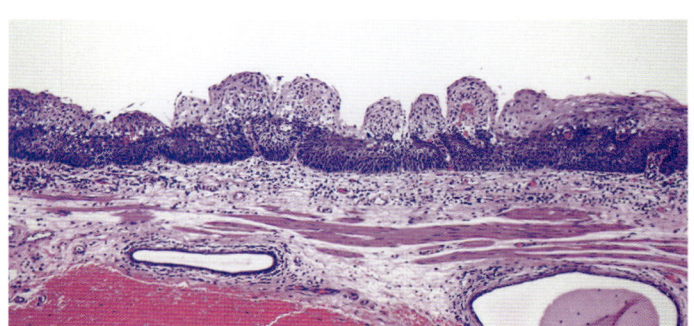

（EMR 標本）
中央部は丈の低い乳頭状隆起を示し，深達度 pT1a-LPM, ly0, v0.

病理組織 扁平上皮癌　　**深達度** pT1a-LPM

Comment ─────────────────────────────── Case 22 ─

　通常観察で発見した 0-IIc 型の LPM 癌である．拡大観察すると病変はすべて type 3 血管から構成されていたが，中央部の粗糙な領域はこまかな乳頭状の形態を示し，type 3d 血管が観察されたことより深達度 LPM と診断できた．

Case 23 食道表在癌（T1a-LPM）

i-scan

部位 胸部上中部食道後壁　　**肉眼型** 0-IIc

（小田島慎也，後藤　修，藤城光弘）

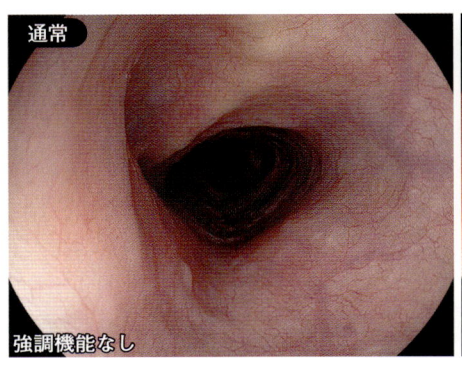

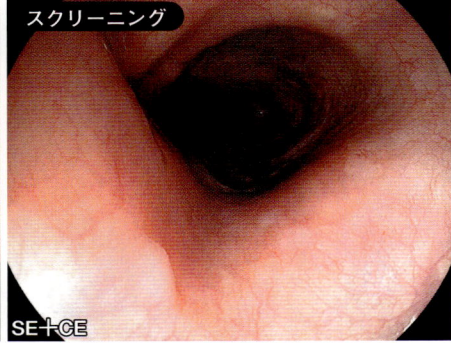

左：胸部上中部食道後壁にごくわずかな不整上皮を認めるが，境界も不明瞭で病変の存在を認識するのは困難である．
右：非腫瘍上皮には樹枝状血管網が全周性に観察できる．病変はわずかに発赤調の領域として認識できる．発赤部位は血管網が途絶した領域として認識できるが境界は一部不明瞭である．

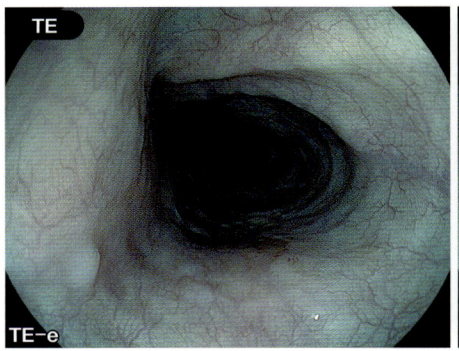

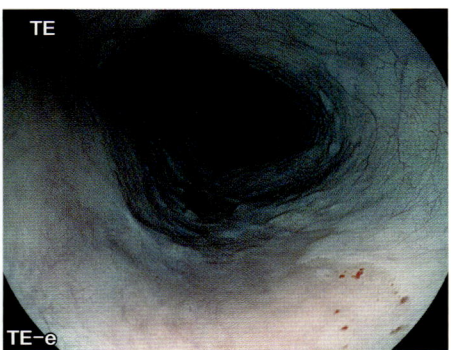

非腫瘍上皮は青白調で樹枝状血管網が全周性に明瞭に観察できる．病変は，黄色から茶色の領域として境界明瞭に認識できる．色調で認識できる境界で樹枝状血管網が途絶しているのがわかる．

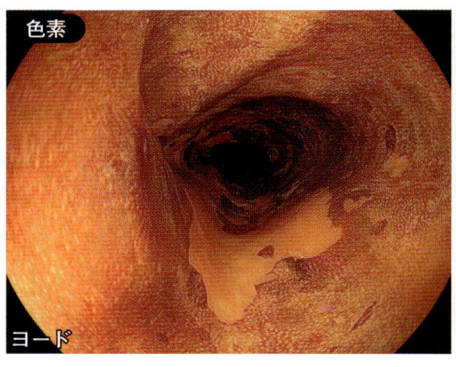

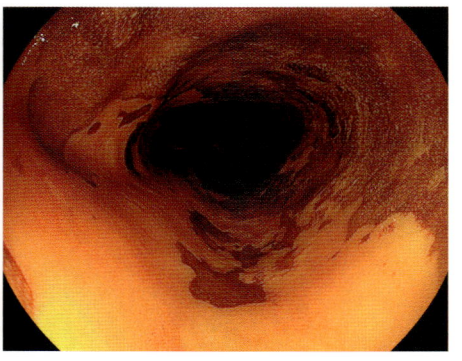

TE-e で認識できた境界と同様な領域でヨード不染領域となる．

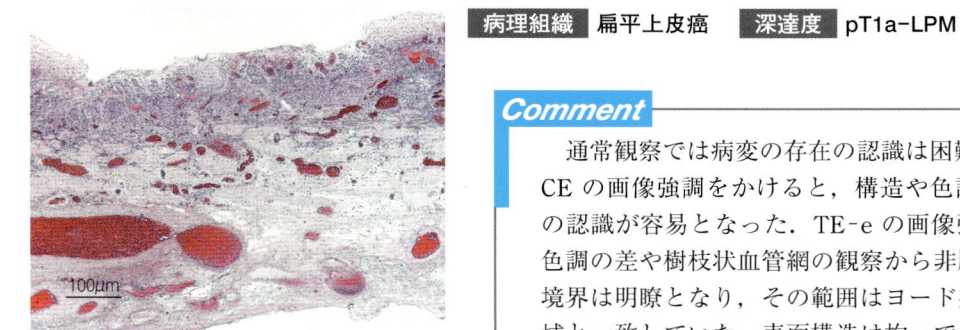

病理組織 扁平上皮癌　　**深達度** pT1a-LPM

（ESD 標本）

Comment ─────────────── Case 23

　通常観察では病変の存在の認識は困難であるが，SE＋CE の画像強調をかけると，構造や色調の変化から病変の認識が容易となった．TE-e の画像強調をかけると，色調の差や樹枝状血管網の観察から非腫瘍上皮と腫瘍の境界は明瞭となり，その範囲はヨード染色後の不染帯領域と一致していた．表面構造は均一で，腫瘍範囲全体に畳の目も観察できることから T1a-EP～LPM の早期食道癌と診断し，ESD を施行した．

Case 24　食道表在癌（T1a-MM）

NBI 併用拡大

部位 胸部中部食道後壁　　**肉眼型** 0-Ⅱa

（矢野友規，三梨桂子，藤井誠志）

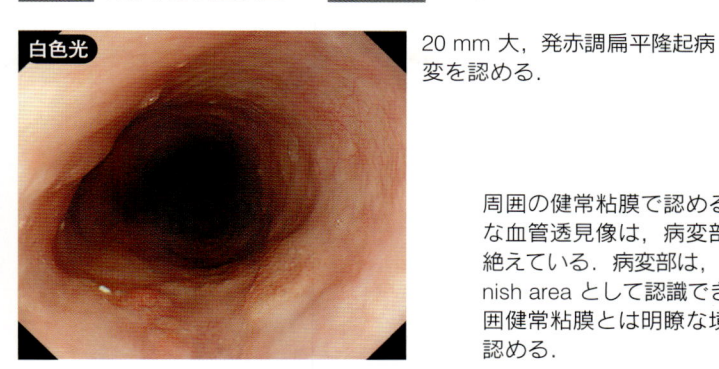

20 mm 大，発赤調扁平隆起病変を認める．

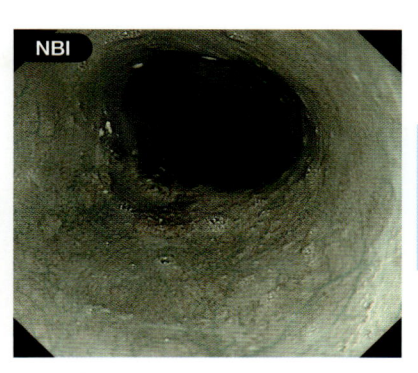

周囲の健常粘膜で認める明瞭な血管透見像は，病変部で途絶えている．病変部は，brownish area として認識でき，周囲健常粘膜とは明瞭な境界を認める．

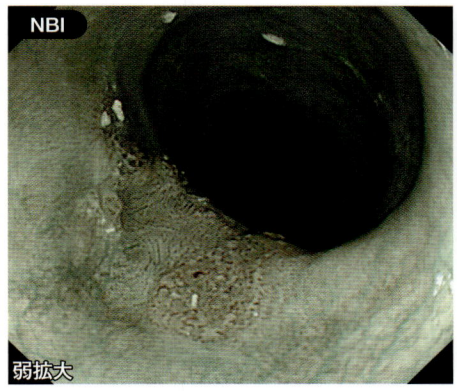

弱拡大では，病変内部に拡張した不整な IPCL の増生を認める．

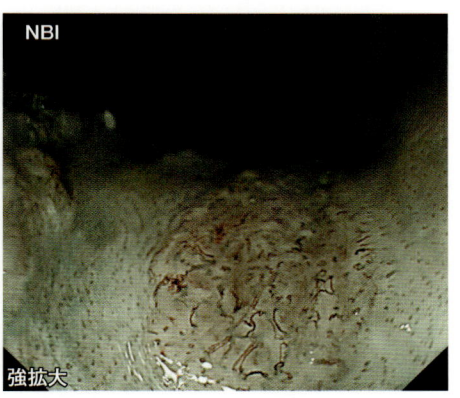

強拡大では，延長し，不規則な配列をきたしている IPCL の変化を確認できる．Type V-3 に相当する IPCL の所見．

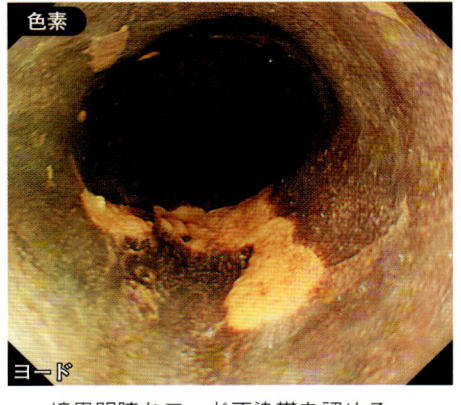

境界明瞭なヨード不染帯を認める．

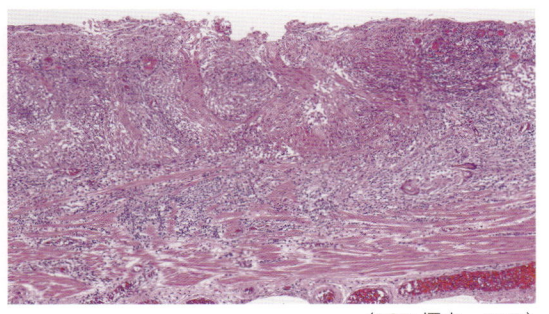

（ESD 標本 ×40）

病理組織 扁平上皮癌　　**深達度** pT1a-MM

Comment ─────────────────────────── Case 24

　通常観察では，胸部中部食道後壁に 20 mm 大の発赤調扁平隆起病変を認めた．NBI 観察では，病変部は brownish area として認識でき，周囲健常粘膜とは明瞭な境界を認める．NBI 弱拡大では，病変内部に拡張した不整な IPCL の増生を認めた．強拡大では井上らの分類で Type V-3 に相当するパターンを確認できた．臨床的に T1a-MM～SM1 の食道癌と判断し，ESD を施行した．病理学的には T1a-MM の扁平上皮癌であった．

Case 25　食道表在癌（T1a-MM）

NBI 併用拡大

部位　胸部中部食道後壁　　肉眼型　0-IIc

（滝沢耕平）

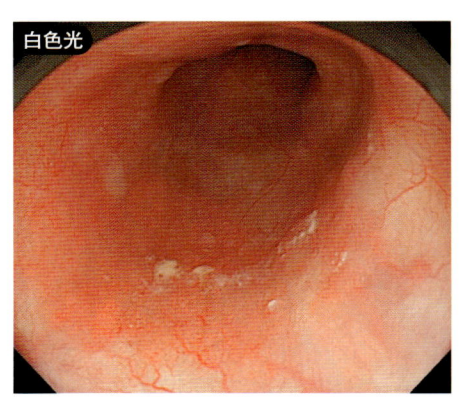

白色光：胸部中部食道後壁に約半周性の境界不明瞭な発赤した粗糙粘膜を認める．

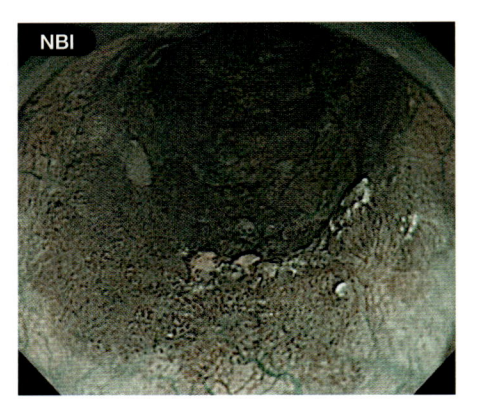

NBI：境界明瞭な brownish area として認識される．

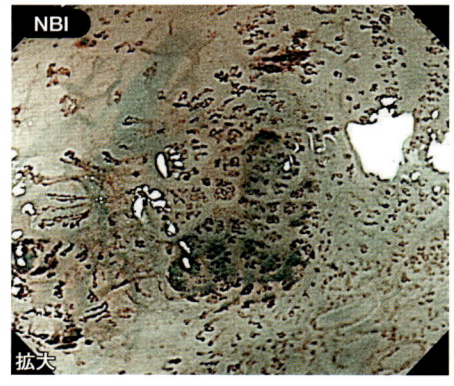

拡大（NBI）：口径不同で，不規則に配列する IPCL の拡張・増生を認める．IPCL の破壊は高度ではなく（井上分類 Type V-2），深達度は T1a-LPM までと診断した．

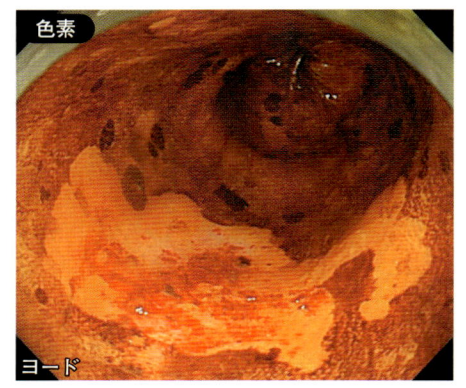

色素（ヨード）：境界明瞭なヨード不染帯を認める．

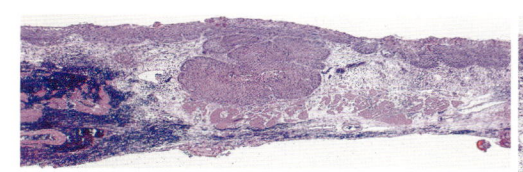

病理組織　扁平上皮癌　　深達度　pT1a-MM

大部分は T1a-LPM であったが，中心部においてわずかに T1a-MM に達していた．
最終診断：Squamous cell carcinoma, 0-IIc, T1a-MM, ly0, v0, HM（−）, VM（−）, 31×16 mm

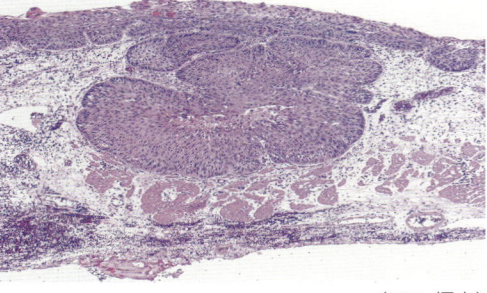

（ESD 標本）

Comment ─ Case 25

　通常白色光では境界不明瞭な発赤粗糙な粘膜であるが，NBI では境界明瞭な brownish area として認識可能である．NBI 拡大観察において血管の異型が比較的軽度であることから深達度は T1a-LPM までと診断し，ESD を施行した．病理結果では T1a-MM の範囲はごくわずかであり，かつ表層は T1a-LPM の癌が覆っていたために拡大観察が困難であったと考えられた．

Case 26　食道表在癌（T1b-SM1）

部位 胸部下部食道後壁　　**肉眼型** 0-Ⅱc

FICE

（有馬美和子，多田正弘）

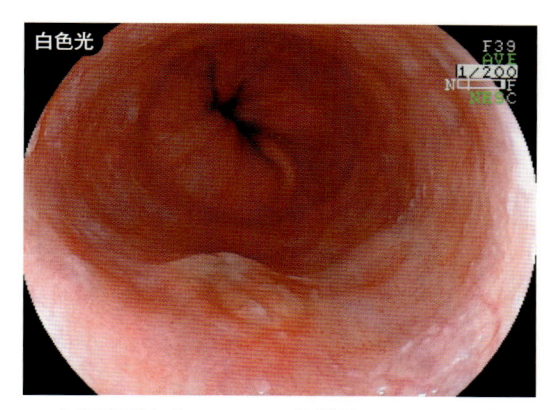

食道

上切歯列から 38 cm の後側壁に，10 mm 大の陥凹性病変を認める．陥凹内は粗大顆粒状で，軽度肥厚している．

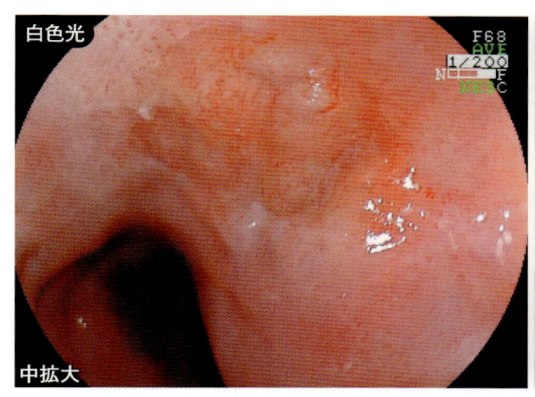

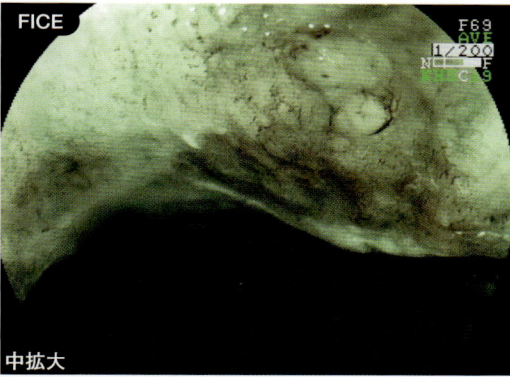

FICE 波長設定は R：525 nm, G：495 nm, B：495 nm. 陥凹面の口側は褪色域を形成している．

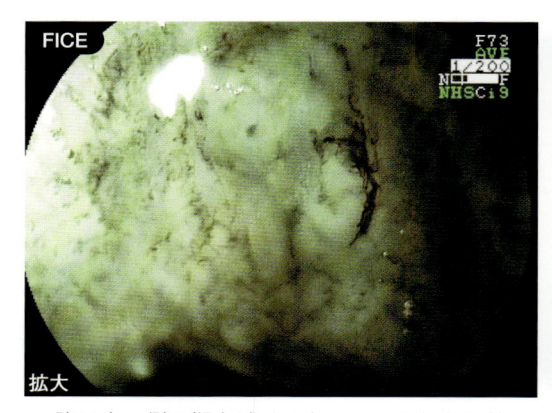

陥凹内口側の褪色域はストレッチされた不整樹枝状血管が認められ，2 mm 大の AVA を形成している．

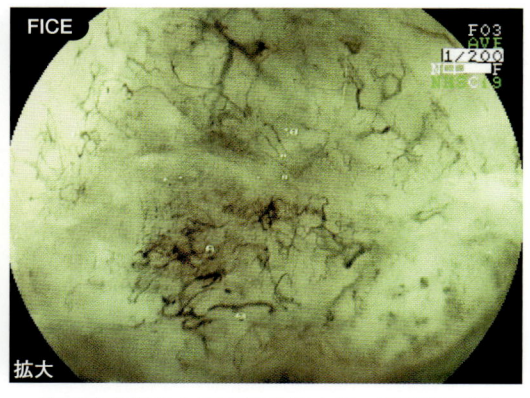

陥凹中央部から肛門側の拡大像．不規則で粗糙な網状血管から成り，type 4R を示していた．

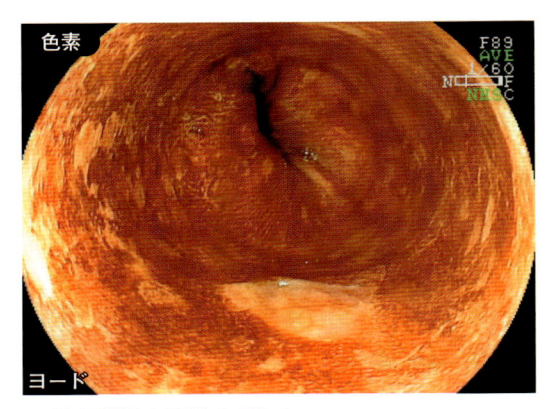

境界明瞭な不染を示した．

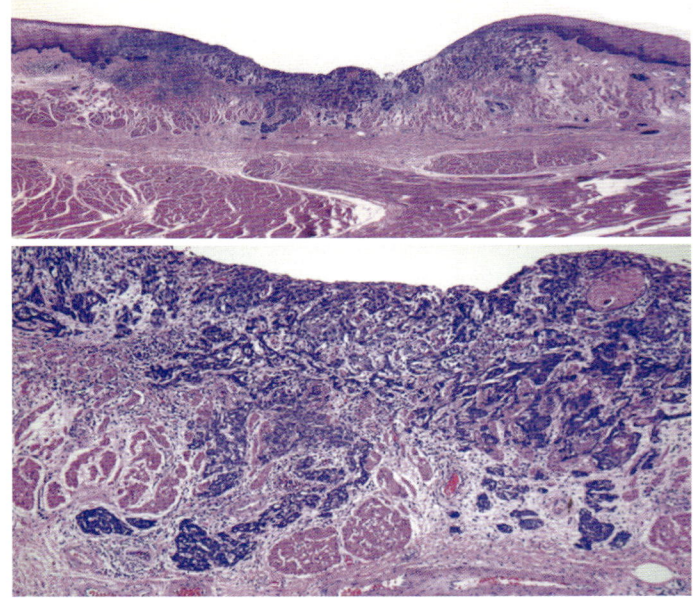

陥凹内は低分化型扁平上皮癌が浸潤し，pT1b-SM1, ly1, v1, INFc であった．

（手術標本）

| 病理組織 | 扁平上皮癌 | 深達度 | pT1b-SM1 |

Comment ───────────────────────── Case 26 ─

　褪色調の肥厚を伴う 0-IIc 型病変で，陥凹内を拡大観察すると，AVA を形成する部分と type 4R を示す部分とで構成されていた．低分化型癌の成分があることが予測され，病理組織像でもこまかい癌峰巣が浸潤する低分化型癌で，INFc の浸潤を示していた．

Case 27　食道表在癌（T1b-SM2）

NBI 併用拡大

部位　胸部中部食道後壁　　肉眼型　0-Ⅲ

（野中　哲，小田一郎，斎藤　豊）

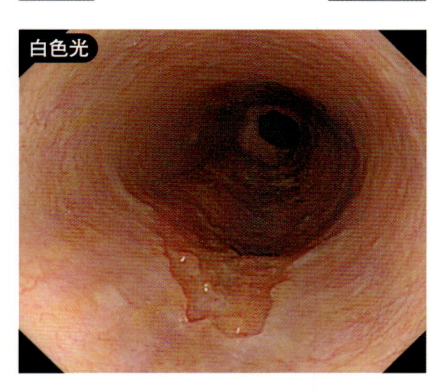

境界明瞭な深い陥凹を呈しており，陥凹内隆起も散見される．肉眼型は 0-Ⅲ と診断した．

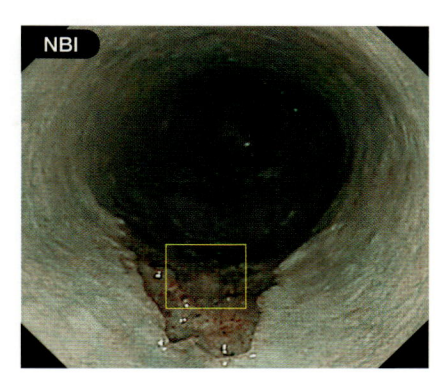

境界明瞭な茶褐色調の陥凹面として認識できる．

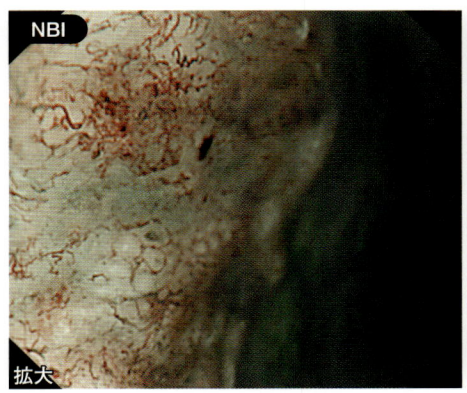

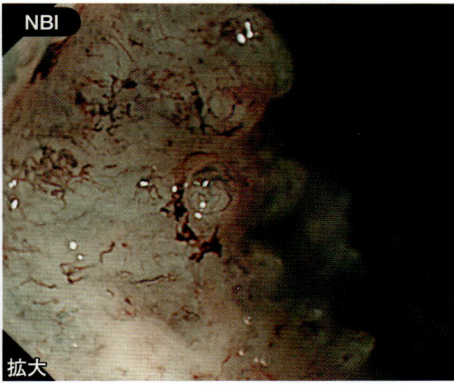

中心部（四角）で，微小血管は高度に破壊されており，太く蛇行した血管が見られ，一部に無血管野も認められる．IPCL TypeⅤ-3～V_N を呈していることから，SM 深部浸潤を疑う．

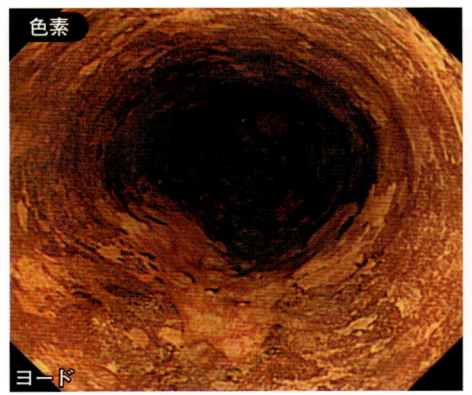

陥凹に一致して，境界明瞭な不染帯として認識できる．

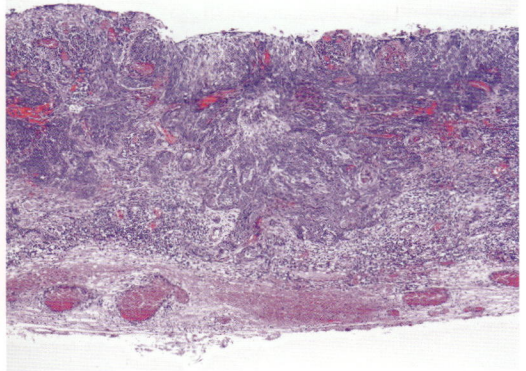

病理組織　扁平上皮癌

粘膜筋板を破壊し，粘膜下層へ浸潤している．

（ESD 標本）

深達度　pT1b-SM2（220 μm）

Comment ─ Case 27

　通常観察のみでも明らかな SM 浸潤を考えるが，NBI 拡大観察においても，微小血管は高度に破壊され，一部で消失していることから，SM 深部浸潤と診断できる．
　患者理由により，初回治療は ESD を選択したが，非治癒切除にて追加の化学放射線療法が施行された．

Case 28　食道表在癌（T1b-SM3）

FICE

部位 胸部中部食道左壁　**肉眼型** 0-Is

（有馬美和子，多田正弘）

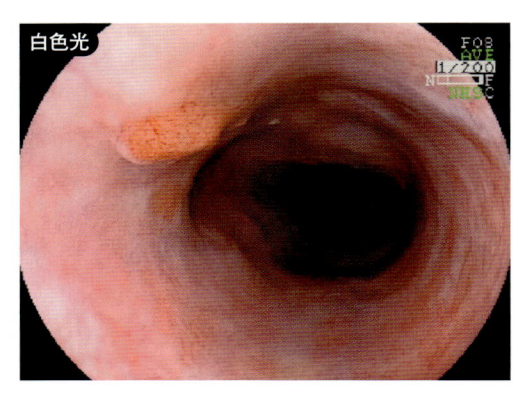

上切歯列から 30 cm の左側壁に，10 mm 大の発赤を伴う立ち上がりがなだらかな隆起性病変を認める．

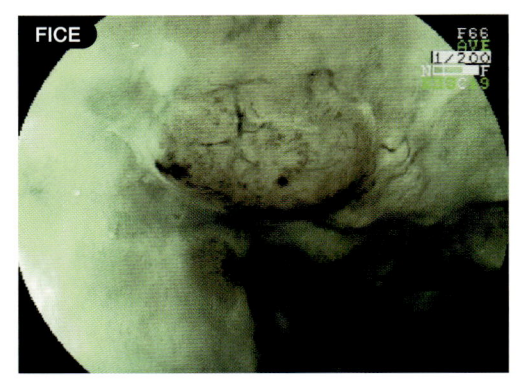

病変部は淡い brownish area を示した．隆起の立ち上がり部分に，やや太い血管が観察される．波長設定は R：525 nm，G：495 nm，B：495 nm．

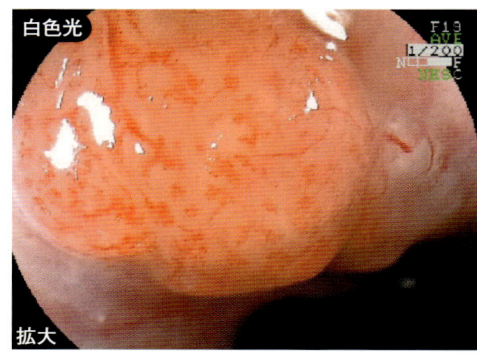

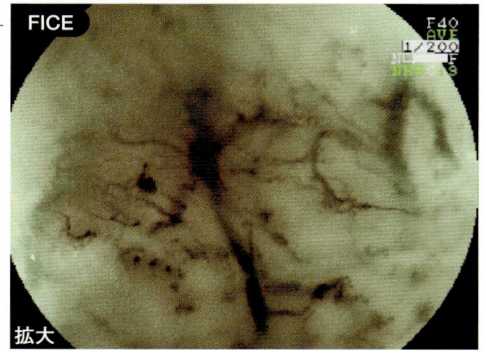

a	b
c	

発赤した隆起の表面には，軽度の拡張を伴い，先端が分岐して縮れた微細血管が認められる（a）．また，隆起の立ち上がり部分には，ストレッチして拡張した不整樹枝状血管が観察され，大きな AVA を形成している（a～c）．type 4L で SM2・SM3 癌と診断できる．

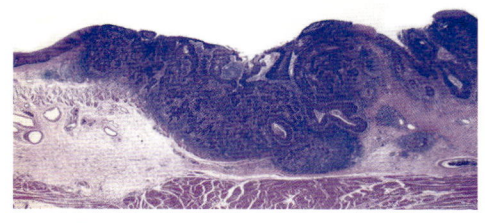

根治手術が行われ，深達度 pSM3, ly0, v0, INFb, の中分化型扁平上皮癌であった．

（手術標本）

病理組織 扁平上皮癌

深達度 pT1b-SM3

Comment ─────────────────── Case 28 ─

　　隆起の辺縁部にストレッチされた不整樹枝状血管が認められることから，この隆起自体が大きな AVA を形成しており，SM massive 癌と診断できた．

Case 29　食道表在癌（T1b-SM3）

NBI 併用拡大

（滝沢耕平）

部位　胸部中部食道左後壁　　**肉眼型**　0-Ⅱc

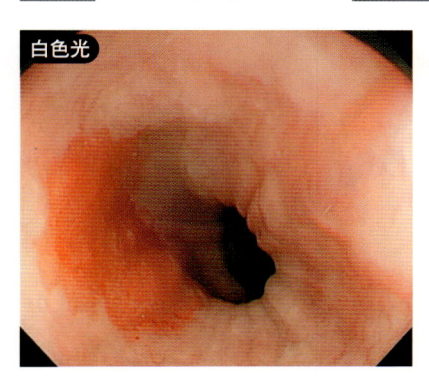

胸部中部食道左壁に強い発赤調の浅い陥凹性病変を認め，内部に小顆粒状変化を伴う．

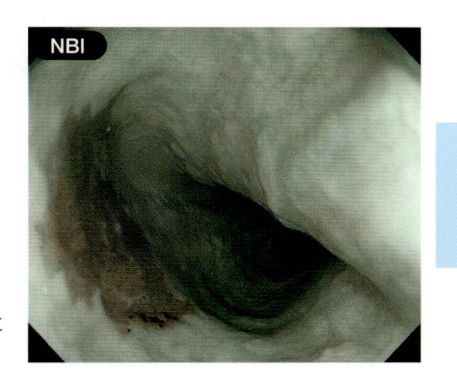

境界明瞭な brownish area として認識できる．

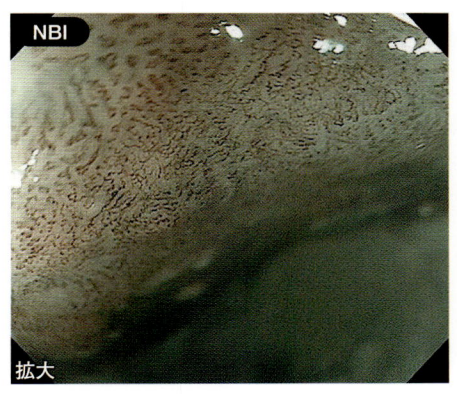

弱拡大像では，病変中心部において高度異型を示す微細な血管を領域性をもって認めた．

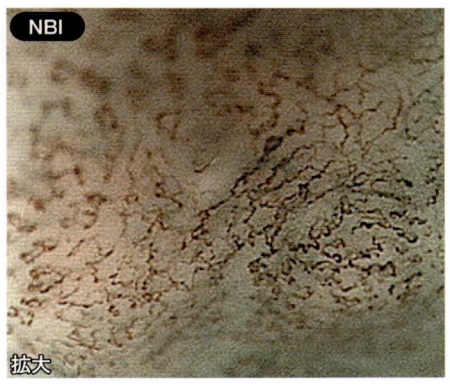

強拡大像では，乳頭から逸脱した不整な血管が水平方向に延びだし，網状に観察されることから，井上分類 IPCL Type Ⅴ-3 以上と考え，深達度 MM/SM1 以深と診断した．

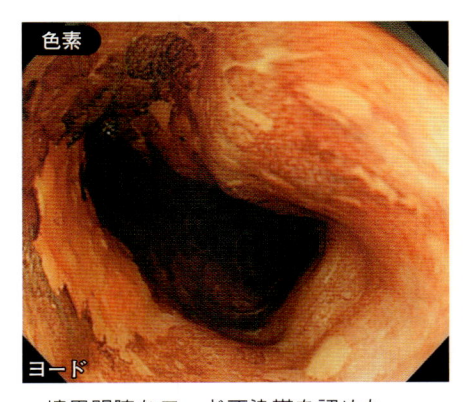

境界明瞭なヨード不染帯を認めた．

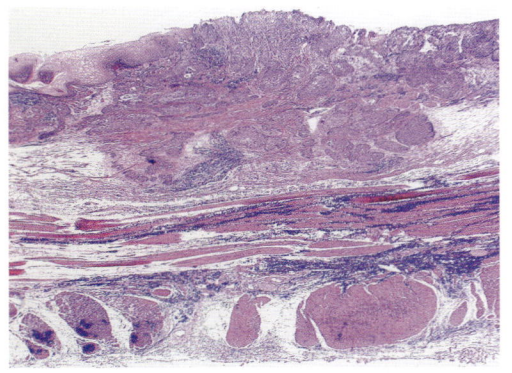

（手術標本）

病理組織　扁平上皮癌　　**深達度**　pT1b-SM3

Comment

通常白色光では発赤の強い陥凹性病変として，NBI では境界明瞭な brownish area として認識される．NBI 拡大観察において高度異型を示す不整な微小血管を網状に認めたことから SM 浸潤を疑った．CT にて #106 recR リンパ節転移が認められたため術前化学療法（FP2 コース）終了後に外科切除を施行した．

Case 30 食道上皮内腫瘍（NBI 併用細径内視鏡による発見例）   NBI

部位 胸部中部食道右壁　　**肉眼型** 0-IIc

（中村尚志，大倉康男，斎藤　豊）

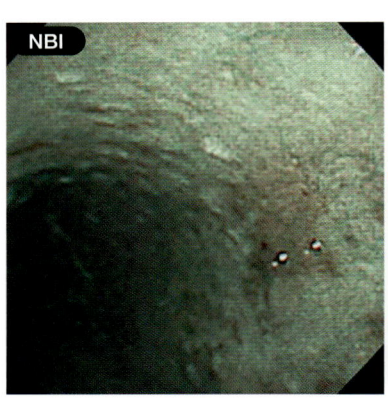

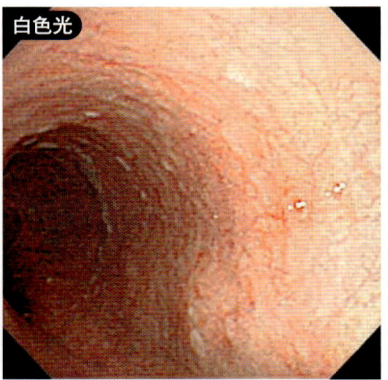

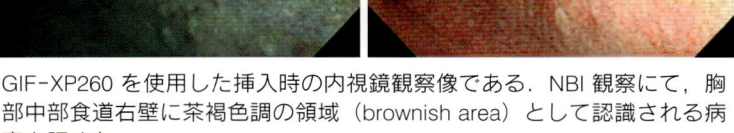

GIF-XP260 を使用した挿入時の内視鏡観察像である．NBI 観察にて，胸部中部食道右壁に茶褐色調の領域（brownish area）として認識される病変を認めた．
画像内に認める 2 個の気泡が目印になるが，通常白色光観察では病巣部を認識することが困難であった．

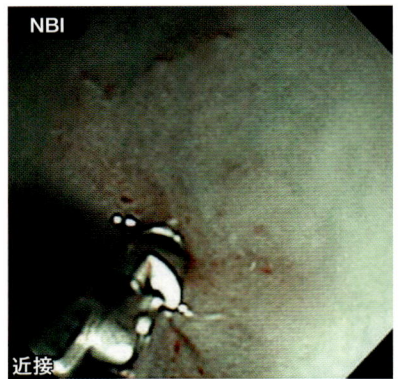

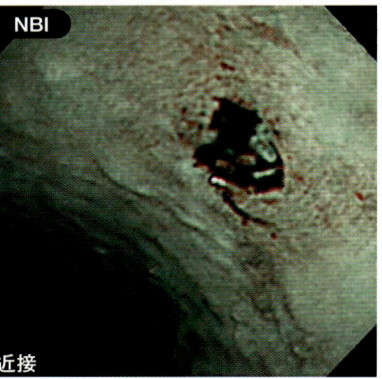

病理組織
高異型度上皮内腫瘍

上：腫大した核がほぼ全層性にみられる異型扁平上皮が認められる．
下：上図□印の強拡大像．核の大小不同，配列の乱れ，核・細胞質比の増加がほぼ全層性に認められる．
　以上の所見から，高異型度上皮内腫瘍と診断した．

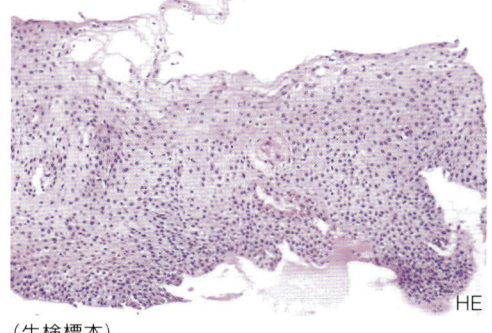

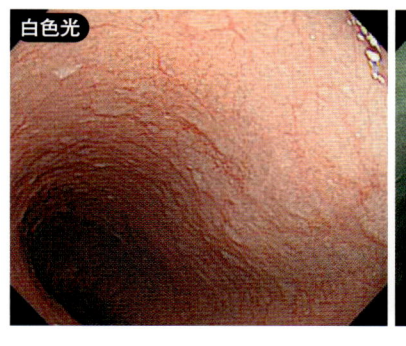

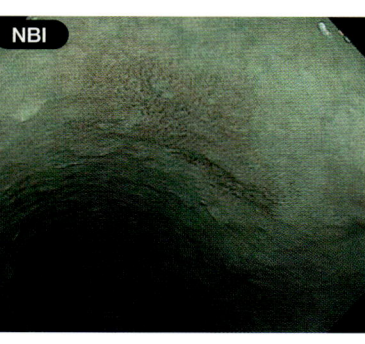

NBI 観察にて指摘した brownish area のほぼ中央部から生検を 1 カ所だけ施行した．生検鉗子の先端の大きさが 1.5 mm であることから，病巣の長径は 10 mm 前後と推定した．

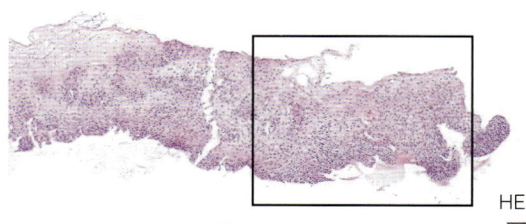

後日（104 日後），2 回目の経過観察の精密検査として行った GIF-H260Z を使用した通常白色光観察像と NBI 観察像である．
胸部中部食道右壁に指摘した病巣部を前壁側の位置にして観察を行った内視鏡像である．通常白色光観察では，病巣部は淡い発赤調と血管透見の消失した領域として認識されるが，病巣部の範囲やその広がりを的確に指摘することは困難であった．
NBI 観察では，正常粘膜部と病巣部には明瞭な境界が形成され，brownish area が良好に認められた．病巣部の存在診断における視認性は NBI 観察のほうが明らかに良好であった．

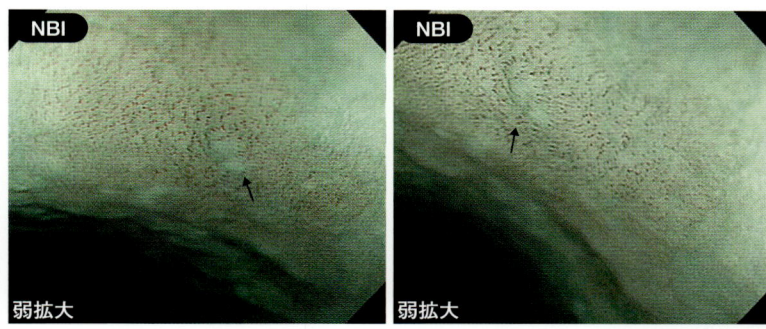

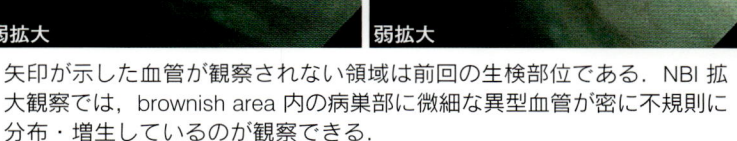

矢印が示した血管が観察されない領域は前回の生検部位である．NBI 拡大観察では，brownish area 内の病巣部に微細な異型血管が密に不規則に分布・増生しているのが観察できる．
井上らによる IPCL Type V-1 ほどの変化は認められないことから，IPCL Type Ⅳ と診断した．
以上の所見より，高異型度上皮内腫瘍と診断した．

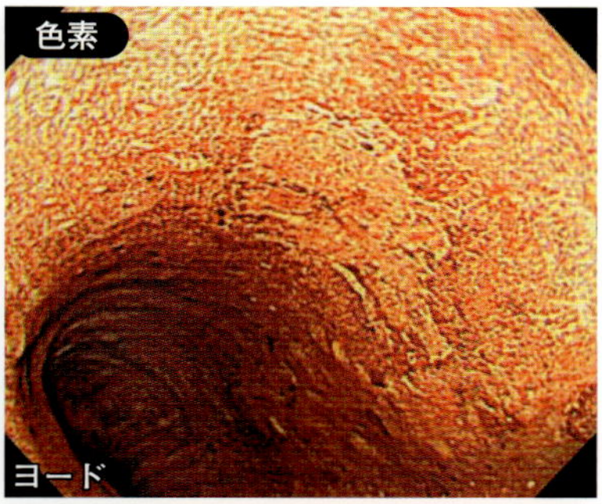

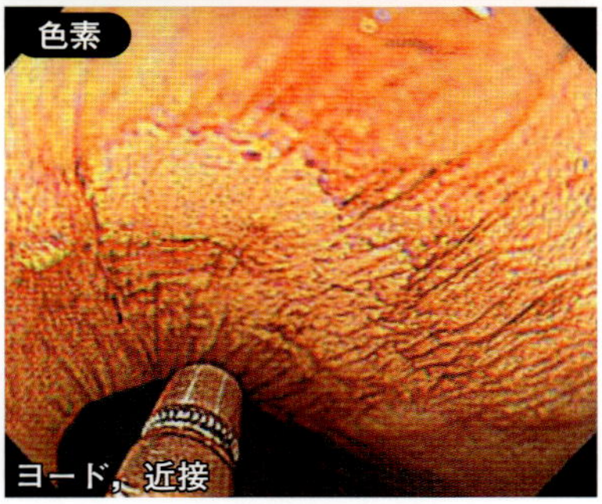

病理組織
前頁の病理組織像（強拡大像）と同様の異型を示す扁平上皮であり，高異型度上皮内腫瘍と診断した．
右：左図□印の強拡大像．

ヨード染色下の観察では，境界明瞭で辺縁不整な不染帯を認めた．散布チューブの先端の大きさが 2 mm であることから，病巣の長径は 12 mm と推定した．
以上の NBI 拡大観察・ヨード染色の所見より，高異型度上皮内腫瘍と診断し，生検を施行した．

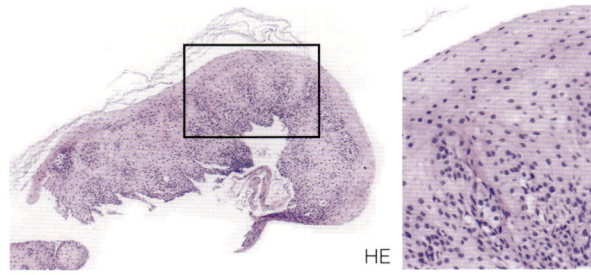

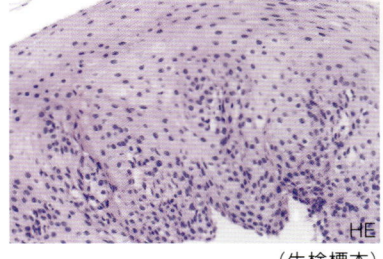

Comment ───────────── Case 30

　本症例は，細径内視鏡スコープ（GIF-XP260）を使用しているが，内視鏡挿入時より NBI 観察を併用していたことから胸部中部食道右壁に茶褐色調の領域（brownish area）を容易に認識することができ，腫瘍病巣を発見することができた．後日に行った拡大内視鏡による精密検査においても，病巣部の視認は，通常白色光観察では困難であった．
　病巣内部の NBI 拡大観察では，微細な異型血管が密に不規則に分布・増生しているのが観察できた．井上らによる IPCL Type V-1（拡張・蛇行・口径不同・形状不均一）に相当する所見はなく，IPCL Type Ⅳ と診断した．
　ヨード染色下の観察では，境界明瞭で辺縁不整なヨード不染帯として認められた．
　以上の所見から，高異型度上皮内腫瘍と診断し，生検を施行した．生検組織診断は高異型度上皮内腫瘍であった．後日，EMR による切除を予定している．

Case 31　食道癌 CRT 後の再発

NBI 併用拡大

部位　胸部中部食道

（浜本康夫，小林　望，五十嵐誠治）

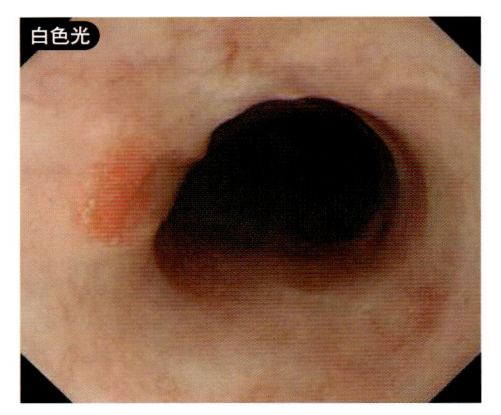

白色光：発赤した扁平な隆起病変として認識．

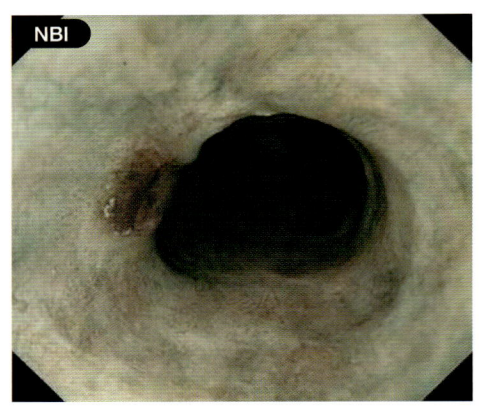

NBI：ブラウンな領域として認識される．

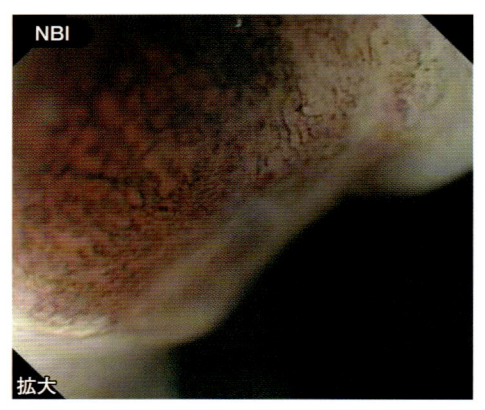

拡大（NBI）：異常血管を有するものの照射後の血管との鑑別が困難．

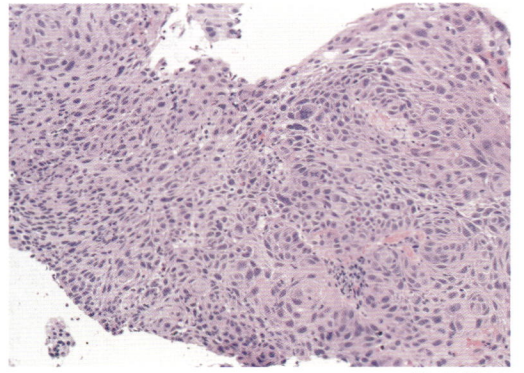

病理組織（生検標本）：粘膜固有層内，一部粘膜筋板に接するように N/C 比の高い異型細胞を認める．扁平上皮癌である．

Comment ──────────────────────── Case 31 ─

　放射線化学療法後に出現した領域であり，局所再発が示唆される病変である．
　初発の病変と異なり背景粘膜が粗糙で腫瘍血管の認識も困難．最終的には病理組織にて癌と診断しサルベージ PDT 療法を実施した．

Case 32 食道乳頭腫

NBI 併用拡大，AFI

部位　胸部中部食道

（鈴木晴久，斎藤　豊，平島徹朗）

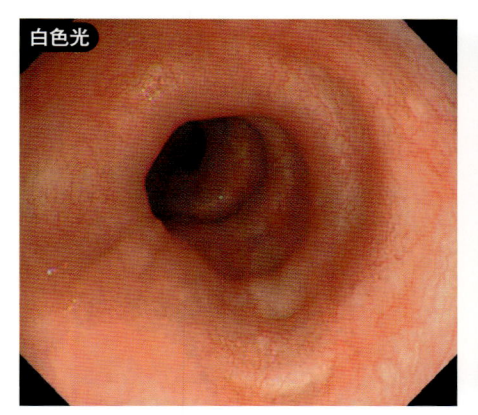

白色光：褪色調の扁平な隆起性病変を認める．

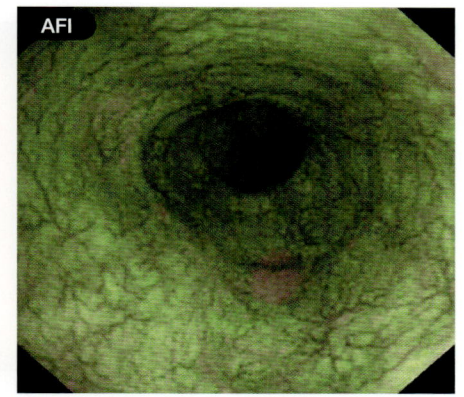

AFI：色調の明るいマゼンタ色の領域を認める．

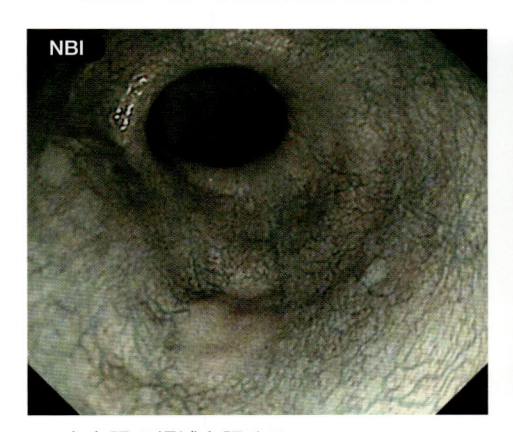

NBI：白色調の領域を認める．

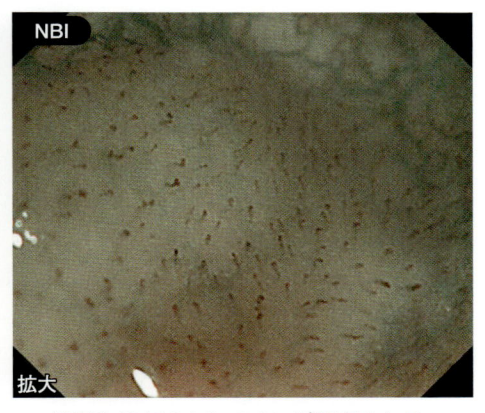

NBI 拡大：拡張や蛇行のない IPCL が観察される．

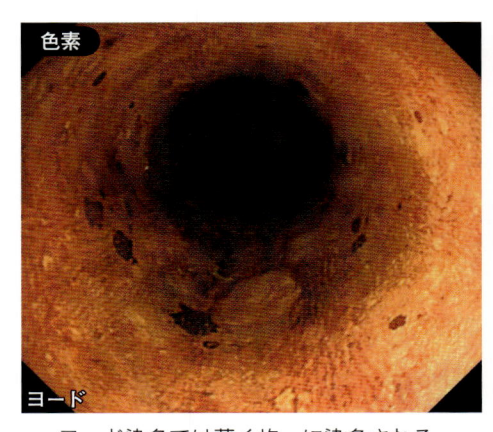

ヨード：ヨード染色では薄く均一に染色される．

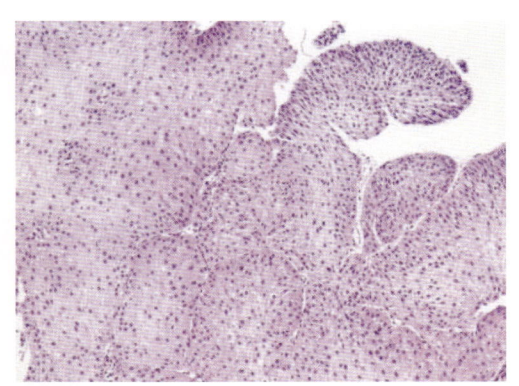

病理組織　食道乳頭腫（生検標本）

Comment ─────────────────────────────── Case 32 ─

　通常白色光では褪色調の隆起性病変として認められ，AFI 観察では領域性のある明るいマゼンタ色の領域を認めたが，NBI による拡大観察では拡張や蛇行のない IPCL が観察された．ヨード染色でも薄く均一に染色され，病理学的にも食道乳頭腫であった．

Case 33　食道静脈瘤

FICE

（村島直哉，中山　聡，神野　彰）

内視鏡所見　L_s, Cb, F_3, RC_0

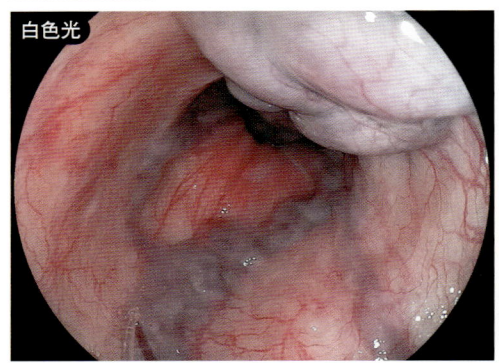

白色光

FICE 6

FICE 9

F_3, RC_0 の食道静脈瘤（右側壁）と F_1, RC_0 の静脈瘤．

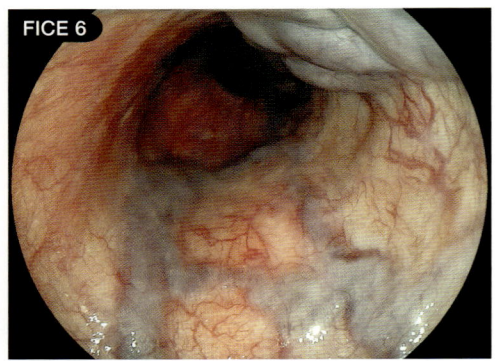

FICE 6：R(580 nm)，G(520 nm)，B(460 nm)
FICE 9：R(550 nm)，G(500 nm)，B(400 nm)

静脈瘤は青色に見え，telangiectasia のある食道粘膜は黄色となり，色差が明瞭化．

色調は暗くなり粘膜下層の静脈瘤は緑色に見える．静脈瘤のない粘膜との色差向上．

内視鏡所見　F_1, RC_2

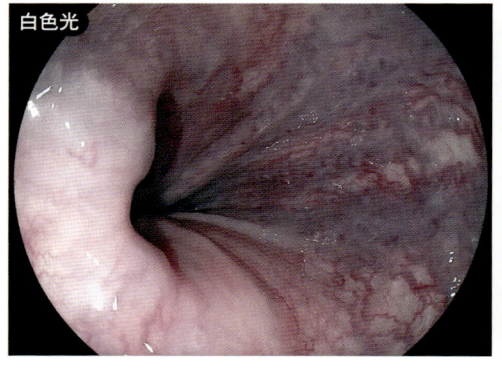

白色光

FICE 9

FICE 6

下部食道再発静脈瘤．スダレ状血管との区別が不明確．点状の発赤所見（RC）あり．

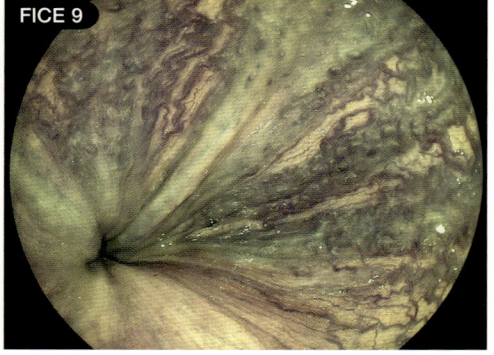

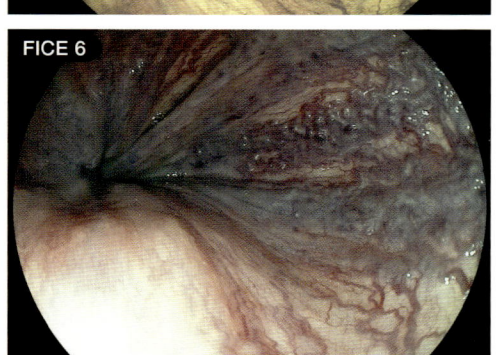

粘膜固有層の血管は紫色，粘膜下層の静脈瘤は緑色となり，深さが判別しやすくなる．

血管が怒張し，発赤所見（RC）が明瞭化する．RC は点状ではなく，血管の蛇行と判明．

内視鏡所見 F$_2$, RC$_1$, Ul, S

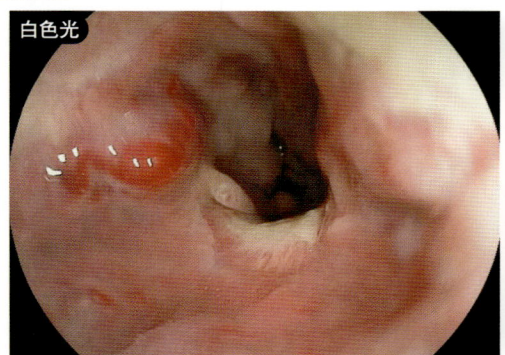

白色光

前壁の発赤所見（RC）は明らかだが，不整形で大きな RC のように見える．

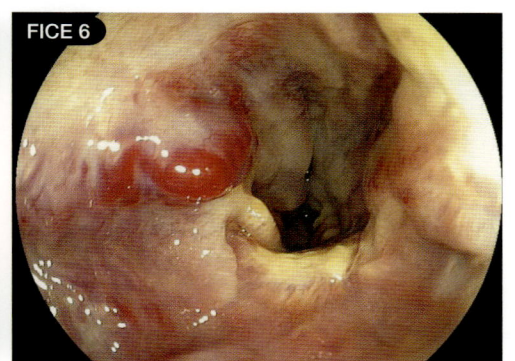

FICE 6

RC の中心が，より表層に突出していることから，この部分の粘膜は菲薄化していることが判明する．実際，この内視鏡検査半日後に出血した．

食道

Comment　　　　　　　　　　　　　　　　　　　　　　　　　　　　　Case 33

　FICE は深部反射した赤色光をカットすることにより，粘膜表層にある病変の色差を向上させる．粘膜下層にある食道静脈瘤や，粘膜固有層にある telangiectasia は，FICE により明確化させることができる．FICE 6 は発赤所見（RC），FICE 9 は静脈瘤の存在診断および硬化療法時の穿刺観察にとくに有用である．また，静脈瘤が存在するために観察しにくくなる粘膜病変をより明瞭化することも可能である（FICE 1 or 2）．

Case 34　食道静脈瘤硬化療法における赤外線観察

IRI

基礎疾患　B 型肝硬変

（永尾重昭）

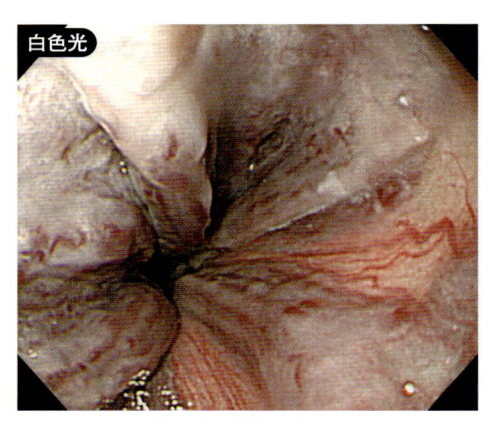

RC sign 陽性の食道静脈瘤.

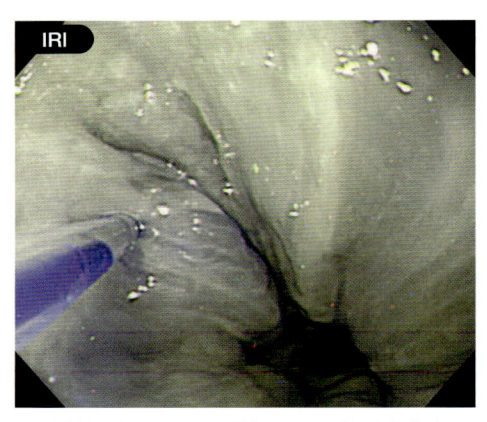

赤外観察下で ICG 付加 EO の静脈瘤内穿刺，穿刺針内の ICG 混注硬化剤の EO が青色で視認される.

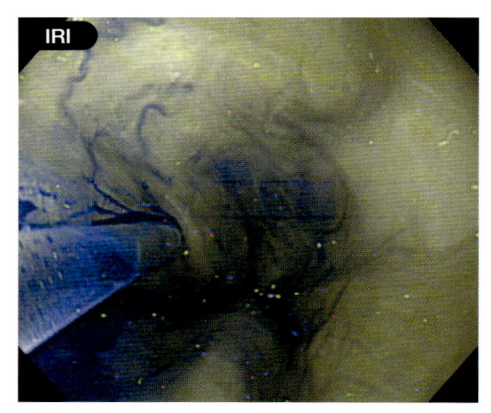

赤外観察下で穿刺した静脈瘤から硬化剤の食道内分布がリアルタイムに観察される.

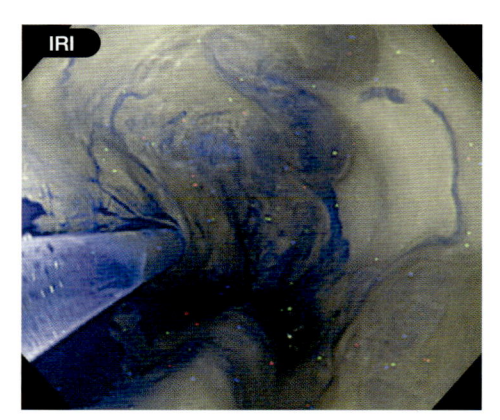

さらに穿刺した静脈瘤以外の静脈瘤との交通も硬化剤の分布とともに観察される.

Comment ─────────────────────── Case 34

　無色透明な硬化剤の EO（ethanolamine oleate）に肝機能検査に用いる ICG（indocyanin green）を付加し赤外観察することにより，硬化剤の分布がリアルタイムに直接視認できることは，安全性の面からも X 線透視と併用することにより，きわめて有用である.

Case 35　食道静脈瘤硬化療法における赤外線観察

IRI

基礎疾患　C型肝硬変

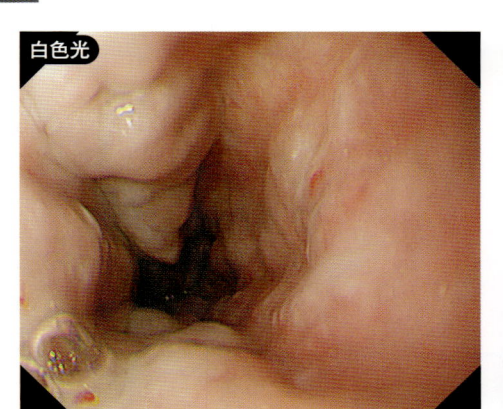

（永尾重昭）

通常光観察での食道静脈瘤.

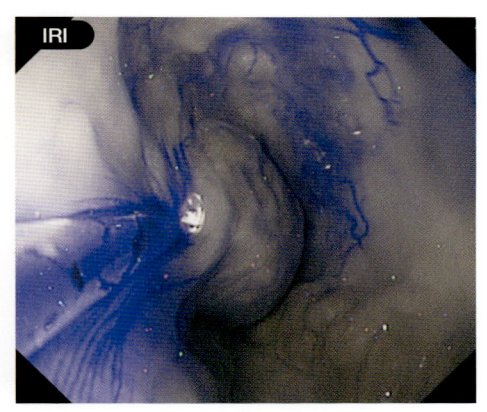

赤外観察下での穿刺中の静脈瘤. 分枝したところまで観察される.

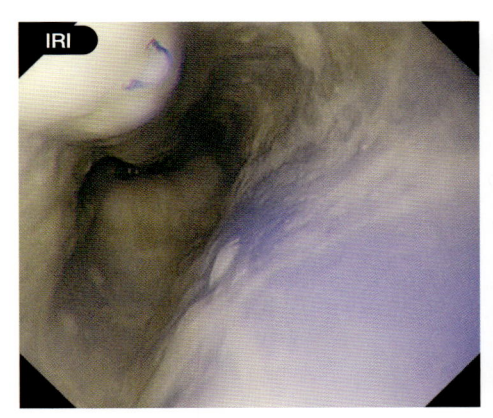

硬化療法翌日の硬化剤の食道内分布が赤外観察で視認できる.
穿刺部の針穴が青色に10時方向の静脈瘤に観察される. またその対側の食道壁内の硬化剤の分布が明らかである.

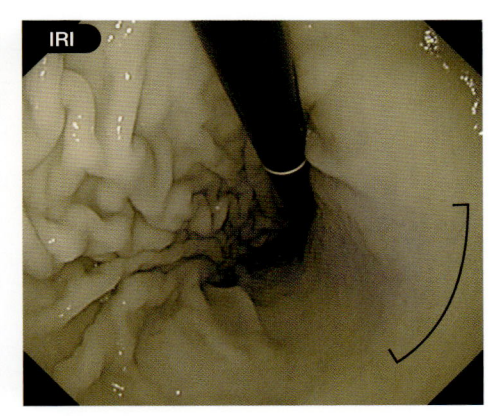

同日の胃体部小弯部にも（左胃静脈の胃壁枝の部分）にも硬化剤が分布していることが視認できる.

Comment ────────────────── Case 35
　硬化剤の分布を治療翌日ならびに7日目くらいに赤外観察することで，追加療法の可否の早期判定の一助となる．赤外観察による内視鏡的食道静脈瘤硬化療法では硬化剤の分布が可視化可能となる．

2 食道

B Barrett 食道腺癌

総論

I 定義

　1950 年にイギリスの外科医である Norman Rupert Barrett により食道潰瘍とその周囲に広がる円柱上皮の存在が報告され[1]，1953 年 Allison らは Barrett 食道を，① 円柱上皮部の固有筋層が食道の筋層である，② 固有筋層は漿膜に覆われていない，③ 円柱上皮下の粘膜下層に食道腺が存在する，④ 円柱上皮内部に島状の扁平上皮の遺残がある，と定義した[2]．その後円柱上皮が胃食道接合部（esophageal gastric junction；EGJ）から食道側へ全周性に 3 cm 以上伸びているものを Barrett 食道とし，それがその後の long segment Barrett esophagus（LSBE）の名称となっている．また，3 cm に満たないものは short segment Barrett esophagus（SSBE）と呼ばれるようになった．

　Barrett 食道の粘膜は，① 胃底腺型上皮 gastric fundic type（胃底腺粘膜に類似した壁細胞や主細胞を有するもの），② 移行型上皮 junctional type（噴門腺に類似したもの），③ 特殊円柱上皮 specialized columnar epithelium（不完全腸上皮化生粘膜に類似したもの）の三つに分けられる[3]．そのなかで特殊円柱上皮（goblet cell を有する腸上皮化生変化）を有するものが悪性度が高いとされ，米国では 1998 年に American College of Gastroenterology から Barrett 食道の定義を「生検により腸上皮化生を認めるもの」とした[4]．しかし，日本とイギリスでは，Barrett 食道は EGJ と扁平・円柱上皮接合部（squamo-columnar junction；SCJ）との間に存在する円柱上皮を指し，とくに生検所見は加味しないものとしている[5),6)]．

　Barrett 食道は Barrett 食道腺癌の前がん病変であることが認識され[7]，現在では逆流性食道炎が惹起となり，下部食道の扁平上皮の脱落が起こり，円柱上皮による置換→腸上皮化生変化→dysplasia→adenocarcinoma の過程で Barrett 食道腺癌へ進展していくと考えられている[8]．実際の Barrett 食道腺癌の頻度は 0～46％とばらつきはあるが，全体的には 8％前後との報告が多い[9]．また同様に胃食道接合部に発生するものとして食道腺あるいは導管由来の腺癌，異所性

胃粘膜島由来の腺癌，食道に進展した噴門癌，食道噴門腺由来の腺癌，扁平上皮由来の腺癌，未分化小細胞癌，低分化扁平上皮癌などが挙げられ[9),10)]，鑑別が必要である．

II 診　断

　上述のように Barrett 食道は，Barrett 食道腺癌の前がん病変であるため surveillance が重要である．通常内視鏡において SM1 までの Barrett 食道腺癌は発赤したごく軽度の厚み，わずかな粘膜不整所見に注意することで存在診断が可能であるが，病変境界は一般に不明瞭である．SM2 以深の癌では大半が隆起を主体とした病変で，病変の境界も明瞭となる．またこのような表在型癌は前壁から右側に多くみられる[11)]．しかし通常内視鏡を用いての早期発見は困難で，欧米においては 4 方向を 2 cm 間隔に，dysplasia がある症例では 1 cm 間隔に random に多数の生検を行うことで癌の拾い上げを行っているが[12)]，安全性やコストの面から，最近では色素内視鏡検査，拡大内視鏡，画像強調内視鏡（image-enhanced endoscopy；IEE）およびそれらを組み合わせることによる病変の拾い上げの報告が増えている．

　当初 methylene blue による色素内視鏡を用いた biopsy surveillance 法の有用性が報告されたが，prospective study にて random biopsy に勝るものではなく，また Barrett 上皮への DNA 損傷の報告もあり，いまだ問題が残っている状況である[13)]．大腸内視鏡検査で通常使用されている crystal violet は，高い感受性・特異性をもって鮮明に Barrett 粘膜を染色するため，Barrett 食道の pit pattern の判定のもとに狙撃生検をすることが可能であるとされている[14)]．その他に pit pattern をより明瞭化する方法として 1.5%酢酸撒布法があり，これは酢酸により可逆的に Barrett 粘膜を蛋白凝固させて pit pattern を強調させる方法である[15)]．このように明瞭になった pit pattern を拡大内視鏡を用いることによって観察される tubular pattern や villous pattern は，特殊円柱上皮の存在や腸型ムチン形質の Barrett 粘膜と相関があったとし[16)]，また irregular pattern は high grade dysplasia や Barrett 食道腺癌の指標となることからサーベイランスの診断法として有用ではないかといわれている[14),17)]．

　IEE では Narrow Band Imaging（NBI）と Auto Fluorescence Imaging（AFI）の有用性が報告されている．NBI は拡大内視鏡との併用で円柱上皮下の柵状血管や粘膜模様，vascular pattern を詳細に観察することで腸上皮化生変化や dysplasia を高精度に診断できるとしている[18)〜20)]．しかし，拡大内視鏡観察は pattern 分類が複雑で習熟を要するものであり，また LSBE のように全体を観察する場合には時間を要し，微小病変を見落とす可能性があるため，汎用性という点で課題を残す．AFI を用いると Barrett 食道内の腫瘍病変は非腫瘍部の green を背景に blue〜violet の領域として認識できるとされるが[21)]，そのメカニズムの詳細は不明であり，癌に特異的な所見かどうか今後の症例の蓄積が必要である．

文献

1) Barrett NR : Chronic peptic ulcer of the oesophagus and "oesophagitis". Br J Surg 1950 ; 38 : 175-182
2) Allison PR, Johnstone AS : The esophagus lined with gastric mucous membrane. Thorax 1953 ; 8 : 87-101
3) Paull A, Trier JS, Dalton MD, et al : The histological spectrum of Barrett's esophagus. N Engl J Med 1976 ; 295 : 476-480
4) Sampliner RE : Update guidelines for the diagnosis, surveillance, and therapy of Barrett's esophagus. The Practice Parameters Committee of the American College of Gastroenterology. Am J Gastroenterol 2002 ; 97 : 1888-1895
5) 青木照明, 川浦幸光, 神津照雄, 他：バレット食道(上皮)の定義検討委員会. 日本食道疾患研究会報告(1999年). 2000, 20-23, 日本食道疾患研究会研究調整委員会 編, 東京
6) Playford RJ : New British Society of Gastroenterology (BSG) guidelines for the diagnosis and management of Barrett's oesophagus. Gut 2006 ; 55 : 442
7) Winters C, Spurling TJ, Chobanian S, et al : Barrett's esophagus. A prevalent occult complication of gastroesophageal reflux disease. Gastroenterology 1987 ; 92 : 118-124
8) Hamilton SR, Smith RRL : The relationship between columnar epithelial dysplasia and invasive adenocarcinoma arising in Barrett's esophagus. Am J Clin Pathol 1987 ; 87 : 301-312
9) 加藤 洋：病理から見た Barrett 上皮と Barrett 腺癌. 日本消化器病学会雑誌 2005 ; 102 : 153-159
10) 下田忠和：胃食道接合部領域の特性とバレット食道ならびに接合部癌における最近の知見. 日本消化器病学会雑誌 2008 ; 105 : 1309-1324
11) 後藤田卓志, 横井千寿, 濱中久尚, 他：早期 Barrett 食道癌の内視鏡的特徴像についての検討. 胃と腸 2004 ; 39 : 1251-1258
12) Levine DS : Management of dysplasia in the columnar-lined esophagus. Gastroenterol Clin North Am 1997 ; 26 : 613-634
13) 天野祐二, 木下芳一：内科から見たバレット上皮とバレット腺癌. 日本消化器病学会雑誌 2005 ; 102 : 160-169
14) Amano Y, Kushiyama Y, Ishihara S, et al : Crystal violet chromoendoscopy with mucosal pit pattern diagnosis is useful for surveillance of short-segment Barrett's esophagus. Am J Gastroenterol 2005 ; 100 : 21-26
15) Guelrud M, Herrera I, Essenfeld H, et al : Enhanced magnification endoscopy : a new technique to identify specialized intestinal metaplasia in Barrett's esophagus. Gastrointest Endosc 2001 ; 53 : 559-565
16) Endo T, Awakawa T, Takahashi H, et al : Classification of Barrett's epithelium by magnifying endoscopy. Gastrointest Endosc 2002 ; 55 : 641-647
17) Sharma P, Weston AP, Topalovski M, et al : Magnification chromoendoscopy for the detection of intestinal metaplasia and dysplasia in Barrett's oesophagus. Gut 2003 ; 52 : 24-27
18) Hamamoto Y, Endo T, Nosho K, et al : Usefulness of narrow-band imaging endoscopy for diagnosis of Barrett's esophagus. J Gastroenterol 2004 ; 39 : 14-20
19) Sharma P, Bansal A, Mathur S, et al : The utility of a novel narrow band imaging endoscopy system in patients with Barrett's esophagus. Gastrointest Endosc 2006 ; 64 : 167-175
20) Goda K, Tajiri H, Ikegami M, et al : Usefulness of magnifying endoscopy with narrow band imaging for the detection of specialized intestinal metaplasia in columnar-lined esophagus and Barrett's adenocarcinoma. Gastrointest Endosc 2007 ; 65 : 36-46
21) Kara MA, Peters FP, Ten Kate FJ, et al : Endoscopic video autofluorescence imaging may improve the detection of early neoplasia in patients with Barrett's esophagus. Gastrointest Endosc 2005 ; 61 : 679-685

（吉永繁高，金城　徹，後藤田卓志）

AFI による Barrett 食道癌の診断

　自家蛍光内視鏡による Barrett 食道癌の診断は，Bergman JG らを中心に Amsterdam の Academic Medical Center のグループから精力的な報告がなされている．彼らはファイバースコープを用いた装置（LIFE-GI）による検討で，Seattle プロトコールによるランダム生検の組織所見を gold standard にして蛍光内視鏡と白色光内視鏡との診断能を比較し，Barrett 食道の high grade dysplasia（HGD）・癌に対する蛍光内視鏡の感度は白色光観察を上回らないことを示した[1]．また，Gastrointestinal Endoscopy の同号において電子内視鏡システム（autofluorescence imaging videoendoscopy；AFI）を用いた同様の検討を報告し，AFI が HGD・癌の検出を改善する可能性を示している[2]．その後，NBI 拡大観察による Barrett 食道粘膜の微細表面構造の分類を報告し[3]，AFI で認めた病変に対して NBI 拡大観察による粘膜微細表面構造の評価を追加することで，偽陽性率が減少し正診率が高まる可能性を示唆している[4]．その後，この概念をアメリカ，イギリスなどとの多施設研究によって検討し，AFI の red-flag technique としての位置づけと，それに続く NBI 拡大観察による精査が相補的な役割を担うことの実施可能性を検証している[5]．また，最近では AFI の記録画像を用いた検討によって，AFI 画像上の蛍光強度，EGJ から 1 cm 以上離れた部位にあること，白色光観察との所見の乖離の 3 徴が Barrett 腺癌に特徴的であると報告し，これらの所見に着目することで AFI 単独での診断能が向上する可能性を示している[6]．

　われわれも同時期より同じシステムの評価を開始し，output は遥かに及ばないが，新たに開発された検査法に対して臨床的洞察力と科学的手法を駆使して，その位置づけと診断能を系統的に明らかにしていく過程をみて学ぶべきことは多かった．Academic Medical Center には生物統計学者やデータ管理者，研究看護師など多数からなる研究チームがあると聞くが，医師一人が手作業でデータを出しているようでは限界があり，そのようなシステム構築は今後重要と考える．また，内視鏡医一人ひとりがエキスパートのコメントではなく，客観的なデータを重視する意識を高めることが何よりも重要であると思う．

文献

1) Kara MA, Smits ME, Rosmolen WD, et al：A randomized crossover study comparing light-induced fluorescence endoscopy with standard videoendoscopy for the detection of early neoplasia in Barrett's esophagus. Gastrointest Endosc　2005；61：671-678
2) Kara MA, Peters FP, Ten Kate FJ, et al：Endoscopic video autofluorescence imaging may improve the detection of early neoplasia in patients with Barrett's esophagus. Gastrointest Endosc　2005；61：679-685
3) Kara MA, Ennahachi M, Fockens P, et al：Detection and classification of the mucosal and vascular patterns (mucosal morphology) in Barrett's esophagus by using narrow band imaging. Gastrointest Endosc　2006；64：155-166
4) Kara MA, Peters FP, Fockens P, et al：Endoscopic video-autofluorescence imaging followed by narrow band imaging for detecting early neoplasia in Barrett's esophagus. Gastrointest Endosc　2006；64：176-185
5) Curvers WC, Singh R, Song LWK, et al：Endoscopic tri-modal imaging for detection of early neoplasia in Barrett's oesophagus：a multi-centre feasibility study using high-resolution endoscopy, autofluorescence imaging and narrow band imaging incorporated in one endoscopy system. Gut　2008；57；167-

6) Curvers W, Singh R, Wallace MB, et al：Identification of predictive factors for early neoplasia in Barrett's esophagus after autofluorescence imaging：a stepwise multicenter structured assessment. Gastrointest Endosc 2009；70：9-17

（上堂文也，竹内洋司，石原　立）

Barrett食道の診断―本邦と欧米との違い

　Barrett食道（Barrett's esophagus）は慢性の胃食道逆流症による逆流性食道炎の終末像であり，Barrett食道を背景にBarrett腺癌が発生すると考えられている．Barrett食道に関しては，国内外において診断基準が統一されていないため，実態について不明な点も多い．本邦では，Barrett食道（上皮）は「胃より連続して食道に存在する円柱上皮」と定義されているが[1]，欧米では「胃より連続し，かつ腸上皮化生を伴う円柱上皮に覆われた食道」と定義されている[2]．

　腸上皮化生の有無は生検での診断となるので，まずは胃より連続して食道に存在する円柱上皮，つまり内視鏡的Barrett食道（上皮）を診断することが重要となる．内視鏡的Barrett食道（上皮）を診断するにあたって問題となるのが，食道胃接合部（esophagogastric junction；EGJ）をどう定義するかという点である．この点においても本邦と欧米間で大きな違いがある．本邦においては，星原らが下部食道柵状血管の下端とEGJが一致していることを明らかにしており[3]，この基準を用いるのが一般的となっている．一方，欧米では胃から口側に伸びるひだの上縁をもってEGJとするのが主流であり，Prague C & M criteria[4]にも取り入れられた．

　このように，Barrett食道の診断に関しては本邦と欧米間において内視鏡的にも組織学的にも大きく異なっているのが現状である．欧米でのBarrett腺癌はlong segment Barrett's esophagus（LSBE）を背景とするものが主であるのに対し，本邦では，short segment Barrett's esophagus（SSBE）を背景にもつものがほとんどである．Barrett食道癌を考えるにあたり，SSBEとLSBEは同一の病態といえるのか否かの問題も重要な検討項目であるが，診断基準が統一されていなければ欧米諸国との議論は成り立たない．Barrett食道をどう診断するのか？　人種間の病態の差違，各病態に対する認識の差などを背景に，議論を経ても結論の出ない問題ではあるが，互いがその有用性を声高に主張するだけではなく両者が共存する道を探る必要があると考える．

文献

1) 日本食道学会 編：臨床・病理 食道癌取扱い規約（第10版）．2007，金原出版，東京
2) Sampliner RE, Practice Parameters Committee of the American College of Gastroenterology：Updated guidelines for the diagnosis, surveillance, and therapy of Barrett's esophagus. Am J Gastroenterol 2002；97：1888-1895
3) 星原芳雄, 小暮　喬, 福地創太郎, 他：下部食道縦走血管の内視鏡的観察とその臨床的意義. Gastroenterol Endosc 1986；28：941-946
4) Sharma P, Dent J, Armstrong D, et al：The development and validation of endoscopic grading system for Barrett's esophagus：The Prague C & M criteria. Gastroenterology 2006；131：1392-1399

（草野　央，後藤田卓志）

酢酸法による Barrett 腺癌の診断

　酢酸撒布を併用するBarrett 腺癌の診断には二つの方法がある．一つは酢酸による whitening（白色化）により鮮明になった粘膜模様を拡大観察し癌を診断する方法で，酢酸エンハンス拡大内視鏡と呼ばれている（アトラス，Case 36, 37)[1)～3)]．もう一つは癌部の whitening が非癌部よりも早期に消失する原理を利用して診断する方法であり，酢酸ダイナミック・ケミカル内視鏡と呼ばれている（アトラス，Case 39, 40)[3), 4)]．

● 酢酸エンハンス拡大内視鏡

　LSBE 症例（**図 1a**）．酢酸撒布後，Barrett 粘膜は部位 A の拡大像のような規則的な pit pattern が食道胃接合部より観察されたが（**図 1b**），拡大部位 B では不整で密な絨毛状のパターンが観察された（**図 1c**）．このパターンは腺癌と診断できる．このように酢酸撒布でエンハンスされた粘膜模様を拡大観察して診断する方法が酢酸エンハンス拡大内視鏡である．

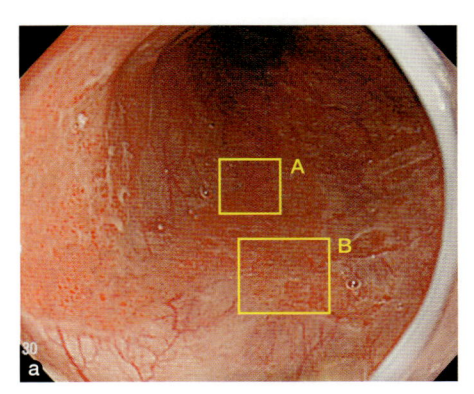

図1　LSBE 症例
黄色ボックス A，B は拡大部位．

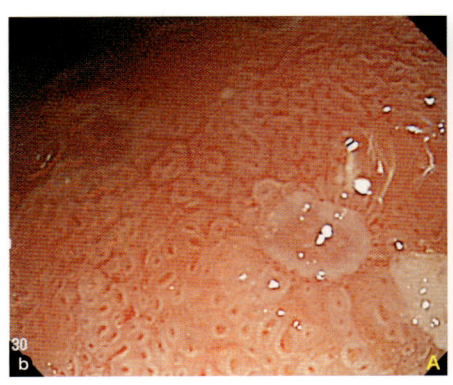

b：黄色ボックス A の拡大像．酢酸で whitening が生じ規則的な粘膜模様が観察される．

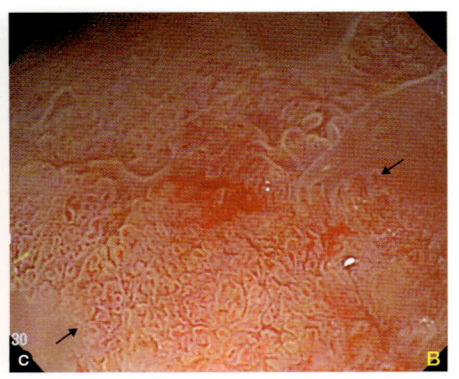

c：黄色ボックス B の拡大像．不整な絨毛状のパターン（黒矢印）が観察される．

● 酢酸ダイナミック・ケミカル内視鏡

　SSBE 症例（**図 2a**）．扁平上皮島の上に隆起が存在する．酢酸撒布の後，10 秒程度で隆起部からは whitening が消失したが，周囲は whitening が継続していた（**図 2b**）．この早期に whitening が消失した部分が腺癌である．酢酸撒布により 1, 2 秒で Barrett 粘膜には whitening が生ずる．非癌部では whitening が 1〜2 分続くが，癌部では 10 秒程度で消失する[3),4)]．その結果，癌部と非癌部に赤と白の良好なコントラストが生ずる．このコントラストを診断に用いる方法が酢酸ダイナミック・ケミカル法である．

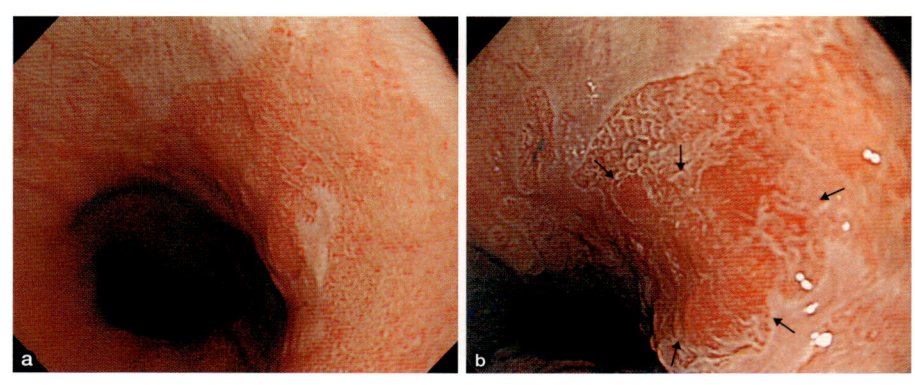

図 2
a：SSBE 症例〔文献 3）より転載〕
b：酢酸撒布 10 秒ほどで癌部の whitening が消失して赤と白のコントラストで癌部が鮮明となる（黒矢印）〔文献 3）より転載〕．

文　献

1) Guelrud M, Herrera I, Essenfeld H, et al：Enhanced magnification endoscopy：a new technique to identify specialized intestinal metaplasia in Barrett's esophagus. Gastrointest Endosc　2001；53：559-565
2) Yagi K, Nakamura A, Sekine A, et al：Endoscopic diagnosis of mucosal adenocarcinomas and intestinal metaplasia of columnar-lined esophagus using enhanced-magnification endoscopy. Dig Endosc　2006；18（Suppl.）：S2-S7
3) Yagi K, Nakamura A, Sekine A：Endoscopic diagnosis of Barrett's esophagus and esophageal adenocarcinomas. Tajiri H, Nakajima M, Yasuda K（eds）：New Challenges in Gastrointestinal Endoscopy. 2008, p133-144, Springer Japan, Tokyo
4) Yagi K, Aruga Y, Nakamura A, et al：The study of dynamic chemical magnifying endoscopy in gastric neoplasia. Gasstrointest Endosc　2005；62：963-969

〈八木一芳，中村厚夫，関根厚雄〉

Case 36　Barrett食道腺癌（LSBE由来）　　　酢酸撒布

部位 胸部中部食道右・後壁　　**肉眼型** 0-IIb

（八木一芳，中村厚夫，関根厚雄）

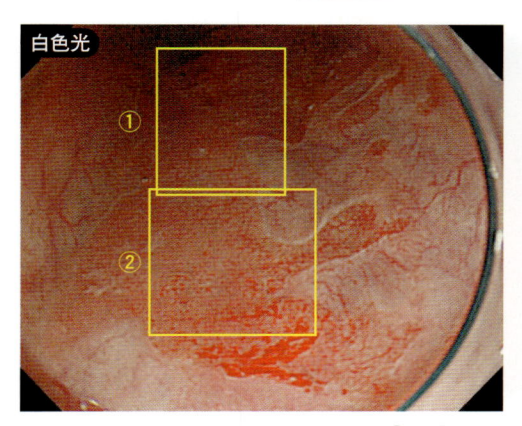

白色光

平坦なLSBE病変が観察される．①，②は拡大部位．

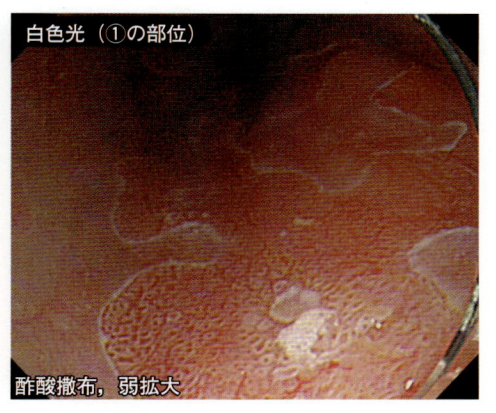

白色光（①の部位）／酢酸撒布，弱拡大

拡大部位①の酢酸撒布後の弱拡大像．規則的なpitが観察される．非癌粘膜である．

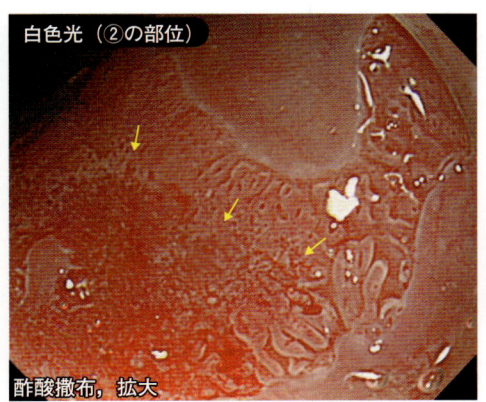

白色光（②の部位）／酢酸撒布，拡大

拡大部位②の酢酸撒布後の拡大像．不整な粘膜模様が出現している（黄色矢印）．この部分が腺癌である．

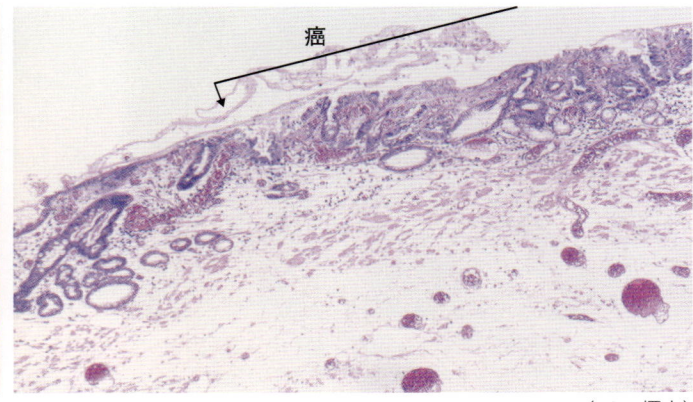

病理組織　癌　（ESD標本）

拡大部位のESD切除標本病理組織像．右側が腺癌で左側が腸上皮化生．

深達度 pT1a-LPM

> 写真は Yagi K, et al：Endoscopic diagnosis of Barrett's esophagus and esophageal adenocarcinomas. New challenges in gastrointestinal endoscopy. 2008, 133-144, Springer より引用

Comment ─────────────────────────── Case 36

　通常白色光では発赤も陥凹も示さないIIb病変で，病変の範囲は不明であった．白色光の拡大観察でも癌を表す不整な血管は不鮮明で，範囲診断は困難であった．しかし酢酸撒布で病変の範囲は鮮明になった．病理組織像で示されるように癌粘膜も非癌粘膜も薄く，さらに腺管密度も低いため拡大観察で十分な情報を得ることができなかったと思われる．このような症例では酢酸撒布後の拡大観察で癌部と非癌部の表層構造の違いを鮮明に観察できる．

Case 37　食道腺癌

酢酸撒布

部位　腹部食道前壁　　肉眼型　0-IIc

（八木一芳，中村厚夫，関根厚雄）

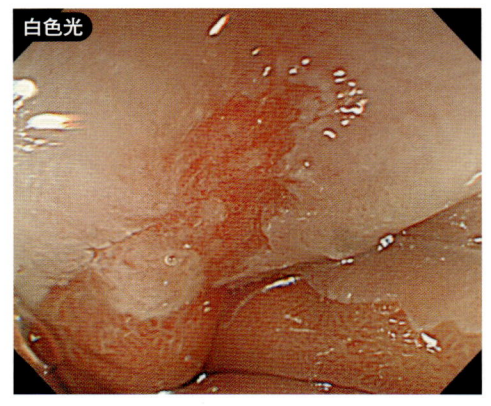

白色光：扁平上皮側に楔状に突出する発赤からなる病変を認める．

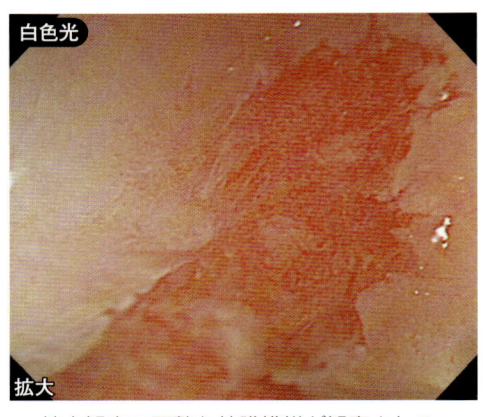

白色光，拡大：拡大観察で不整な粘膜模様が観察される．

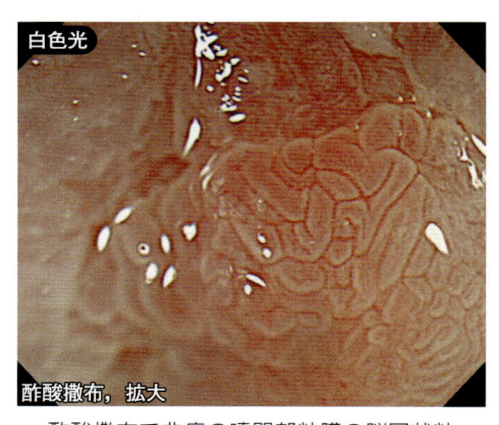

酢酸撒布，拡大：酢酸撒布で非癌の噴門部粘膜の脳回状粘膜が観察される．癌との境界が良好となる．

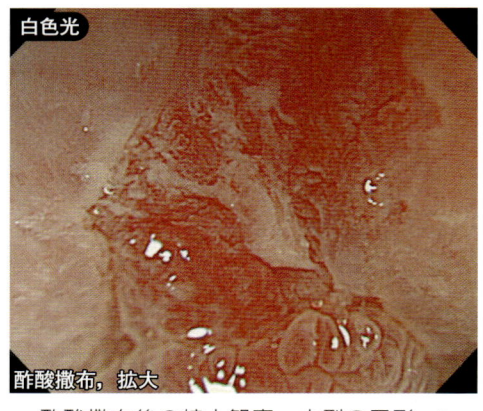

酢酸撒布，拡大：酢酸撒布後の拡大観察．小型の円形 pit や溝状 pit など癌腺管の密な構造が観察できる．

（ESD 標本）

病理組織
生検などの影響で癌の表層には一部扁平上皮が覆っていた．

深達度　pT1a-LPM

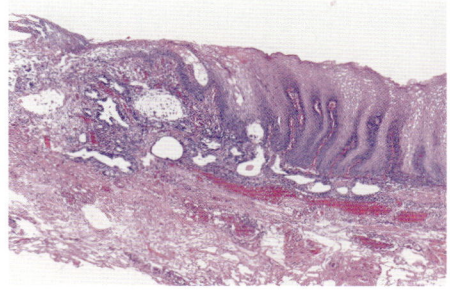

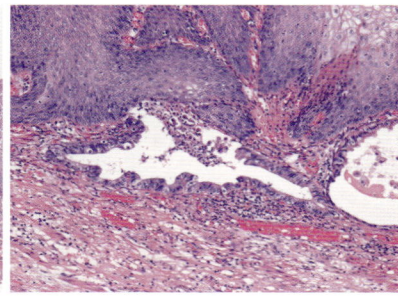

Comment　　　　　　　　　　　　　　　　　　　　　　　　　Case 37

　楔型に扁平上皮側に突出する小さな食道腺癌である．内視鏡的には Barrett 粘膜は確認できなかったが，組織学的に 1 mm ほどの腸上皮化生が確認できた．白色光拡大観察でも不整な粘膜模様が観察できたが，酢酸撒布で癌を示唆する不整で密な構造がより鮮明に観察できた．

Case 38 Barrett 食道腺癌（LSBE 由来）

NBI 併用拡大，AFI

部位 胸部下部〜腹部食道   肉眼型 0-IIc

（鈴木晴久，斎藤　豊，平島徹朗）

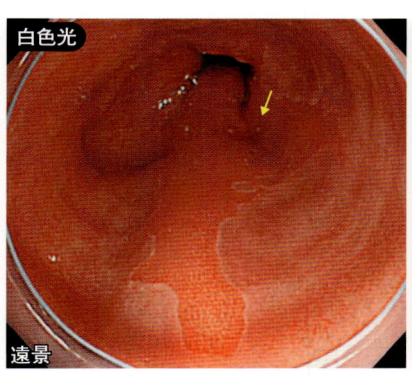

白色光　遠景

白色光　近景

AFI

胃側から食道内に円柱上皮の伸展を認める．円柱上皮の長さは 3 cm 以上でありLSBE と診断する．LSBE の右・後壁側がわずかに粗糙である（矢印）．

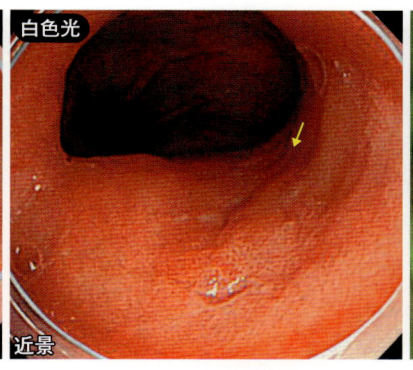

LSBE を背景に，わずかに発赤した粗糙な粘膜を認めるが境界不明瞭である（矢印）．

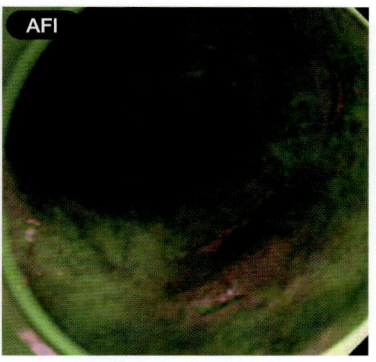

境界明瞭なマゼンタの領域を認める．

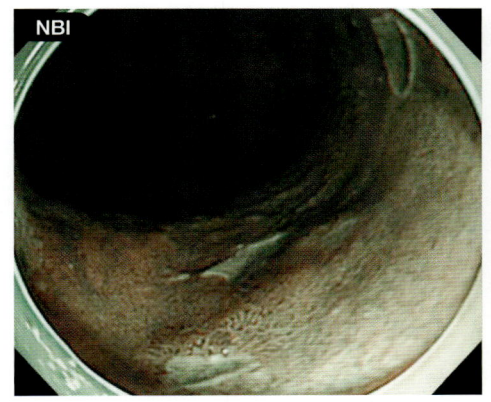

NBI

NBI　拡大

NBI では，茶褐色の不整な粘膜として認識される．病変の口側と肛門側に扁平上皮島を認める．

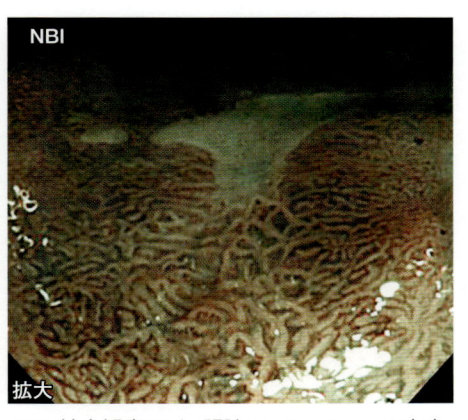

NBI 拡大観察では，明瞭に pit pattern の大小不同と不整を認識できる．

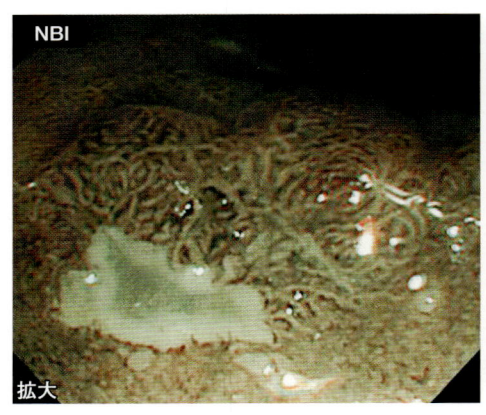

NBI　拡大

色素　インジゴカルミン

不規則に走行した不整な形状の毛細血管も認識される．

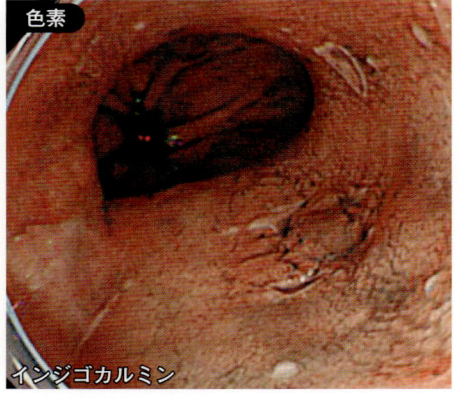

インジゴカルミン撒布では，周囲の非腫瘍粘膜に比べて表面が不整な浅い陥凹性病変として描出される．

食道

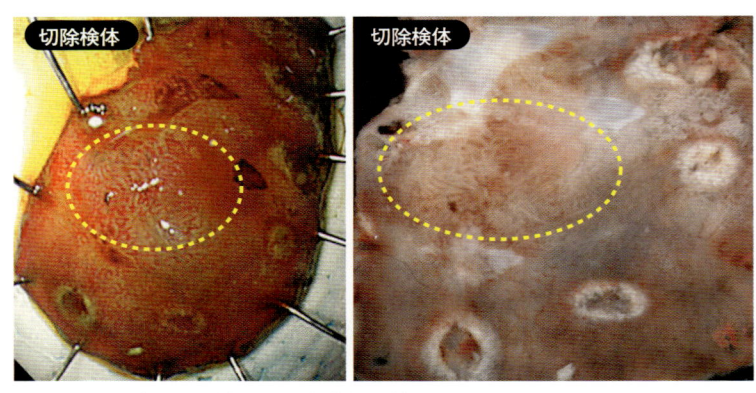

口側と肛門側の扁平上皮島に挟まれるように，pit pattern の大小不同と不整を認める．

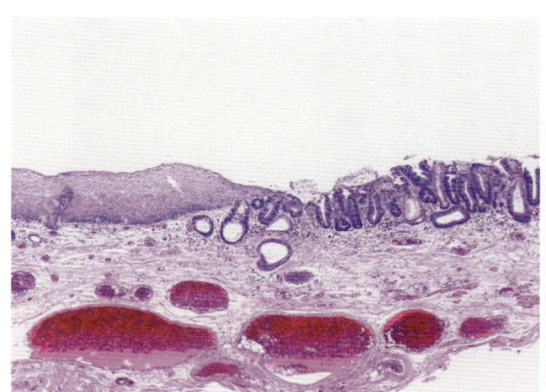

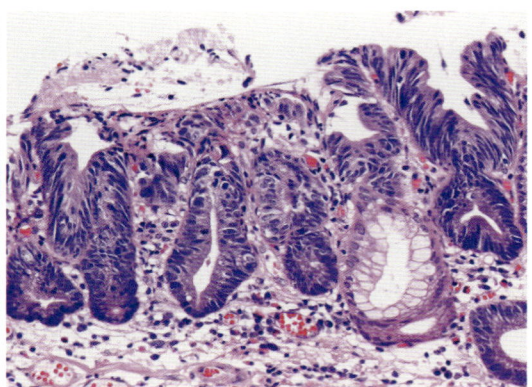

| 病理組織 | 高分化型腺癌 | 深達度 | T1a-SMM |

（ESD 標本）

Comment　　　　　　　　　　　　　　　　　　　　　　　　　　　　　　Case 38

　通常白色光ではわずかに発赤した粗糙な粘膜変化を示すのみで容易には認識できないが，AFI で観察すると，境界明瞭なマゼンタの領域として容易に認識される．NBI 拡大では，pit pattern の大小不同と不整を認識できた．
　以上から，LSBE を背景とした早期 Barrett 腺癌と診断し，ESD を施行した．なお，本症例は AFI で病変の認識が容易であり，拾い上げ診断に有用であった．

Case 39　Barrett 食道腺癌（SSBE 由来）　　　　　酢酸撒布

部位 腹部食道から胸部下部食道前壁　　**肉眼型** 0-Ⅰ+Ⅱb

（八木一芳，中村厚夫，関根厚雄）

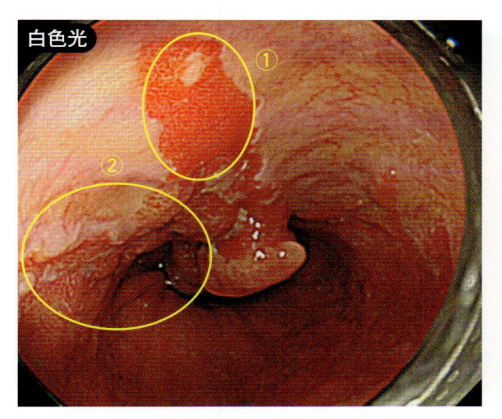

白色光　①②

SSBE 内に隆起を認め，その proximal に舌状に発赤病変が伸びている．左側には顆粒状粘膜が広がっている．①，②は拡大部位．

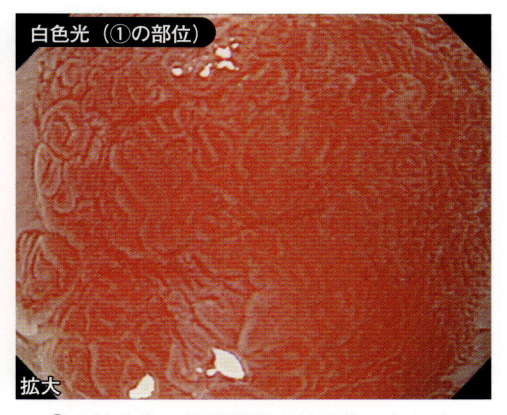

白色光（①の部位）　拡大

①の拡大像．管状模様の拡大像であり癌と診断するのは困難である．

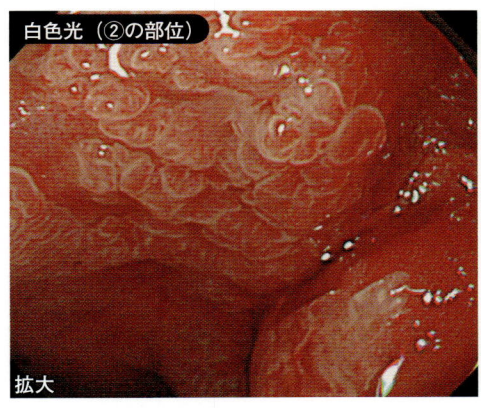

白色光（②の部位）　拡大

②の拡大像．顆粒状模様である．過形成の非癌粘膜の可能性が高いが癌も否定できない．

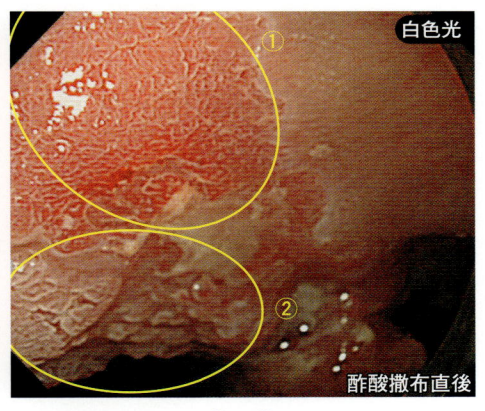

白色光　酢酸撒布直後

酢酸撒布直後．①，②ともに whitening が生じている．

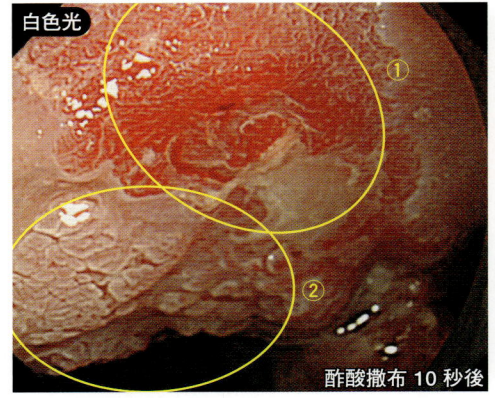

白色光　酢酸撒布 10 秒後

酢酸撒布 10 秒後．①は whitening が消失し始めている．しかし②は whitening が続いている．

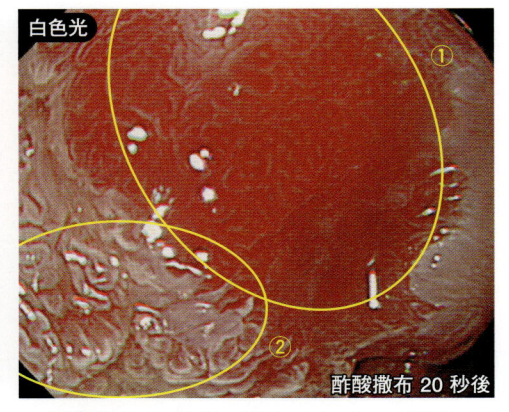

白色光　酢酸撒布 20 秒後

酢酸撒布 20 秒後．①は whitening が完全に消失している．②は whitening が続いている．①は癌，②は非癌と診断できる．

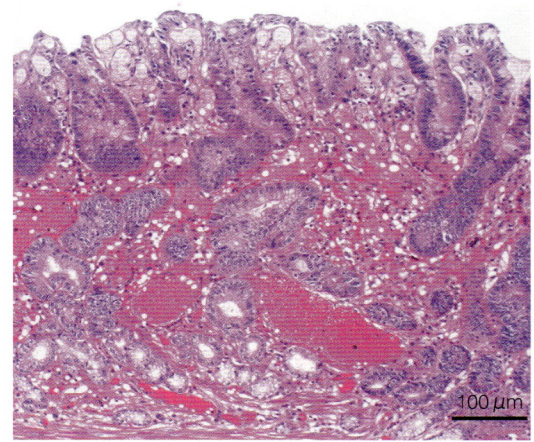

（ESD 標本）　　　　　　　　　　　　　　　　　　　　　　　（ESD 標本）

①の部分の ESD 切除標本病理像．分化型腺癌．深達度 T1a-LPM．

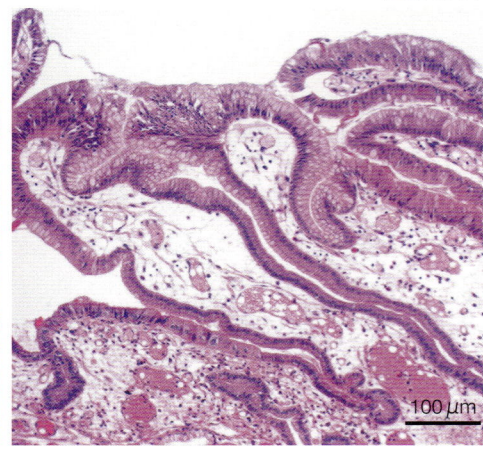

②の部分の病理像．過形成を有した非癌腺管．

病理組織 分化型腺癌　　**深達度** pT1a-LPM

（写真は Yagi K, et al：Endoscopic diagnosis of Barrett's esophagus and esophageal adenocarcinomas. New challenges in gastrointestinal endoscopy. 2008, 133-144, Springer より引用）

Comment ─────────────────────────── Case 39 ─

　通常観察で多彩な形態を有する病変であった．拡大観察で癌と非癌の判定が困難で ESD 切除範囲の決定が困難であった．酢酸ダイナミック・ケミカル法の「癌は非癌に比し whitening が早期に消失する」という原理を応用して範囲診断を行い，成功した症例である．

Case 40　Barrett 食道腺癌（SSBE 由来）

部位 腹部食道から胸部下部食道前壁　　**肉眼型** 0-I＋IIa＋IIc

酢酸撒布，NBI 併用拡大

（八木一芳，中村厚夫，関根厚雄）

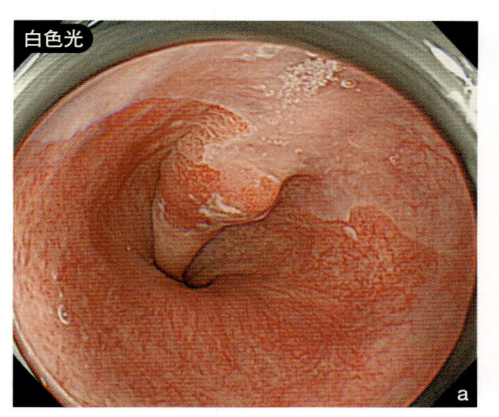

a　SSBE 内に隆起病変が観察される．

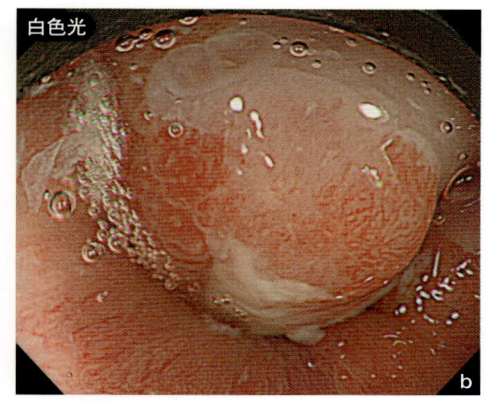

b　口側隆起部の近接像．

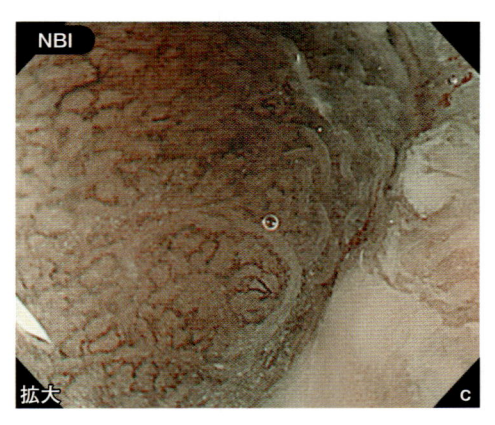

c　NBI 併用拡大では網目状の network を形成する血管が観察される．

（ESD 標本）

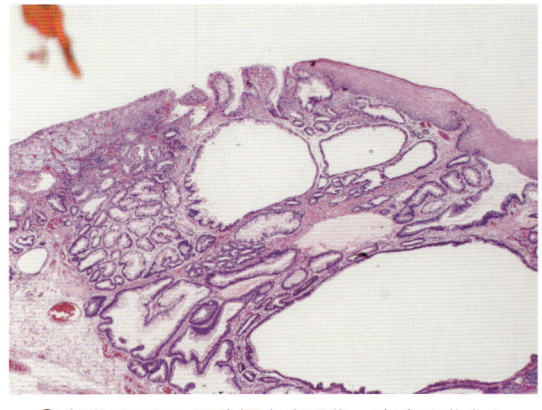

ⓒ 部分の ESD 切除標本病理像．高度に分化した腺癌と診断された．

病理組織　腺癌（高分化型）

深達度　pT1a-LPM

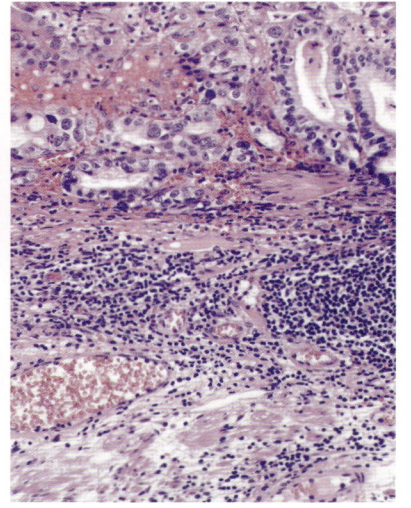

癌は本来の深層粘膜筋板に達していないため，深達度は T1a-LPM と判定された．

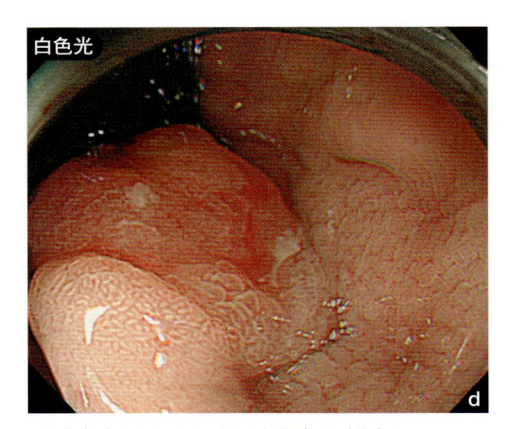

同病変の distal side を反転で観察．

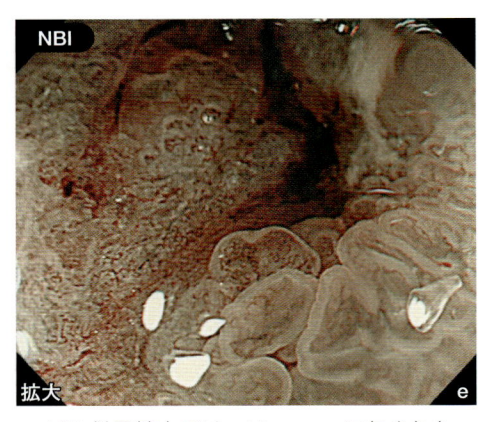

NBI 併用拡大では white zone に包まれたドーム状変化の中にループ状の異常血管が観察される．一部は white zone が観察されず螺旋状の血管も観察され，低分化型腺癌の合併と診断できる．

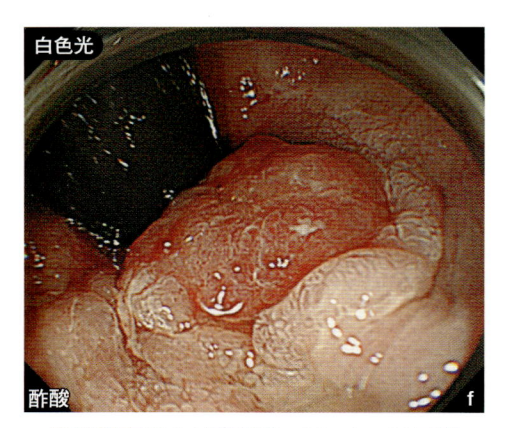

酢酸撒布により癌部の whitening は早期に消失し，癌の範囲は明瞭となった．

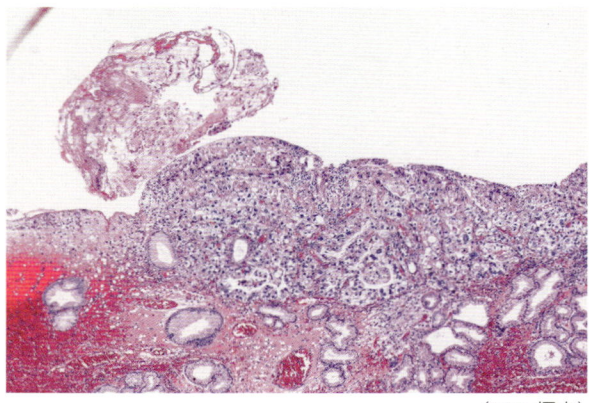

ⓓ～ⓕ 部分の病理像．

（ESD 標本）

| 病理組織 | 低分化型腺癌 | 深達度 | pT1a-LPM |

Comment ─────────────────────── Case 40

　癌の領域は白色光通常観察で認識できる．proximal の隆起病変の NBI 併用拡大像は規則的な mesh pattern である．組織学的にも高度に分化した腺癌の診断であった．一方，distal の部分は低分化型腺癌で NBI 併用拡大，酢酸撒布ともに容易に癌と診断できる像であった．

Case 41　Barrett 食道腺癌（LSBE 由来）

酢酸撒布，NBI 併用拡大

部位　胸部下部食道　　肉眼型　0-IIc，0-IIa

（竹内　学，小林正明，渡辺　玄）

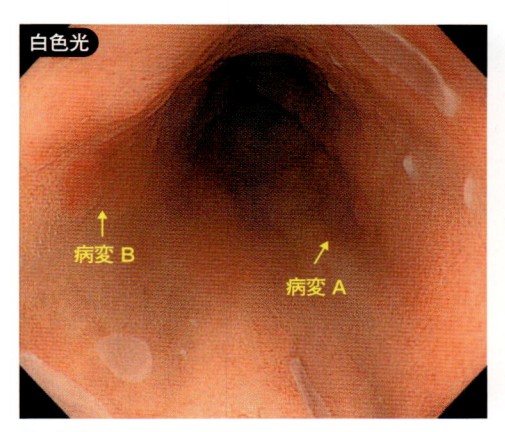

白色光

病変 B　病変 A

切歯より 30 cm に squamocolumnar junction（SCJ）が存在し，その肛門側に扁平上皮島が散見され，切歯より 35 cm に胃の襞口側端が観察され LSBE と診断される．LSBE 中央後壁には小発赤陥凹性病変（病変 A），左壁には発赤調軽度隆起性病変（病変 B）を認める．

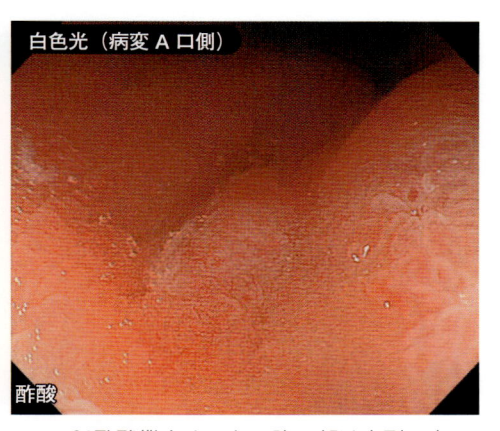

白色光（病変 A 口側）　酢酸

1.5％酢酸撒布すると，陥凹部は小型で密な腺管パターンを伴う発赤調を呈する．

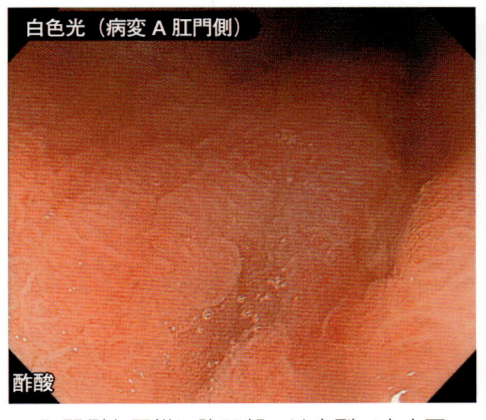

白色光（病変 A 肛門側）　酢酸

肛門側も同様に陥凹部では小型で大小不同の表面構造を認める．

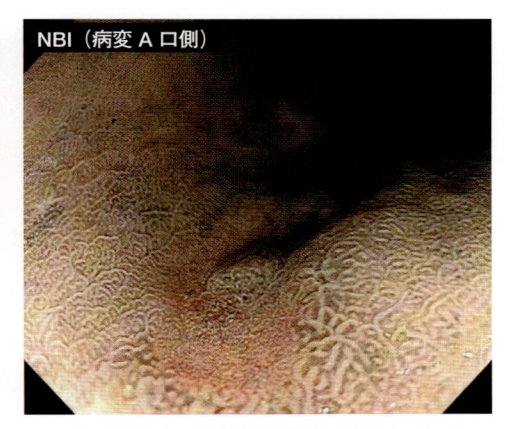

NBI（病変 A 口側）

NBI 弱拡大では陥凹部は周囲に比べ brownish で微細な表面構造を示す．周囲粘膜はスリット状・管状および脳回状の表面微細構造を呈する．

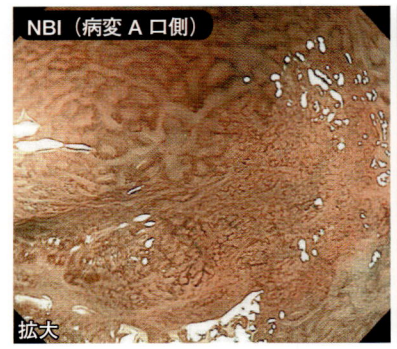

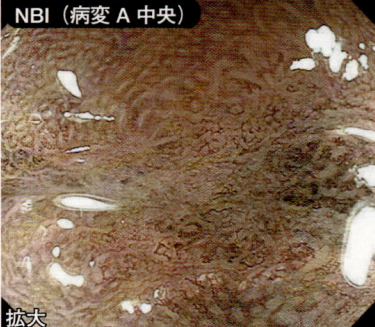

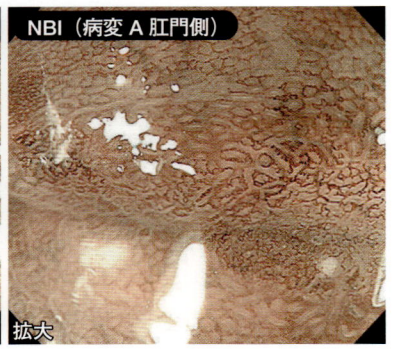

NBI（病変 A 口側）拡大　**NBI（病変 A 中央）拡大**　**NBI（病変 A 肛門側）拡大**

口径不同を伴う血管が不規則に走行し，周囲とは明らかに微小血管パターンが異なる．また大小不同を伴う腺管が密に存在し，周囲粘膜と demarcation line を認める．

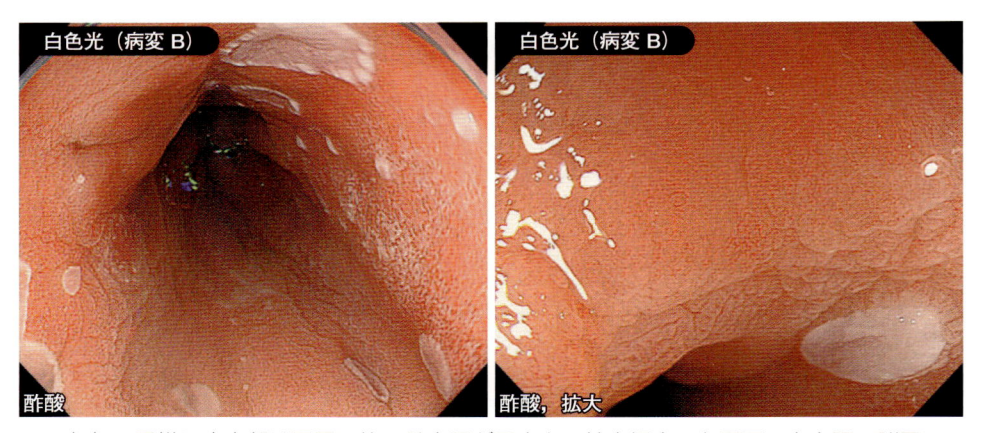

病変 A 同様に病変部は周囲に比べ発赤調が目立ち，拡大観察でも周囲の白色調で脳回状構造との境界は明瞭である．

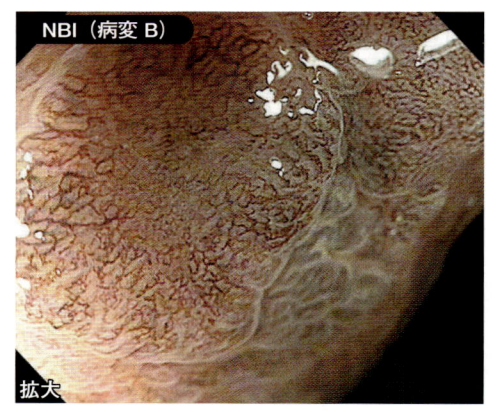

隆起部は胃癌に類似した口径不同の network 状の血管と大小不同の管状から類円形の pit 構造を呈する．

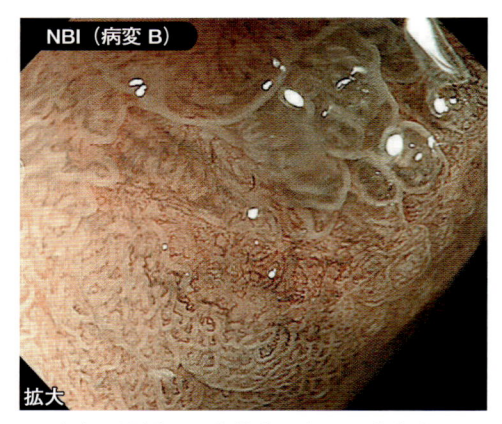

病変肛門側では生検痕による再生上皮の肛門側に走行異常を呈する不整な血管がみられる．

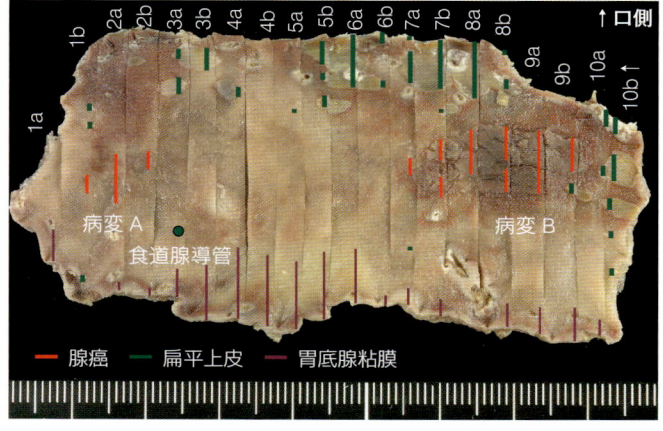

病変 A・B は赤線に示すように腺癌を認める．

病変 A　2a

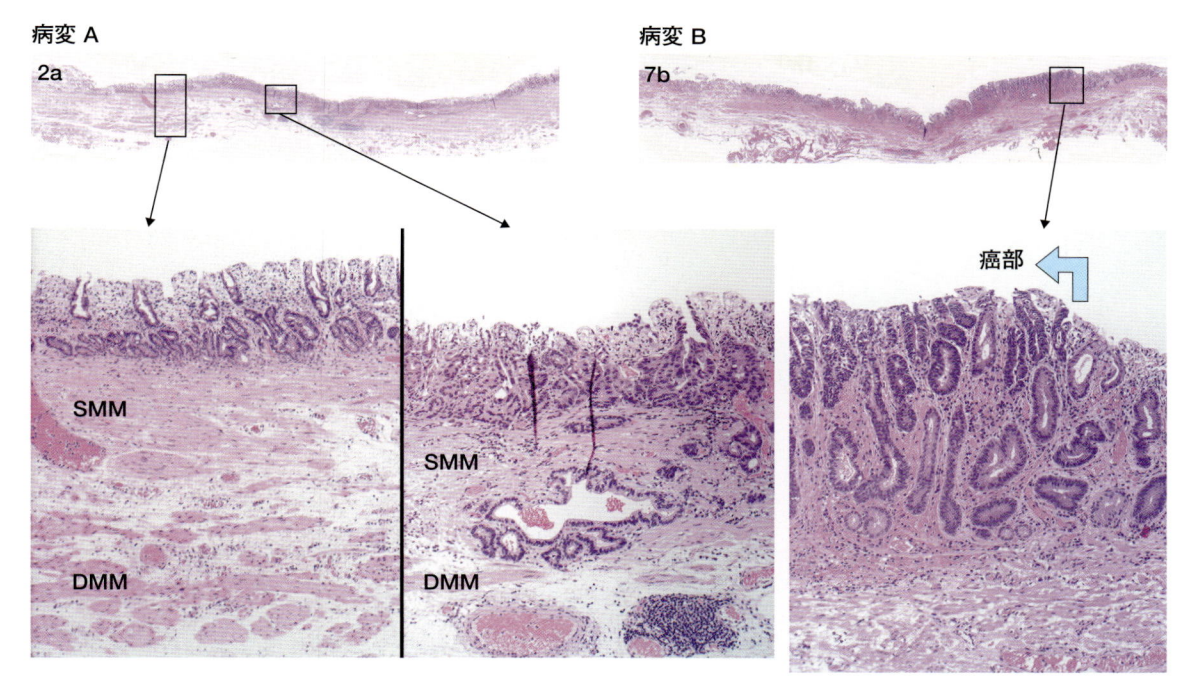

病変 B　7b

癌部

左は病変 A 切片 2a のルーペ像．下段左は病変 A 肛門側の非腫瘍背景粘膜．二重粘膜筋板を認め，上皮は杯細胞を混じる不完全型腸上皮化生いわゆる特殊円柱上皮が存在する．下段右は新生筋板（SMM）と本来の筋板（DMM）の間，すなわち食道粘膜固有層に高分化型腺癌を認める．

右は病変 B 切片 7b のルーペ像．黒枠の拡大像は境界部を示している．

《病変 A》

病理組織

Adenocarcinoma（tub1＞tub2），ly0，v0，pHM0，pVM0，0-Ⅱc，10×6 mm

深達度

pT1a-LPM

《病変 B》

病理組織

Adenocarcinoma（tub1），ly0，v0，pHM0，pVM0，0-Ⅱa，25×10 mm

深達度

pT1a-SMM

Comment ─────────────────────── Case 41

　本症例のように Barrett 腺癌の発見に際し，常に同時性多発癌の可能性を念頭におく必要がある．SSBE においては前壁から右壁に癌が存在することが多いとされているが，LSBE では癌発生部位に傾向はなく，全体を詳細に観察する必要がある．本症例では接線方向に存在する病変 B が新たに発見された．通常観察ではわずかな色調変化（とくに発赤）や軽度の凹凸の変化を認識することが重要である．範囲診断においては酢酸撒布での色調の差（癌部で発赤調，非癌部で白色調が多い）や表面微細構造を観察する．また NBI 観察では表面微細構造に加え，微小血管を十分に観察し，口径不同や走行異常などを捉える．基本的には胃癌の NBI 診断が応用可能である．

Case 42　Barrett 食道腺癌（SSBE 由来）

酢酸撒布，NBI 併用拡大

（佐藤千晃，平澤　大）

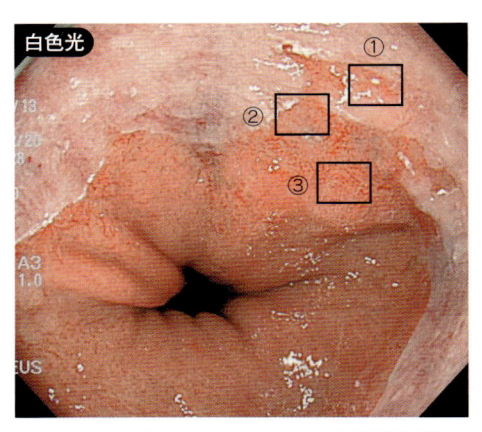

部位　下部食道右・前壁　　**肉眼型**　0-IIc

白色光：squamocolumnar junction の右側壁に発赤調の陥凹性病変を認める．

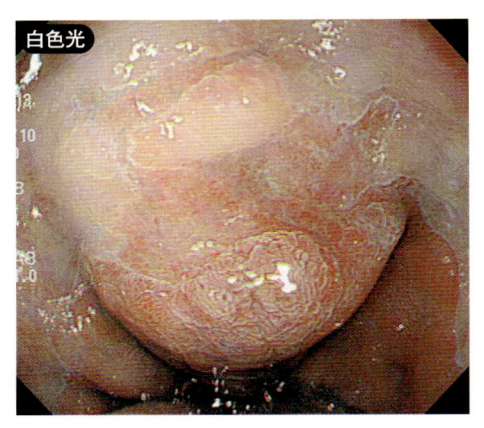

白色光：1.5％酢酸を撒布した直後の像．腺管構造は whitening（白濁化）し，表面構造は明瞭化した．

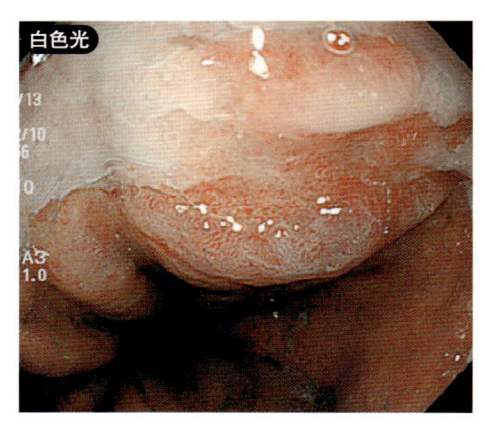

白色光：酢酸撒布の約 4 分後の像．陥凹部分の wash out は周囲の隆起部より速やかであった．

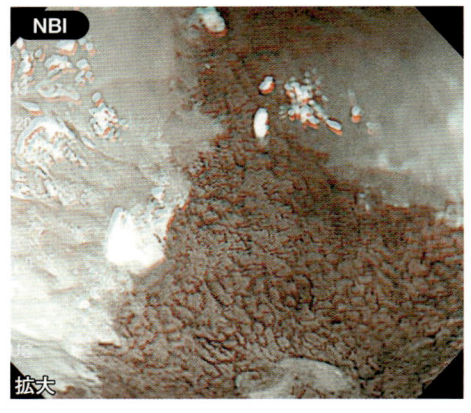

NBI 拡大：白色光の②部分の NBI 併用拡大像．微小血管は大きさの異なる蜂巣状の形態を呈している．

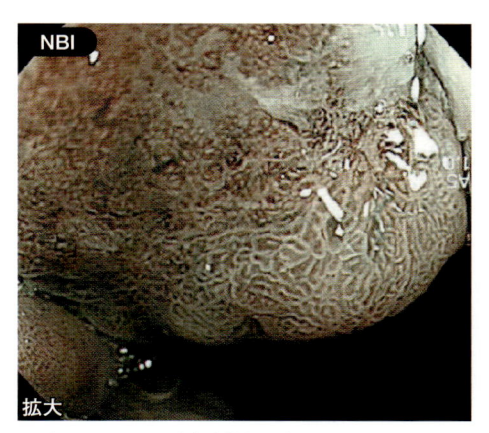

NBI 拡大：陥凹面の肛門側（③部分）の NBI 併用拡大像．小型類円形の腺管が密に確認できる．

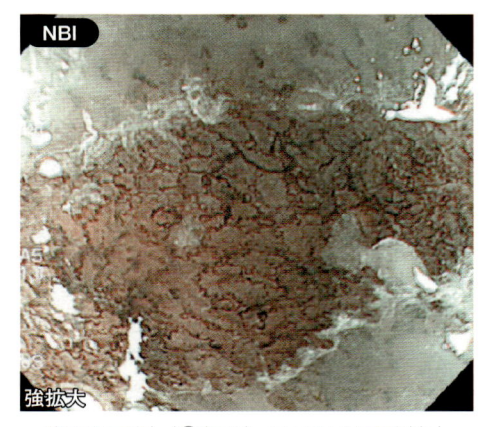

NBI 強拡大：陥凹面口側（①部分）の NBI 併用強拡大像．微小血管は口径不同や走行異常を呈している．network pattern も見られ，分化型腺癌の粘膜内癌と診断した．

食　道

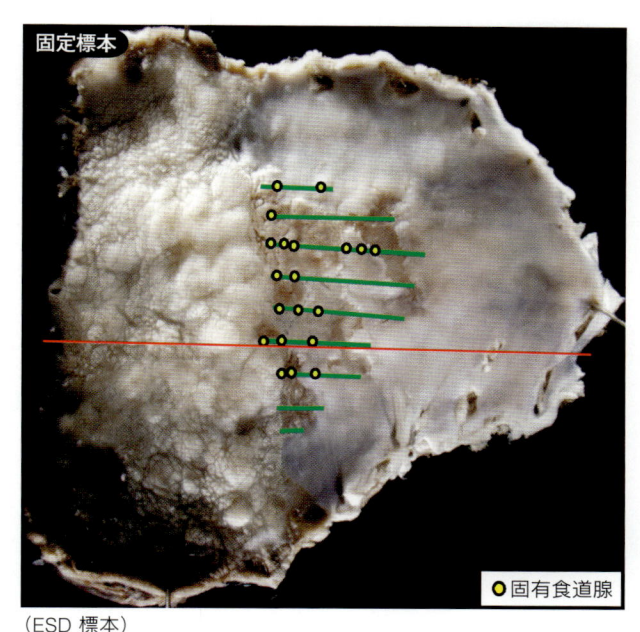

（固定標本）

（ESD 標本）　　〇 固有食道腺

22×16 mm, 0-IIc, tub1, pT1a(SMM), ly0, v0, HM0, HV0

腫瘍部

固有食道腺　　口側

固定標本の線部に分化型腺癌を認めた．陥凹部分に一致し，腫瘍の肛門側に固有食道腺を認めた．病理組織は固定標本の赤線部の切片で，粘膜筋板の二重化もみられ，Barrett 腺癌と診断した．癌は浅層の粘膜筋板までの浸潤で，深達度 T1a-SMM であった．

| 病理組織 | 腺癌（Tub1） | 深達度 | pT1a-SMM |

Comment ─ Case 42

　1.5％酢酸撒布で癌部，非癌部とも whitning（白濁化）し表面構造が明瞭化した．癌部の wash out は速やかで，非癌部との時相の変化に差があり，質的診断に有用であった．
　NBI 拡大観察では蜂巣状の微小異常血管が観察でき，network pattern が保たれていることから，分化型の粘膜内癌と診断できた．

Case 43　Barrett 食道腺癌（SSBE 由来）

NBI 併用拡大，AFI

部位 胃食道接合部右壁　　**肉眼型** 0-IIc

（青木貴哉，斎藤　豊，谷口浩和）

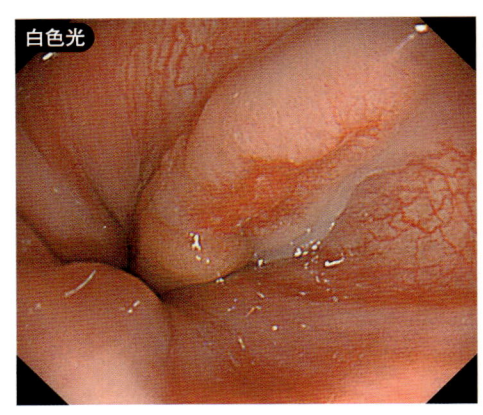

白色光
胃食道接合部の 2 時方向にわずかに陥凹した発赤粘膜を認める．

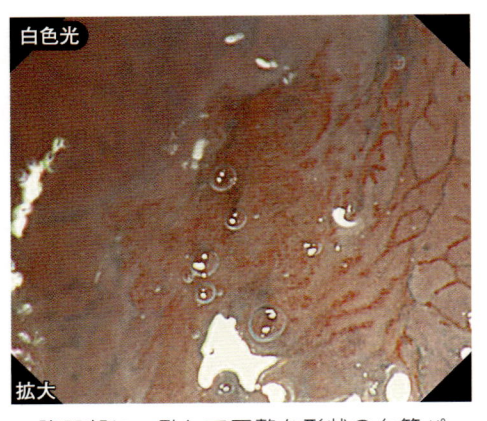

白色光・拡大
陥凹部に一致して不整な形状の血管パターンを認める．

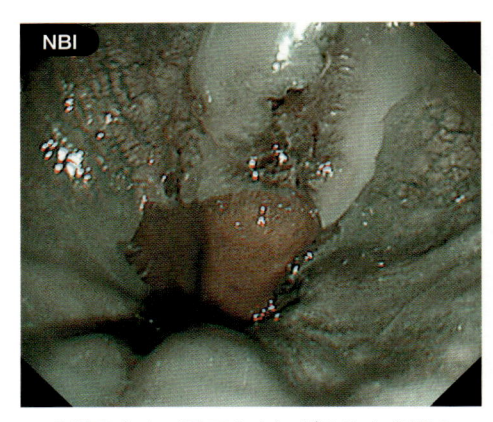

NBI
非腫瘍上皮（扁平上皮）がやや白色調の光沢のある表面をしているのに対し，腫瘍上皮はブラウンの領域として認識される．胃粘膜もブラウンを呈するが，腫瘍上皮はより濃い色調を呈する．

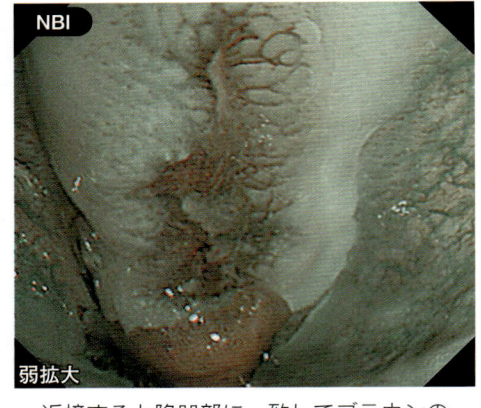

NBI・弱拡大
近接すると陥凹部に一致してブラウンの領域を認める．

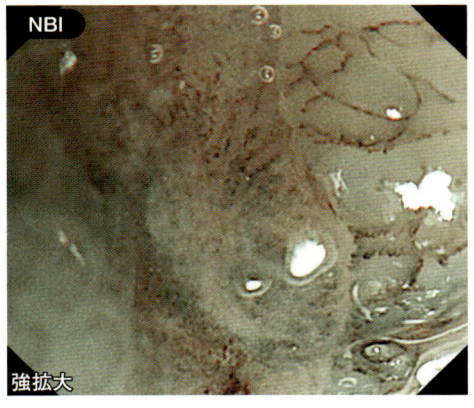

NBI・強拡大
NBI 拡大観察では粗で不整（不規則）な血管パターンが観察され，胃の腺上皮にみられるような粘膜微細模様はみられない．

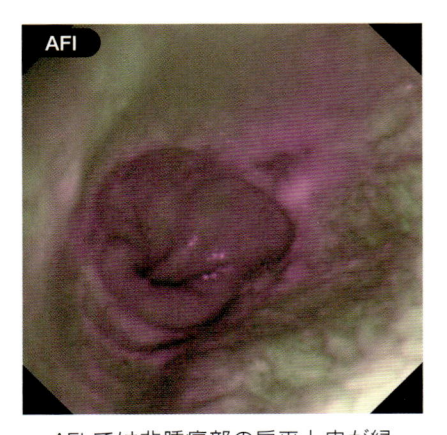

AFI
AFI では非腫瘍部の扁平上皮が緑色に描出されるのに対して，腫瘍部は濃いマゼンタの領域として描出される．また腫瘍周囲の隆起や胃の腺上皮は，淡いマゼンタの領域として描出される．

食道

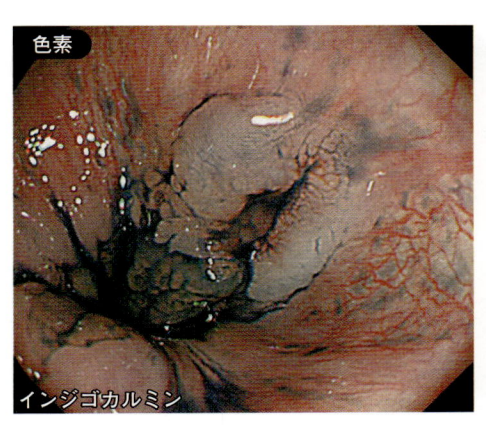

色素（インジゴカルミン）を撒布すると陥凹がより明瞭となる．

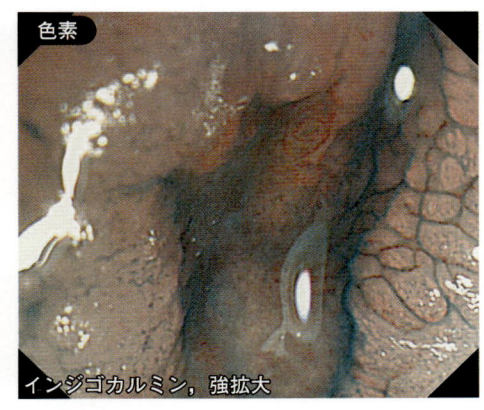

腫瘍部に一致して，不整（不規則）な網目状の毛細血管を認める．

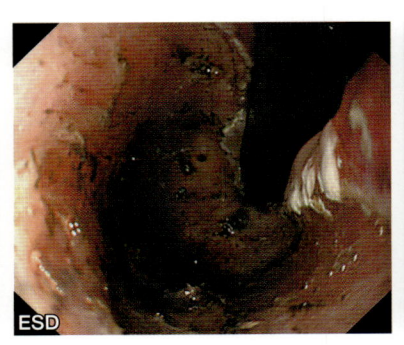

ESD にて一括切除した．
（ESD 標本）

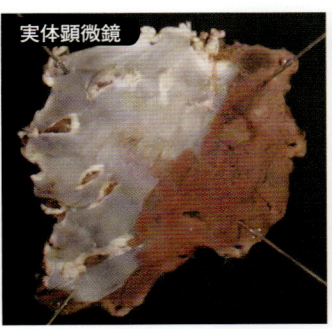

切除検体を実体顕微鏡にて観察すると腫瘍部が浅い陥凹として認識される．

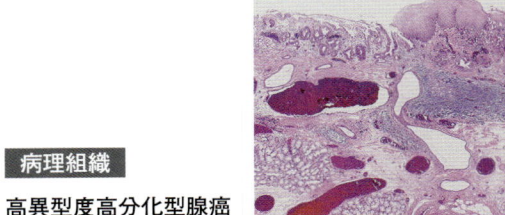

病理組織

高異型度高分化型腺癌

深達度 pT1a-SMM

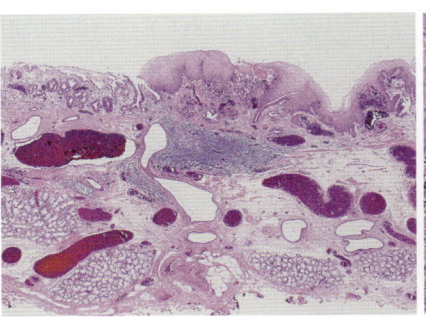

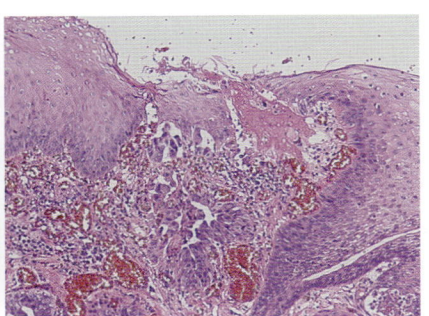

Comment — Case 43

　通常白色光では 8 mm 大の赤色調の陥凹性病変として認められ，AFI で観察すると腫瘍部は濃いマゼンタの領域として描出される．NBI 拡大観察では粗で不整な血管パターンが観察された．内視鏡所見より粘膜内病変と診断した．超音波内視鏡検査でも同様の診断であり，ESD を施行した．病理組織所見では周囲に SSBE を伴った，高異型度高分化型腺癌であった．

　Barrett 腺癌の診断はもっとも難しいものの一つであるが，今後 AFI で拾い上げ診断を行い，NBI・色素内視鏡で質的診断をするといったストラテジーが確立される可能性があり，症例の蓄積が必要である．

Case 44　Barrett 食道腺癌（SSBE 由来）

部位 胃・食道接合部大弯側　**肉眼型** 0-I

NBI 併用拡大

（時岡　聡，梅垣英次，樋口和秀）

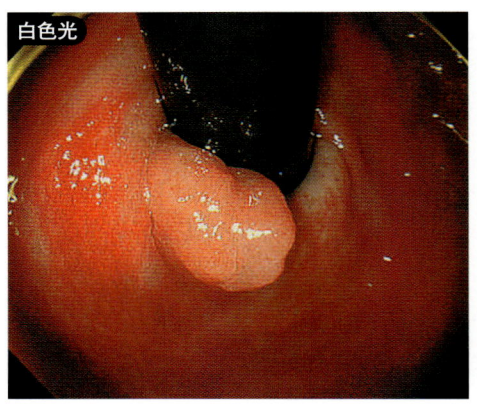

白色光
表面凹凸不整な隆起を認める．背景粘膜は円柱上皮であるが，明らかな Barrett 上皮は判然としない．

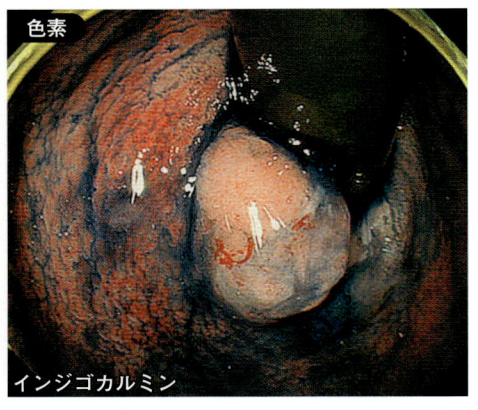

色素　インジゴカルミン
インジゴカルミン撒布にて表面の凹凸がより鮮明になる．

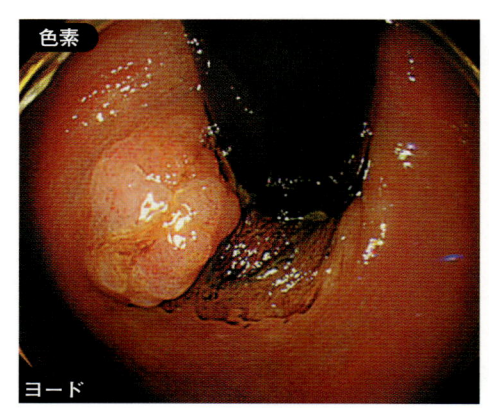

色素　ヨード
ヨード染色では病変は不染である．

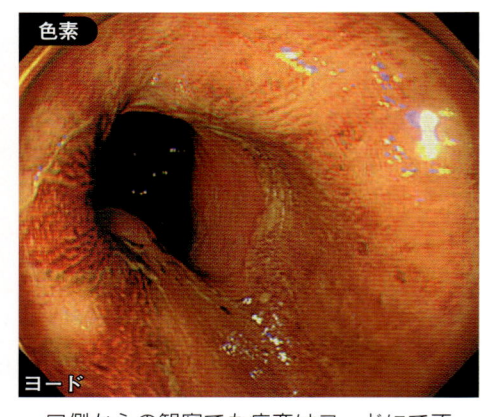

色素　ヨード
口側からの観察でも病変はヨードにて不染である．

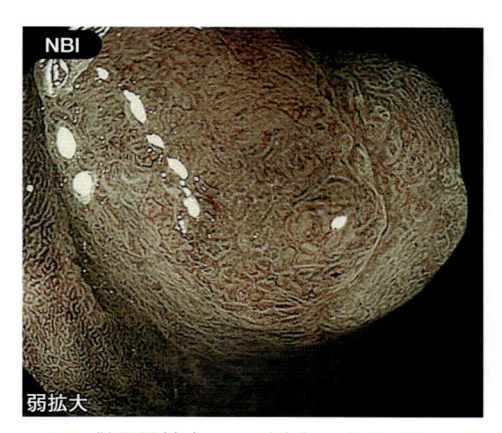

NBI　弱拡大
NBI 併用弱拡大では腫瘍部と非腫瘍部の表面構造の違いが明らかとなる．さらに，腫瘍部においても構造の違いがあるのがわかる．

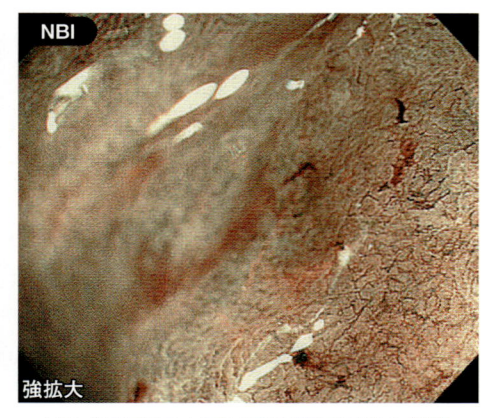

NBI　強拡大
NBI 併用強拡大では腫瘍部に異常血管を認め，いわゆる network パターンを呈していることがわかる．比較的分化度の高い癌を疑う．

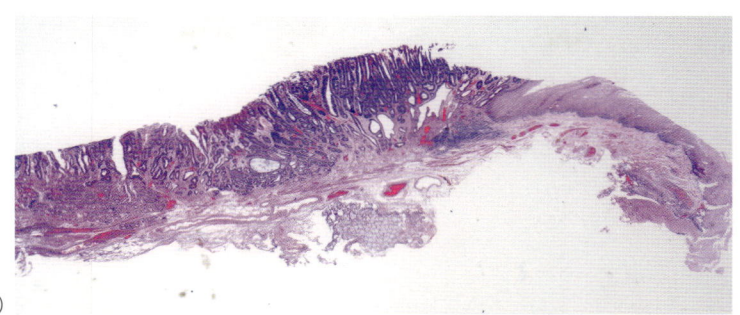

（ESD 標本）

粘膜筋板に接して高分化型腺癌の発育を認める．

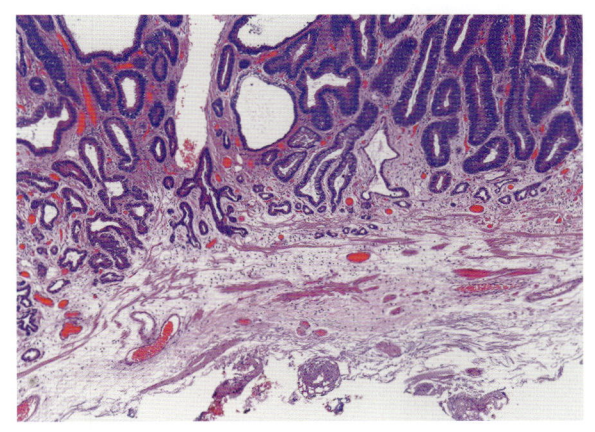

粘膜筋板の多層化が確認できる．

| 病理組織 | 高分化型腺癌 | 深達度 | pT1a-DMM |

食道

Comment　　　　　　　　　　　　　　　　　　　　　　　　　　Case 44

　白色光およびインジゴカルミン撒布像では表面の不整のみであるが，NBI 拡大観察を行うことで癌と診断可能である．深達度 M と診断し ESD を行った．内視鏡上は Barrett 上皮の診断が困難であったが，切除標本の病理診断では粘膜筋板の多層化が見られることや，他の切片では円柱上皮下に食道腺が見られたことから Barrett 上皮（SSBE）から発生した腺癌と診断できた症例である．なお，深達度は存在臓器が食道なので T1a-MM（M3）としたが，ガイドラインからは ESD の適応外病変となる．今後 Barrett 食道腺癌の取り扱いに注目すべきである．

Case 45　Barrett 食道腺癌（SSBE 由来）

酢酸撒布，NBI 併用拡大

部位　腹部食道　　肉眼型　0-IIc

（鈴木晴久，斎藤　豊，平島徹朗）

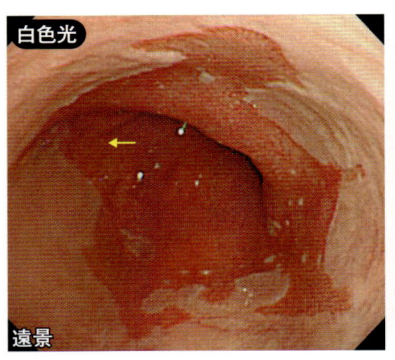

白色光　遠景
胃側から食道内に円柱上皮の伸展を認める．円柱上皮の長さは 3 cm 未満でありSSBE と診断する．SSBE の口側・左壁側がわずかに粗糙である（矢印）．

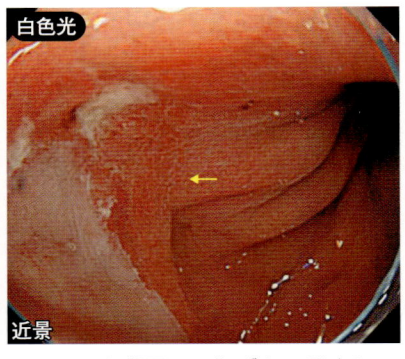

白色光　近景
SSBE を背景に，わずかに発赤した粗糙な粘膜を認めるが境界不明瞭である（矢印）．

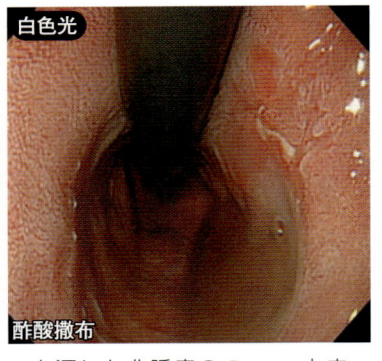

白色光　酢酸撒布
白濁した非腫瘍の Barrett 上皮を背景に，境界のある発赤した粗糙な粘膜を認める．

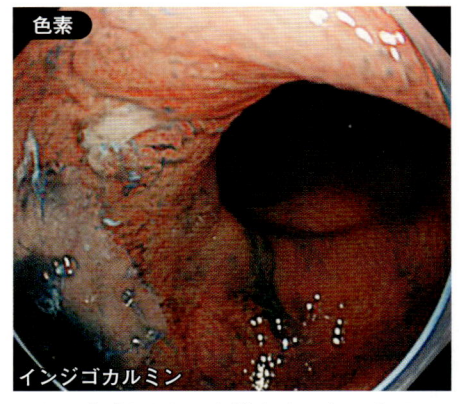

色素　インジゴカルミン
インジゴカルミンを撒布すると，表面不整な粘膜として認識される．

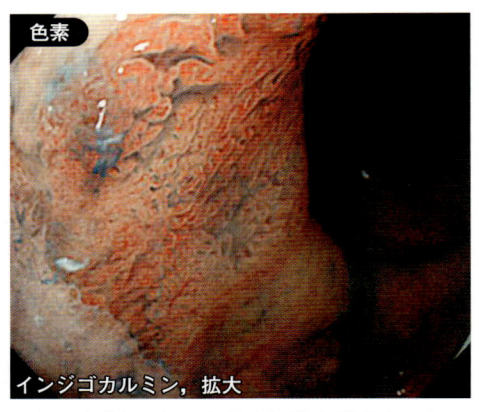

色素　インジゴカルミン，拡大
インジゴカルミンを撒布し拡大観察すると，pit pattern の大小不同と不整を認める．

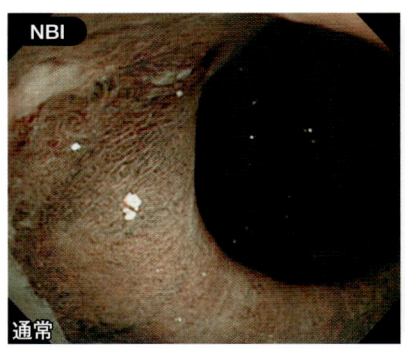

NBI　通常
NBI では，茶褐色の不整粘膜として認識される．

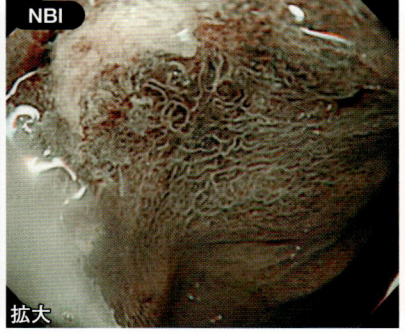

NBI　拡大
NBI 拡大観察では，より明瞭に pit pattern の大小不同と不整を認識できる．不規則に走行した不整な形状の毛細血管も認識される．

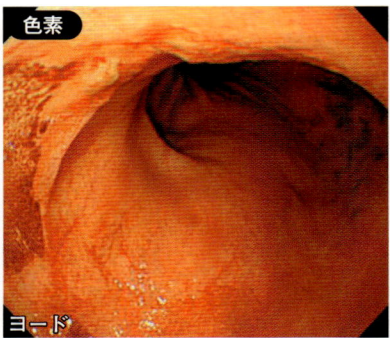

色素　ヨード
ヨード不染帯として認識される．

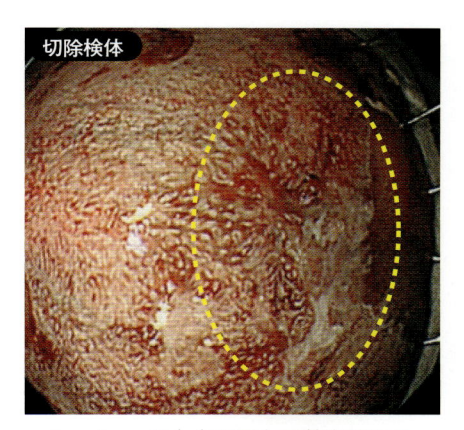

pit pattern の大小不同と不整を認める.

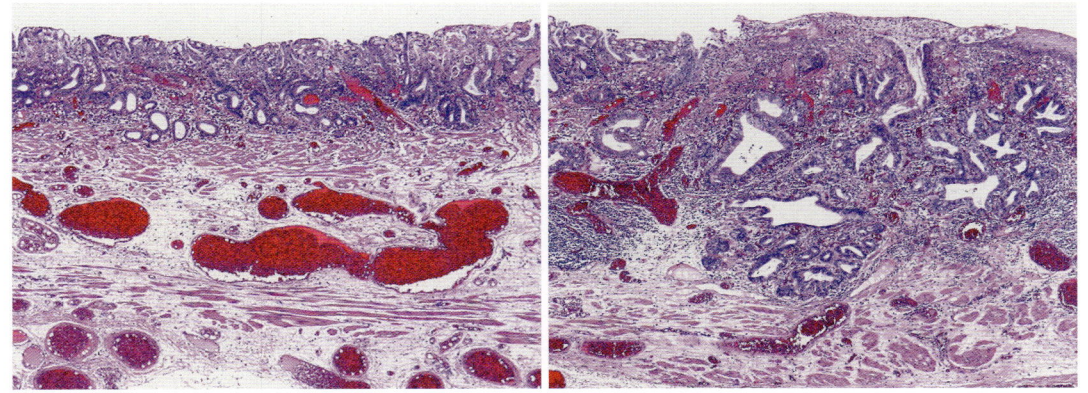

病理組織 高分化型腺癌　深達度 pT1a-DMM

（ESD 標本）

食道

Comment ─────────────────────── Case 45

　通常白色光ではわずかに発赤した粗糙な粘膜変化を示すのみで容易には認識できないが，酢酸を撒布すると境界のある発赤として認識される．さらに，NBIで同部を拡大観察すると，明瞭にpit patternの大小不同と不整，かつ不規則に走行した不整な形状の毛細血管を認識できた．以上から，SSBEを背景とした早期Barrett腺癌と診断し，ESDを施行した．なお，AFIでは病変の認識は困難であった．

Case 46　Barrett食道腺癌（SSBE由来）

NBI併用拡大

部位 胃・食道接合部小弯側　　**肉眼型** 0-I

（時岡　聡，梅垣英次，樋口和秀）

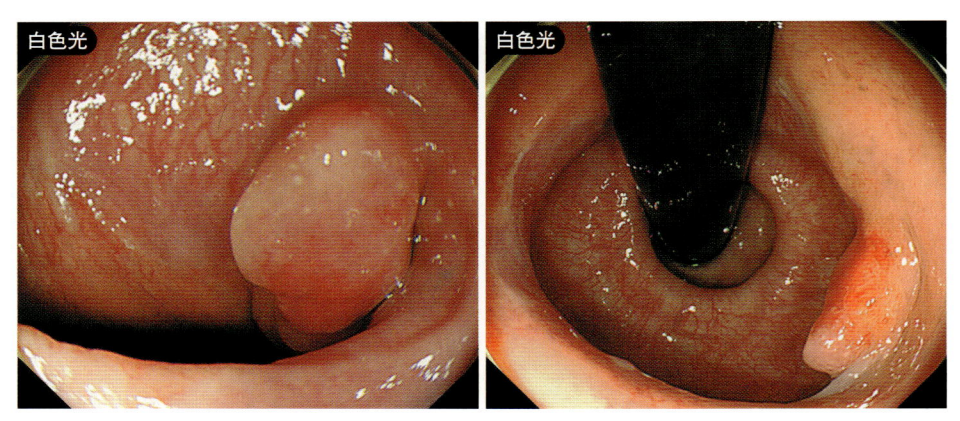

白色光

辺縁が明瞭で，中央が発赤した隆起を認める．
背景粘膜にSSBEが確認できる．

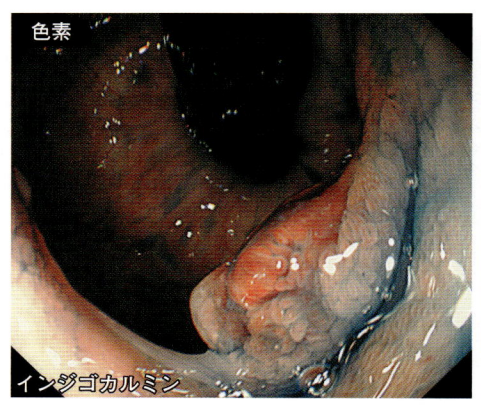

色素（インジゴカルミン）

インジゴカルミン撒布像では，病変の中央に無構造の領域が存在することがわかる．

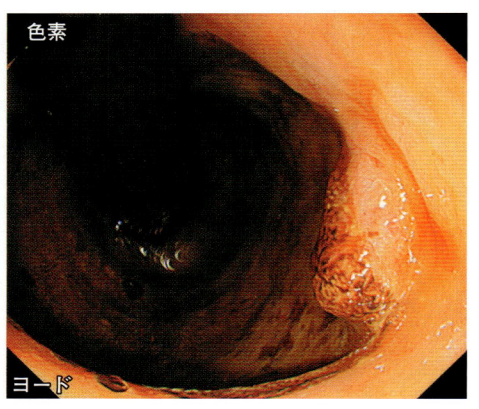

色素（ヨード）

隆起の口側はヨードにて染色される．

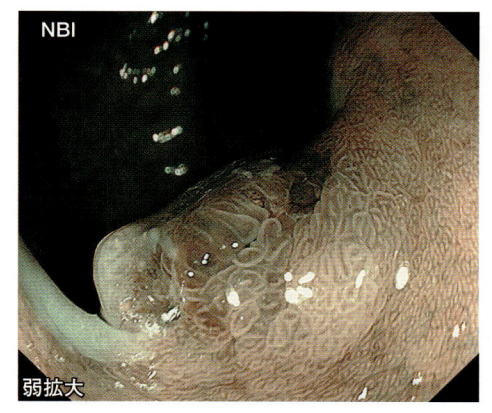

NBI 弱拡大

NBI併用弱拡大では腫瘍部と非腫瘍部の表面構造の違いが明らかとなる．腫瘍部では表面が無構造であるのがわかる．

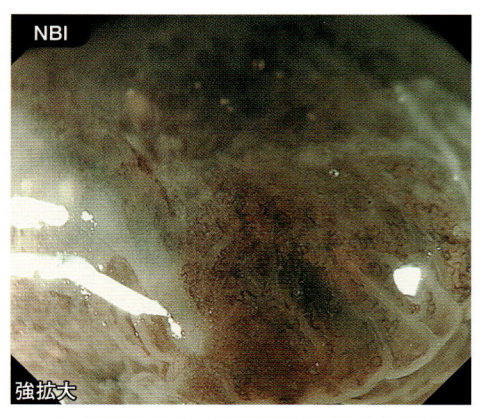

NBI 強拡大

NBI併用強拡大では腫瘍部に異常血管を認め，粘膜微細模様が消失していることがわかる．

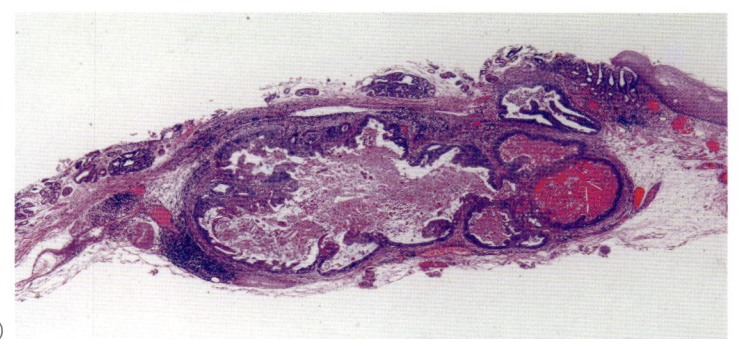

（ESD 標本）

粘膜固有層内に発育する高分化型腺癌を認める．癌は粘膜下層に塊状に浸潤しており，最大浸潤距離は 1,100μm であった．深達度 T1b-SM2 と診断した．

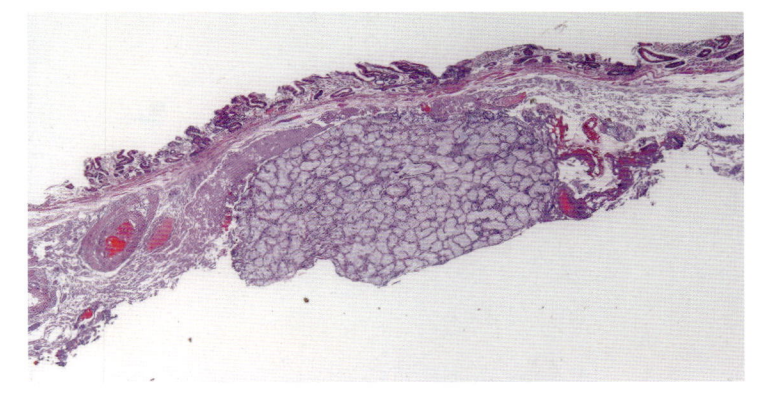

円柱上皮および病変粘膜下層に食道腺がみられ Barrett 上皮（SSBE）から発生した腺癌と診断した．

病理組織 高分化型腺癌　　**深達度** pT1b-SM2

Comment ─ Case 46

　比較的隆起の丈が高い病変である．通常光で発赤している部位は，インジゴカルミン撒布像および NBI 観察では無構造である．また，NBI 拡大観察では，粘膜模様の消失および異常血管を認識できる．これらの結果から SM 浸潤を疑ったが，患者の希望でまず ESD を行った．結果は深達度 T1b-SM2 で，追加外科手術となった症例である．なお，手術標本の病理診断では癌の遺残なくリンパ節転移も認めなかった．

Case 47　Barrett 食道腺癌（SSBE 由来）

部位　腹部食道　　肉眼型　0-Ⅱb

酢酸撒布＋NBI 併用拡大

（竹内　学，小林正明，渡辺　玄）

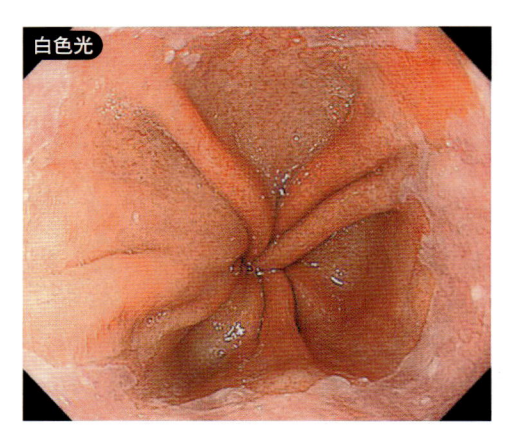

白色光：squamocolumnar junction（SCJ）直下近傍まで胃の襞口側端は及ぶ．SCJ 右壁口側に舌状の発赤調平坦粘膜が認識される．

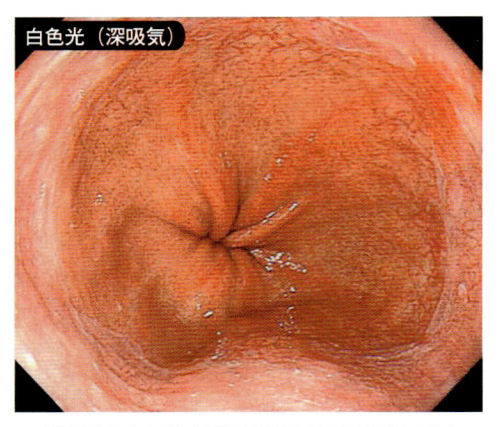

白色光（深吸気）：深吸気では胃の襞口側端は肛門側に位置し，SCJ 直下にわずかに柵状血管が認識できる．

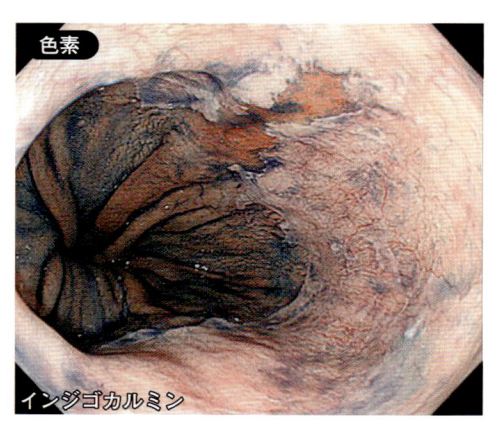

色素（インジゴカルミン）：舌状に伸びた円柱上皮部は SCJ 直下の粘膜に比べ粗糙な表面構造である

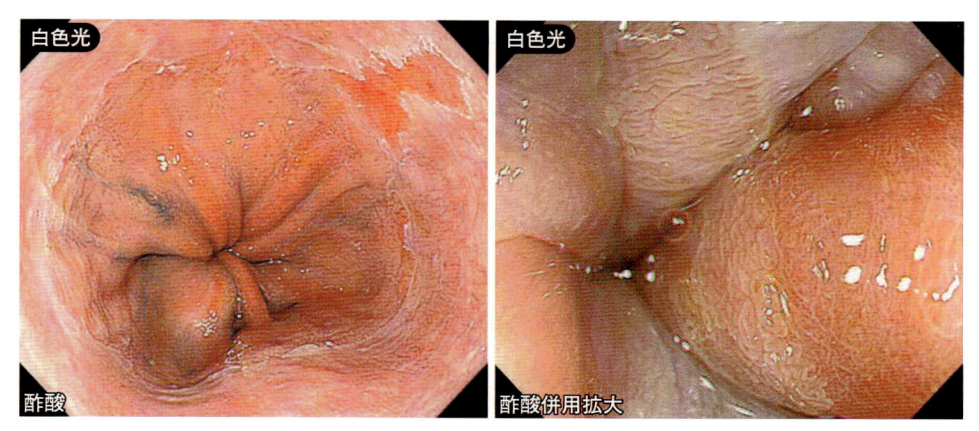

白色光（酢酸／酢酸併用拡大）：1.5％酢酸撒布後では舌状部は周囲に比し全体に発赤調が目立ち，肛門側に境界が明瞭に描出される．さらに肛門側の拡大では発赤部の大小不同の腺管が確認でき，色調の差も加味し病変の境界がいっそう明瞭である．

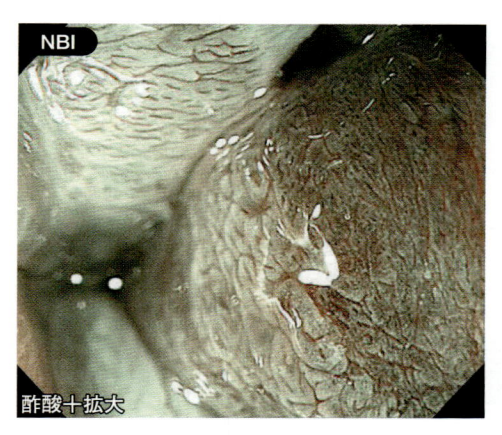

同部を酢酸撒布後 NBI 併用拡大観察すると，血管は認識できないが表面微細構造がより明瞭であり，小型で密な不整腺管を認める．

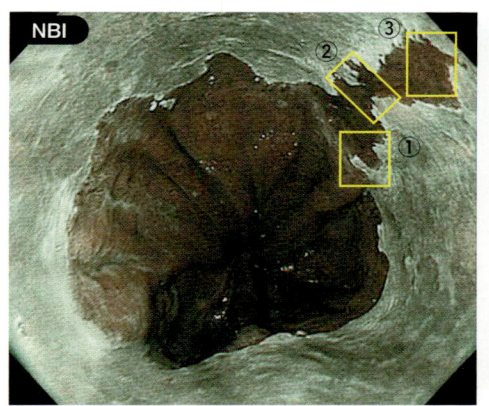

舌状部の NBI 観察を肛門側より施行．

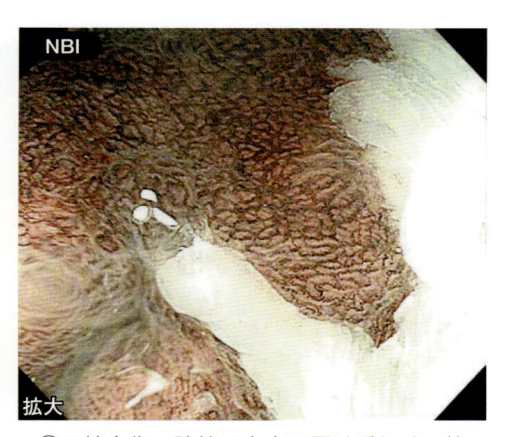

①の拡大像．腺管の大小不同は乏しく，比較的整った血管を network 状に認める．このように Barrett 食道において表面構造・血管異型が弱い場合，癌の診断が困難である．

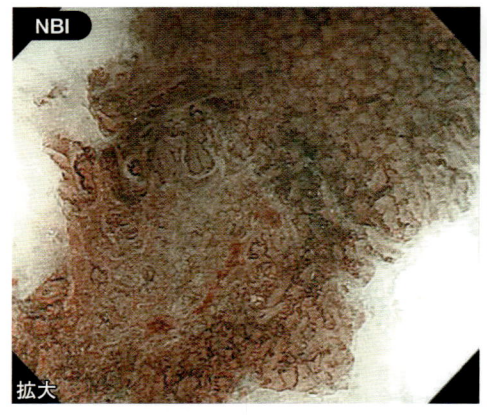

②の拡大像．口径不同や走行異常を呈する血管と表面構造の不明瞭化を認め，癌と診断できる．

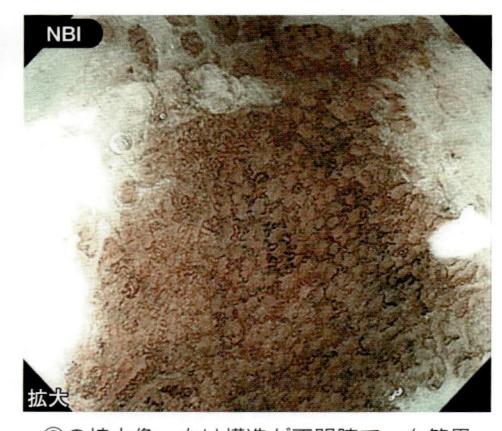

③の拡大像．左は構造が不明瞭で，血管異型も認めるが，右は比較的整った構造や血管を呈し癌の診断は難しい．

食道

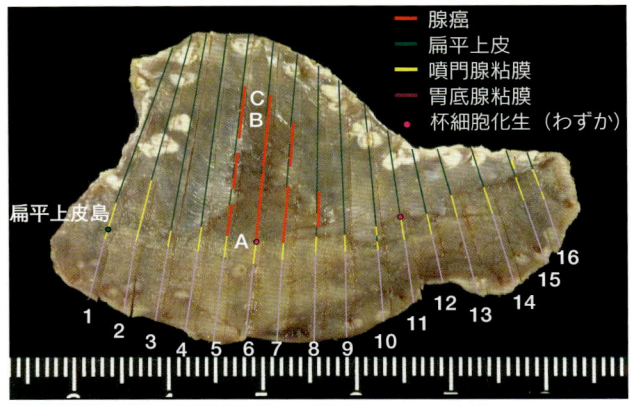

凡例:
- 腺癌
- 扁平上皮
- 噴門腺粘膜
- 胃底腺粘膜
- 杯細胞化生（わずか）

扁平上皮島

赤線に示すように舌状粘膜すべてに腺癌を認める．

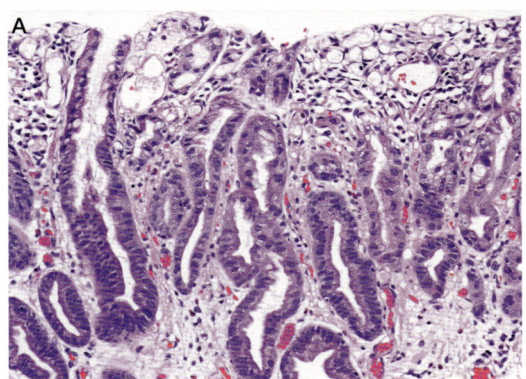

切片6の組織像．病変の肛門側（A），口側（B）では低異型度高分化型腺癌を認める．口側の扁平上皮下（C）にもわずかに癌の進展を認める．

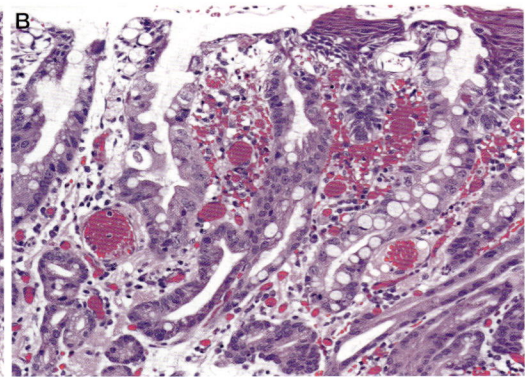

病理組織

Adenocarcinoma（tub1, low and high grade），ly0, v0, pHM0, pVM0, 0-Ⅱb, 17×12 mm, Ae.

深達度

pT1b-SM1（slight）

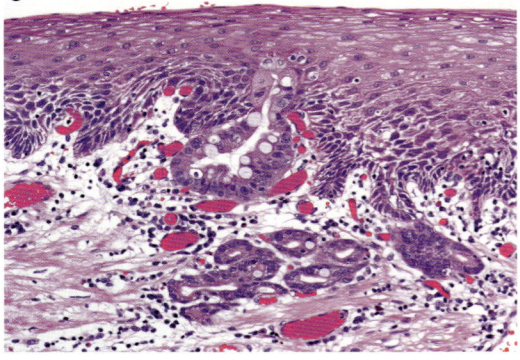

Comment Case 47

　Barrett食道の診断に際し，通常時と深吸気時では胃の襞口側端や柵状血管の所見が異なり，柵状血管の診断には深吸気での観察が必要である．本症例は通常観察で発赤が目立つため癌の発見は容易であり，酢酸撒布あるいは酢酸撒布後のNBI観察において表面微細構造の不整により肛門側で境界が非常に明瞭であった．しかしNBI拡大では血管異型さらに微細構造の不整が比較的乏しい部も認められ，同じ病変内にNBI所見のheterogeneityが存在するため注意が必要である．NBIにて微小血管および表面構造の不整が乏しい理由としてBarrett腺癌では病理組織学的に異型が弱い癌が存在するためであり，範囲診断には注意を要する．また，口側扁平上皮下進展を認めることもあり，切除の際はやや広めに範囲決定する必要がある．

Case 48　Barrett 食道腺癌（SSBE 由来）　　NBI 併用拡大

部位 下部食道右・後壁　　**肉眼型** 0-IIc

（前田有紀, 平澤　大）

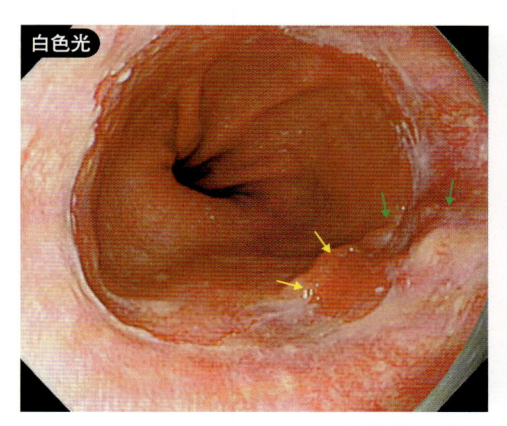

食道

白色光：Squamocolumnar junction の肛門側に発赤した陥凹面を認める（黄矢印）．陥凹部の右側壁には扁平上皮に覆われた凹凸不整な隆起を認める（緑矢印）．

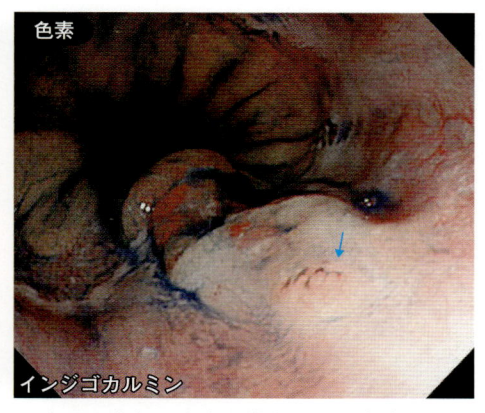

色素（インジゴカルミン）：少量の空気で色素を撒布すると病変の凹凸が明瞭になる．また陥凹面の口側になだらかな隆起が確認でき，一部に発赤した領域が観察できる（青矢印）．

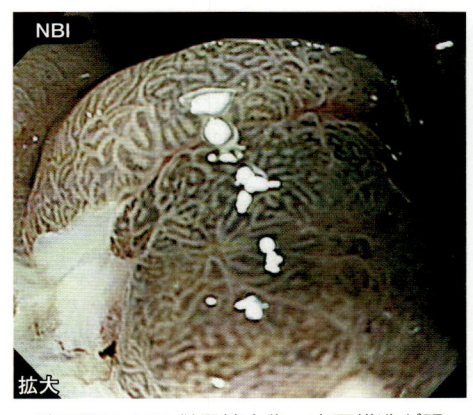

NBI 拡大：陥凹面の NBI 併用拡大像．表面構造が明瞭になり，正常粘膜と比して小型の管状構造で，不規則な形態を呈している．

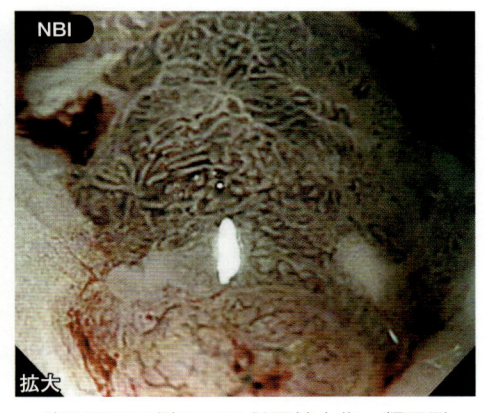

NBI 拡大：陥凹面の口側の NBI 併用拡大像．類円形の pit 構造も見られ，不整な微小血管も観察できる．

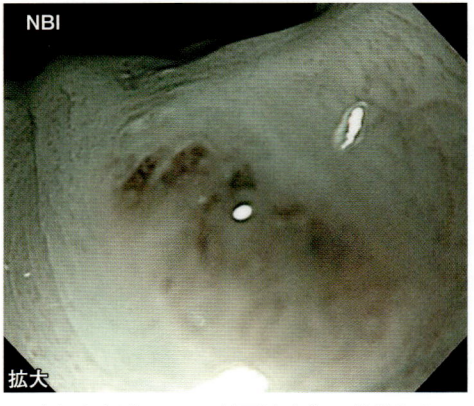

NBI 拡大：青矢印部分の NBI 併用拡大像．菲薄した扁平上皮下に腺構造が確認できる．

固定標本

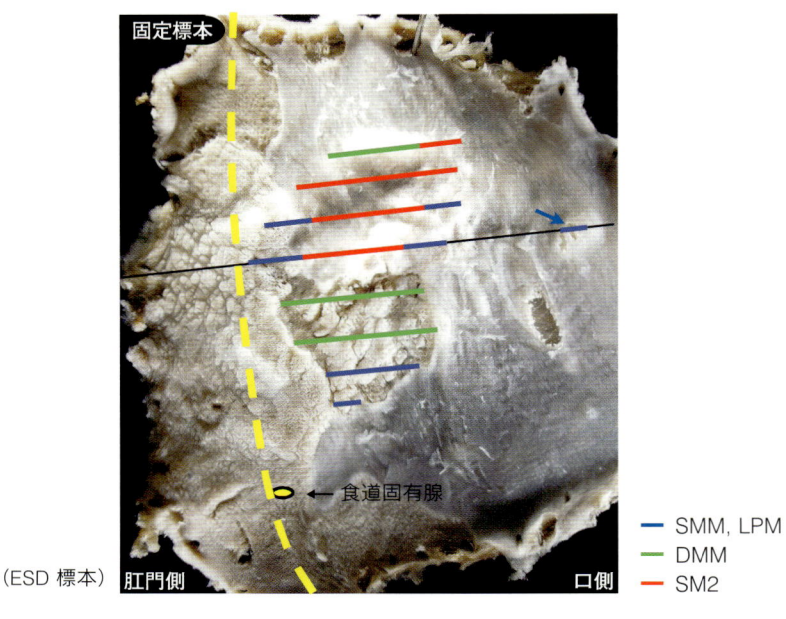

← 食道固有腺

(ESD標本)　肛門側　　口側

■ SMM, LPM
■ DMM
■ SM2

肛門側　　腺癌　　①（腺癌）　口側

もっとも肛門側の食道固有腺の位置から，固定標本の ---- 部分までは組織学的に食道と判断できる．病理組織では筋板の二重化も認められ，Barrett 腺癌と診断した．
固定標本の黒線切片の病理組織像では，色素内視鏡の青矢印と固定標本の青矢印部分は，病理組織の①にあたり，正常の扁平上皮組織下に腺癌を認めた．陥凹部分はすべて高分化型腺癌で，最深部はSM（浸潤距離は500μm）であった．

| 病理組織 | 腺癌（Tub1） | 深達度 | pT1b-SM2 |

Comment ── Case 48

　癌が表面に露出していた黄色矢印（白色光内視鏡）の陥凹は段差が高く，その口側は空気を抜くと隆起を呈し腫瘍の Mass volume を認める．SM を疑う所見であったが，空気変形は良好で深達度診断に苦慮した．SM 癌の可能性があることを念頭に十分な IC を行い，まず ESD で切除した．病変の深部に拡張腺管を認め，Mass volume の原因と考えた．癌が表面に露出していなかった緑矢印部分（白色光内視鏡）で SM 浸潤を認めた．また青矢印部分（色素内視鏡）も癌であり，Barrett 腺癌では扁平上皮下に病変が存在する可能性を十分に意識した治療戦略が必要である．症例は噴門側胃切除を追加し，癌の遺残はなく，リンパ節転移もなかった．

3 胃

総　論

I　胃の臓器特異性

　胃における腫瘍性および炎症性病変に対する内視鏡診断は，内視鏡像に影響を及ぼす要因が多いことから，他の消化管領域と比較するとかなり複雑である．解剖学的および病理学的な胃の臓器特異性が，胃の内視鏡診断を困難にしている．

　第一に胃癌，胃腺腫，胃リンパ腫，過形成性ポリープなど，多くの胃病変は *Helicobacter pylori*（*H. pylori*）感染に伴う慢性胃炎を背景として発症することが挙げられる．したがって，それらの病変周囲には正常な粘膜を認めることはほとんどなく，さまざまな程度の慢性炎症が存在する．そのため，慢性炎症に伴う萎縮，腸上皮化生などの二次的な変化と，腫瘍性病変との鑑別が問題となる．

　第二に，胃固有腺は噴門腺，胃底（体部）腺，幽門腺からなり，なかでも胃底腺と幽門腺の腺管構造が異なるために，部位によって正常粘膜の表面構造が違ってくる．それに加え，慢性炎症によって胃底腺が崩壊して偽幽門腺化生が起こると，腺境界が移動して胃粘膜の表面構造はより複雑化する．

　第三に，胃癌は肉眼的にも組織学的にも多様性に富む癌であり，それを反映して腫瘍の表面構造は多岐にわたるために，他の消化管領域の癌と比べパターン認識が難しい．

　第四は，胃内に存在する酸によって胃病変はなんらかの影響を受け，病変本来の肉眼形態を保ち続けることができず，胃酸による修飾を受けた形態の観察になっている点である．

II　胃観察で用いられる画像強調

　内視鏡診断の基本は形態変化，色調変化，血管像変化を捉えることであるが，これらの微細で多彩な変化を明瞭化するために種々の画像強調が用いられてきた（図1）．通常内視鏡の白色光像（White light imaging；WLI）をより鮮明にする手段として，まず色素内視鏡（Chromoendoscopy；CE）が開発された．近年，

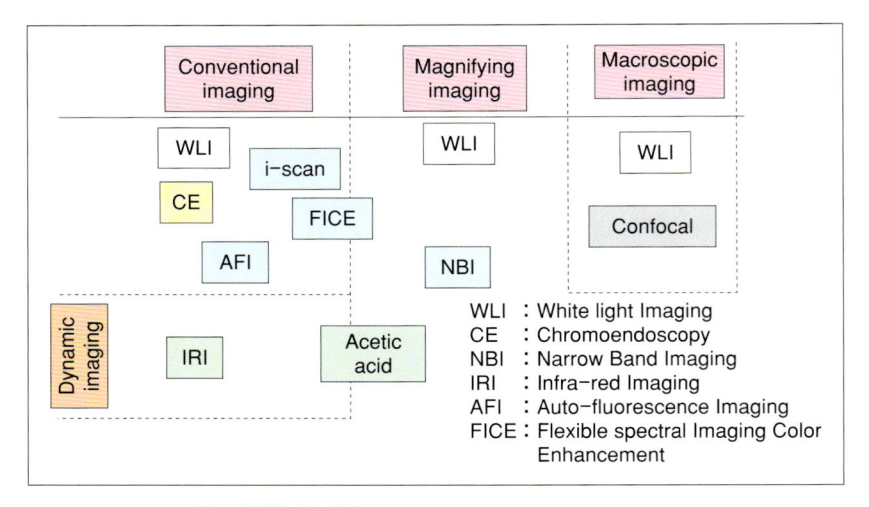

図1 胃における Image-Enhanced Endoscopy

デジタルによる画像強調が急速に発展して，FICE（Flexible spectral Imaging Color Enhancement），i-scan などの光学デジタル情報の信号・画像処理によるデジタル法画像強調，NBI（Narrow Band Imaging），AFI（Auto-fluorescence Imaging），IRI（Infra-red Imaging）などの白色光以外を照射して得られる光学デジタル情報を加工・処理される光デジタル法画像強調が臨床に導入された[1]．一方では，光学的な拡大機能を有する内視鏡によって，拡大像（Magnifying imaging）の観察は容易となり，最近では細胞診断として顕微像（Macroscopic imaging）が観察できる Endocytoscopy や Confocal endomicroscopy が開発された．拡大像に NBI を併用することによって，粘膜表面の微小血管構築および微細構造が明瞭に観察でき，拡大所見に基づいた内視鏡診断が確立されてきた．生理学的な化学反応を利用した酢酸法は，拡大像との併用で粘膜表面の微細構造の立体的観察に有用で，さらに癌部と非癌部の色調変化の差（Dynamic imaging）の観察に用いられる．また，IRI では indocyanin green（ICG）の静注による色調変化（Dynamic imaging）が観察できる．このように，複雑で多様性に富む胃領域では，種々の画像強調法による臨床的意義が検討されている．

III 胃における FICE 診断

FICE は白色光から算出された各波長による分光画像を再構築して，色調コントラストが明瞭な画像を作製するシステムである．NBI のように狭小化フィルターを用いないので，光量の減弱がなく通常観察で利用できる．

FICE 画像（B 470 nm, G 500 nm, R 550 nm）では陥凹型胃癌は黄色調の背景粘膜に赤色調に描出され，拡大観察をしなくても 96％（26/27）で境界線（demarcation line）が認識された[2]．また，内視鏡未経験者に陥凹型胃癌の境界線を読影させた検討では，白色光画像と FICE 画像の認識率は，白色光画像先行群で 23％ と 45％，FICE 画像先行群で 27％ と 55％ で有意に FICE 画像の認識率が高

かった[2]．隆起型胃癌における同様な検討では，白色光画像とFICE画像の認識率は，白色光画像先行群で33％と52％，FICE画像先行群で30％と44％と有意差を認めた[3]．早期胃癌を対象に白色光画像とFICE画像（B 455 nm, G 455 nm, R 530 nm）で癌境界線の認識を検討すると，FICE画像で明瞭化が46％，不変が54％，不明瞭化は0％であった[4]．FICE画像での明瞭化は腫瘍内血管の密度と相関した．

しかし，FICE併用の拡大観察における微小血管や微細構造の描出能は，NBIの優れた描出能には及ばない．胃病変においては色素内視鏡とFICEとの診断能を比較した報告はないが，FICEには色素内視鏡の役割を担う可能性がある．現在のところ，FICEは精密検査としてではなく，スクリーニング検査として期待される．

Ⅳ 胃におけるi-scan診断

i-scanにはエッジ強調を行うsurface enhancement（SE），表面凹凸や構造の違いを強調するcontrast enhancement（CE），各臓器に適したRGB成分の組み合わせに変更して画像強調するtone enhancement（TE）の三つのモードがある．SEとCEでは画像の色調が大きく変化することがなく，明るさも保持されるのでスクリーニング検査に有用である．強いノイズを避けるために，通常は強調の弱いSE（low）＋CE（low）が用いられている[5]．詳細な観察を目的として，胃の場合にはTE-gが用いられ，さらにSEやCEの強調を追加する．TE-gでは正常粘膜は淡い茶から緑色調に変化する．拡大像との組み合わせの検討の報告はなく，精密検査としての役割は少ない．

Ⅴ 胃におけるAFI診断

AFIは消化管粘膜から生じる自家蛍光を内視鏡で捉えて画像化するが，蛍光物質などの薬剤投与の必要はない．AFI画像での粘膜色調差は，粘膜の厚さや血管密度によって粘膜下層からの自家蛍光が遮られることによって生じる．

胃では胃底腺の存在によって，他の消化管にはみられない蛍光特性を有する．胃底腺粘膜は自家蛍光が減弱して赤紫～深緑色に観察されるが，幽門腺粘膜や胃底腺の減少した萎縮性胃炎では粘膜が薄く血管密度が低いために自家蛍光の強い明るい緑色となる．したがって，通常観察で認められる萎縮範囲に一致して，AFI画像では緑色の領域として描出される．緑色領域と紫色領域の組織像を比較すると，緑色領域では有意に単核球浸潤，萎縮，腸上皮化生が高かった[6]．

AFI画像での早期胃癌の色調は肉眼形態と背景粘膜の色調によって異なる．一般的に隆起・平坦型癌では病巣の厚みや血管増生によって，蛍光の減弱が起こり紫色として描出される．陥凹型癌では病巣の厚みや線維化などの影響によって相対的に蛍光が強く，大半は緑色として描出される．背景粘膜の色調と

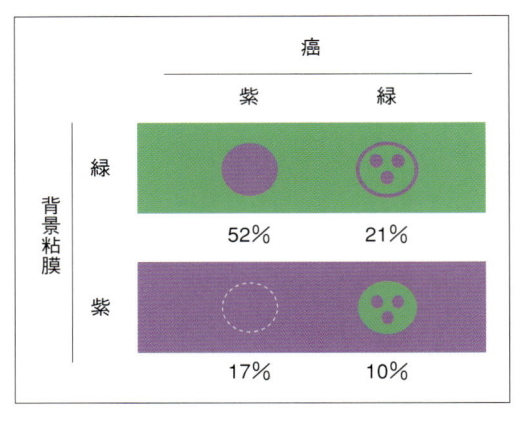

図2　AFI画像における早期胃癌の色調パターン
〔Kato M, Uedo N, et al：Gastric Cancer[7]より〕

の組み合わせで，AFI画像での早期胃癌の色調パターンは四つに分類される．すなわち，背景が緑色で癌部が紫色（緑-紫）あるいは紫色の辺縁によって囲まれた緑色（緑-緑）の場合，背景が紫色で癌部が緑色（紫-緑）あるいは紫色（紫-紫）の場合である（図2）．それぞれの出現頻度は緑-紫52%，緑-緑21%，紫-紫17%，紫-緑10%で，もっとも認識しやすいのは緑色の背景粘膜に紫色の癌で，萎縮性粘膜に発生した平坦・隆起型の分化型癌である[7]．

色調パターンに基づく早期胃癌の範囲診断能は68%で白色光観察の36%より優れていたが，色素内視鏡の91%には劣っていた[8]．また，早期胃癌に対する診断能における白色光観察との比較試験では，AFI観察で診断された病変もあったが，優位性を認めなかったとの報告もある[9]．早期胃癌診断における有用性は低いが，萎縮範囲を客観的に診断することができる点で，白色光観察による萎縮診断に慣れていない内視鏡医には価値がある．

Ⅵ　胃におけるIRI診断

IRIは白色光よりも組織透過性のよい近赤外光を光源に用いて，通常観察では見ることができない粘膜下の血管を描出する．2波長赤外線内視鏡では，血中で蛋白と結合して近赤外光を吸収するICGを静注して，dynamic imagingとして粘膜下の血管を青色に描出させて診断する．ICGによる発色パターンは，まったく染まらない不染所見，病巣全体に淡く均一（diffuse状）や点状（spot状）に染まる淡染所見，病巣周囲に点状に貯留するpooling所見，病巣の一部に濃く貯留する濃染所見に分類される．不染所見および淡染所見では粘膜内癌か粘膜下層の浅層までの浸潤癌で，粘膜深部浸潤癌や進行癌の多くはpooling所見や濃染所見を認め，その正診率は92%であった[10]．

Ul＋の早期胃癌における深達度診断は超音波内視鏡を用いても困難であるが，IRI診断はUlの有無に影響を受けない利点がある．また，癌病周囲の粘膜下層に存在する比較的太い血管も描出できるため，内視鏡治療前の深達度診断だけではなく，術前の出血予知や術後の後出血の予防に役立つとされる[11]．

Ⅶ 胃における NBI 診断

　NBI では観察光の分光特性を狭帯特性に変更するため，管腔の広い胃での通常観察は光量不足となるので，スクリーニング検査には不適である．しかし，NBI を併用した拡大内視鏡観察では，粘膜表面の微小血管構築および微細構造が明瞭化される（図3）[12]．NBI では粘膜表層に存在する血管がより強調されるために，白色光拡大像では認識困難な微小血管も NBI 併用拡大像では鮮明な血管として描出される．既存の微小血管の変化や腫瘍血管の観察には，生体下で血流が保持されたまま血管網を観察できる点で，固定標本による病理組織像より NBI 併用拡大内視鏡が適切である．

　粘膜表層に拡大観察される二つの所見，すなわち微小血管と微細構造の異常所見に基づいて，慢性胃炎の重症度診断，胃癌の鑑別診断や範囲診断などが行われる．早期胃癌における癌境界線の診断能をスコア化して，通常拡大像と NBI 併用拡大像を比較検討した成績では，専門医と一般医でのスコアは通常拡大で 1.23 と 1.24，NBI 併用拡大で 2.61 と 2.95 と有意に NBI 併用による診断能の向上が確認されている[13]．

1．正常粘膜

　NBI 併用拡大観察による正常の胃底腺粘膜と幽門腺粘膜の表面微細構造と微小血管構築は異なる[14]（図4）．両者の微細構造は基本的には腺窩辺縁上皮からなる白線と窩間部の茶褐色から形成される．単一管状腺の胃底腺は腺窩が粘膜に垂直方向なため，腺管は茶色の腺開口部を中心とした白色の円形像として描出される（図3）．一方，単一胞状腺の幽門腺では腺窩が垂直ではなく斜め方向

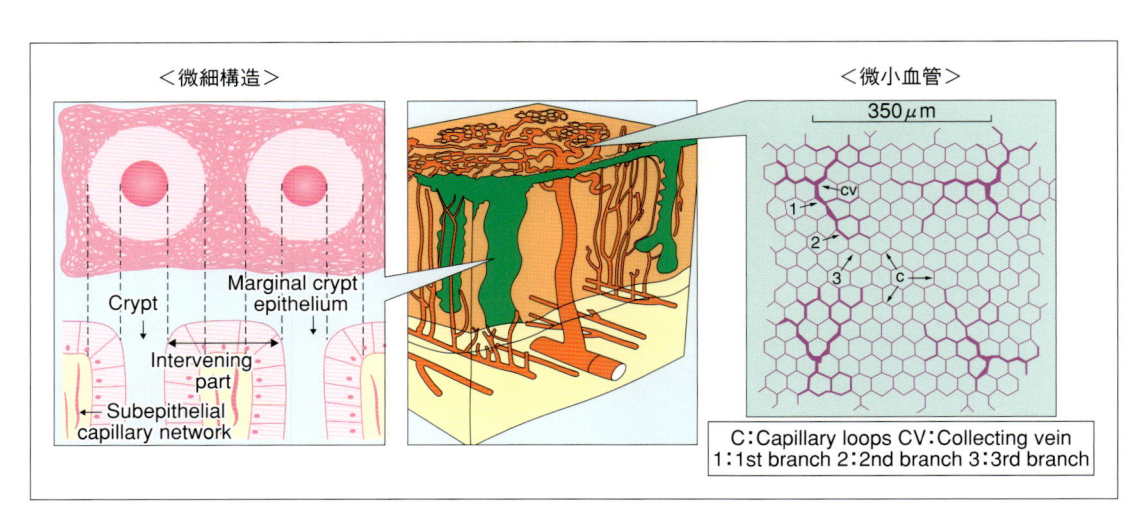

図3　NBI 併用拡大内視鏡による粘膜表面観察
〔左図は，田中三千雄：拡大内視鏡の基礎．消化器内視鏡　2001；13（3）：286-292 より改変・引用〕
〔右二つは，Gannon B, et al：Gastroenterology[12] より改変〕

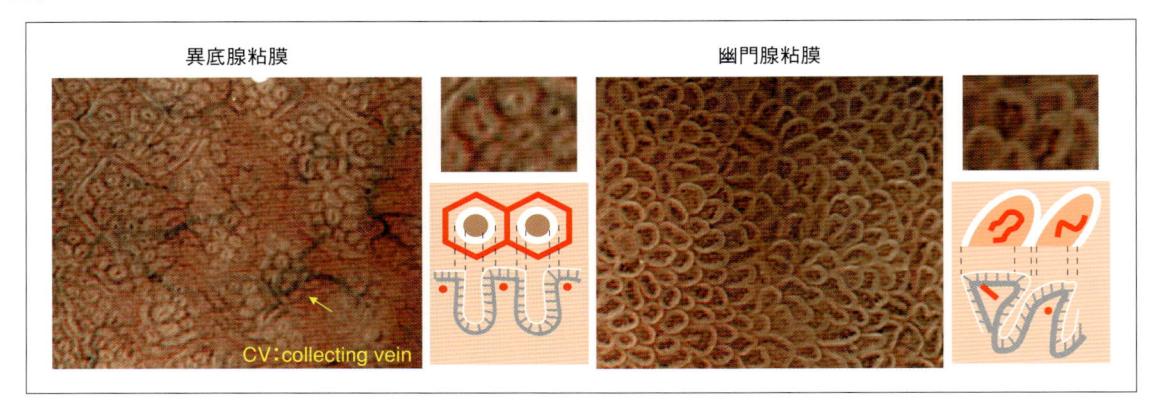

図4　正常の幽門腺と体部腺のNBI併用拡大像
〔八尾建史：胃拡大内視鏡[14] を参考に作図〕

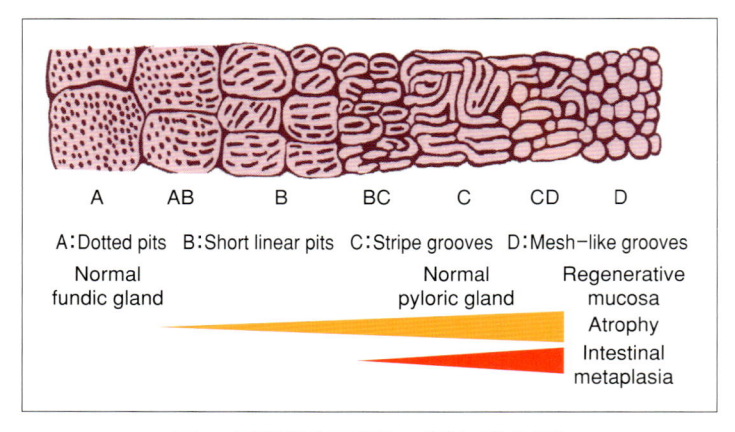

図5　胃粘膜表面構造の分類（榊分類）
〔Sakaki N, et al：Endoscopy　1978；10：269-274[15] より引用〕

のため，腺管は多角形あるいは弧状，線状の形態で中心の腺開口部は認めない．微小血管については胃底腺粘膜では腺管を囲む真性毛細血管（capillary network）が巣状毛細血管網を形成する．また，規則的に配列したヒトデ状の集合細静脈（collecting vein）がシアン調に透見できる．幽門腺粘膜では毛細血管は網目模様を形成せずコイル状の開放性ループとして認め，多くの例では集合細静脈は観察されない．

2．慢性胃炎

　30年前に胃粘膜微細構造は，点状模様のA型，短線模様のB型，縞状連続模様のC型，顆粒状連続模様のD型とそれぞれの複合型を示すAB型，BC型，CD型の7型に分類された（**図5**）[15]．正常の胃底腺粘膜と幽門腺粘膜はA型とC型で，炎症によって胃底腺粘膜はA型からAB型，B型に変わり，腸上皮化生を伴うとBC型からC型を示すとされた．

　また，胃底腺粘膜の拡大像で集合細静脈が正常に透見されるRパターンはH. pylori 感染が陰性，集合細静脈の透見性を失ったOパターンは慢性胃炎，集

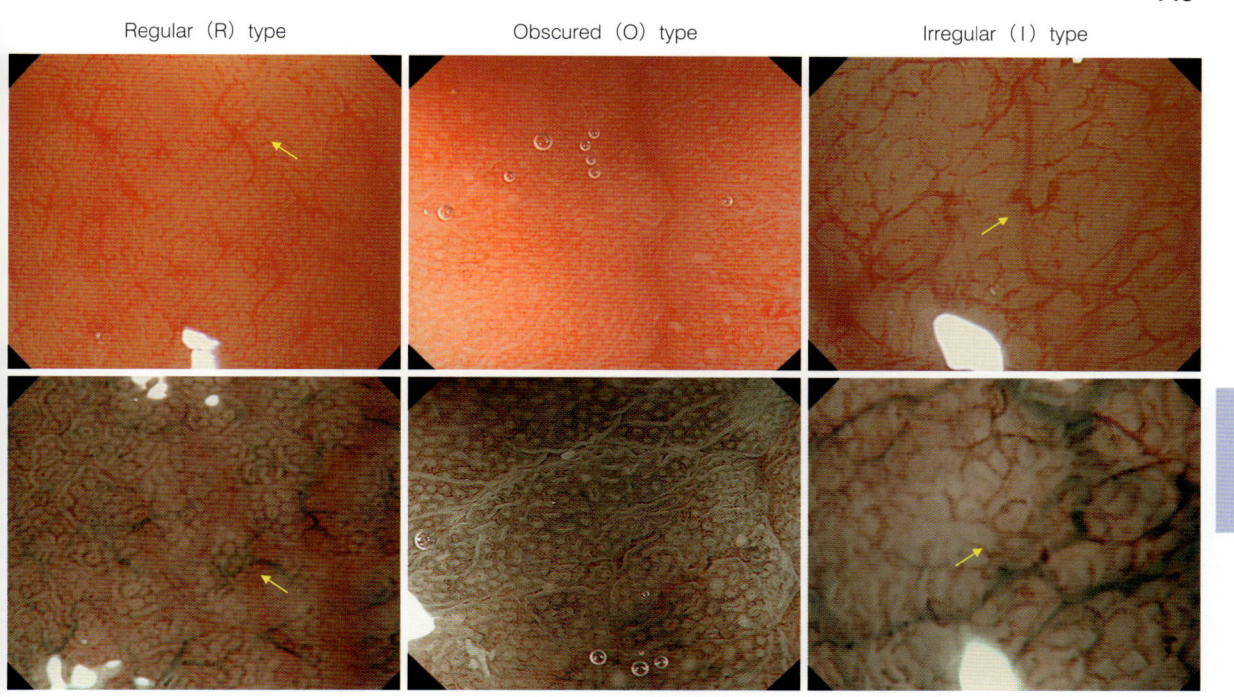

図6 集合細静脈の透見性による分類（Nakagawa 分類）

表1 慢性胃炎の NBI 併用拡大分類（八木 A-B 分類）

			集合細静脈	毛細血管網	表面微細構造
胃底腺粘膜の変化	B-0 型		＋	巣状	円形
	B-1 型		－	巣状	円形
	B-2 型		－	－	楕円形・小溝
	B-3 型		－	－	卵円形・小溝
	A-0 型	幽門腺粘膜の変化	±	コイル状	管状・弧状
	A-1 型		＋不整	コイル状	管状・弧状
	A-2 型		＋不整	らせん状	絨毛状・顆粒状

合細静脈が不整な形態や配置のIパターンは萎縮変化を伴う慢性胃炎と診断される（**図6**）[16]．H. pylori 感染に伴う炎症細胞浸潤が集合細静脈の透見性に影響し，胃底腺の破壊が集合細静脈の血管構築に変化を起こすと考えられる．

H. pylori 感染に伴う粘膜変化に対して NBI 併用拡大像の A-B 分類が報告された[17]（**表1**）．正常の胃底腺粘膜が B-0 型として，H. pylori 感染に伴う非萎縮性粘膜を，集合細静脈の透見がなく，毛細血管網と円形の微細構造からなる B-1 型，楕円形の微細構造と胃小溝からなる B-2 型，開大した卵円形やスリット状の微細構造と胃小溝からなる B-3 型に分類した．萎縮変化を伴う胃底腺粘膜と幽門腺粘膜を，正常の幽門腺粘膜を A-0 型，管状や弧状の微細構造の A-1 型，腸上皮化生に伴う絨毛状・顆粒状の微細構造を A-2 型に分類した．

胃底腺粘膜の NBI 併用拡大像を基に微細構造と微小血管像で4型に分類して，

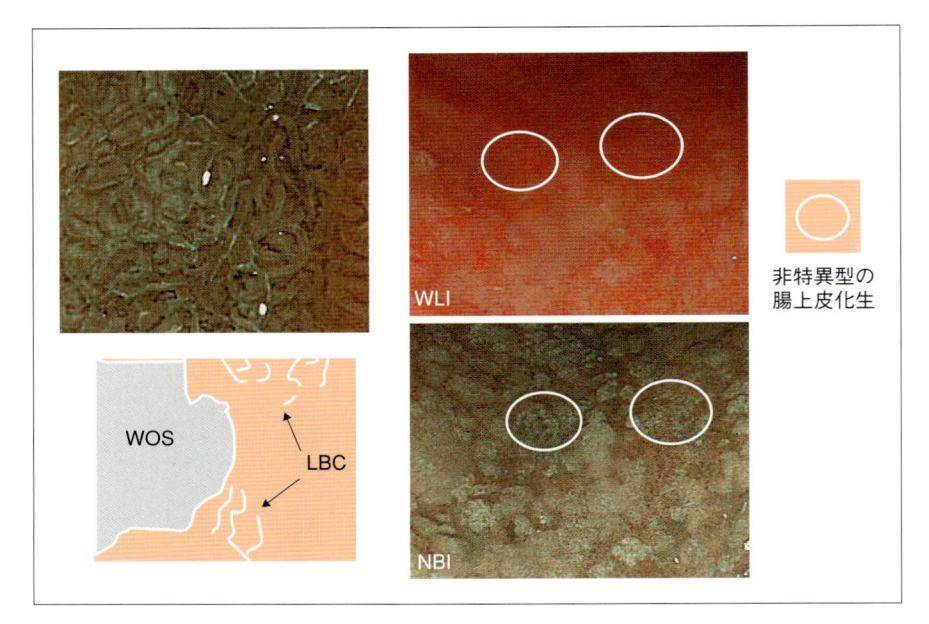

図7　腸上皮化生における LBC と WOS

病理組織像および血清学的マーカーとの関連性が検討された[18]．これは上記とは別分類であるが，タイプ1〜3 はおよそ B-1〜2 型，B-3〜A-1 型，A-2 型に相当して，萎縮や腸上皮化生の組織学的スコア，ペプシノーゲン法による血清学的萎縮，内視鏡学的萎縮範囲がタイプ1〜3 へと有意に高度になった．

　NBI の短波長の狭帯域光が腸上皮化生の刷子縁の微絨毛で反射して，light blue crest（LBC）と呼ばれる所見を呈することが報告され，その診断精度は91%であった[19]．この現象は白色光観察で白色調にみられる特異型腸上皮化生では観察されない．特異型腸上皮化生では粘膜白色不透明物質（white opaque substance；WOS）が観察され，LBC と WOS は二つのタイプの腸上皮化生の診断に有用である[20]（図7）．LBC は NBI でしか視覚化できないもので，NBI は白色光観察の領域を超えた新たな診断学の可能性をもたらした．

　以上のように，これまで白色光の通常観察では困難であった慢性胃炎の組織像に対応した内視鏡診断が NBI 併用拡大観察において確立されたといえる．

3．胃　癌

　NBI 併用拡大観察による胃癌診断は，胃癌の組織学的構造を反映する癌表面の微細構造と微小血管構築の異常所見によって行われる．胃癌の微細構造は一般に周囲粘膜に比較して，密度が高く，大きさや配列が不規則で，時には無構造として捉えられる．また，癌表面にみられる微小血管は直線的なものかららせん状形態のものまでさまざまで，血管径が一定しておらず分岐が少ないこと，断裂して出血を起こしやすいなどの特徴がある．これまで報告された NBI 併用拡大観察による胃癌診断は，この微細構造と微小血管像の所見の組み合わせによって行われている点で共通しているが，観察された所見の名称やその分類は

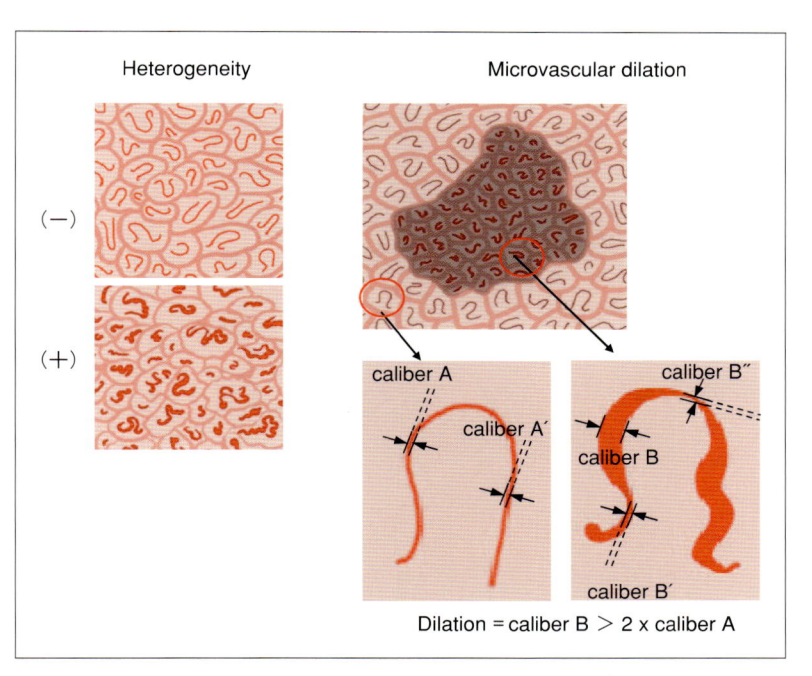

図8 微小血管の異常 〔Kaise M, et al：Endoscopy[25] より引用〕

報告者によりさまざまである.

　Nakayoshi らは微細構造である fine mucosal structure によって生じる微小血管像を網目状パターン（network pattern），縮緬状パターン（corkscrew pattern），分類不能に分類した．網目状パターンは分化型癌の 56％に，縮緬状パターンは未分化型癌の 81％に認められると報告した[21]．Yagi らは微小血管像を mesh pattern, loop pattern, interrupted pattern に分け，腺窩辺縁上皮からなる white zone を基に微細構造を villi-form pattern, cerebri-form pattern, fusion pattern に分類した[22]．この loop pattern は貝瀬らの構造内不整血管（intrastructural irregular vessel；ISIV）と同様な所見である[23]．

　Yao らは NBI 併用拡大観察による胃癌の診断体系として，微小血管構築像（V：microvascular pattern）と粘膜表面微細構造（S：microsurface pattern）を独立して解析して，これらの所見を統合して一定の診断基準に基づく診断方法の VS classification system を開発した[24]．この VS classification system は，組織学的な多様性に富む胃癌においても複雑なパターン分類にならず，簡便な診断法として非常に有用である．微小血管像（V パターン）および微細構造像（S パターン）を regular, irregular, absent に分けて診断する．irregular MV パターンとは，血管形態の不均一，大小不同，口径不同と分布の非対称，不規則を指す．irregular な微小血管像の診断において，Kaise らの血管拡張と不均一性の定義は一つの指標となる（図 8）[25]．absent MV パターンとは WOS などの存在により，粘膜透過性が低下して微小血管像が視認できない状態を指す．irregular MS パターンとは，腺窩辺縁上皮による白色模様が不均一で不規則，分布や方向性も不規則な状態を指す．absent MS パターンとは表面模様が視認されな

表2 早期胃癌における VS classification

VS classification V pattern	S pattern	n	Demarcation line Present	Absence
Regular	Regular	1	0	1
Regular	Irregular	0	0	0
Regular	Absent	2	0	2
Irregular	Regular	7	7	0
Irregular	Irregular	56	56	0
Irregular	Absent	30	30	0
Absent	Regular	0	0	0
Absent	Irregular	4	4	0
Absent	Absent	0	0	0
Total	Total	100	97	3

〔Yao K, et al：Endoscopy[26] による〕

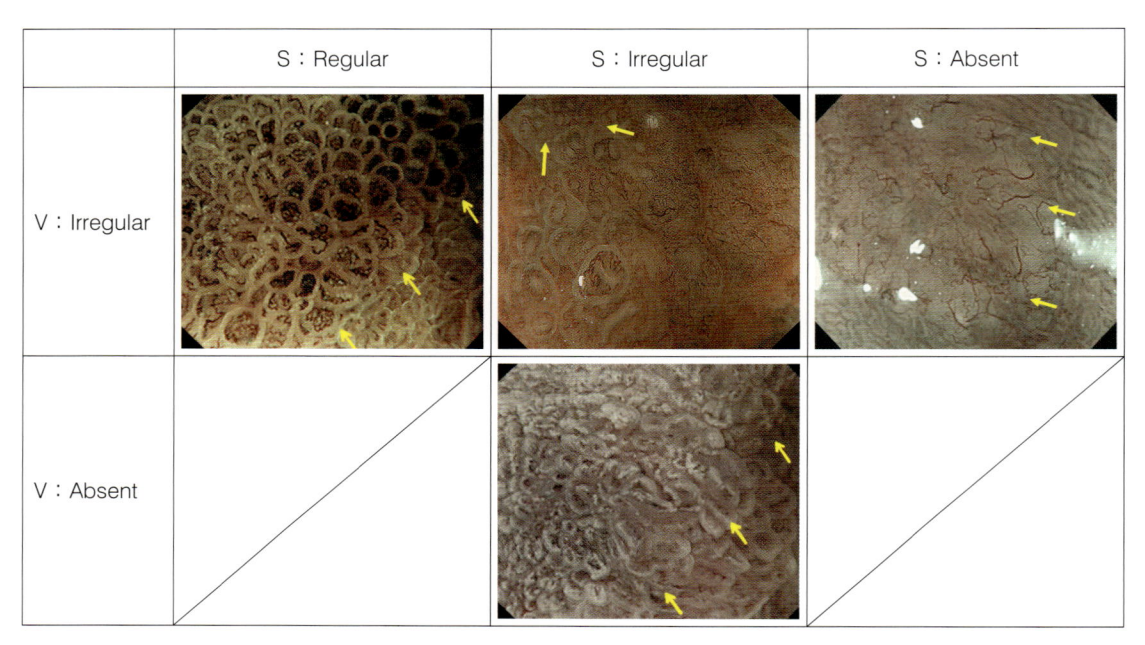

図9 胃癌における微小血管像（V パターン）と微細構造（S パターン）の組み合わせ
（一部の写真は八尾建史先生提供）

い状態を指す．

　病変と非病変の微小血管像または微細構造の違いにより認識できる境界を demarcation line と定義される．癌の診断基準を demarcation line を認め irregular MV パターンあるいは irregular MS パターンを有するものとしている．100 例の早期胃癌をこの方法を用いて診断すると，MV パターンと MS パターンの組み合わせは頻度順に，ともに irregular, irregular と absent, irregular と regular, absent と irregular の以上四つの組み合わせとなった（**表 2，図 9**）[26]．

　WOS は NBI 併用拡大観察で，粘膜表層部の強い散乱により白色不透明がより明瞭化する．表面隆起型の腺腫や癌の表層粘膜で認めることが多く，腺腫で

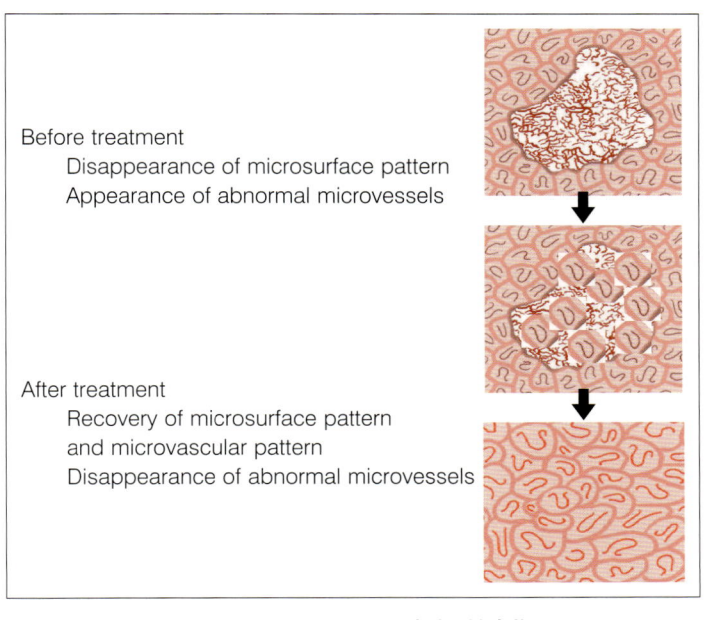

図 10　胃 MALT リンパ腫の拡大像
〔Ono S, Kato M, et al：Gastrointest Endosc[28] より引用〕

の WOS は網状，迷路状，斑状，点状な形態で，配列は規則的で，分布は対称性である．一方，癌での WOS は密度が低く微細で，不規則な配列と非対称的な分布に特徴がある[27]．

4. 胃 MALT リンパ腫

　胃 MALT リンパ腫の病理学的特徴は，centrocyte 類似の腫瘍細胞がリンパ濾胞の marginal zone からその周囲に浸潤して，腫瘍細胞が胃腺管を浸潤破壊する像（lymphoepithelial lesion；LEL）を形成する．治療前の NBI 併用拡大像では，腺管の破壊像を反映して粘膜表面の微細構造の消失と異常な微小血管が観察される（図 10）．未分化型胃癌と類似する所見であるが，微小血管像は癌と比べ，大型で不規則性が少ない傾向がある[28],[29]．胃 MALT リンパ腫の約 70～80％は *H. pylori* 除菌で治癒するが，除菌直後の組織像では腫瘍細胞が消失して，emptiness of lamina propria と称される腺管が疎な粘膜となる．除菌成功後の NBI 併用拡大像は正常に近い微小血管像や微細構造像が回復するが，除菌早期では回復した腺管像の周囲に無構造領域も認める．除菌後長期間の経過で，無構造領域は徐々に狭くなる．

5. 胃における酢酸法

　1.5％酢酸の撒布によって，胃粘膜の細胞内 pH が低下して細胞質内蛋白質の 3 次元構造が変化する．とくに円柱上皮細胞内のサイトケラチン重合化により，粘膜は白色化するとされる[30]．この反応は可逆的であり，数分程度で元の色調

に戻る．拡大像と併用すると，光は白色した粘膜表面でのみ反射されるので，表面の微細な凹凸が立体的に観察できる．一方で，粘膜表面下に存在する血管などの透見性は失われる．しかし，腺管窩間部が狭くNBI併用拡大観察で構造消失と診断される場合であっても，酢酸撒布後のNBI併用拡大観察では粘膜表面の微細構造が鮮明化され正確な診断が可能となる[31]．早期胃癌における癌境界線の診断能をスコア化して，NBI併用拡大像，酢酸撒布像，酢酸撒布NBI併用拡大像を比較検討した成績では，専門医と一般医でのスコアはNBI併用拡大で2.61と2.95，酢酸で2.62と2.32，酢酸＋NBI併用拡大で3.54と3.50と，酢酸とNBIを併用した拡大観察がもっとも診断能が高かった[13]．微小血管の観察ができないデメリットを有するが，微細構造の詳細な観察には酢酸撒布は非常に有用である．

　酢酸による白色変化は癌部と非癌部で持続時間に差があり，その差を応用して癌の範囲を診断するdynamic imagingも行われている．正常粘膜の白色化持続時間は90秒，粘膜癌では20秒，SM癌では2.5秒で，30秒以内での白色の早期消失は癌診断としての意義を有する[32]．白色化持続時間の差は酢酸の透過性，サイトケラチン含有量などによると考えられているが，腸上皮化生粘膜では絨毛状表面で酢酸が保持されるので白色化が長く続きやすいとされる[33]．

文　献

1) Tajiri H, Niwa H：Proposal for a consensus terminology in endoscopy：how should different endoscopic imaging techniques be grouped and defined? Endoscopy　2008；40：775-778
2) Osawa H, Yoshizawa M, Yamamoto H, et al：Optimal band imaging system can facilitate detection of changes in depressed-type early gastric cancer. Gastrointest Endosc　2008；67：226-234
3) Yoshizawa M, Osawa H, Yamamoto H, et al：Diagnosis of elevated-type early gastric cancers by the optimal band imaging system. Gastrointest Endosc　2009；69：19-28
4) Mouri R, Yoshida S, Tanaka S, et al：Evaluation and validation of computed virtual chromoendoscopy in early gastric cancer. Gastrointest Endosc　2009；69：1052-1058
5) 小田島慎也，藤城光弘，後藤　修，他：i-scan. 消化器内視鏡　2009；21：241-249
6) Inoue T, Uedo N, Ishihara R, et al：Autofluorescence imaging videoendoscopy in the diagnosis of chronic atrophic fundal gastritis. J Gastroenterol　2010；45：45-51
7) Kato M, Uedo N, Ishihara R, et al：Analysis of the color patterns of early gastric cancer using an autofluorescence imaging video endoscopy system. Gastric Cancer　2009；12：219-224
8) Uedo N, Iishi H, Ishihara R, et al：A novel autofluorescence videoendoscopy imaging system for diagnosis of cancers in the digestive tract. Dig Endosc　2006；18：S131-S136
9) Kato M, Kaise M, Yonezawa J, et al：Autofluorescence endoscopy versus conventional white light endoscopy for the detection of superficial gastric neoplasia：a prospective comparative study. Endoscopy　2007；39：937-941
10) Mataki N, Nagao S, Kawaguchi A, et al：Clinical usefulness of a new infrared videoendoscope system for diagnosis of early stage gastric cancer. Gastrointest Endosc　2003；57：336-342
11) 石原　立，上堂文也，飯石浩康，他：切開・剝離法（ESD）に必要な胃癌術前診断―新しい診断法：赤外線内視鏡. 胃と腸　2005；40：817-822
12) Gannon B, Browning J, O'Brien P, et al：Mucosal microvascular architecture of the fundus and body of human stomach. Gastroenterology　1984；86：866-875

13) Kadowaki S, Tanaka K, Toyoda H, et al：Ease of early gastric cancer demarcation recognition：a comparison of four magnifying endoscopy methods. Gastroenterol Hepatol　2009；24：1625-1630
14) 八尾建史：正常胃粘膜におけるNBI併用拡大内視鏡所見の成り立ち．八尾建史 著：胃拡大内視鏡．2009，79-87，日本メディカルセンター，東京
15) Sakaki N, Iida Y, Okazaki Y, et al：Magnifying endoscopic observation of the gastric mucosa, particularly in patients with atrophic gastritis. Endoscopy　1978；10：269-274
16) Nakagawa S, Kato M, Shimizu Y, et al：Relationship between histopathologic gastritis and mucosal microvascularity：Observations with magnifying endoscopy. Gastrointest Endosc　2003；58：71-75
17) 八木一芳，佐藤聡史，中村厚夫，他：*Helicobacter pylori* 感染の進展と胃粘膜NBI拡大観察．胃と腸　2009；44：1446-1455
18) Tahara T, Shibata T, Nakamura M, et al：Gastric mucosal pattern by using magnifying narrow-band imaging endoscopy clearly distinguishes histological and serological severity of chronic gastritis. Gastrointest Endosc　2009；70：246-253
19) Uedo N, Ishihara R, Iishi H, et al：A new method of diagnosing gastric intestinal metaplasia：narrow-band imaging with magnifying endoscopy. Endoscopy　2006；38：819-824
20) 八尾建史：Light blue crest（LBC）と White opaque substance（WOS）．八尾建史 著：胃拡大内視鏡．2009，91-100，日本メディカルセンター，東京
21) Nakayoshi T, Tajiri H, Matsuda K, et al：Magnifying endoscopy combined with narrow band imaging system for early gastric cancer：correlation of vascular pattern with histopathology（including video）. Endoscopy　2004；36：1080-1084
22) Yagi K, Nakamura A, Sekine A, et al：Magnifying endoscopy with narrow band imaging for early differentiated gastric adenocarcinoma. Dig Endosc　2008；20：115-122
23) 貝瀬　満，仲吉　隆，田尻久雄：NBI併用拡大電子内視鏡による早期胃癌診断．臨牀消化器内科　2005；21：47-53
24) 八尾建史：早期胃癌診断に用いるVS classification system. 八尾建史 著：胃拡大内視鏡．2009，107-118，日本メディカルセンター，東京
25) Kaise M, Kato M, Urashima M, et al：Magnifying endoscopy combined with narrow-band imaging for differential diagnosis of superficial depressed gastric lesions. Endoscopy　2009；41：310-315
26) Yao K, Anagnostopoulos GK, Ragunath K：Magnifying endoscopy for diagnosing and delineating early gastric cancer. Endoscopy　2009；41：462-467
27) Yao K, Iwashita A, Tanabe H, et al：White opaque substance within superficial elevated gastric neoplasia as visualized by magnification endoscopy with narrow-band imaging：a new optical sign for differentiating between adenoma and carcinoma. Gastrointest Endosc　2008；68：574-580
28) Ono S, Kato M, Ono Y, et al：Characteristics of magnified endoscopic images of gastric extranodal marginal zone B-cell lymphoma of the mucosa-associated lymphoid tissue, including changes after treatment. Gastrointest Endosc　2008；68：624-631
29) Isomoto H, Shikuwa S, Yamaguchi N, et al：Magnified endoscopic findings of gastric low-grade mucosa-associated lymphoid tissue lymphoma. Endoscopy　2008；40：225-228
30) Toyoda H, Rubio C, Befrits R, et al：Detection of intestinal metaplasia in distal esophagus and esophagogastric junction by enhanced-magnification endoscopy. Gastrointest Endosc　2004；59：15-21
31) 八木一芳，佐藤聡史，中村厚夫，他：拡大内視鏡検査―NBI併用拡大内視鏡と"化学的"内視鏡診断．胃と腸　2009；44：663-674
32) Yagi K, Aruga Y, Nakamura A, et al：The study of dynamic chemical magnifying endoscopy in gastric neoplasia. Gastrointest Endosc　2005；62：963-969
33) 豊田英樹，田中匡介，斉藤知規，他：切開・剝離法（ESD）に必要な胃癌術前診断―新しい診断法：酢酸散布．胃と腸　2005；40：801-809

（加藤元嗣）

Column

酢酸法の原理と胃癌診断

●酢酸法とは

　酢酸撒布により粘膜が一過性に白色化することを利用して鮮明な画像を得る内視鏡検査法が酢酸法である．酢酸法は，① 通常内視鏡観察時に利用する方法，② 拡大内視鏡で表面構造を観察するときに利用する方法とに大きく分けられる．① は，粘膜の組織型により酢酸による白色化の程度や白色化の持続時間に差があることを利用して，おもに早期胃癌の範囲診断に利用する方法である．Ⅱc 型早期胃癌は白色化した背景粘膜の中の発赤域として観察されることが多く，範囲診断困難例に有用である（**図 1**）．② は，光は酢酸により白色化した粘膜表面のみで反射するため表面凹凸の詳細な観察が容易になることを利用した方法である．実際には ① と ② を組み合わせて検査を行う．

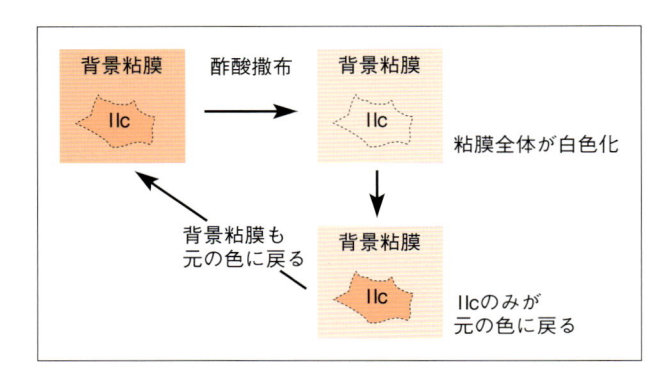

図 1　通常観察への酢酸法の利用
　癌に酢酸を撒布すると病変・周囲粘膜ともに白色化するが，しばらくすると癌部のみ元の色調に戻るため病変の範囲が明瞭となる．
〔文献 4）より引用〕

●1.5 % 酢酸の準備と拡大観察のコツ

　一般診療にて本法を行う場合は食酢を用いるのが容易である．食酢にはラベルに酸度が記載されているので，酸度が 1.5 となるように水道水で希釈して用いる．拡大観察したい部位にスコープの先端を近づけ，拡大してある程度ピントを合わせた状態で鉗子孔から酢酸 20 m*l* を注射器で約 10 m*l* ずつゆっくり注入する．粘膜が白色に変化したときに，手際よく拡大観察を行う．白色化の程度が弱い場合は，さらに酢酸を追加撒布する．病変部に近接できない場合は，空気量の調節や先端フードの装着などの工夫が必要である．さらに，酢酸法に NBI を併用するとコントラストが良くなり，拡大内視鏡による表面パターンが容易により詳しく観察できる．また，撒布後の胃底部に貯留した酢酸は適宜吸引除去する．

●酢酸法を利用した拡大観察における早期胃癌・腺腫の表面パターン

　正常胃底腺粘膜は，規則的な円形のピットパターン（type Ⅰ）（**図 2a**）を示す．胃癌の周囲には慢性炎症による腸上皮化生を認めることが多く，絨毛状や脳回様のパターンが混在した表面模様（type Ⅲ）（**図 2b**）を呈する．早期胃癌ではこれらとは異なり，不整なパターン（type Ⅳ）（**図 2c～i**）や表面模様の破壊・消失（type Ⅴ）（**図 2j**）を示す．分化型腺癌では type Ⅳ を呈する．一方，低分化型腺癌は基本的には type Ⅴ を呈するが（**図 2j**），残存した type Ⅰ や type Ⅲ の非腫瘍性粘膜や混在する癌腺管などによるピットが不整に残存する．また，胃腺腫ではスリット状パターン（type Ⅱ）（**図 2k**）または type Ⅲ を呈することが多い．時に，胃腺腫と Ⅱa 型早期胃癌との鑑別が問題になること

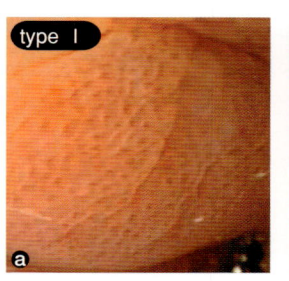

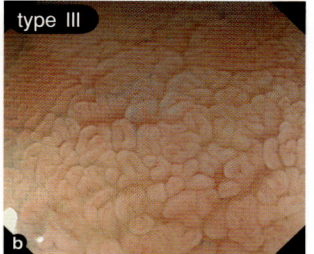

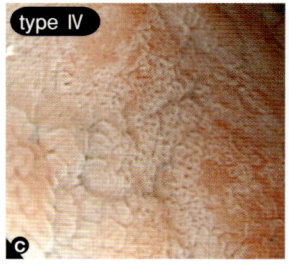

c：typeⅠが密に不整に認められるタイプ

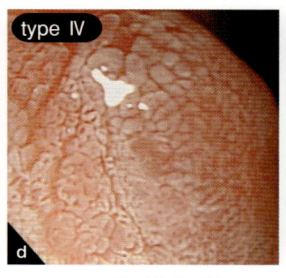

d：typeⅡが不整になったタイプ

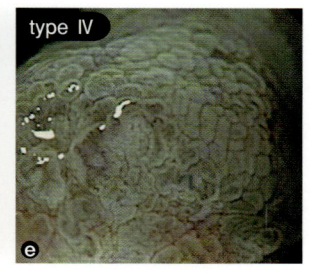

e：typeⅢが不整になったタイプ（酢酸撒布しNBIシステムで撮られた画像）

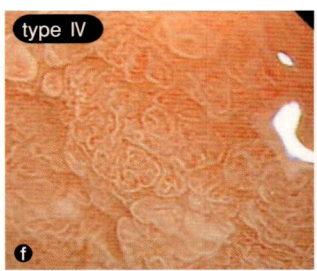

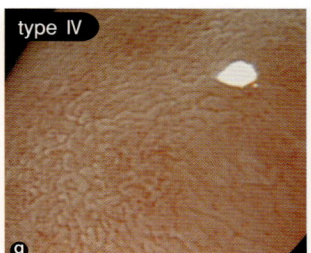

f〜h：typeⅢが不整になったタイプ

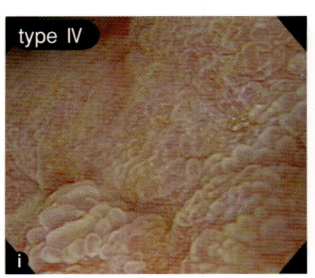

こまかい凹凸不整を認めるタイプ

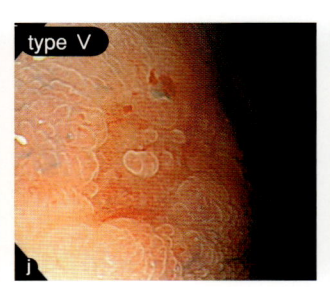

矢印の上方にはtypeⅡを呈する腺腫を，下方にはtypeⅢを呈する腸上皮化生粘膜が見られる．

図2 酢酸法による拡大内視鏡像
〔a, c〜k は文献4）より引用〕

がある．type Ⅱを示す場合は腺腫である可能性がきわめて高い．一見 type Ⅲ を呈する場合は，周囲の腸上皮化生粘膜に比べて不整かどうかに注目する．腺腫や腸上皮化生の場合は，表面パターンを構成する線がスムーズで硬い感じを受けるが，癌の場合はこまかく波打つようになり，パターン自体も複雑になってくる．

● 酢酸法の endoscopic submucosal dissection（ESD）への利用（図 3）

不完全切除を避けるためには，ESD 施行時により正確な範囲診断を行うことが重要である．酢酸法を用いた ESD 手順を説明する．ESD 前の内視鏡検査時には，インジゴカルミンによる色素内視鏡観察に引き続き酢酸を撒布して拡大および通常観察を行い，色素内視鏡での境界と酢酸法での境界が一致するのかを確認する．一致しない場合は写真にて色素内視鏡像と酢酸法による病変の境界を再度確認する．ESD 施行時には，色素内視鏡観察にて病変の境界より約 5 mm 外側の正常粘膜にマーキングを行い，引き続き酢酸を撒布しマーキングの位置と酢酸法による境界を比較する．マーキング位置が不適切な場合はそのことを念頭において注意して切開する．マーキングの後に酢酸法で確認する方法をとっているのは，酢酸撒布後しばらくすると粘液分泌とその凝固が起こり，マーキングが難しくなることがあるためである．

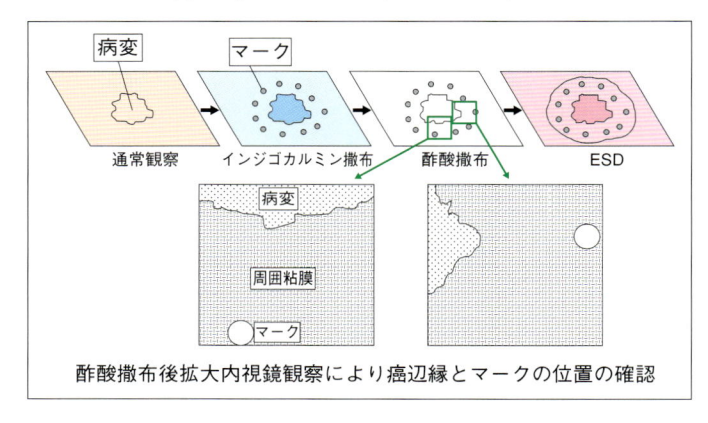

図 3 酢酸法を応用した ESD の手順
〔文献 4）より引用〕

● まとめ

酢酸法の最大のメリットは容易に粘膜表面の詳細な拡大観察ができることである．NBI 法を併用すれば，表面の微小血管とともに表面微細構造も観察可能となりより精度の高い拡大内視鏡診断が可能となる．

参考文献
1) Toyoda H, Rubio C, Befrits R, et al：Detection of intestinal metaplasia in distal esophagus and esophagogastric junction by enhanced-magnification endoscopy. Gastrointest Endosc　2004；59：15-21
2) 豊田英樹，田中匡介，斉藤知規，他：切開・剥離法（ESD）に必要な胃癌術前診断—新しい診断法：酢酸散布．胃と腸　2005；40：801-808
3) Tanaka K, Toyoda H, kadowaki S, et al：Features of early gastric cancer and gastric adenoma by enhanced-magnification endoscopy. J Gastroenterol　2006；41：332-338
4) 豊田英樹，田中匡介，Jaramillo E, 他：酢酸法を用いた内視鏡観察．Gastroenterol Endosc　2007；49：1706-1718
5) Tanaka K, Toyoda H, Kadowaki S, et al：Surface pattern classification by enhanced-magnification endoscopy for identifying early gastric cancers. Gastrointest Endosc　2008；67：430-437

〔豊田英樹〕

胃腫瘍に対する AIM（acetic acid-indigocarmine mixture）の有用性

●AIM の考案

　近年，新たな NBI，AFI，FICE などの画像強調技術が開発され，とくに胃癌の範囲診断においては NBI 併用拡大内視鏡の有用性が報告されている．NBI 併用拡大内視鏡を用いて正確に診断するにはある程度の熟練と，従来の形態学による早期胃癌の診断学とはまったく異なる診断学の習得が必要となる．また拡大内視鏡を範囲診断に応用する場合，大きな病変の周囲をくまなく拡大観察することは非常に根気のいる作業であり，一般病院での導入にはハードルが高いと思われる．われわれは簡便に一般病院にも応用可能な方法として AIM（acetic acid-indigocarmine mixture）を用いた新しい色素内視鏡法を開発した．消化器内視鏡における酢酸撒布法はおもに Barrett 食道の診断に有用性が報告されてきた．胃癌に対しても，われわれは酢酸撒布法が拡大内視鏡を用いなくても，ある程度色調の変化が境界診断に有用であることを報告してきたが，色素内視鏡を凌駕するものではなかった．従来のインジゴカルミン色素内視鏡による形態のコントラストの強調効果に加えて，酢酸を加えることで色調変化の上乗せ効果が得られるのではないかと考え AIM を考案した．酢酸を胃に撒布すると，酸に対する胃粘膜の防御反応によると

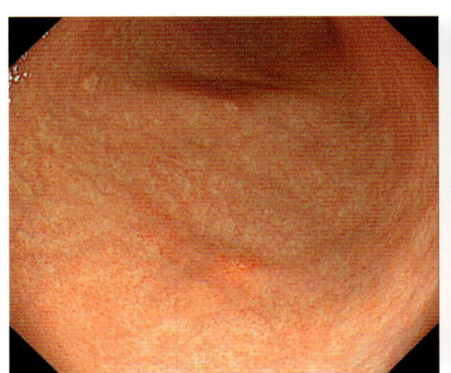

白色光像

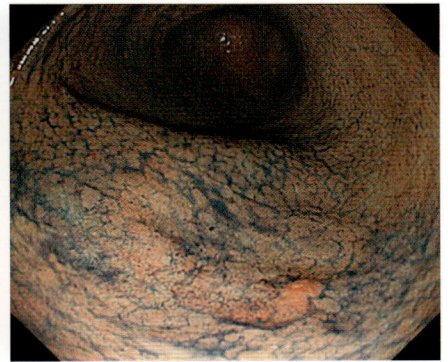

通常色素内視鏡像

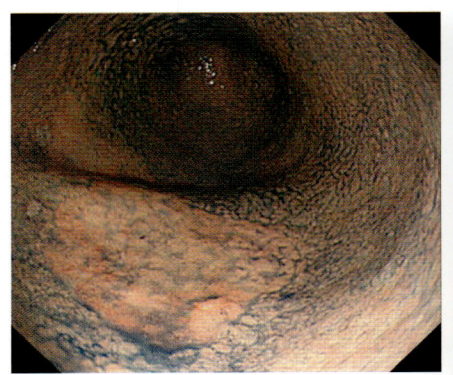

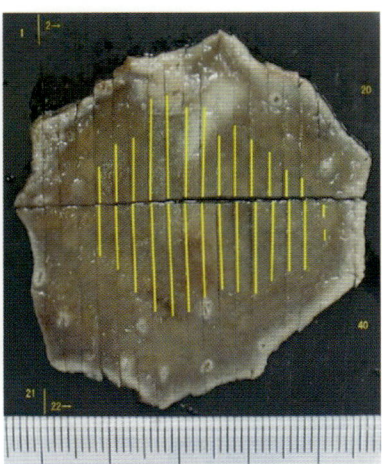

AIM 色素内視鏡像

切除標本

思われる粘液が増加する．そのため通常拡大内視鏡に用いる 1.5％の酢酸にインジゴカルミンを混合すると，粘液の固着化によって病変の観察がより不明瞭になることがしばしば経験された．そこでわれわれはもっとも効果的な濃度を検討した結果，酢酸 0.6％，インジゴカルミン 1.5％に調整した混合液を使用している．

- **AIM の効果**

当初は形態と色調のコントラストの増強を期待して AIM の使用を始めたが，症例を重ねるに従ってそれ以外の効果が明らかになった．酸による粘液の産生性が異なるため，腫瘍部ではインジゴカルミンの色素が wash out されることが多い反面，非腫瘍部では色素がしっかりと残存する．このメカニズムにより，従来の色素でははっきりしなかった病変の境界部が明瞭に描出され，境界診断に非常に有用である．さらに最新の Hi-vision 内視鏡を併用すると，拡大内視鏡を使用しなくても粘膜の表面構造が詳細に描出される．

（河原祥朗）

門脈圧亢進症性胃症の鑑別診断

門脈圧亢進症性胃症（PHG）は，門脈圧上昇を基盤とした胃粘膜のうっ血性変化により生じたさまざまな内視鏡所見の総称であり，病理組織学的には細胞浸潤などの炎症所見に乏しく，胃粘膜の血管拡張を伴った静脈のうっ血を特徴とする．

内視鏡所見上はおもに体部胃粘膜および穹窿部胃粘膜上に観察され，大型集合細静脈，集合細静脈の不明瞭化，発赤調胃粘膜，点状・斑状発赤，モザイク様所見を特徴とする．NBI 併用拡大内視鏡では，胃小窩周囲の毛細血管網の拡張，胃小窩の腫脹拡大，毛細血管周囲の粘膜内出血，胃小区の明瞭化が特徴となる（**図 1**）．すなわち，胃小窩周囲毛細血管網の拡張が軽度な場合は大型集合細静脈や集合細静脈の不明瞭化として観察され，胃小窩周囲毛細血管網の拡張の増強と胃小窩の腫脹拡大が加わった場合は発赤調胃粘膜として観察される．さらに毛細血管網周囲の粘膜内出血が加わった場合には点状・斑状発赤として，胃小区の明瞭化が加わった場合にはモザイク様所見として観察される．胃粘膜の色調は胃小窩周囲の毛細血管網の拡張の程度により，また点状・斑状発赤の程度は粘膜内出血の程度により規定される．

PHG に影響を与える因子として *H. pylori* 感染がある．*H. pylori* 感染により胃粘膜表層に炎症所見が加わり，胃小窩周囲の毛細血管網の不整な屈曲蛇行・拡張や周囲の粘膜内出血の増悪をきたす（**図 2**）．

鑑別診断としては GAVE（gastric antral vascular ectasia）があげられる．GAVE は主として門脈圧亢進症例の胃前庭部粘膜上に観察され，病理組織学的には粘膜あるいは粘膜下での毛細血管や集合細静脈の拡張を特徴とする．NBI 併用拡大内視鏡（**図 3**）では，胃小窩周囲の毛細血管が部分的に著しく拡張し，胃小窩内にとどまるもの，胃小窩を越えて観察されるものなど程度はさまざまで，胃小窩周囲の毛細血管網のみならず，より深部まで毛細血管が拡張しているものと推測される．毛細血管周囲の粘膜内出血を伴わない点で PHG と異なる．

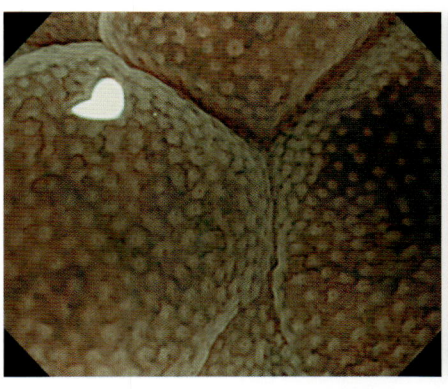

図1　PHGのNBI併用拡大内視鏡像

図2　*H. pylori* 感染を合併したPHGのNBI併用拡大内視鏡像

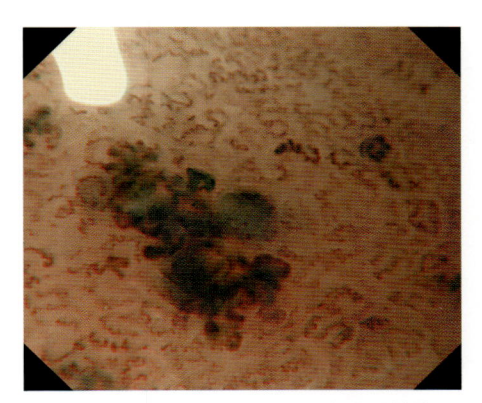

図3　GAVEのNBI併用拡大内視鏡像

参考文献
1) McCormack TT, Sims J, Eyre-Brook I, Kennedy H, et al：Gastric lesions in portal hypertension：inflammatory gastritis or congestive gastropathy？Gut　1985；26：1226-1232
2) Hayashi S, Saeki S：Endoscopic microvascular architecture of the portal hypertensive gastric mucosa on narrow band imaging. Dig Endosc　2007；19：116-123
3) 林　星舟, 佐伯俊一：PHGとGAVEの内視鏡診断. 日本門脈圧亢進症学会雑誌　2007；13：112-116

（林　星舟）

NBIによる腸上皮化生の診断

　胃の腸上皮化生は，分化型胃癌発生のリスクに関連しているが，通常内視鏡観察で診断することは困難とされてきた．*Helicobacter pylori* 陽性の慢性萎縮性胃炎例の胃粘膜をNarrow Band Imaging（NBI）で観察すると，青白色の斑状の領域を認めることがあることに気づく．同部を拡大内視鏡で観察すると，周囲粘膜に比べて粘膜の表面構造が異なったり，間質の血管が不明瞭であったりすることがそのような色調に関与していると推測

された．さらに，われわれは同部において粘膜上皮の表面を縁取るように存在する青白い光の線の所見に着目した．この所見のある部位とない部位から生検組織を採取すると，この所見は組織学的な腸上皮化生の存在と密接に関連していた．メチレンブルー色素内視鏡と対比すると，この所見はメチレンブルー色素を取り込む領域によく一致しており，吸収上皮の存在と関連することが示唆された．またNBIの照射光の波長別に画像を解析すると，この所見は粘膜のより表層で散乱・反射する400〜430 nmの光が強く反射することで生じていることがわかった．また，十二指腸粘膜を観察すると，絨毛構造の表面を縁取るように同様の所見があるのを認めた．以上のことから，同所見は腸上皮化生粘膜の刷子縁に対応する所見ではないかと考え，免疫組織染色による検討を加えたところ，同所見の程度はCD10陽性細胞の程度とよく相関していた．その後，同所見の有無によって3人の内視鏡医で組織学的腸上皮化生に対する診断能を前向きに検討したところ，診断能（感度89％，特異度93％），再現性（検者内 $\kappa = 0.90$，検者間 $\kappa = 0.72$）ともに良好であった．

　当初，同所見の名称を考えるにあたって，「IPCL」や「SECN」などの略語ではなく名称を聞いただけで実際の所見を想像しうるような言葉がよいと考えた．また，3〜4語の言葉より1〜2語の言葉のほうがニックネームのように覚えやすいと考え，「Blue fringe」と呼称していた．ロックバンドのようでかっこいいと自賛していたが，雑誌に投稿[1]したところ査読の段階で用語委員会から「Light blue crest」と何か馴染みのない語を含む名称に変更するよう指示があり（**図1**），はからずも「LBC」と略語で呼称されるようになった．八尾建史先生にいきさつをお話しする機会があり，「自分であればもう一編論文を書いてでも自分のoriginalityを押し通す」とおっしゃられ，訂正して受理されるのであればと簡単に変更してしまう自分の浅はかさに恥じ入ってしまった．

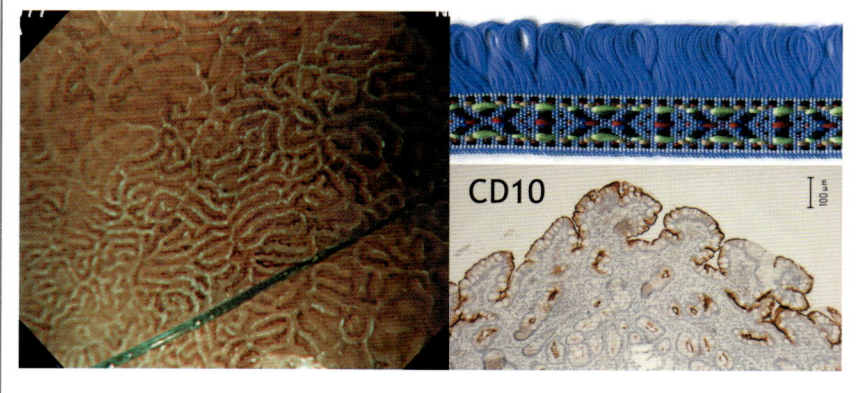

Blue fringe ⇒
Light blue crest：

A fine, blue-white line on the crests of the epithelial surface/gyri

文　献
1) Uedo N, Ishihara R, Iishi H, et al：A new method of diagnosing gastric intestinal metaplasia：narrow-band imaging with magnifying endoscopy. Endoscopy　38：819-824, 2006

（上堂文也，竹内洋司，石原　立）

Case 49　早期胃癌の範囲診断

FICE

（大澤博之）

部位 体上部大弯　　**肉眼型** 0-Ⅱc

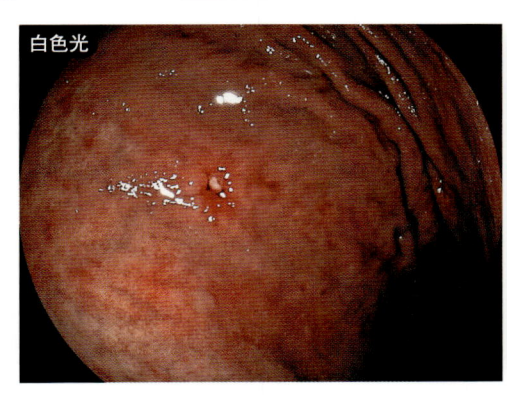

体上部大弯に粘液の付着した陥凹性病変を認める．

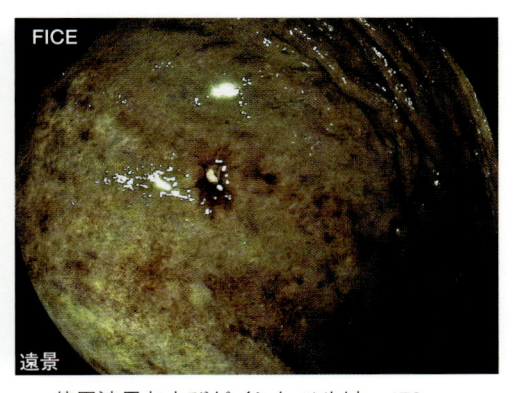

使用波長およびゲインレベルは，470 nm（4），500 nm（5），550 nm（2）．陥凹部は赤色調に，周囲粘膜は黄白色に強調されており，腫瘍部と非腫瘍部の境界が遠景画像でも明瞭に観察される．

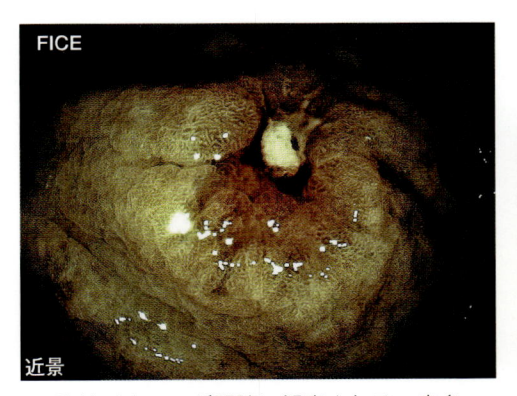

腺管パターンが明瞭に観察される．赤色調の腫瘍部の腺管パターンは周囲粘膜と異なっており，癌性の腺管パターンと考えられる．また，腫瘍部と非腫瘍部の境界線がさらに明瞭に観察される．

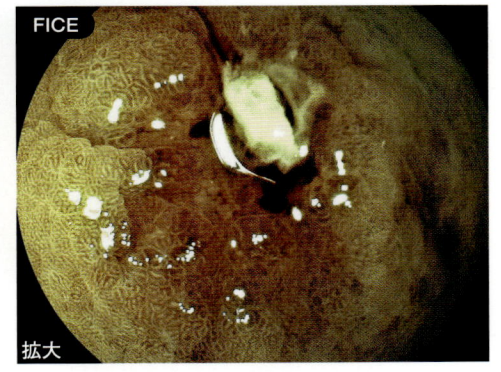

30倍の拡大 FICE 画像である．陥凹発赤部の大小不同の腺管が確認される．

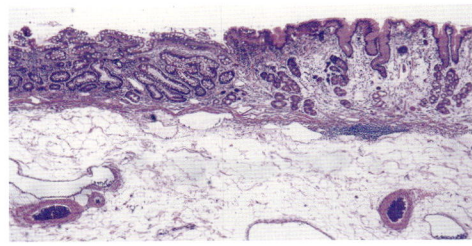

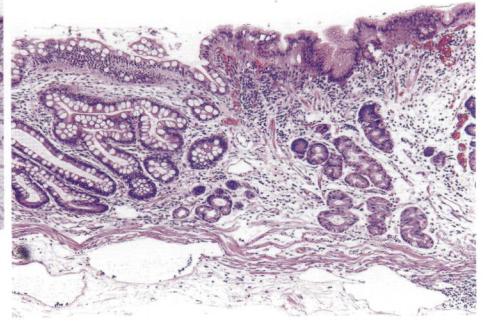

病理組織　高分化腺癌
深達度　pT1a（M）

Comment ─────────────────────────── Case 49 ─

　今回の波長セットは陥凹型早期胃癌ではとくに有用である．FICE では遠景画像でも陥凹部の発赤が強調され，拾い上げ診断として有用であり，近景画像では癌部と周囲粘膜の腺管構造が明瞭に描出され，癌の質的診断だけでなく範囲診断にも有用である．癌の診断としては近景画像だけでも十分である．弱拡大画像では腺管構造がさらに詳細に観察された．

Case 50　早期胃癌の範囲診断

FICE

部位　胃体上部　　**肉眼型**　0-IIa

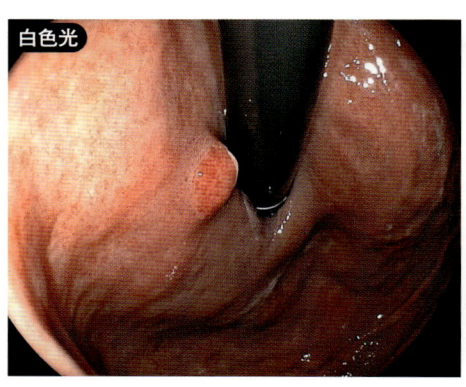

（大澤博之）

白色光

胃体上部に小隆起性病変を認める．

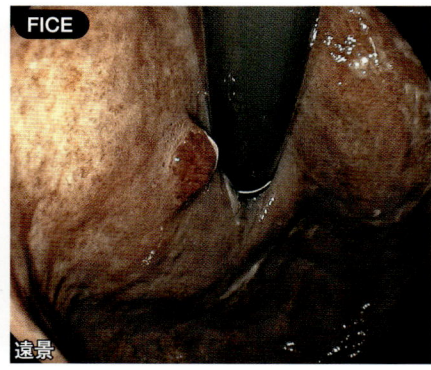

FICE 遠景

使用波長およびゲインレベルは，470 nm（4），500 nm（2），550 nm（2）．周囲粘膜と比較して腫瘍の色調コントラストが鮮明となり，腫瘍表面の不整な変化も確認できる．粘膜陥凹部は赤色調に，周囲粘膜は茶褐色に強調されており，腫瘍部と非腫瘍部の境界が遠景画像でも明瞭に観察される．

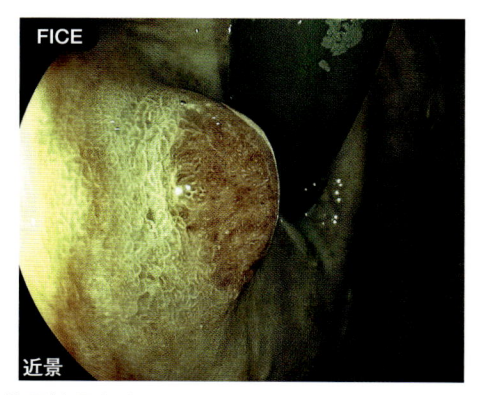

FICE 近景

使用波長およびゲインレベルは，470 nm（4），500 nm（5），550 nm（2）．腺管パターンが明瞭に観察される．周囲の正常粘膜と比較して，腺管パターンは管状あるいはこまかい不整なパターンを呈しており，癌性変化と考えられる．

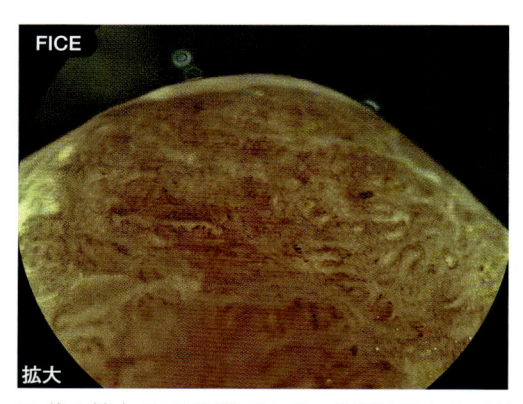

FICE 拡大

80倍の拡大FICE画像である．使用波長およびゲインレベルは，470 nm（4），500 nm（5），550 nm（2）．不整な粘膜の中に異常な微小血管が観察される．

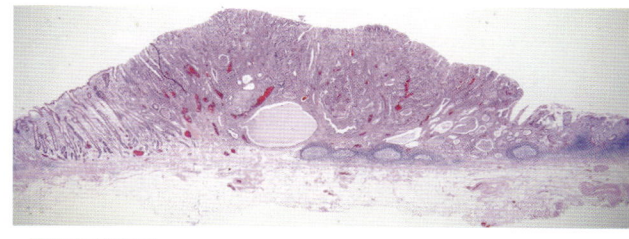

病理組織　高分化腺癌
深達度　pT1a（M）

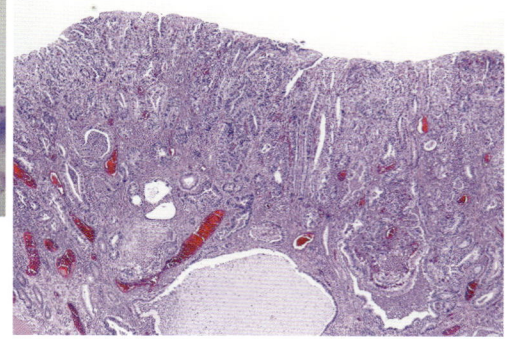

Comment ―――――――――――――――――――――――Case 50―

　早期胃癌 0-IIa 症例である．FICE では遠景画像で隆起部の発赤が強調され，拾い上げ診断として有用であり，近景画像では癌表面の不整な粘膜像が容易に確認される．癌の診断には近景画像で十分である．拡大画像では不整な粘膜像だけでなく癌性の異常血管が鮮明に描出されている．

Case 51　早期胃癌の範囲診断

FICE

部位　体下部前壁　　肉眼型　0-IIa

（井上雅仁，横須賀收）

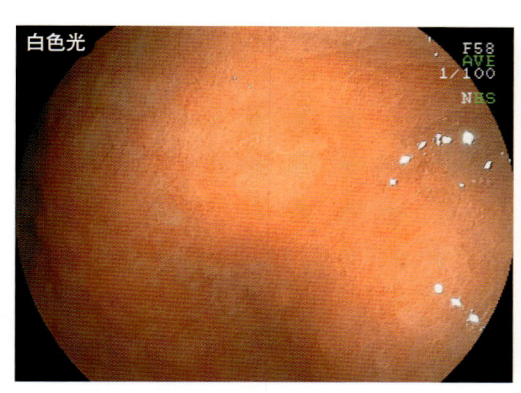

白色光：表面平滑，平坦な白色粘膜を認める．腸上皮化生を背景粘膜としているため病変として認識するのは困難である．

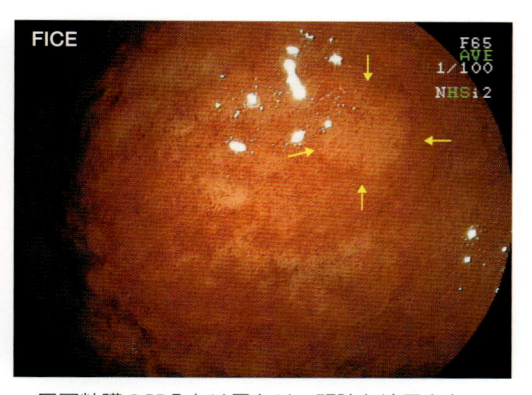

FICE：周囲粘膜の凹凸とは異なり，明瞭な境界をもったわずかな隆起性病変として認識される．（R 550 nm, G 500 nm, B 470 nm）

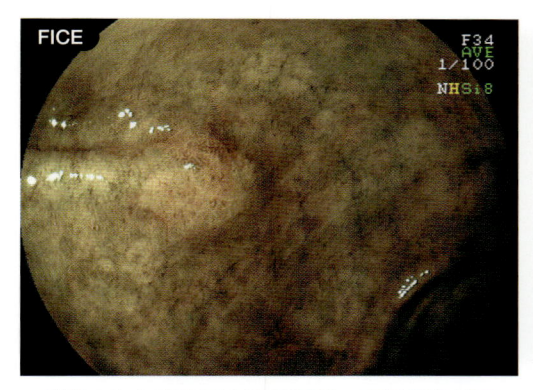

FICE：脱気された状態での近接観察．表面構造が不明瞭化しており，やや粗糙である．（R 525 nm, G 495 nm, B 495 nm）

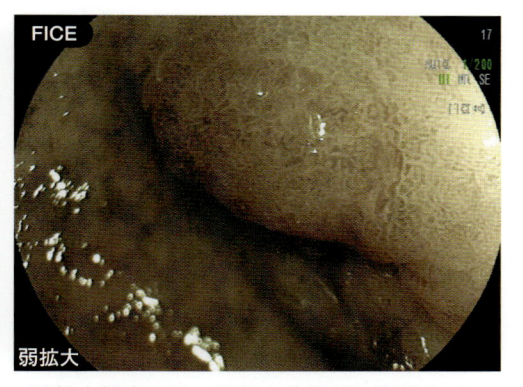

FICE 弱拡大：弱拡大観察では，癌部と非癌部に明瞭な demarcation line を認める．癌部の表面構造は連続性や方向性を認めず，不明瞭化している．（R 525 nm, G 495 nm, B 495 nm）

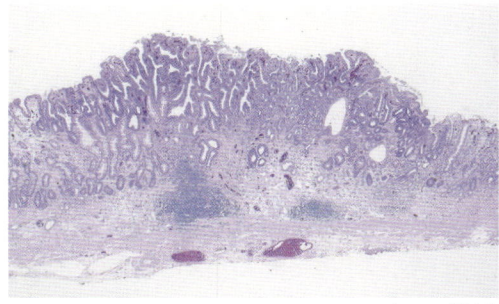

（EMR 標本）

病理組織　高分化型腺癌
深達度　pT1a（M）

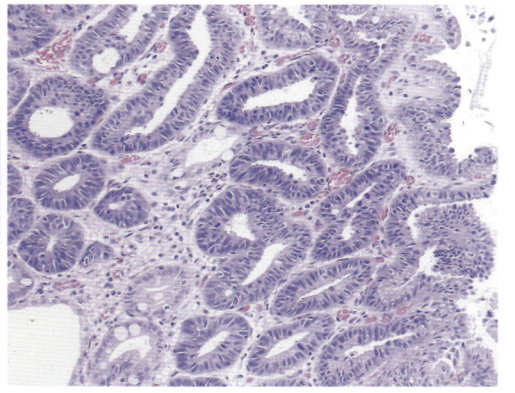

Comment ─ Case 51
　白色光通常観察では，腸上皮化生や炎症の強い背景粘膜のなかから微小な病変を拾い上げるのは困難である．FICE により色調，凹凸，表面構造が強調され病変の認識が容易となる．深達度 M の早期胃癌と診断され，EMR を施行した．

Case 52　早期胃癌の範囲診断　　　　　　　　　　　　　　　i-scan

部位　幽門前部小弯　　**肉眼型**　0-IIc

（小田島慎也，小野敏嗣，藤城光弘）

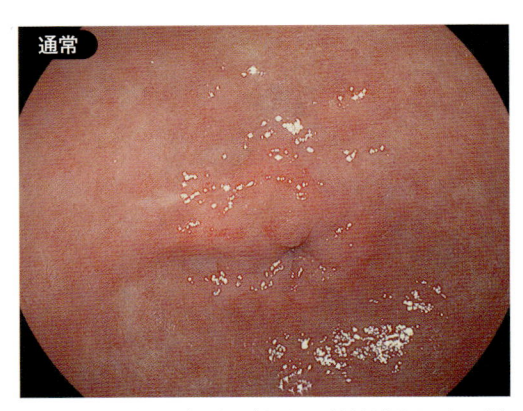

幽門前部小弯にごくわずかな不整粘膜を認めるが，病変として認識することは困難である．

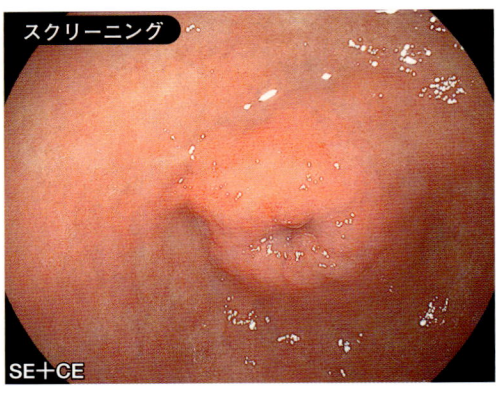

幽門前部小弯に軽度褪色調の領域を認める．褪色調領域は周囲にわずかな発赤を伴っており，正常粘膜と明らかに異なる領域として認識できる．

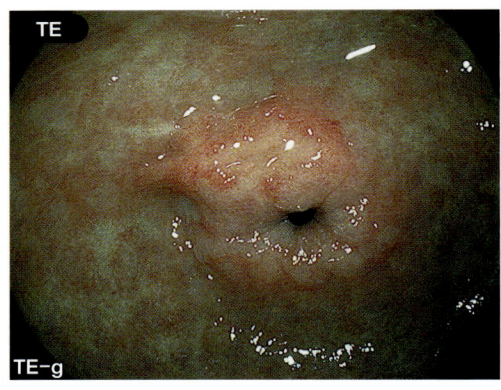

TE-g で画像強調をかけると正常粘膜は淡い茶から緑色調に変化する．わずかに発赤の強い部位は赤が強調され，また褪色調部位は軽度黄色調の領域として認識でき，周囲の粘膜と容易に区別することができる．

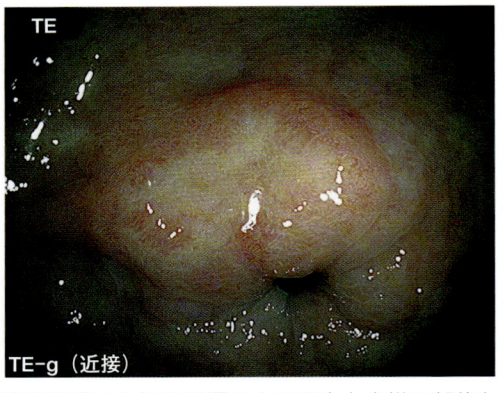

発赤粘膜は生検の影響による再生上皮様の部位も認めるが，正常の腺管構造を呈しており，非腫瘍と考えられる．中心のわずかな黄白色調領域は不整な陥凹として認識でき，構造の違いから領域の境界もほぼ全周性に確認できる．

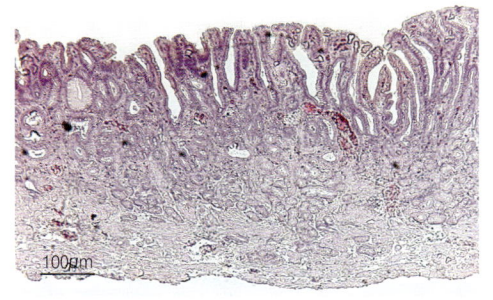

（ESD 標本）

病理組織　高分化腺癌　　**深達度**　pT1a（M）

Comment ─ Case 52

通常観察では病変の存在を認識することは困難であったが，SE＋CE の画像強調をかけると病変の認識が容易となった．病変の認識後に TE-g で近接観察を行うと微細な構造も観察でき，色調や構造の違いから病変の境界を認識することができた．前医での生検結果（tub1）と合わせて，黄白色調領域の範囲に広がる高分化腺癌，粘膜内癌と診断し，ESD で一括切除を行った．

Case 53　早期胃癌の範囲診断　　　　　　　　　　　　　　　　　i-scan

部位 体中部前壁　　**肉眼型** 0-Ⅱc　　　　　　　　　　（小田島慎也，小野敏嗣，藤城光弘）

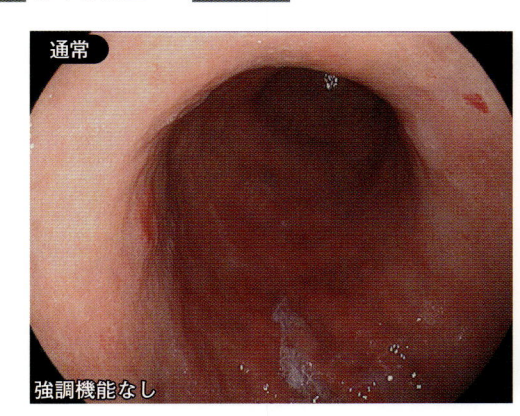

通常／強調機能なし
体中部前壁にわずかな発赤調の扁平隆起病変を認める．しかし，周囲粘膜との構造や色調の差はわずかであり，条件によっては認識自体が困難な場合もあると思われる．

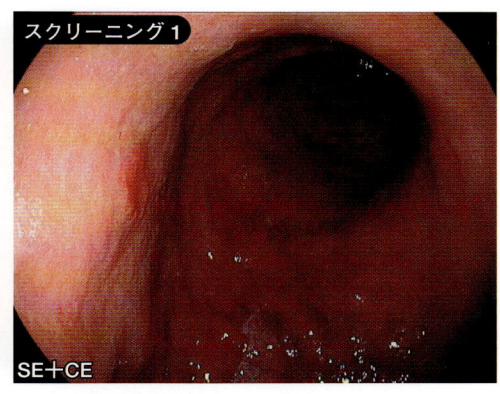

スクリーニング1／SE+CE
SE+CE を用いると，色調と凹凸の差を強調させることによって，病変の認識が容易となる．この病変も周囲粘膜との色調の差から認識は容易であり，発赤の強い扁平隆起として認識できる．

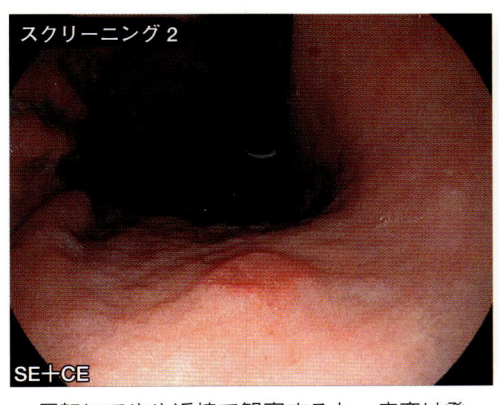

スクリーニング2／SE+CE
反転にてやや近接で観察すると，病変は発赤の強い不整粘膜として認識できる．周囲粘膜の微細な腺管構造が広い範囲で観察できるが，病変の境界は不明瞭な部位もある．

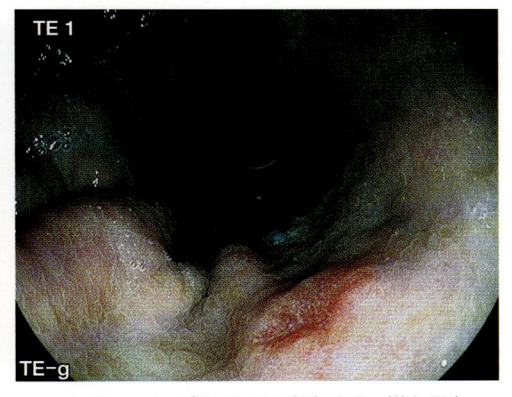

TE1／TE-g
スクリーニングなどでは病変はⅡa 様と思われたが，TE-g による観察では，隆起成分と腺管構造の差によって認識しえた病変の demarcation line は一致しない．また病変中心は，構造が崩れた陥凹を呈していることが観察できる．

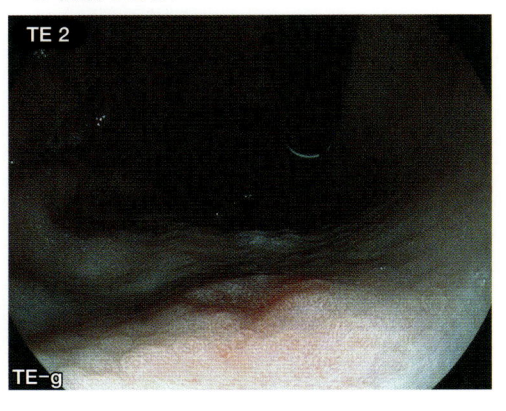

TE2／TE-g
air を入れた状態で観察すると，病変の厚みは消失し，陥凹のみが強調される．肉眼型としては 0-Ⅱc と診断した．

（ESD 標本）

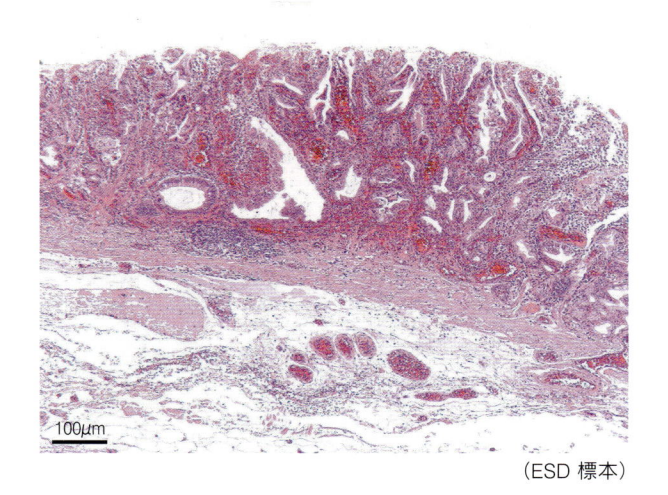

| 病理組織 | 高分化腺癌 | 深達度 | pT1a（M） |

Comment ─────────────────────────── Case 53

　SE＋CE にて病変の認識は非常に容易になった病変．スクリーニング内視鏡では平坦な隆起で構成された 0-IIa を疑ったが，TE による表面微細構造の観察によって，陥凹主体の病変と考え，0-IIc と診断した．隆起成分は air を入れることにより消失することから病変の厚みは腫瘍による変化ではないと考え，粘膜内病変を疑った．しかし体部病変で発赤が強いことから SM 浸潤の可能性は否定できず，正確な病理診断を得るため ESD を行った．

Case 54　早期胃癌の範囲診断

NBI併用拡大

部位　胃体上部小弯　　肉眼型　0-Ⅰ+Ⅱa

（加藤貴司，佐々木清貴，堀田彰一）

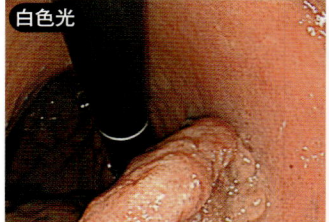

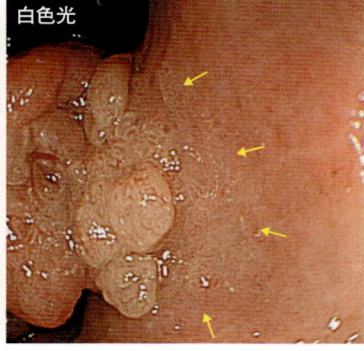

左：胃体上部小弯に30 mm大の0-Ⅰ+Ⅱa病変を認める．
右：通常観察ではⅡa病変の周囲に褪色調の粘膜が広がっているように見える（↑）．

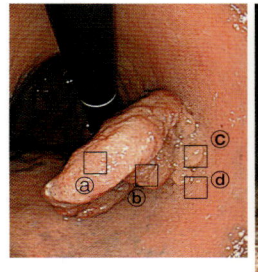

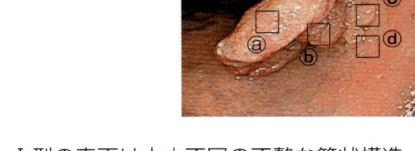

a：Ⅰ型の表面は大小不同の不整な管状構造を呈している．
b：Ⅰ型の表面の一部には絨毛状の微細粘膜模様を認め，その内部に口径不同や蛇行を伴う異常な微小血管を認める．加藤ら[1)]の提唱する構造内不正血管と診断しえる．
c：辺縁のⅡa部分にも拡張，蛇行，口径不同を呈する異常な微小血管を認め，以上より癌と診断しえる．
d：周囲粘膜には微細粘膜模様の異型はなく，また微細粘膜模様に囲まれた血管に明らかな異常を認めない．

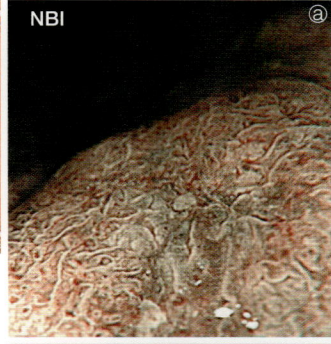

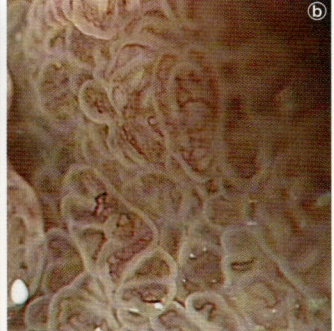

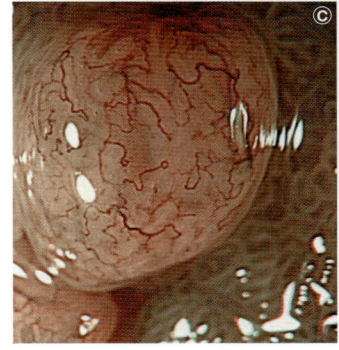

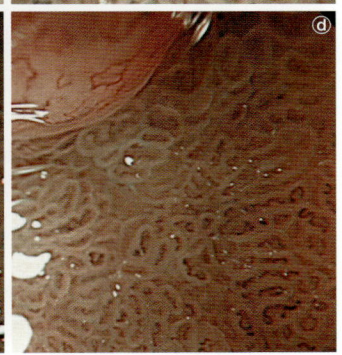

（ESD標本）

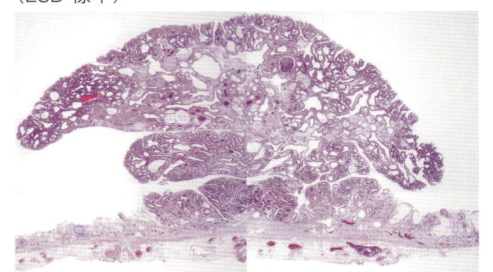

病理組織　高分化型腺癌　　深達度　pT1a(M)

病変サイズは32×22 mmであり，組織型はtub1のM癌であった．病変の範囲は隆起の範囲に一致している．

Comment ─ Case 54 ─

　NBI併用拡大観察にて隆起型早期胃癌に特徴的な表面構造，異常な微小血管を指摘しえた症例である．通常観察像では明瞭な隆起性病変の周囲粘膜に褪色調の領域があり範囲診断に迷う症例であるが，NBI併用拡大観察にて周囲粘膜は構造異型，血管異型を認めず癌の進展はないと診断できる．以上より病変の範囲は明瞭な隆起成分のみであると診断し，ESDにて切除した．病理組織像でも腫瘍は隆起の範囲に限局していた．〔1）加藤正之，貝瀬満，田尻久雄：消化器内視鏡　2009；21：185-193〕

Case 55　早期胃癌の範囲診断

部位 噴門部小弯　　**肉眼型** 0-IIb

酢酸撒布＋NBI 併用拡大

（小山恒男）

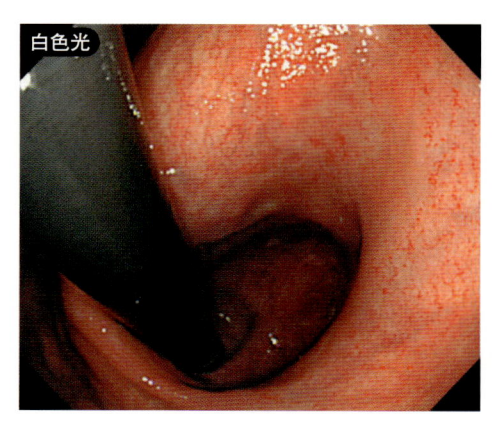

噴門部小弯に褪色調の領域を認める．褪色領域の表面は平滑で，同部位では血管透見が不良であった．前壁側境界は明瞭だが，後壁側は不明瞭であり，一部は発赤を伴っていた．

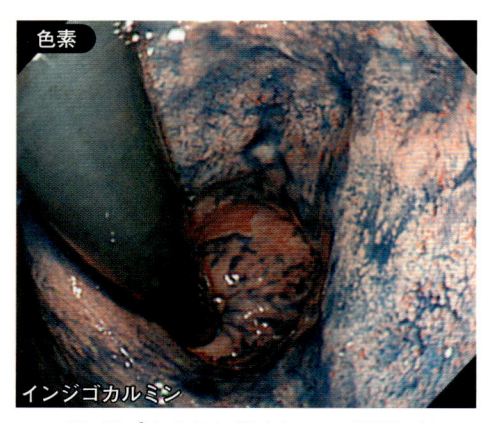

インジゴカルミン撒布にて，表面には微細な模様を認めたが，周囲粘膜との段差は明らかではなく，病変境界はかえって不明瞭となった．

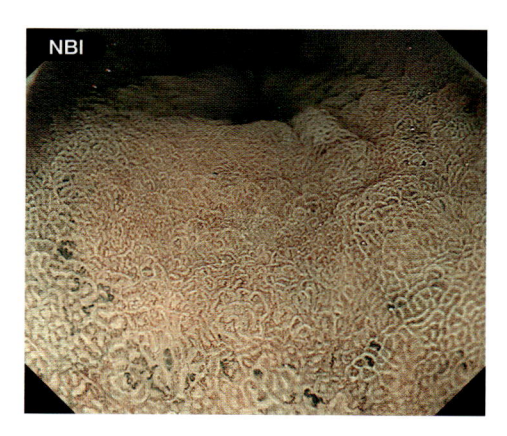

背景粘膜には規則正しい villi 様構造と pit 様構造が混在していたが，病変部には密度の高い villi 様構造が認められ，villi の不整および大小不同を認めた．また，病変部は色調が薄茶色であり，背景粘膜との境界は明瞭であった．

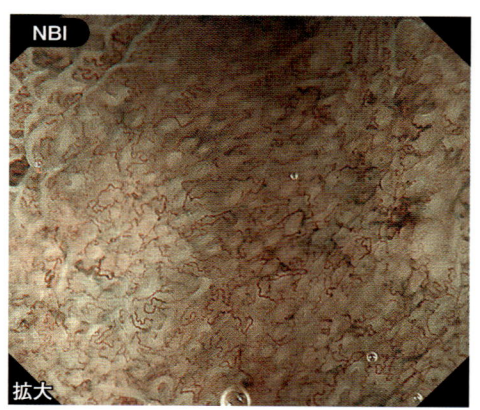

病変中央部の NBI 拡大像である．表面構造は不明瞭化し，pit や villi 様構造は明らかではない．微小血管の口径不同，走行不整が高度であるが，基本的に network を認めることから分化型腺癌と診断した．

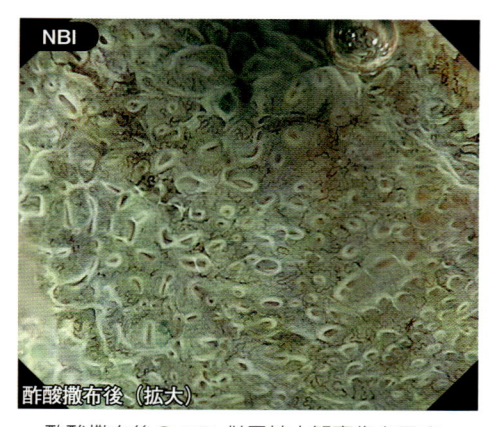

酢酸撒布後の NBI 併用拡大観察像を示す．左図では表面構造が不明瞭に見えたが，酢酸を撒布すると同部には大小不同の pit 様構造を明瞭に観察することができた．同部が分化型癌であることがわかる．

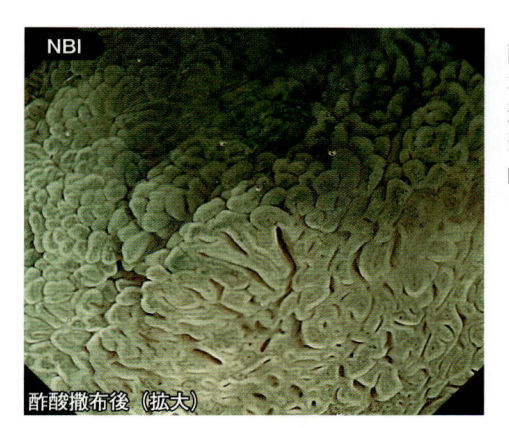

酢酸撒布後の NBI 併用拡大観察像である．左上の背景粘膜には規則正しい villi 様構造が観察されるが，右下の病変部では不整な溝が認められ，内部には大小不同の pit 様構造が認められ，両者の境界は明瞭に認識された．

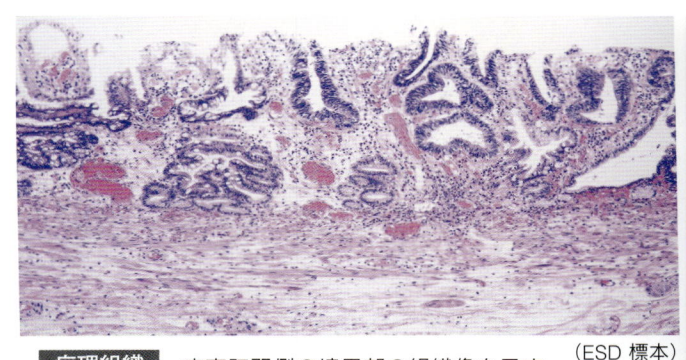

病理組織 病変肛門側の境界部の組織像を示す．中等度の構造異型を伴う高分化型腺癌であった．

深達度 pT1a（M）

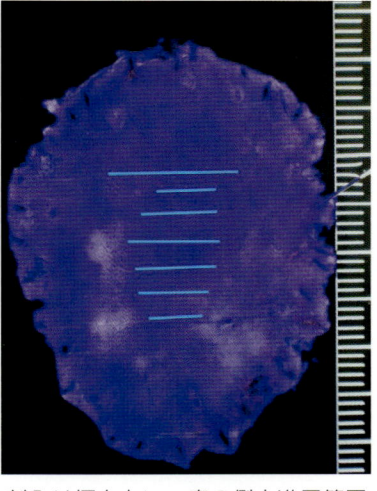

（ESD 標本）

割入り標本上に，癌の側方進展範囲のマッピングを行った．最終診断は adenocarcinoma, tub1, pT1a（M）, ly0, v0, LM（−）, VM（−）, 20×13 mm であった．癌の側方 IIb type 進展範囲は NBI 併用拡大観察にて診断した範囲に一致していた．

Comment ─────────────────── Case 55 ─

噴門直下で萎縮性粘膜を背景に発生した高分化型腺癌である．萎縮性粘膜は薄いため病変部と背景粘膜との間に段差がつきにくい．しかし，NBI 併用拡大観察を施行することで，表面構造および血管構造の差から側方進展範囲を正診することが可能であった．

Case 56　早期胃癌の範囲診断

部位 体中部大弯　　**肉眼型** 0-IIc＋IIb

酢酸撒布＋NBI 併用拡大

（小山恒男）

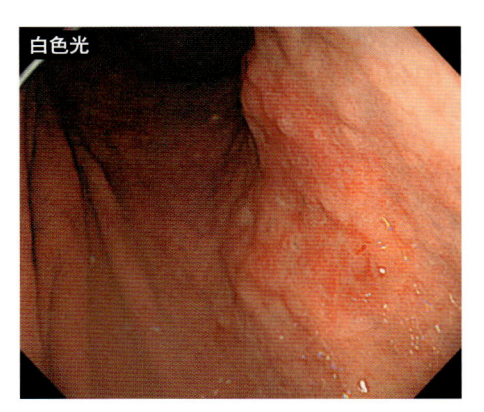

白色光

体中部大弯後壁寄りに境界不明瞭な発赤調の陥凹性病変を認めた．陥凹内部には凹凸が目立ち，周囲にも柔らかい SMT 様隆起を多数認めることから heterotopia を合併した病変と診断した．

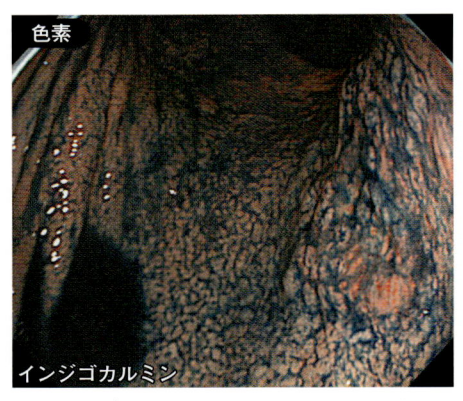

色素（インジゴカルミン）

インジゴカルミンを撒布したところ背景粘膜の胃小区は規則正しい形状であったが，病変部は粗大な胃小区で構成されていた．しかし，陥凹境界は不明瞭であり，病変境界はかえって不明瞭化した．

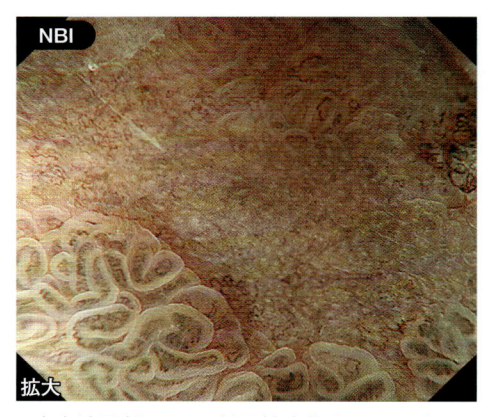

NBI 拡大

病変境界部の NBI 併用拡大像を示す．左下に見える背景粘膜には規則正しい villi 様構造が確認される．一方，右上の病変部には密度の高い，不整形の pit 様構造が観察され，両者の境界は明瞭である．また，上方には不整形の villi 様構造が観察される．

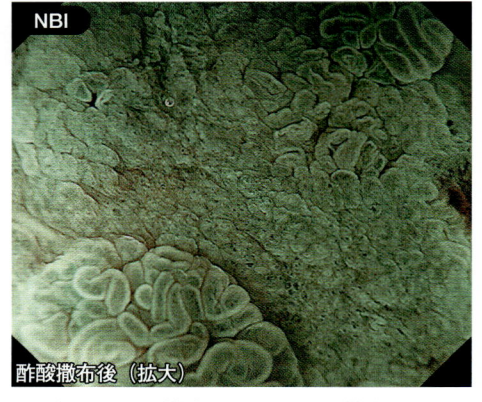

NBI 酢酸撒布後（拡大）

同部に酢酸を撒布し，NBI 併用拡大観察を行うと表面構造はより明瞭となり，不整な pit 様構造，villi 様構造を詳細に観察することができる．これらの所見から，同病変を高分化型腺癌と診断した．

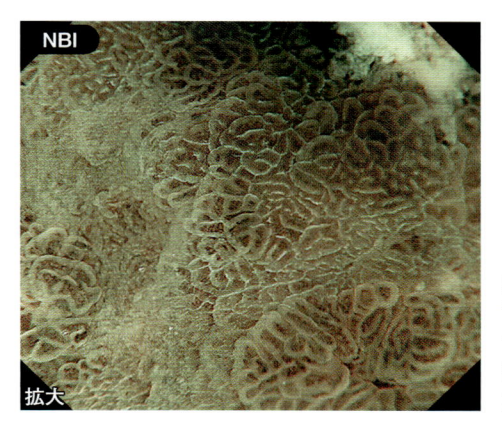

NBI 拡大

病変部の右壁側の NBI 併用拡大像を示す．右側の背景粘膜には上堂らが報告した light blue crest（緑色に輝く縁）が明瞭に観察されるが，左側の病変部には light blue crest は観察されず，不整形で，大小不同な villi 様構造が観察される．

白色光

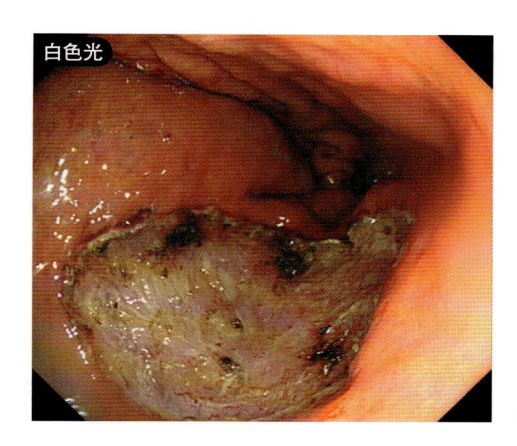

これらの所見をもとに，病巣は発赤陥凹部より広く，Ⅱb 進展を伴っていると診断し，このような ESD を施行した．

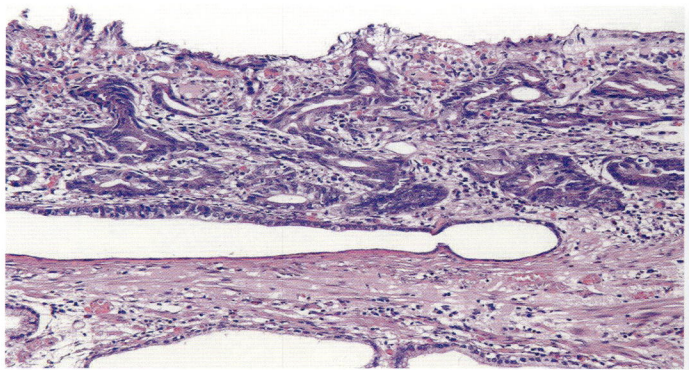

(ESD 標本)

病理組織　手つなぎ様に側方へ融合する中分化型腺癌で，背景粘膜との段差はなく，Ⅱb 進展を伴っていた．また，粘膜下層に多数の非腫瘍性腺管が認められ，heterotopia の合併と診断した．

深達度　pT1a（M）

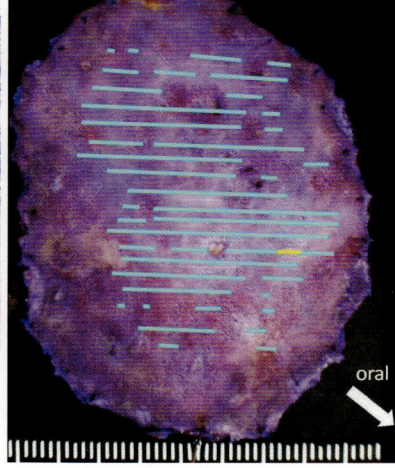

クリスタルバイオレット染色後に割を入れた実体顕微鏡写真上に癌の進展範囲をマッピングした．癌の一部は heterotopia 内へ側方進展していたが，浸潤はなく深達度 M と診断した．進展範囲は marking に一致しており，NBI 併用拡大観察は正診と判断した．

Comment　　　　　　　　　　　　　　　　　　　　　　　　Case 56

通常観察では発赤調の陥凹性病変として認識されたが，インジゴカルミン撒布では境界が不明瞭になった．これは高低差がほとんどないことが原因である．一方，NBI 併用拡大観察では背景粘膜は villi 様構造であるのに対し，病変部は不整形で密度の高い pit 様構造であり，両者の差は明瞭であった．

Case 57　早期胃癌の範囲診断

酢酸撒布＋NBI 併用拡大

（八木一芳，中村厚夫，関根厚雄）

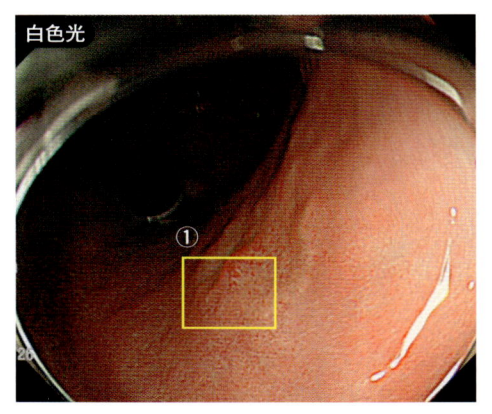

部位 体中部小弯　　**肉眼型** 0-IIc

体部小弯に中心に発赤を伴った褪色調病変を認める．黄色ボックスは拡大部位．

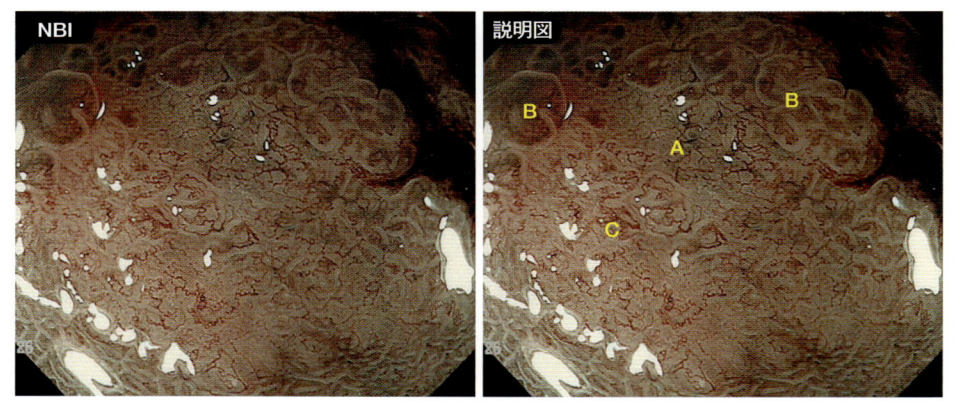

①の NBI 併用拡大像．病変内は，網目状の血管（mesh pattern）（A）と white zone からなるドーム状の変化とその内部に loop pattern の血管（B），同様なドームと loop 状血管を形成しながらも white zone が不鮮明になっている部分（C）が観察される．

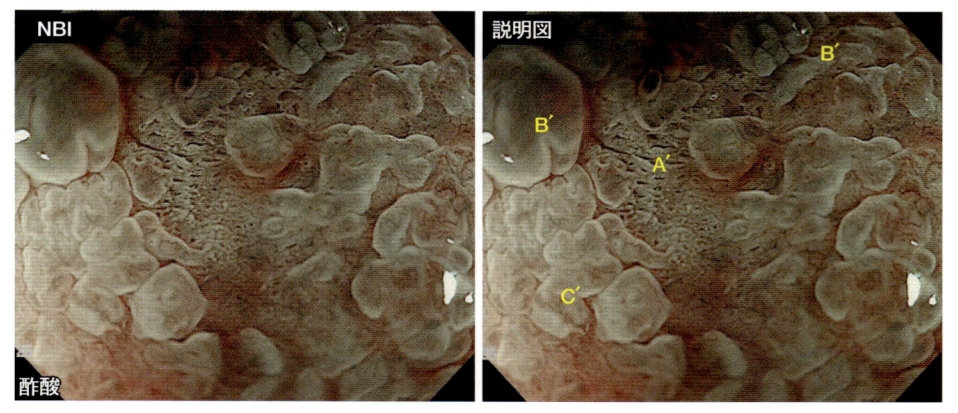

①の酢酸撒布後の NBI 併用拡大像．A′は円形 pit からなり，B′は乳頭状の模様からなっていることが観察できる．NBI 併用拡大像では粘膜模様が不鮮明だった C′も腺窩上皮様の模様を呈しているのが観察できる．

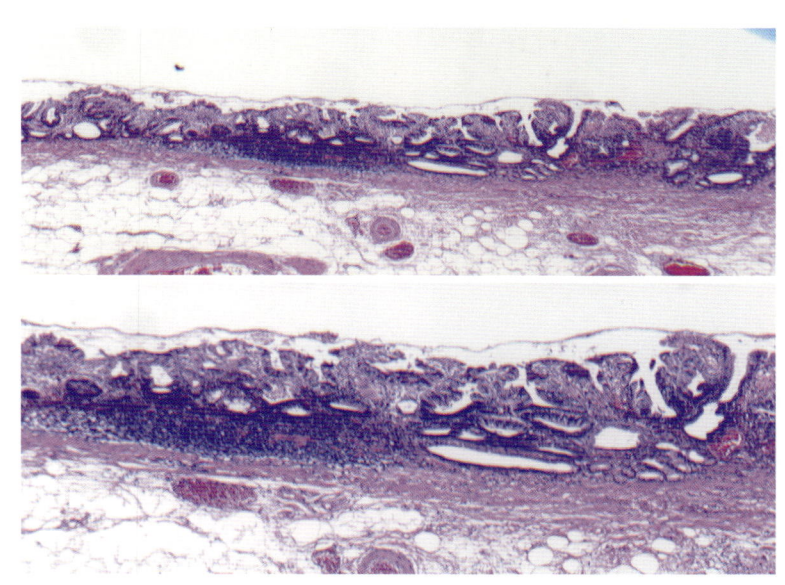

拡大部位の ESD 切除標本病理組織像．管状腺癌の中に乳頭状構造の癌腺管が観察される．

|病理組織| 分化型腺癌　　|深達度| pT1a（M）

胃

Comment ─────────────────────────── Case 57

　NBI 観察下で酢酸を併用する意義は，Barrett 腺癌のコラム（p.111）で述べた，① 酢酸エンハンス拡大内視鏡，② 酢酸ダイナミック・ケミカル内視鏡，を NBI 併用下で応用することで，より効果的な観察ができる点である．本症例は ① を応用した方法である．すなわち酢酸撒布により，円柱上皮は可逆的な白色変化（whitening）を生じ，拡大観察で円柱上皮の模様が立体的に観察される．NBI 併用拡大では腺管の窩間部が狭くなった場合，white zone からなる粘膜模様がはっきり観察されなくなる傾向がある．その際，酢酸撒布を行うとその構造がこの症例のように，より鮮明に観察できるようになる．

Case 58　早期胃癌の範囲診断

酢酸撒布＋NBI 併用拡大

部位　前庭部小弯　　肉眼型　0-Ⅱb

（八木一芳，中村厚夫，関根厚雄）

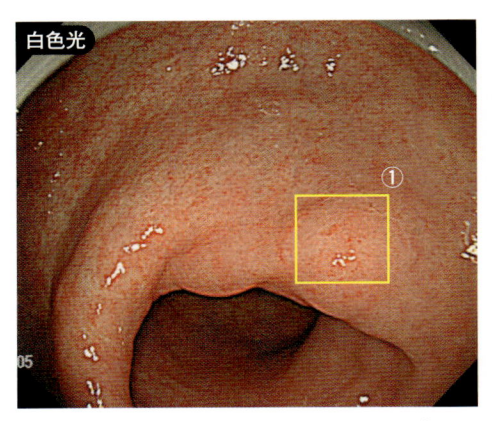

前庭部小弯に隆起を二つ認める．黄色ボックスは拡大部位．

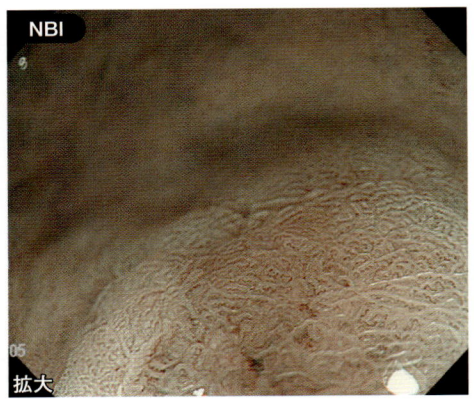

①の拡大像．周囲と同様の粘膜模様であるがブラウンの領域として認識できる部位がある．

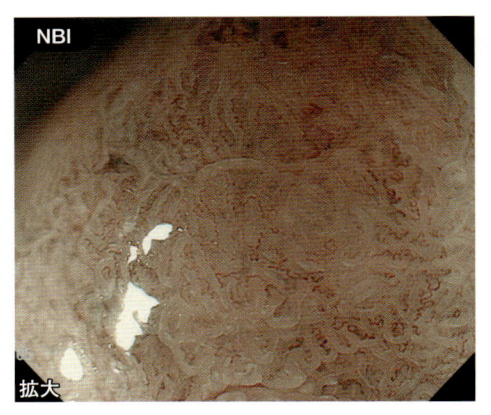

フル・ズームで観察すると white zone が一部不鮮明かつ粘膜模様の形，方向性が不均一，さらに口径不同を伴った走行不整な微小血管も観察される．癌の可能性が高い所見である．

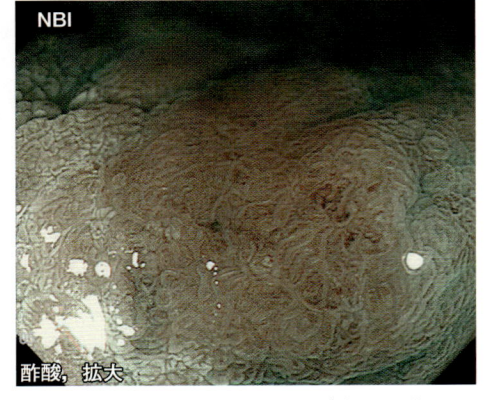

酢酸撒布により whitening が生じた後，再度 NBI 併用拡大観察を行ってみる．不整な血管が観察された部位は強いブラウンの領域として観察され，周囲のグリーンの領域から明らかに境界されている．

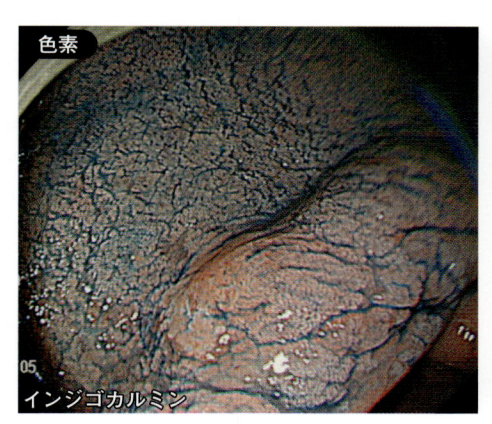

癌と診断し，さらにインジゴカルミンを追加したところ，ブラウンの領域にはインジゴが付着しなかった．

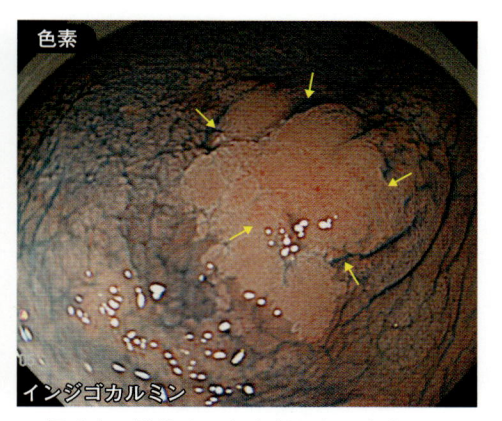

軽く水で洗浄すると癌部からは完全にインジゴが洗い流された．洗浄が強く，一部非癌部のインジゴも剥げ落ちたが癌の領域は黄色矢印と診断できる．生検で癌を確認し，ESDを行った．

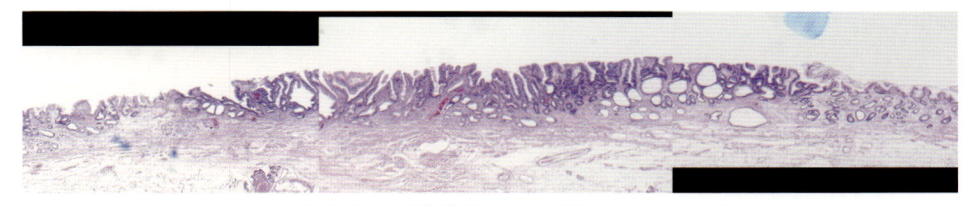

ESD切除標本病理組織像．分化型腺癌Mであった．

| 病理組織 | 分化型腺癌 | 深達度 | pT1a（M） |

Comment — Case 58

　酢酸ダイナミック・ケミカル内視鏡を応用した手技である．癌部は非癌部に比しwhiteningが早期に消失する．白色光の観察下では周囲の非癌部は白いままであるが，癌部が発赤調に戻るため，赤白のコントラストで認識できる．しかしそのコントラストが弱いときには範囲診断が困難になる．NBIにて観察すると癌部がより強いブラウンに，非癌部はグリーンに観察され，whiteningのわずかな変化が強いコントラストで観察される．その後，インジゴカルミン撒布にて酢酸・インジゴカルミン・サンドイッチ法にも移行できる．

Case 59　早期胃癌の範囲診断

AFI

部位 体下部小彎　　**肉眼型** 0-IIa

（多田和弘，小田一郎，谷口浩和）

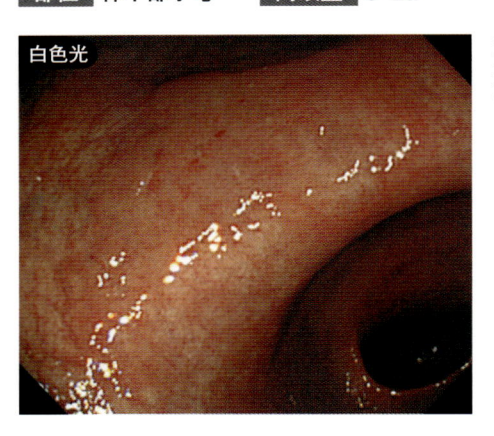

注意深く観察すると，血管透見性の低下した領域として病変を認識できる．

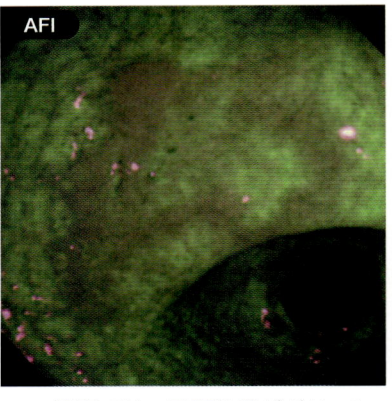

AFI観察では，周囲粘膜がグリーンに描出されるのに対して，病変はマゼンタの領域として描出され，容易に認識できる．

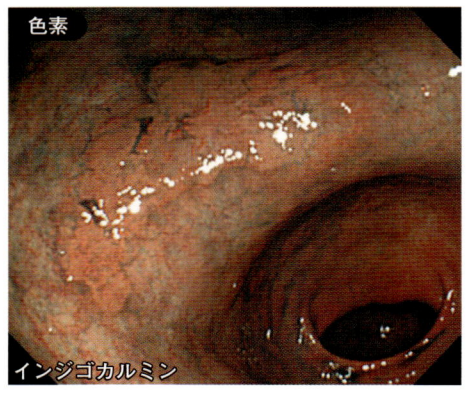

インジゴカルミン撒布により，病変はインジゴカルミンをはじく扁平な隆起性病変として描出される．

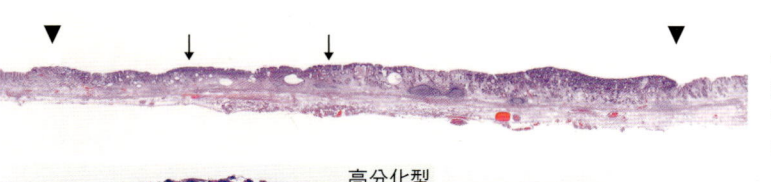

（ESD標本）
一部に低分化腺癌の成分（矢印の間）もみられるが，粘膜筋板への浸潤や脈管侵襲像はみられない．

低分化腺癌

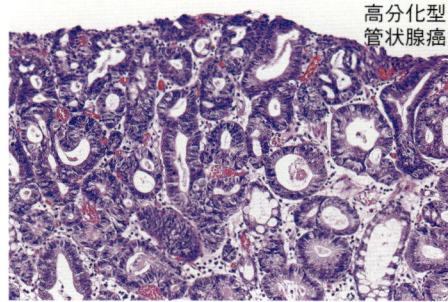

高分化型管状腺癌

病理組織 高分化型管状腺癌（▼の間）　　**深達度** pT1a（M）

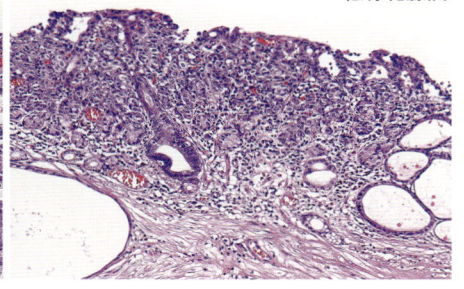

Comment ─────────────────────────── Case 59 ─

　病変は正色調の扁平隆起で，周囲粘膜との色調差が少なく，白色光では注意深く観察しなければ認識することが難しい．AFIで観察すると，病変はグリーンの中のマゼンタの領域として描出され，認識することは容易である．
　本症例は40 mm大の粘膜内癌（分化型）と診断し，ESDを施行した．

Case 60　早期胃癌の範囲診断

AFI

部位　体下部前壁　　肉眼型　0-IIc

（多田和弘，小田一郎，谷口浩和）

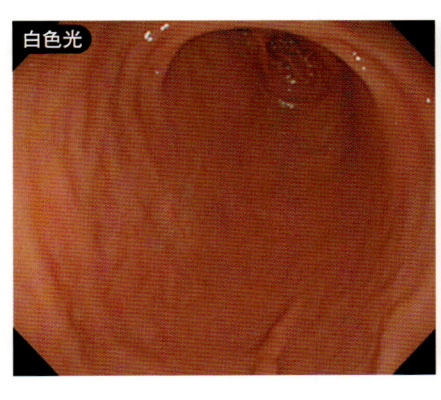

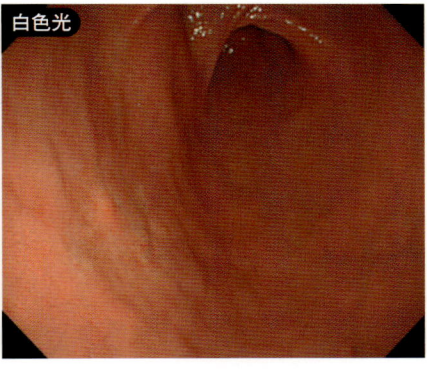

萎縮のない胃粘膜を背景に，一部発赤を伴う褪色調の浅い陥凹性病変を認める．

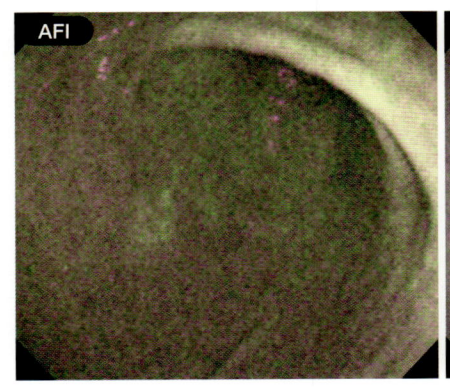

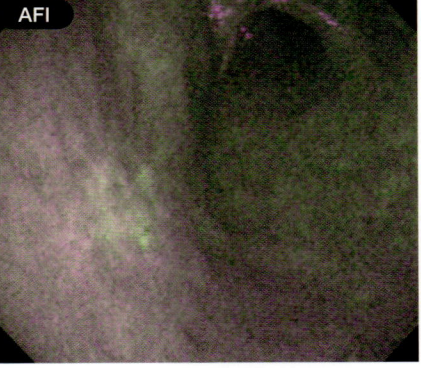

AFI観察では，周囲粘膜がマゼンタに描出されるのに対して，病変はグリーンの領域として描出され，容易に認識できる．

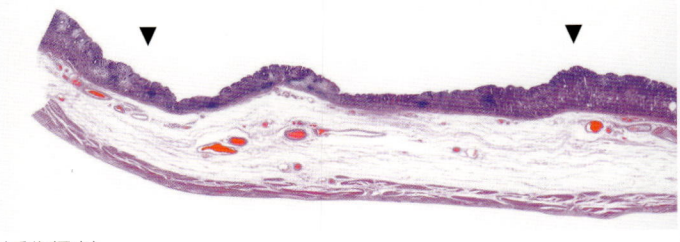

（手術標本）
　陥凹にほぼ一致して，印環細胞癌が粘膜の中層を進展している．

病理組織　印環細胞癌（▼の間）　　深達度　pT1a（M）

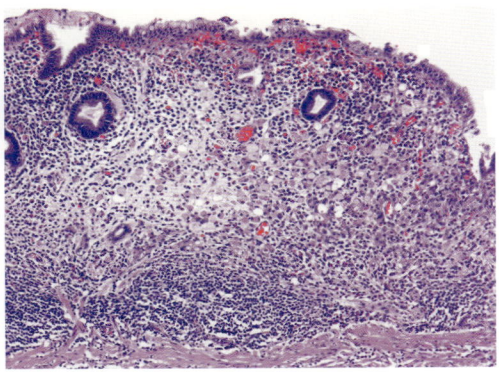

Comment ─────────────── Case 60

　病変は褪色調の浅い陥凹として白色光観察でも認識できるが，AFIで観察すると，マゼンタの中のグリーンの領域としてより明瞭に描出され認識しやすくなる．
　本症例は20 mm大の粘膜内癌（未分化型）と診断し，幽門保存胃切除術を施行した．

Case 61 早期胃癌の組織型診断

NBI併用拡大

部位 体中部後壁　　肉眼型 0-IIc

（加藤正之，貝瀬　満，田尻久雄）

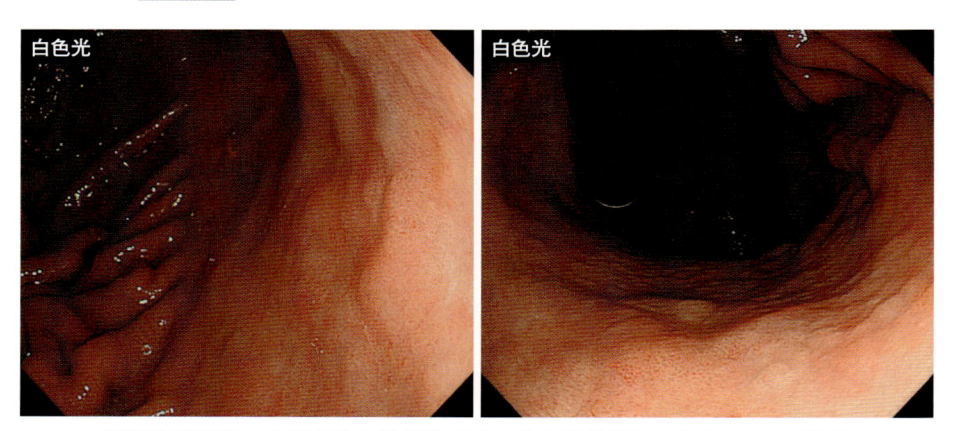

通常内視鏡像および色素内視鏡像では，体中部後壁に大きさ15 mm程度の発赤調の浅い陥凹性病変を認める．辺縁隆起を認めるが，周囲よりひだの集中は認めない．

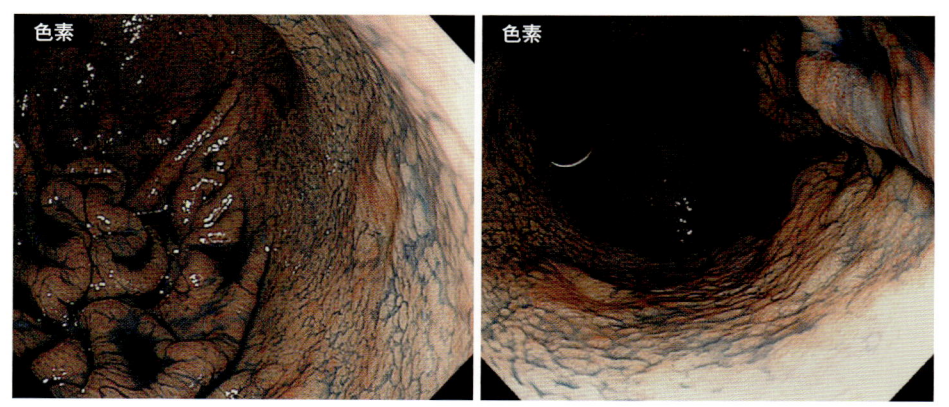

インジゴカルミン液撒布像である．色素を撒布することで，境界が認識できる．陥凹辺縁は不整で，棘状のはみだしも認められる．この時点で，陥凹性早期胃癌が疑われる．

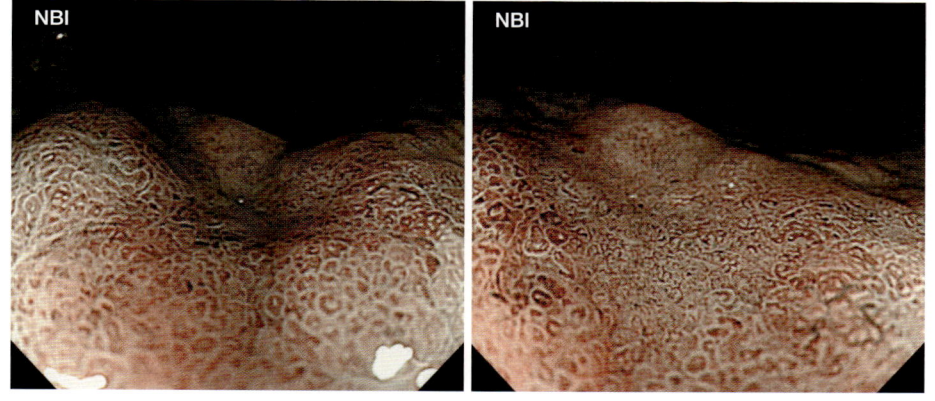

NBI併用拡大内視鏡の弱〜中拡大像である．陥凹部分の粘膜模様は消失している．周囲の辺縁隆起部の模様は周囲粘膜と比較し，微小化し大小も不同である．

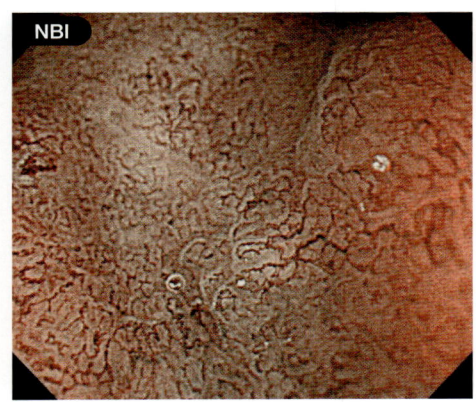

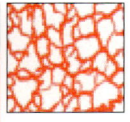

fine network pattern

NBI併用拡大内視鏡の強拡大像では血管模様が明瞭に観察できる．陥凹部の血管模様は拡張，形状不均一であり，血管パターンは網目模様を呈している．密度の高い微小血管同士が結合し，比較的規則的配列を示すこまかな網目状の毛細血管模様（fine network pattern）は，分化型陥凹型早期胃癌のおよそ68％に認める．
以上より，径15 mm の分化型陥凹型早期胃癌（IIc）で深達度 M と思われ，内視鏡治療の適応病変と思われる．

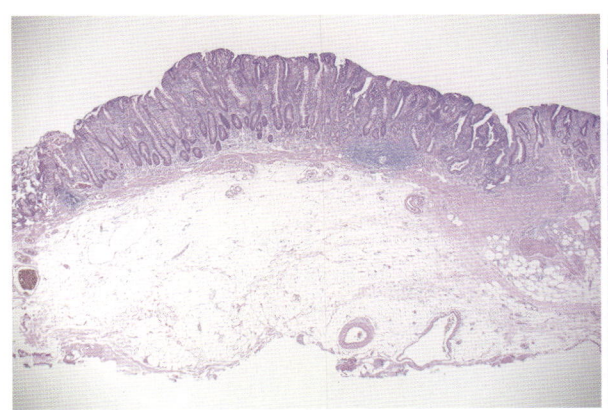

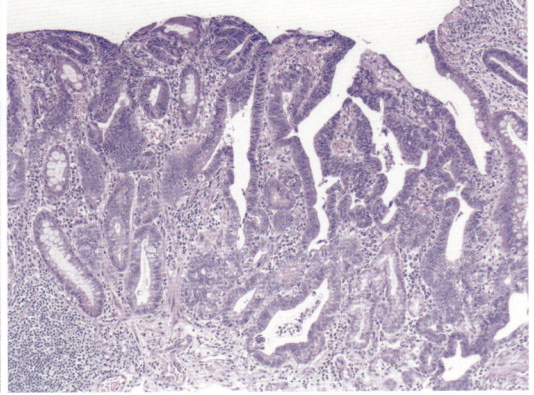

（ESD 標本）

病理組織 高分化型腺癌

陥凹部に一致して高分化型腺癌の増生を粘膜全層性に認め，明らかな粘膜下浸潤は認めなかった．

深達度 pT1a（M）

Comment ― Case 61

　径 15×10 mm の発赤調の浅い陥凹性病変で，周囲との境界は棘状の不整を呈しており，明瞭である．

　NBI 併用拡大内視鏡像では，病変陥凹部の粘膜模様は消失し，微小血管は拡張・蛇行・口径不同・形状不均一で，密度の高い微小血管同士が結合し，比較的規則的な配列を示すこまかな網目状の毛細血管模様（fine network pattern）が観察され，高分化型陥凹型早期胃癌と推測される．

　本病変は内視鏡的治療〔内視鏡的粘膜下層剥離術（ESD）〕が施行され，病理組織学的に well differentiated tubular adenocarcinoma, 腫瘍の大きさ 15×9 mm, 深達度 M, ly0, v0 であった．

Case 62　早期胃癌の組織型診断

部位　体下部大弯　　肉眼型　0-IIc

NBI 併用拡大

（加藤正之，貝瀬　満，田尻久雄）

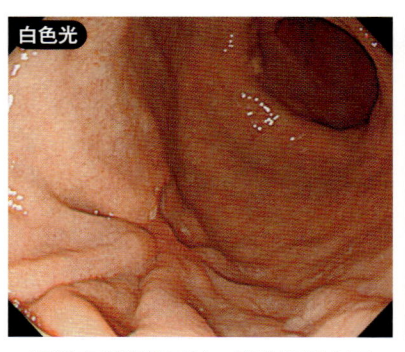

通常内視鏡像では，胃体下部大弯に 20×20 mm の発赤調の陥凹性病変があり，周囲との境界は断崖状で非常に明瞭である．

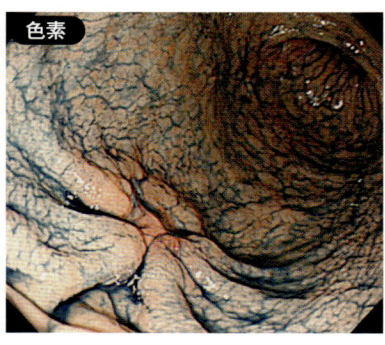

色素内視鏡像では周囲よりひだが集中しており，陥凹面でひだの先細り，断絶や癒合を認める．陥凹型の早期胃癌（IIc）が疑われる．

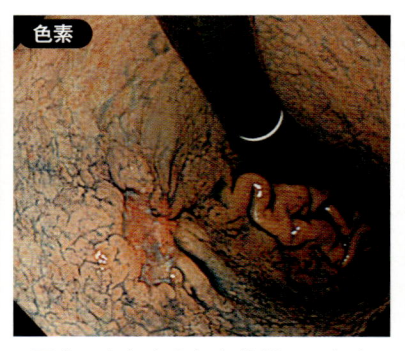

胃内に空気を入れた状態での色素内視鏡像反転像では，陥凹内の性状がよりはっきりと認識できる．乱れた胃小区や発赤した顆粒が観察され，色調も褪色域と発赤域が混在していることがわかる．

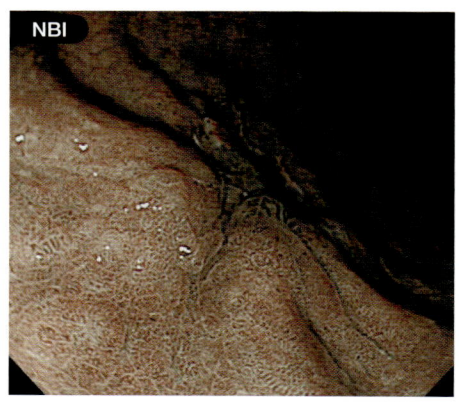

NBI 併用拡大内視鏡像で，弱拡大で病変の辺縁を示している．辺縁では粘膜微細模様の乱れは認められない．

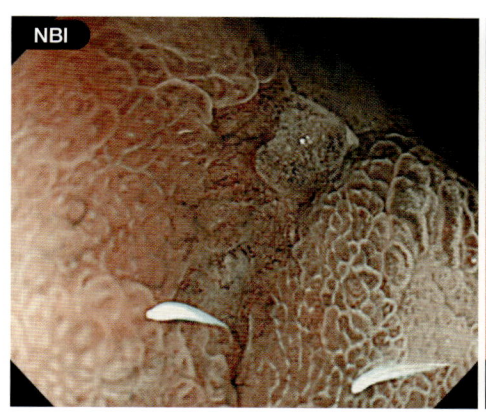

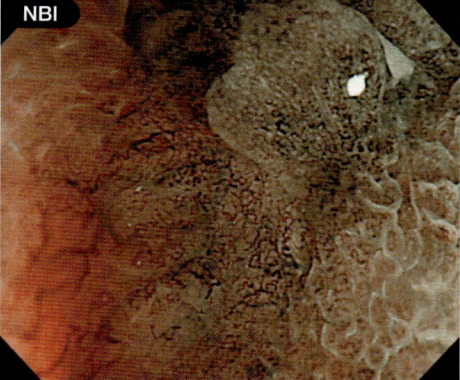

NBI 併用拡大内視鏡像で，中拡大～強拡大で病変の辺縁を示している．粘膜微細模様が消失し，微小血管は拡張・蛇行・口径不同・形状不均一で，血管同士の結合が疎な不規則な縮緬状の毛細血管模様（corkscrew pattern）が観察される．未分化型陥凹型早期胃癌のおよそ 85% に corkscrew pattern を認める．

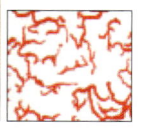

corkscrew pattern

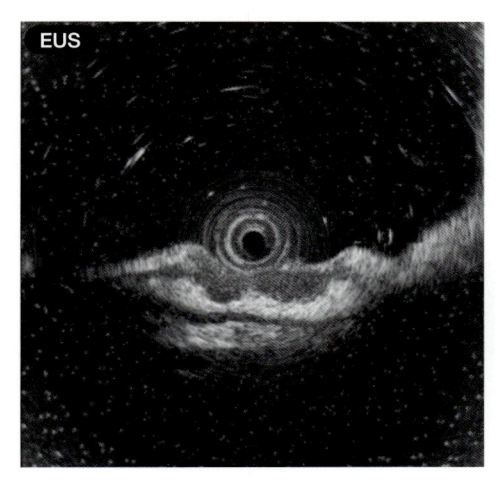

高周波細径プローブ（20MHz）による超音波内視鏡所見である．胃壁全層は5層に描出されている．腫瘍は全体に不均一な低エコー像を呈しており，第3層は下に凸に圧排されており，腫瘍自体の厚みも目立つ．しかし，第4層の肥厚や，浸潤像は認められない．粘膜下層深層への浸潤を疑う所見である．

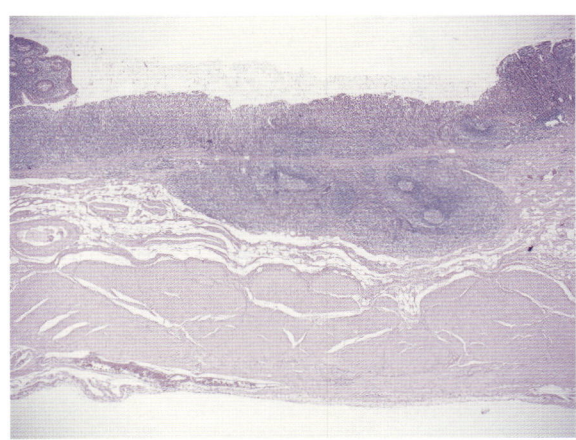

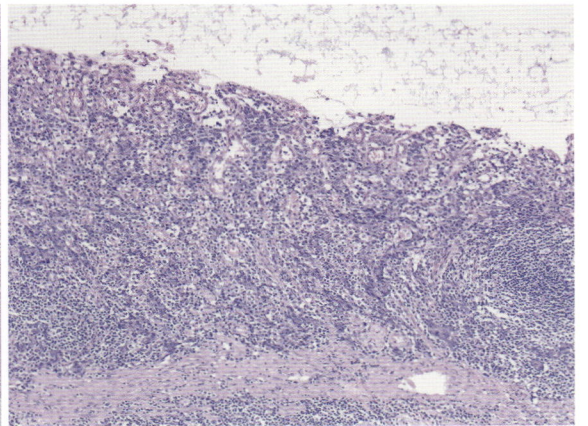

（手術標本）

病理組織 低分化型腺癌

病変は陥凹部内に，低分化型腺癌の増生を認める．また，直下の粘膜下層に反応性のリンパ濾胞の増生と，その内部に腫瘍浸潤を認める．腫瘍は粘膜筋板下より1,500μmの深部浸潤を認めた．

深達度 pT1b（SM2）

Comment ─ Case 62

　径30×15 mmの褪色調の浅い陥凹性病変で，周囲との境界は断崖状で非常に明瞭である．陥凹面でひだの先細り，断絶や癒合を認める．

　NBI併用拡大内視鏡像では，病変部の粘膜微細模様は消失し，微小血管は拡張・蛇行・口径不同・形状不均一で，血管同士の結合が疎な不規則な縮緬状の毛細血管模様（corkscrew pattern）が観察され，未分化型陥凹型早期胃癌と推測される．

　病変は外科的切除され，病理組織学的にpoorly differentiated adenocarcinoma，腫瘍の大きさ13×12 mm，深達度SM2, ly0, v0であった．また，所属リンパ節に転移の所見は認めなかった．

Case 63　早期胃癌と腺腫の鑑別診断

NBI 併用拡大

（丹羽康正，坂野閣紀，後藤秀実）

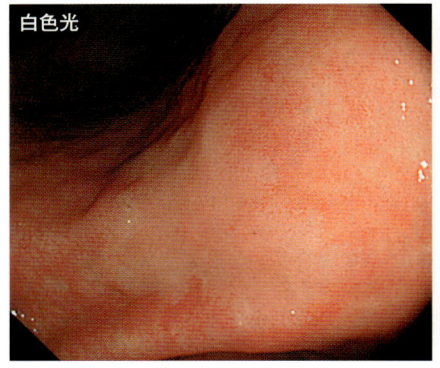

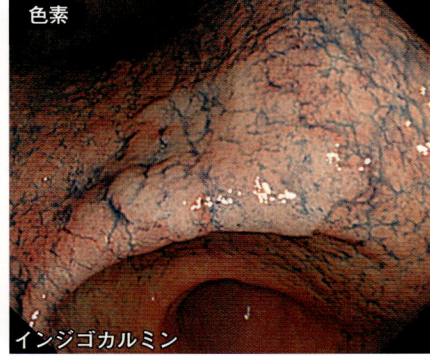

部位　胃角部小弯後壁寄り

白色光

色素
インジゴカルミン

インジゴカルミン撒布により病変部と周囲粘膜との境界が明瞭となり，表面の凹凸の変化が乏しく，整った表面形状を認める．大きさは典型例よりもやや大きく，約 3 cm であった．

胃角部小弯やや後壁寄りに褪色調の扁平隆起性病変を認める．

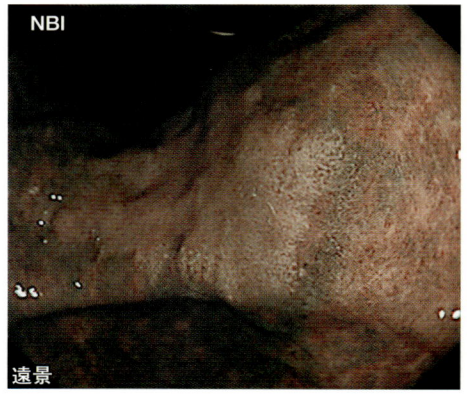

NBI 遠景

病変部は周囲の粘膜と比較して白色調の粘膜であり，境界が明瞭になった．

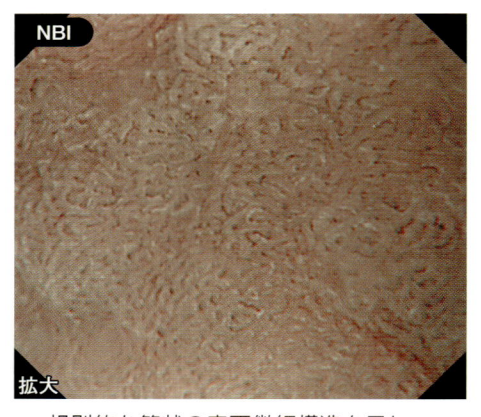

NBI 拡大

規則的な管状の表面微細構造を示し，血管密度は低く微小血管構造は不明瞭で，広狭不整は認めない．

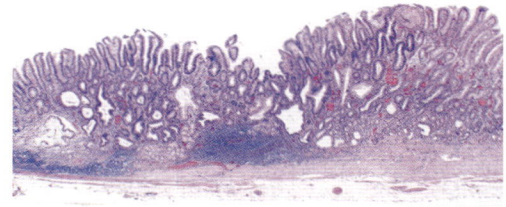

HE 染色

病理組織　やや大型の異型核を有する細胞が腺管構造をなして増殖しており，胃腺腫と診断した．

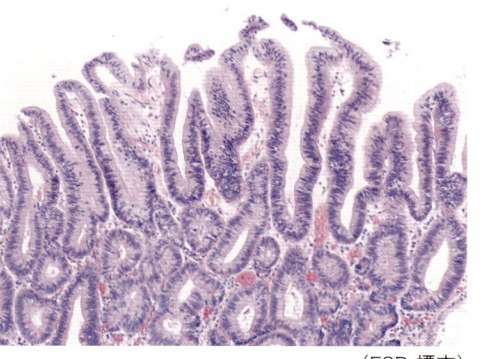

（ESD 標本）

Comment ─ Case 63

　胃腺腫は褪色調から正色調の丈の低い隆起が多く，表面性状が平滑・顆粒状で大きさも 2 cm までといわれている．malignant potential が高くなると病変は発赤調を呈し，粗大結節状あるいは不規則な粘膜模様となる．IIa 型早期胃癌との鑑別が問題になるが，拡大観察では表面微細構造の大きさと均一性，微小血管構造の明瞭さなどが重要である．

Case 64　早期胃癌と腺腫の鑑別診断

部位　前庭部前壁　　肉眼型　0-Ⅱa

NBI 併用拡大

（豊泉博史，田尻久雄）

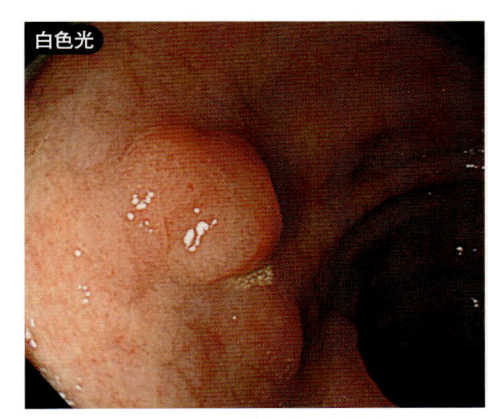

白色光
前庭部前壁に，萎縮粘膜を背景として，軽度発赤調の径 12 mm 大の隆起性病変を認める．

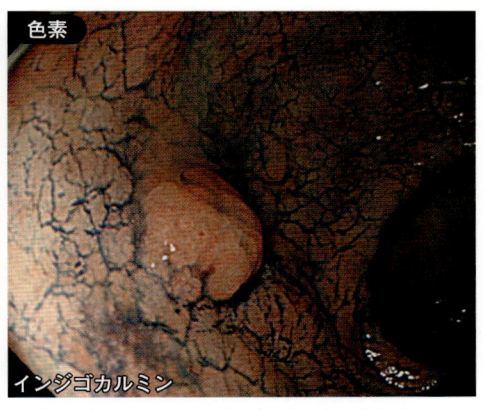

色素（インジゴカルミン）
隆起部に色素はのらず，比較的表面は平滑であり，周囲との境界は明瞭である．

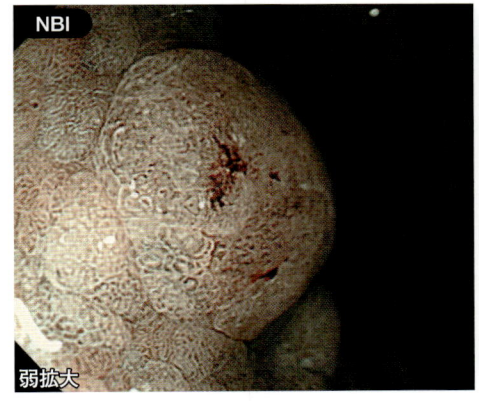

NBI 弱拡大
周囲粘膜と比較し，粗大な大小不同の粘膜模様を認める．また微小血管がやや目立ち（hypervascular），易出血性である．

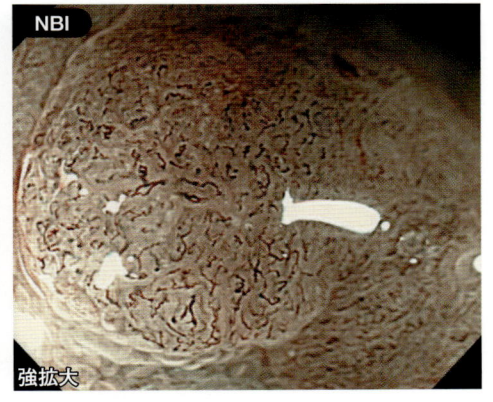

NBI 強拡大
粘膜模様は不規則な管状（tubular）パターンであり，粘膜模様の周囲に拡張・蛇行・形状不均一・口径不同の異常微小血管が観察される．

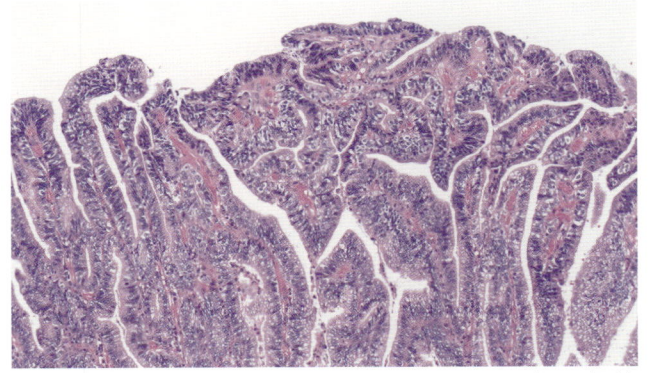

（ESD 標本）

病理組織　高分化型腺癌，ly0, v0

深達度　pT1a（M）

- ●胃腺腫　　部位　前庭部後壁

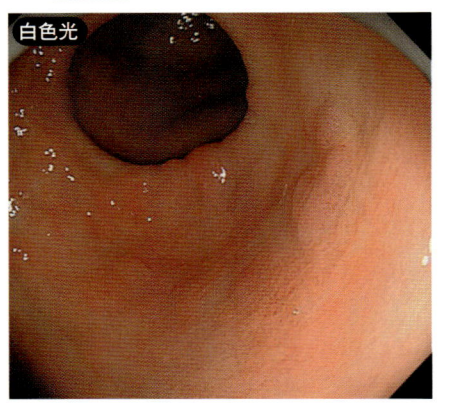

（胃腺腫）前庭部後壁に，径 10 mm 大のやや褪色調の平坦な隆起を認める．

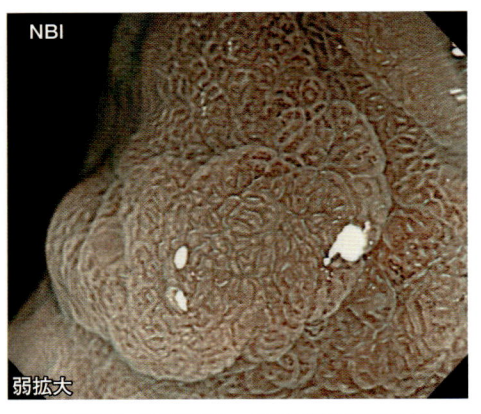

（胃腺腫）比較的均一な粘膜模様であり，微小血管は非常に少なく，hypovascular である．

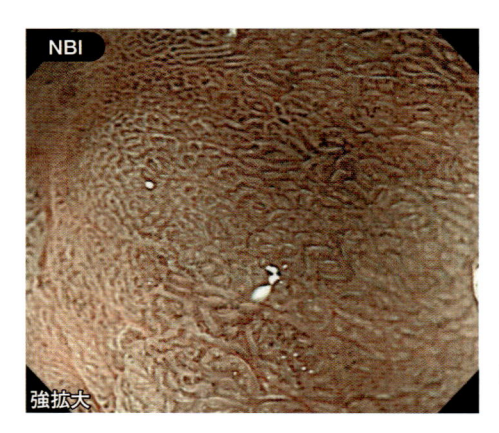

（胃腺腫）粘膜模様は均一な管状（tubular）パターンであり，微小血管は少ない（hypovascular）．

Comment　　　　　　　　　　　　　　　　　　　　　　　　　　　　Case 64

　0-IIa 早期胃癌では，粘膜模様は不規則な管状や顆粒状であることが多く，また拡張・形状不均一・蛇行・口径不同などの異常微小血管を認めることが多い．それに対して，胃腺腫では，粘膜模様は規則的な管状・円形であることが多く，微小血管は不明瞭であったり周囲粘膜と類似していることが多く，早期胃癌との鑑別に重要である．

Case 65 　早期胃癌と腺腫の鑑別診断　　　　　　　　　　FICE

部位　体下部前壁　　肉眼型　0-IIc

（井上雅仁，横須賀收）

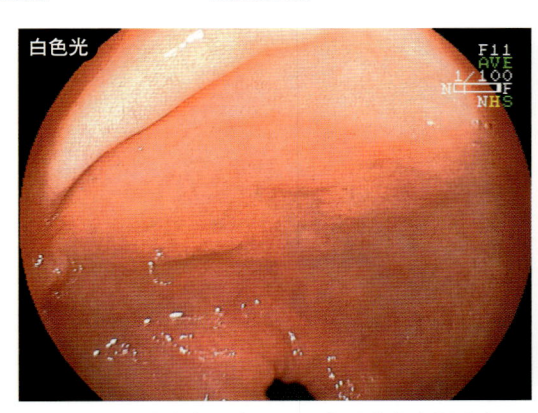

浅い陥凹性病変．陥凹面は色調変化を認めない．

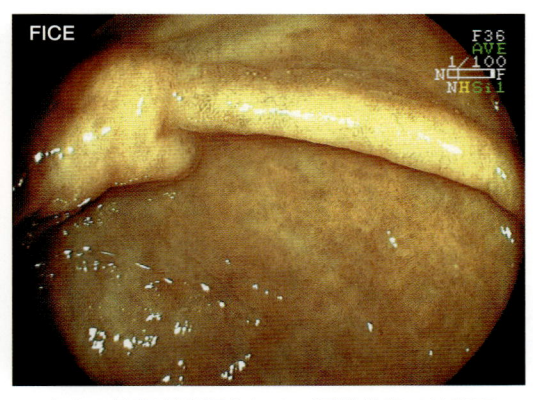

病変の輪郭が強調される．通常倍率では陥凹面の情報が得づらい．
（R 550 nm, G 500 nm, B 470 nm）

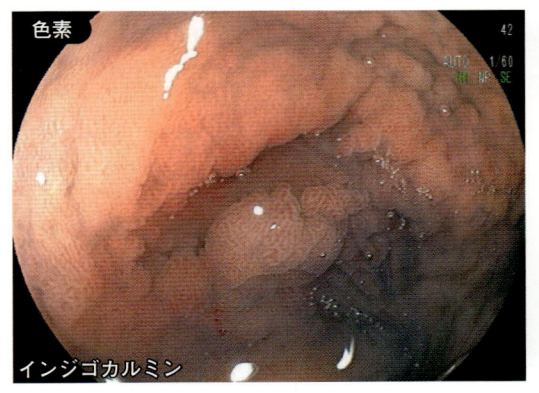

周囲隆起は背景粘膜と同様の表面構造を有している．

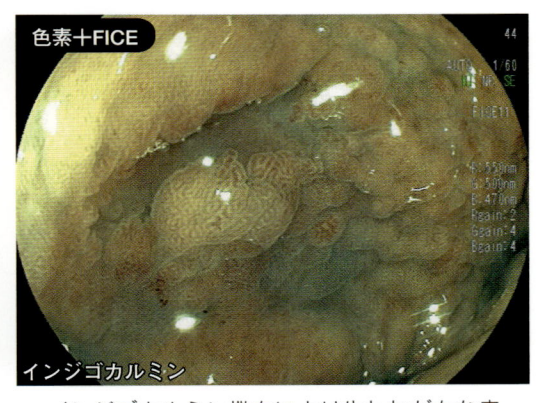

インジゴカルミン撒布により失われがちな病変の色彩情報が復活するため，両者の併用は有用である．
（R 550 nm, G 500 nm, B 470 nm）

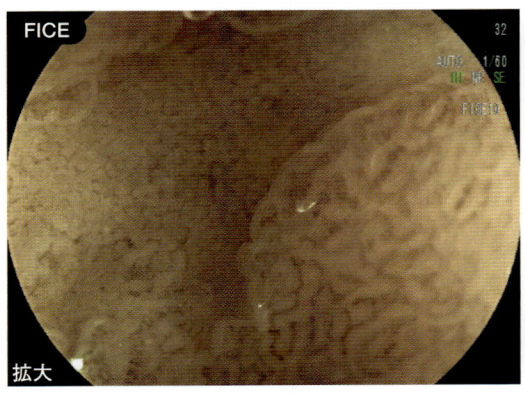

陥凹面の大部分は蜂の巣状の密なネットワークを形成した微小血管が観察される．形状は均一で配列も規則的である．
（R 525 nm, G 495 nm, B 495 nm）

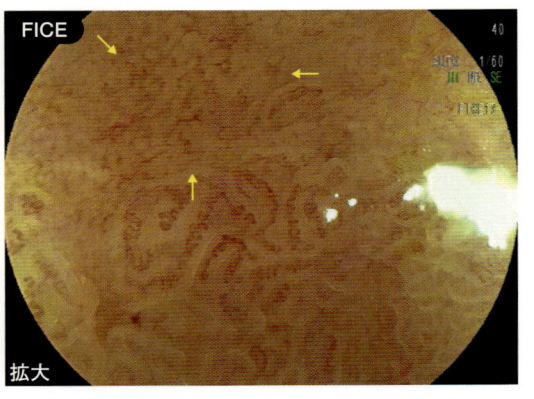

陥凹面の一部分でネットワークを形成しないirregular な血管像が観察され，血管径にも不同を認める．蜂の巣様構造の配列，大小に乱れがある．（R 550 nm, G 500 nm, B 470 nm）

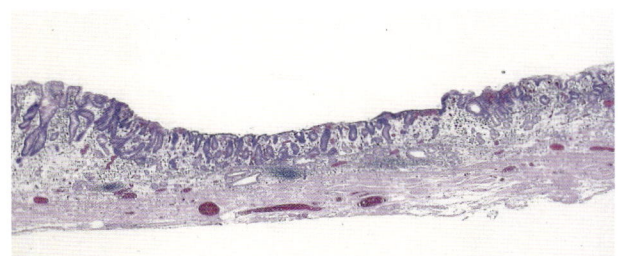

病理組織　高分化型腺癌

深達度　pT1a（M）

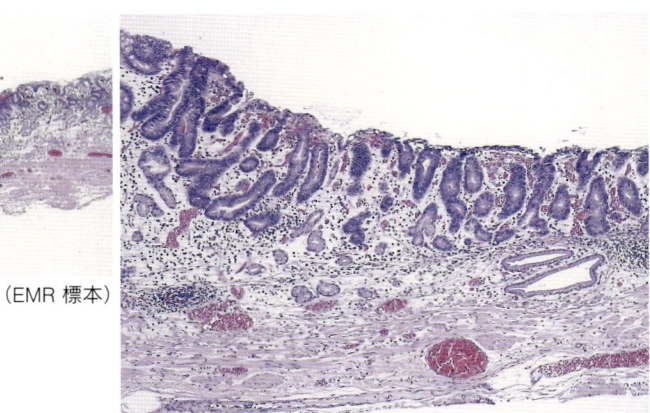

（EMR標本）

Comment ────────────────────────────── Case 65

　術前の生検では腺腫の診断であった．FICE拡大観察により，病変の一部で微小血管の形態異常を認めたため，深達度Mの早期胃癌と診断しEMRを施行した．

Case 66 早期胃癌の深達度診断

部位 前庭部前壁　　肉眼型 0-IIc

NBI 併用拡大

（小平純一，穂刈　格，藤田昌宏）

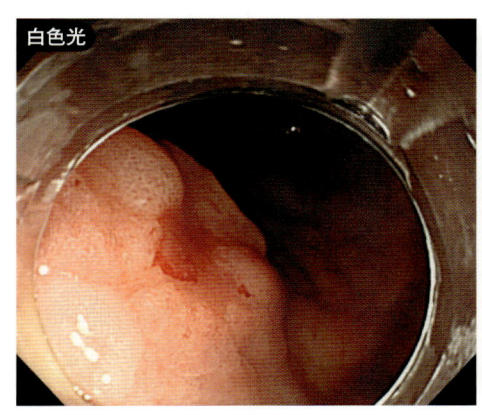

白色光

前庭部前壁，径約 1 cm の発赤調の 0-IIc.
小型ながらわずかに厚みが感じられる．

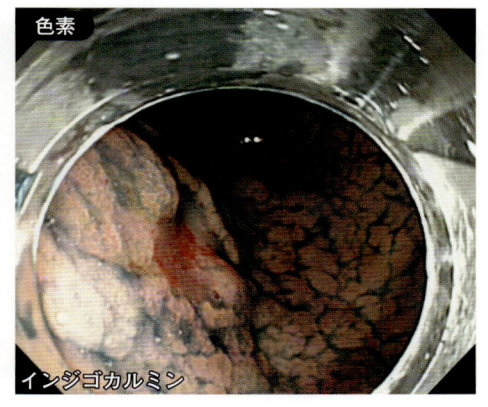

色素（インジゴカルミン）

色素撒布では，明瞭な境界線が認められる．

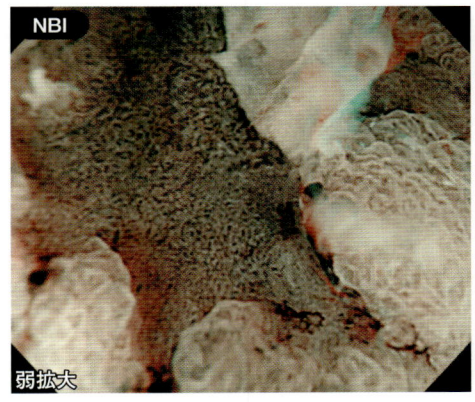

NBI 弱拡大

弱拡大像では，点状の腫瘍血管が密に認められる．他項の分化型粘膜癌の腫瘍血管と比較されたい．

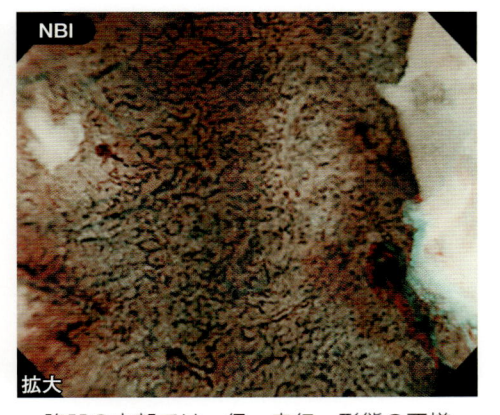

NBI 拡大

陥凹の内部では，径・走行・形態の不揃いな腫瘍血管が豊富に認められる．シアン調にみえるのは，表層よりやや深部に増生した血管である．

（ESD 標本）

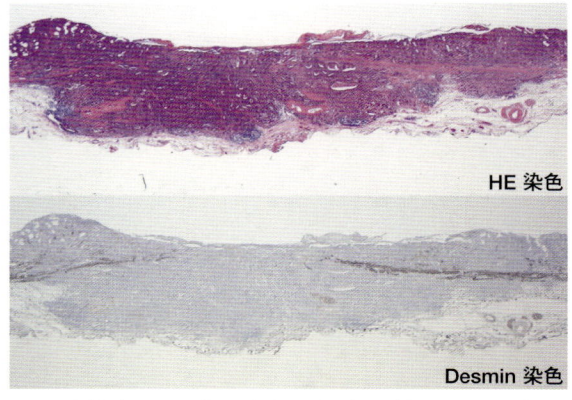

HE 染色

Desmin 染色

切除検体ルーペ像．病変は小型ながら，陥凹の中央部で粘膜筋板が断裂しており，粘膜下層深層に腫瘍浸潤が認められる．

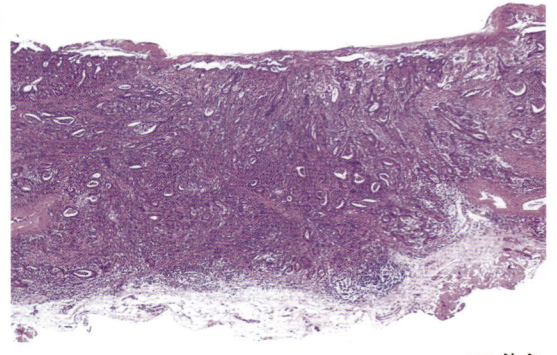

HE 染色

比較的小型で不整形の腫瘍腺管の増生が認められる．

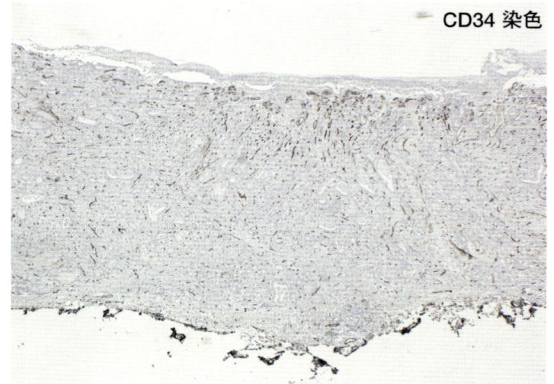

CD34 染色

表層付近に密な血管の増生がみられる．その下に粘膜下層へのびる多数の血管が認められる．

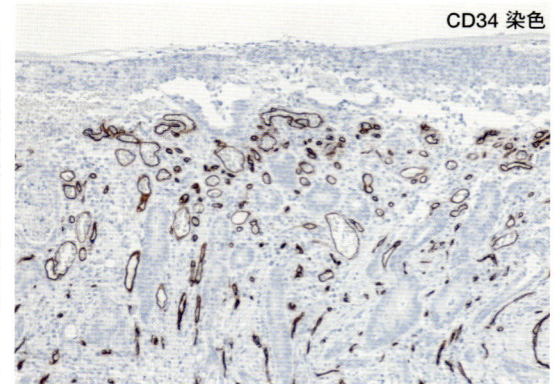

CD34 染色

NBI 併用拡大観察で認められた口径不同な微小血管に相当する．

病理組織 中分化腺癌

深達度 pT1b（SM2）

Comment ────────────────────── Case 66

　本例は，陥凹面における腫瘍血管の密な増生が特徴的であった．粘膜筋板の破壊されたSM深部浸潤癌では，陥凹面に観察される腫瘍血管像は粘膜癌のものとは明らかに異なる．
　SM浸潤によりもっとも早く捉えられる粘膜表面の微細構造・微小血管の変化は，今のところ明らかにされていない．どの程度の浸潤で表面構造や血流に変化が生じるのか，より早く現れる変化は構造か血管か，今後の検討課題である．

Case 67　早期胃癌の深達度診断

IRI

部位　胃角近傍後壁　　肉眼型　0-IIc

（永尾重昭）

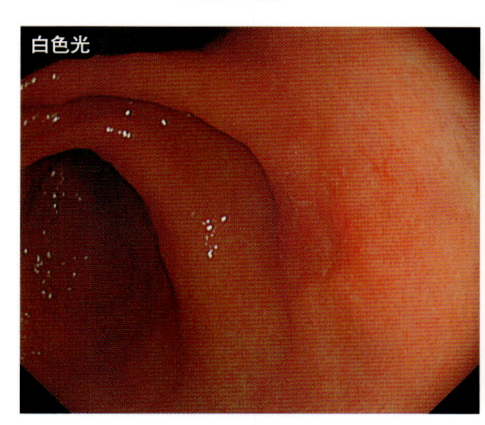

白色光

比較的発赤した中心陥凹．

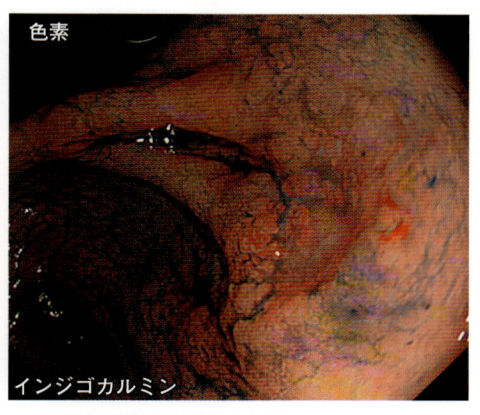

色素　インジゴカルミン

比較的境界は明瞭である．

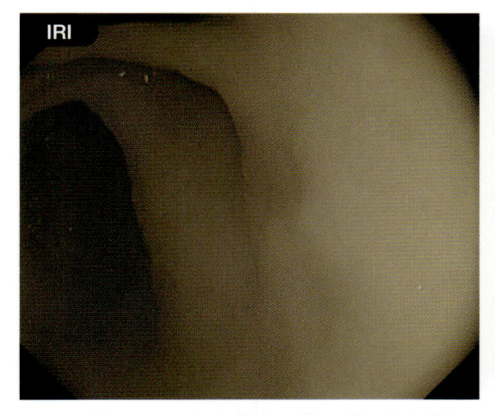

IRI

モノトーンのやや黄色の像．IIc 中心部（陥凹部）は淡黒色．

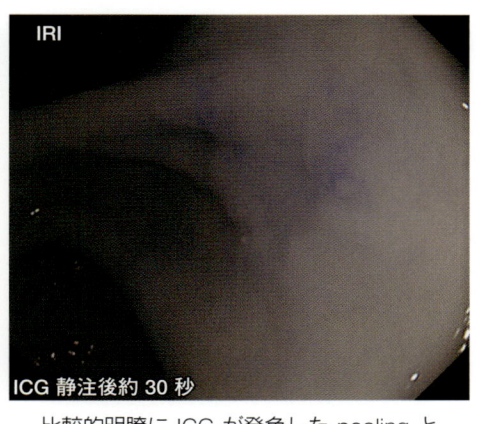

IRI　ICG 静注後約 30 秒

比較的明瞭に ICG が発色した pooling として IIc 部中心からその辺縁部に青色で描出された．点状の spot から徐々に diffuse に pooling が認められた．

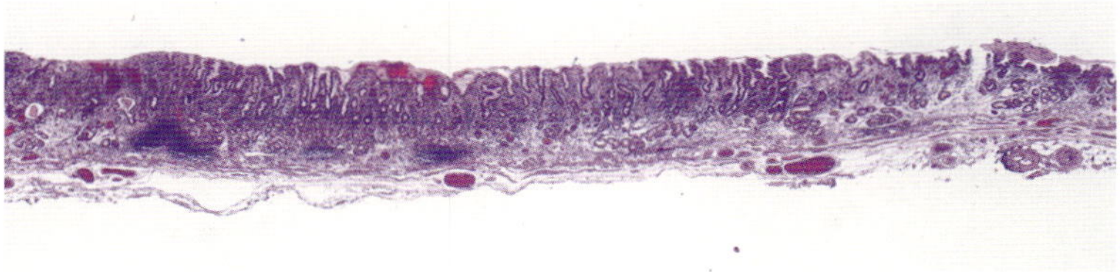

病理組織	Tub2, ly0, v0, LM(−), VM(−)
深達度	pT1a（M）

参考

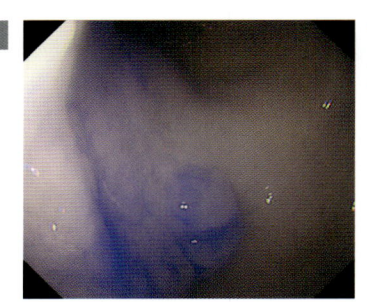

胃角近傍の前壁に IIa + IIc like advanced. IR 観察．ICG 静注後約 90 秒で massive に pooling を認めた．

Comment ──────── Case 67

陥凹型で UL(−) の高分化腺癌では，spot から diffuse に淡く pooling が認められた場合，もしくは pooling が認められない場合，ほとんどが粘膜内癌である．

Case 68　早期胃癌の血管診断

IRI

（永尾重昭）

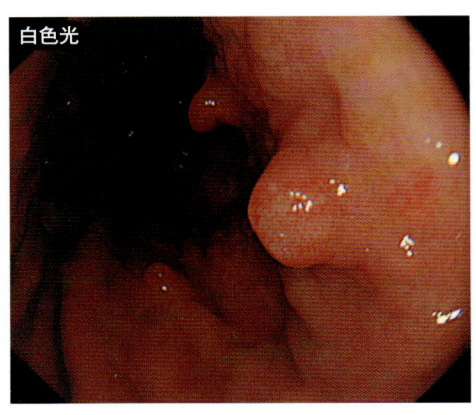

部位 体中部後壁　　**肉眼型** 0-I

白色光：周辺粘膜と比しやや発赤した 0-I．

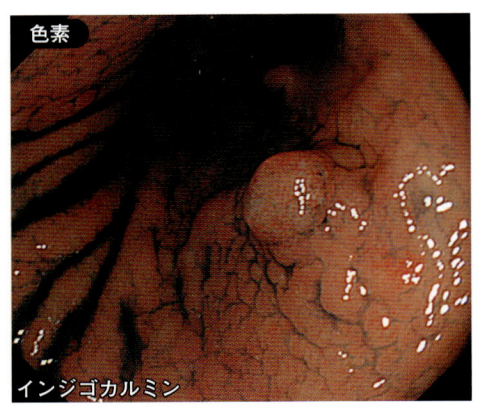

色素（インジゴカルミン）：腫瘍表面構造は比較的均一である．

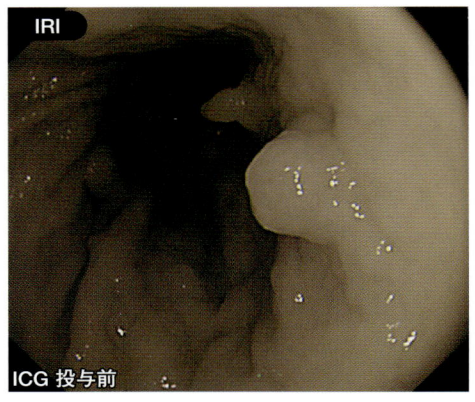

IRI（ICG 投与前）：ややモノトーンで黄色がかる色調．

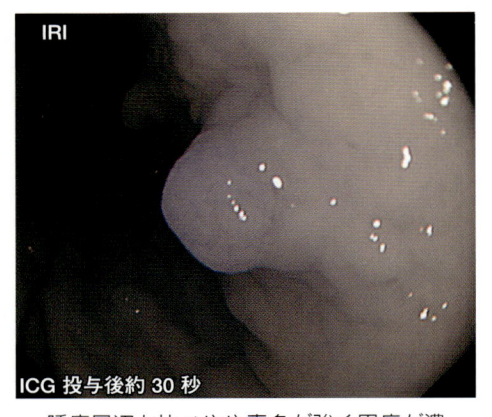

IRI（ICG 投与後約 30 秒）：腫瘍周辺と比べやや青色が強く胃癌が濃染され pooling（＋）．この例ではきわめて短時間に pooling を認めた．

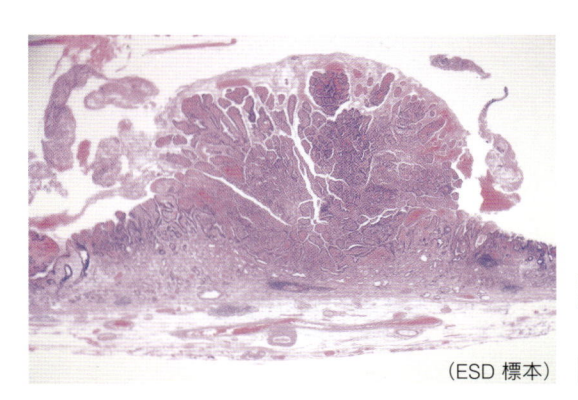

（ESD 標本）

病理組織 Type 0-I　pap, ly0, v0, LM（−），VM（−）

深達度 pT1a（M）

Comment ─────────────────────────── Case 68 ─

　隆起型の早期胃癌では，pooling のパターンは一定の傾向はないが，IR 観察は血流の有無，血管の有無，ある程度の血流の速さを知ることが可能で治療後の出血の予知に有用である．

Case 69　早期胃癌とびらんの鑑別診断

NBI併用拡大

（小野尚子，加藤元嗣）

● 良性びらん　　部位　前庭部前壁

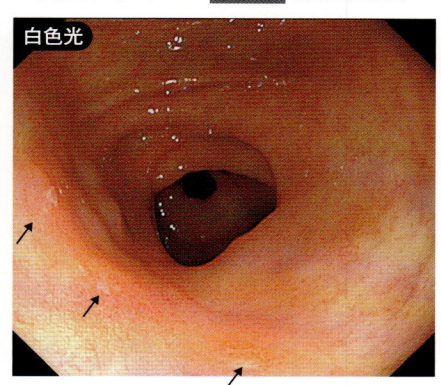

白色光

NBI　拡大

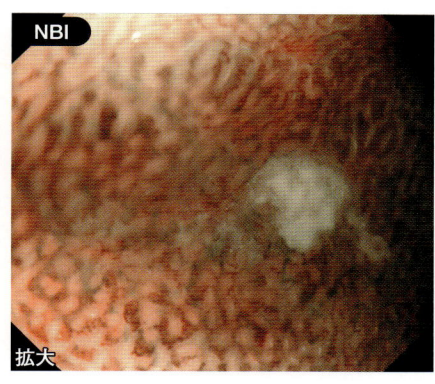

白苔周囲の表面微細構造は円形から楕円形で不揃いではあるが，うっ血拡張を伴った微小血管は腺管を縁取るように規則的に走行し，口径不同や不規則分枝は見られない．

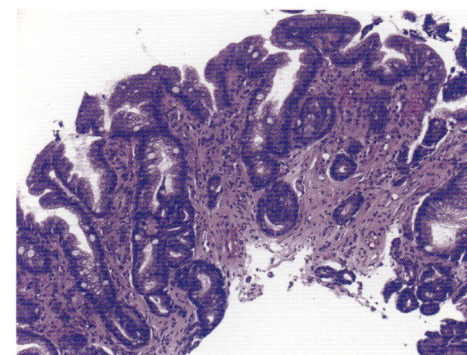

大きさ2 mm程度の小びらんが散在して認められる．

病理組織　腺窩上皮の腸上皮化生と粘膜固有層には中等度のリンパ球浸潤がみられる．

（生検標本）

● 胃　癌　　部位　前庭部小弯

白色光　拡大

NBI　拡大

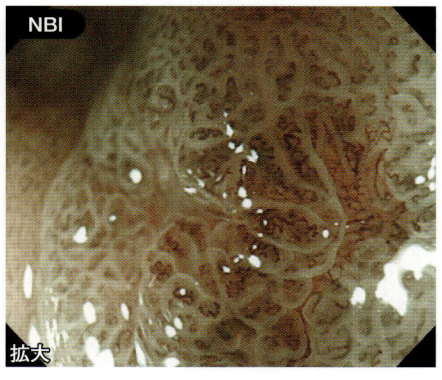

びらん周囲では表面微細構造が大小不同で，微小血管は増生し蛇行や不規則性が目立つ．Demarcation lineも観察される．

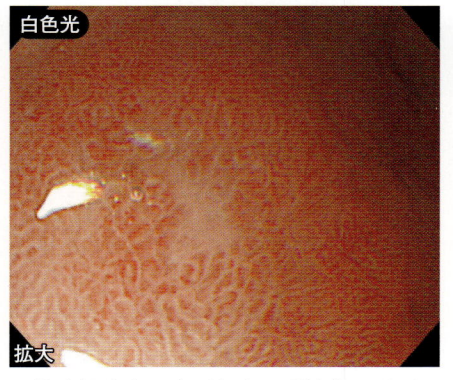

前庭部小弯の小びらん．近接像ではびらん周囲に軽度の発赤を伴うが，良性びらんとの鑑別は困難である．

病理組織　ESDにて一括切除し，高分化型腺癌であった．

深達度　pT1a（M）

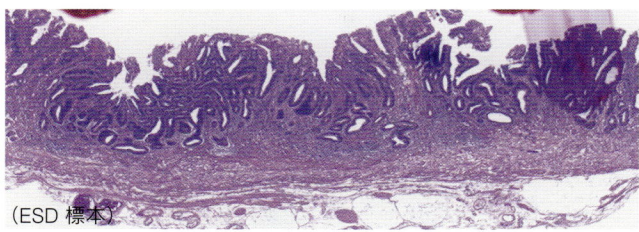

（ESD標本）

Comment — Case 69

びらん性病変として発見される胃癌は少なくない．癌性びらん周囲には不揃いな表面微細構造や，異常な微小血管，demarcation lineが確認できることが多く，良性びらんとの鑑別に有用である．

Case 70 早期胃癌とびらんの鑑別診断

NBI 併用拡大

（豊泉博史，田尻久雄）

部位 体下部前壁　　**肉眼型** 0-IIc

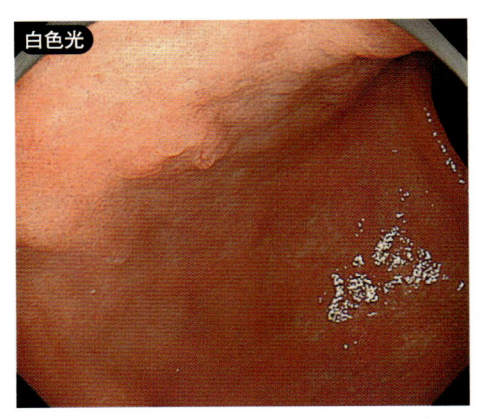

白色光

体下部前壁に，径 10 mm 大の周辺隆起を伴う，浅い陥凹性病変を認める．

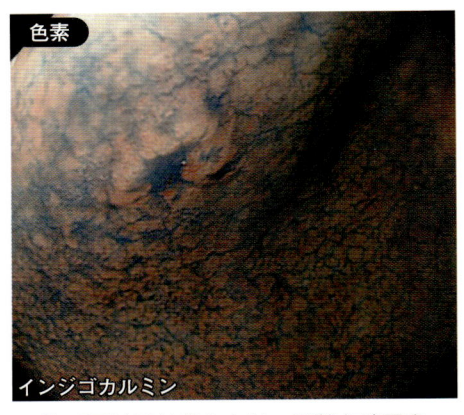

色素／インジゴカルミン

陥凹面は星芒状となり，不整な境界を示している．

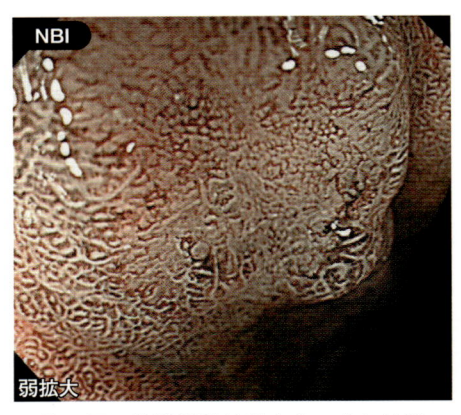

NBI 弱拡大

陥凹面の粘膜模様は微小化，または消失している．また拡張・蛇行・形状不均一・口径不同の異常微小血管を認める．

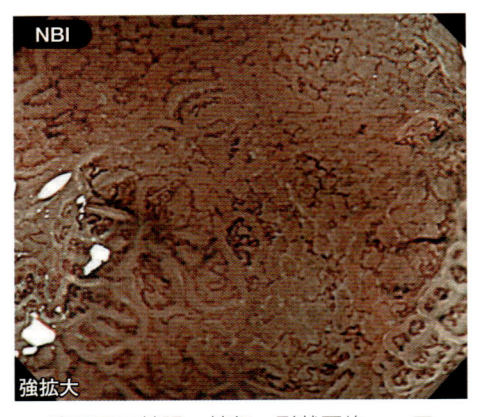

NBI 強拡大

陥凹面に拡張・蛇行・形状不均一・口径不同の異常微小血管を認め，一部（画像上部）は比較的密度の高い微小血管同士が結合し網目模様（network pattern）を呈している．

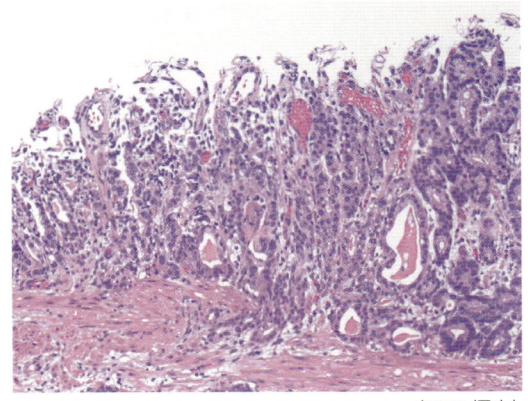

（ESD 標本）

病理組織 高分化型腺癌，ly0，v0
深達度 pT1a（M）

- 胃びらん　　部位 体下部小弯

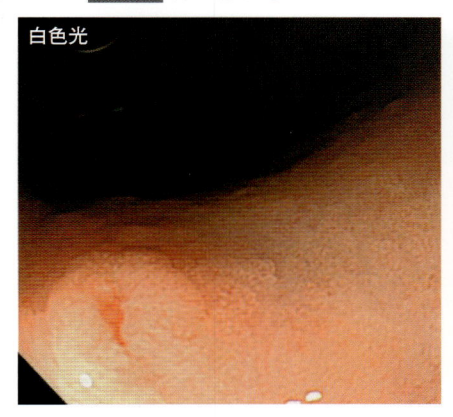

（胃びらん）体下部小弯に，径 7 mm 大の中心部の発赤した浅い陥凹性病変を認める．

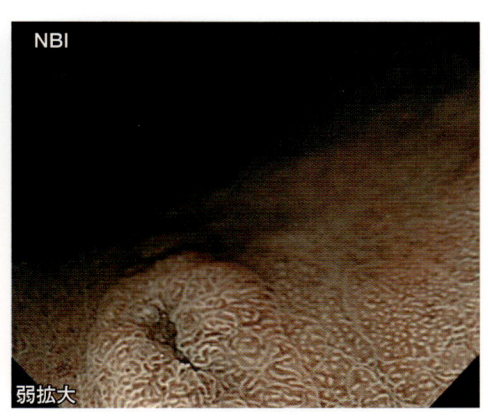

（胃びらん）隆起部の粘膜模様は均一で，陥凹面の境界は比較的整で明瞭である．

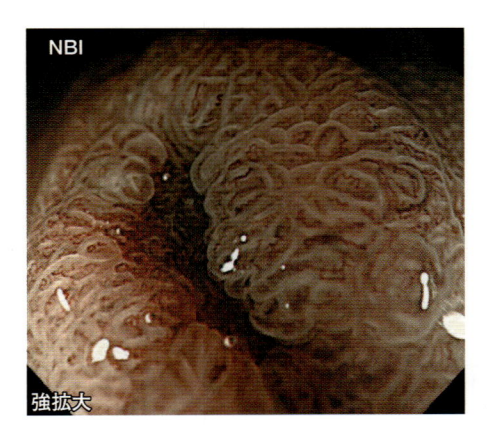

（胃びらん）陥凹面には均一な粘膜模様を認め，境界も明瞭である．

Comment　　　　　　　　　　　　　　　　　　　　　　　Case 70

　0-IIc 早期胃癌では，陥凹面の境界は不整で，粘膜模様は微小化や消失し，また拡張・形状不均一・蛇行・口径不同などの異常微小血管を認めることが多い．とくに分化型では比較的密度の高い微小血管同士が結合し，網目模様（network pattern）を呈していることが観察される．それに対して，胃びらんでは，陥凹面の境界は整で，粘膜模様は均一で残存し，異常微小血管を認めないことが多く，早期胃癌との鑑別に重要である．

Case 71　早期胃癌と発赤の鑑別診断

NBI 併用拡大

部位　前庭部小弯

（小野尚子，加藤元嗣）

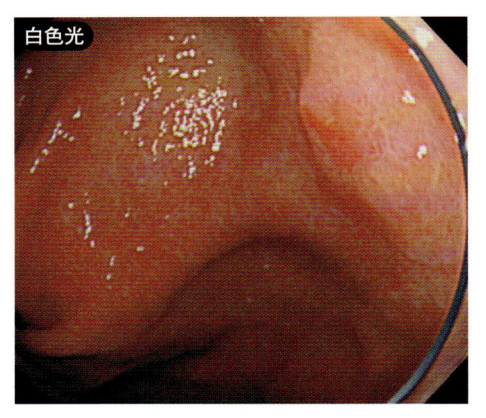

白色光：4 mm ほどの比較的境界明瞭な発赤陥凹を認める．発赤の程度は均一である．

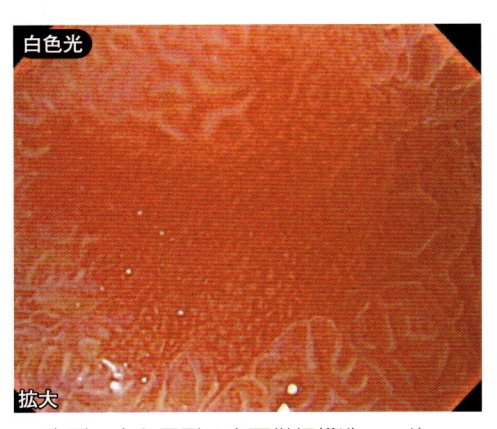

白色光・拡大：小型で密な円形の表面微細構造で，均一である．

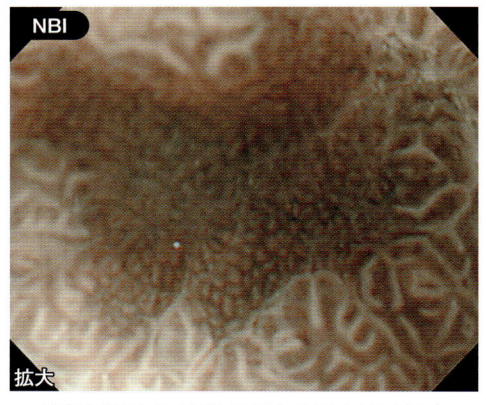

NBI・拡大：腺管周囲を取り巻く真性毛細血管は軽度うっ血を伴っているが，異常な微小血管は認めない．

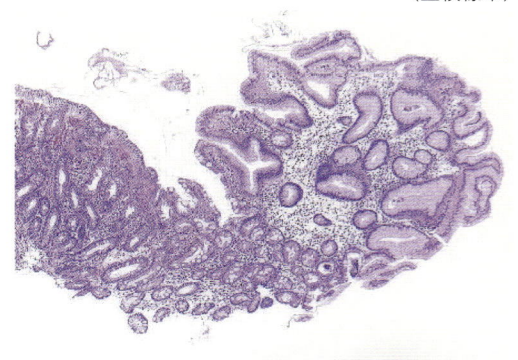

（生検標本）

病理組織　腸上皮化生

腸上皮化生と軽度の慢性炎症細胞浸潤を伴う．

Comment ─────────────────────────── Case 71 ─

　　発赤陥凹型の腸上皮化生は，小型の密な円形模様を呈するものと幽門腺粘膜に類似した縞状模様を呈するものがあり，前者はとくに体部の腸上皮化生で多くみられる．いずれも表面微細構造は均一であり，異常な微小血管は観察されない．

Case 72　胃 MALT リンパ腫の治療前後

NBI 併用拡大

|部位| 体下部後壁　　|内視鏡所見| 陥凹性病変

（小野尚子，加藤元嗣）

● 除菌治療前

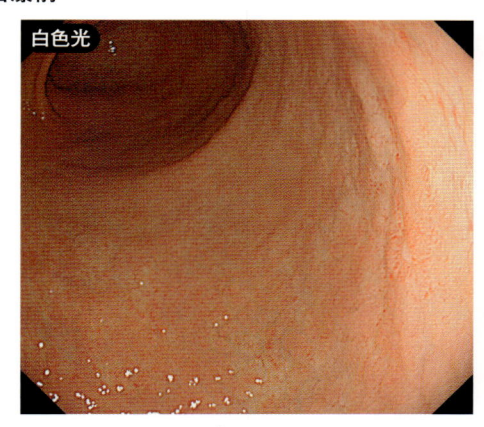

白色光
ほぼ正色調のわずかな陥凹とびらんを認める．

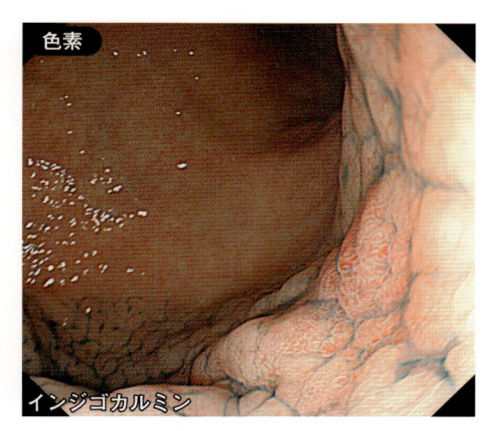

色素　インジゴカルミン
病変に硬さがなく，蚕食像は指摘できない．

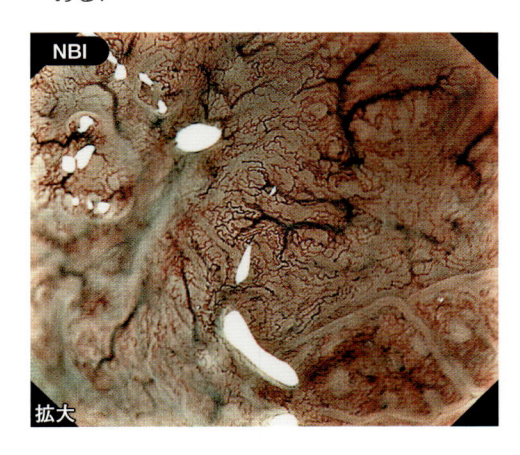

NBI 拡大
一部で，腺管構造は消失し，集合細静脈の一部と微小血管が観察される．微小血管は不規則に走行するが，口径不同は目立たず，比較的長く，枝分かれは少ない．

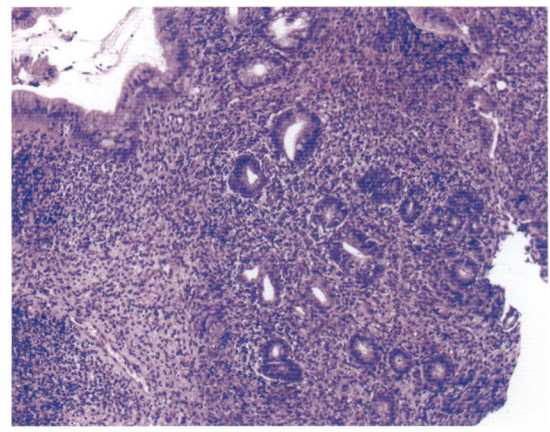

（生検標本）

|病理組織| 粘膜固有層に密なリンパ球，形質細胞浸潤が認められ，LEL（lymphoepithelial lesion）が観察される．

胃

● 除菌治療 1 カ月後

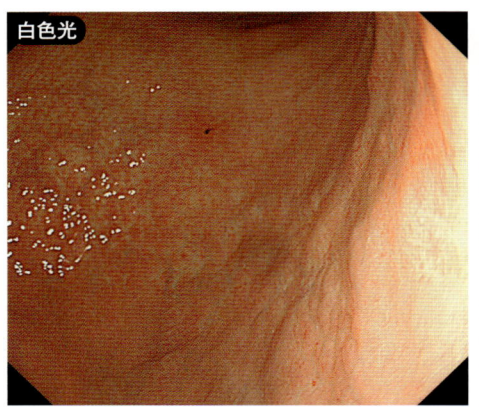

白色光

通常観察では，粘膜の凹凸が残存してみられる．

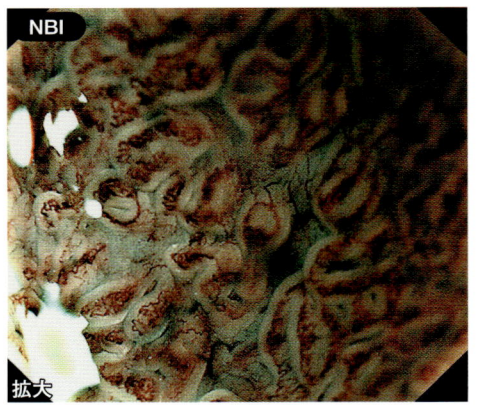

NBI 拡大

腺管構造の消失していた部位に楕円形の腺管構造が観察され，無構造域が縮小している．

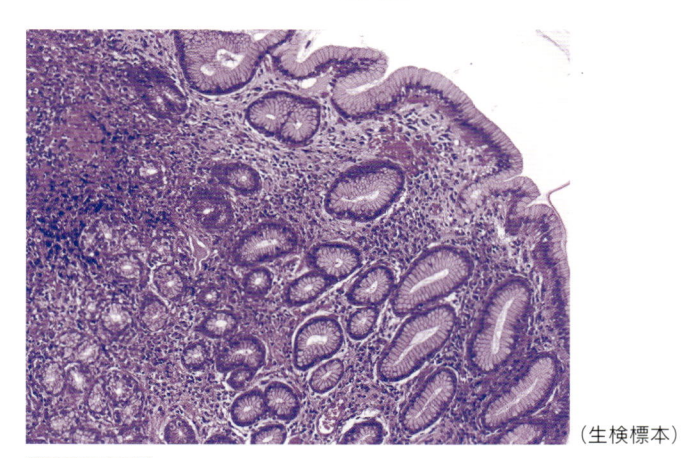

（生検標本）

病理組織 粘膜固有層のリンパ球浸潤は軽減し，LEL も認められない．

Comment ─────────────────────────── Case 72 ─

　胃癌類似（IIc）様とされる MALT リンパ腫の拡大観察では，表面構造は無構造と残存した腺管構造が混在して認められる．分化型胃癌では不揃いな円形あるいは絨毛様の腺管構造が観察されることが多く，鑑別に有用である．一方，未分化型胃癌の表面構造は MALT リンパ腫と類似しており，微小血管はいわゆる縮緬状を呈することが多い．後者との鑑別には通常観察や色素撒布像がより有用である．

Case 73 胃 MALT リンパ腫の治療前後

NBI 併用拡大

部位 前庭部　　内視鏡所見 多発びらん

（小野尚子，加藤元嗣）

● 除菌治療前

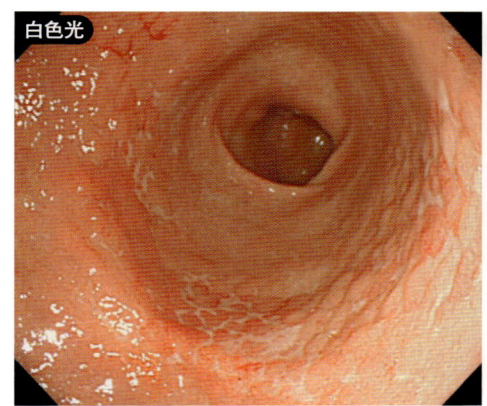

前庭部大弯から前後壁にかけて，不整な小びらんが多発し，その周囲にはなだらかな結節状隆起が観察される．

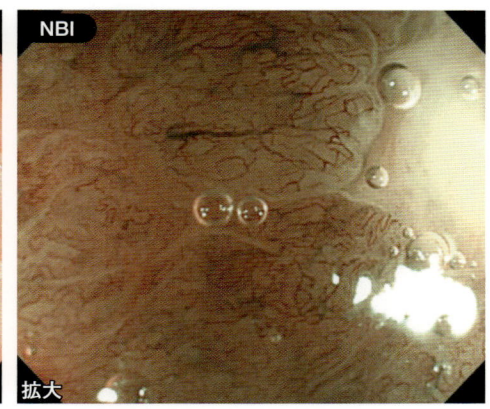

腺管構造は消失して無構造となるか，一部で残存している腺管が観察される．無構造な部位ではやや白色調を呈する．集合細静脈様の血管とともに，ループ状や蛇行した不規則な微小血管が観察される．

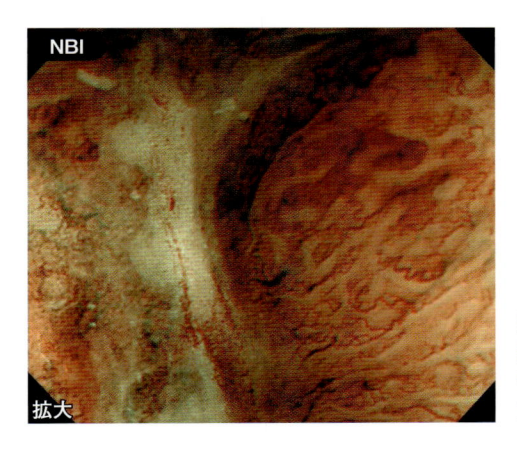

残存した腺管構造は，腫大変形し，窩間部は開大し白色調となる．上皮下毛細血管は伸展され，ループ状あるいは蛇行した微小血管として観察されている．

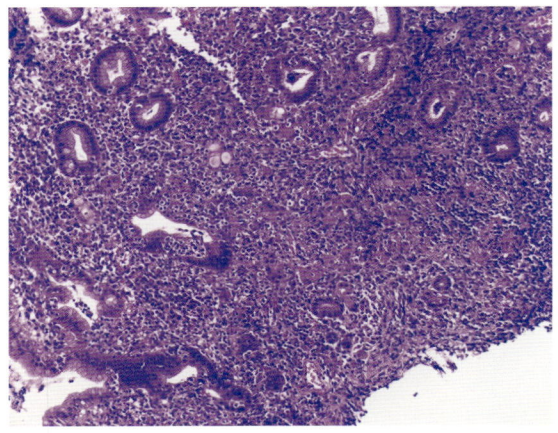

（生検標本）

病理組織　腺管密度は低下し，間質には明るい胞体を有した多数のリンパ球浸潤と LEL（lymphoepithelial lesion）が観察される．

● 除菌治療 9 カ月後

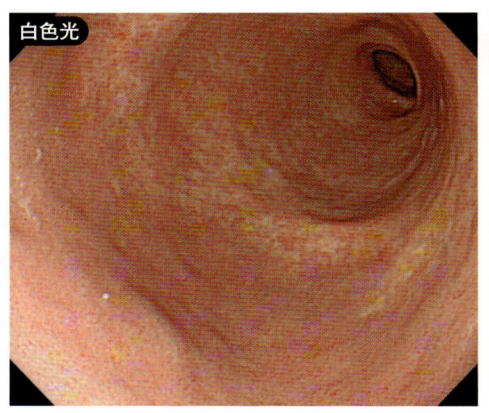

白色光: びらんや凹凸は消失し，いわゆる萎縮様瘢痕として観察される．

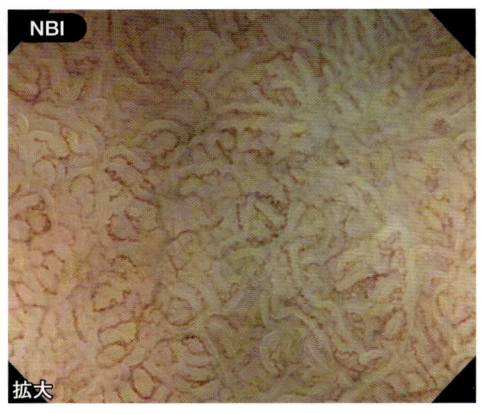

NBI 拡大: 楕円形から縞状のやや疎な腺管構造が観察され，微小血管は腺管を縁取るように走行する．

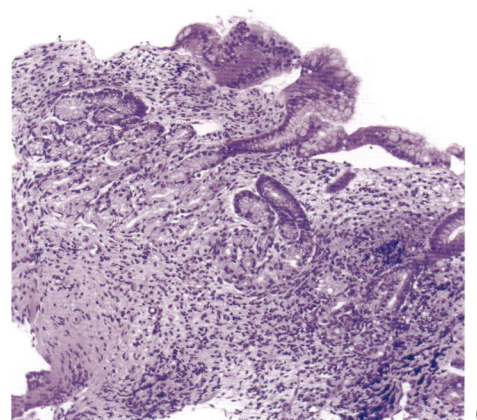

病理組織 （生検標本）: リンパ球浸潤の程度は軽減し，LEL は消失している．腺管密度の回復もみられる．

Comment ─────────────────────── Case 73

　MALT リンパ腫の NBI 併用拡大観察は狙撃生検に有用である．無構造領域を生検することで，正確な病理診断が得られる可能性が高い．このように上皮性腫瘍のみならず，非上皮性腫瘍についても治療前後において NBI 併用拡大観察は応用可能である．

Case 74　萎縮性胃炎（胃粘膜萎縮境界）

FICE

（柳井秀雄）

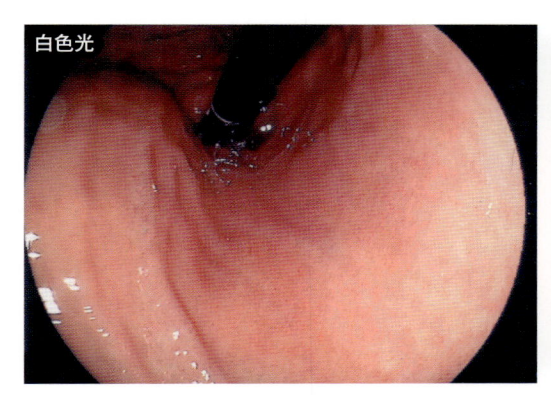

部位　胃体上部小弯

胃体上部小弯まで粘膜は褪色調となり，同部に胃粘膜萎縮境界が存在することが推定される．

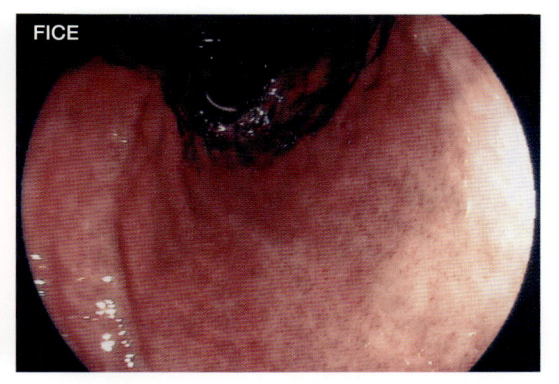

FICE 画像は，明るく，遠景での胃内広範囲の観察が可能である．胃底腺領域と中間帯粘膜の色調差が強調され，木村-竹本分類の C3 程度の萎縮性胃炎の進展と，容易に判定される．
（上部微細血管波長セット）

部位　胃体上部前壁

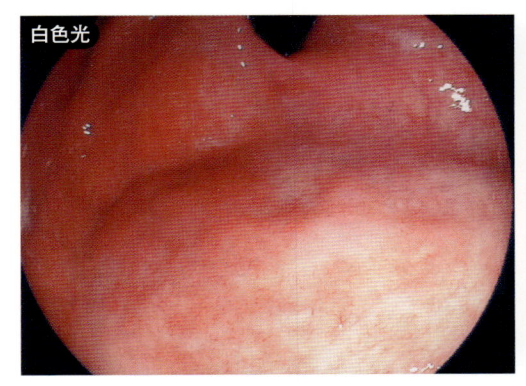

萎縮性変化による粘膜の菲薄化は，噴門を越えている．

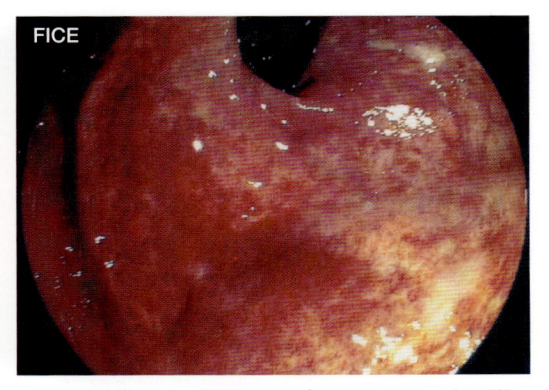

FICE 画像では，萎縮境界が明瞭となり，中間帯粘膜での血管網の透見も明らかとなっている．木村-竹本分類 O1 と，容易に判定できる．
（上部微細血管波長セット）

Comment ─ Case 74 ─

　慢性萎縮性胃炎における胃粘膜萎縮境界の近傍は，消化性潰瘍の好発部位であるのみならず，EB ウイルス関連胃癌などの腫瘍の好発部位としても重要である．本来は，コンゴレッド法により判定されるが，胃底腺領域と血管透見を伴う萎縮中間帯粘膜との色調の差により，遠景での FICE 画像により認識が容易となる．スクリーニング検査において，各個人の萎縮性胃炎の進展度を確認することは，その個人で警戒すべき疾患を想定するうえで，重要である．

Case 75　Cronkhite-Canada 症候群の胃ポリポージス

NBI 併用拡大

（為我井芳郎）

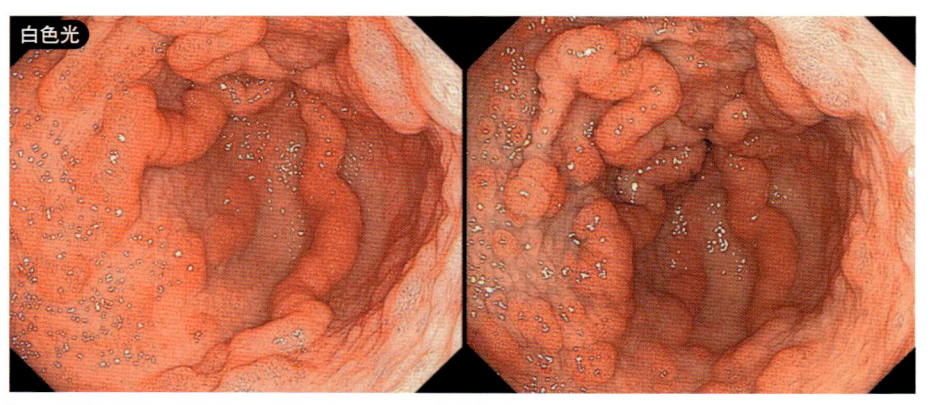

幽門前庭部の通常内視鏡像を示す．発赤調の多発する亜有茎性から無茎性の隆起性病変ならびに巨大皺襞様所見を認めた．

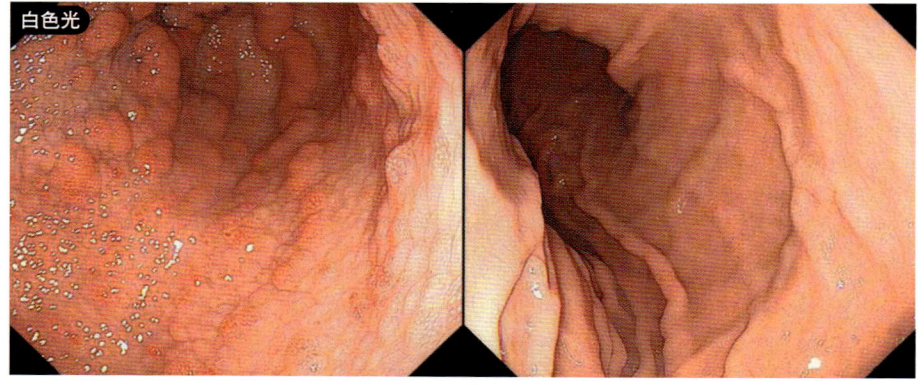

胃体下部から胃角部では，粘膜の浮腫状変化と顆粒状隆起性病変が観察された．

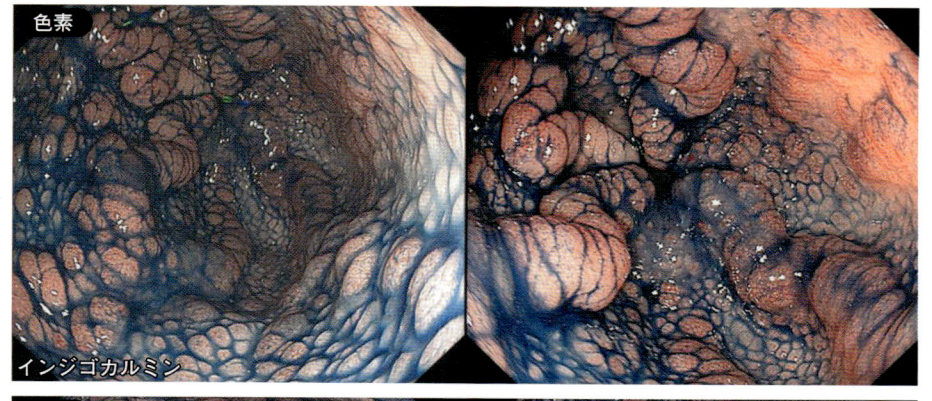

幽門前庭部のインジゴカルミン色素撒布像では，密在した亜有茎性から無茎性の隆起性病変が明瞭となった．

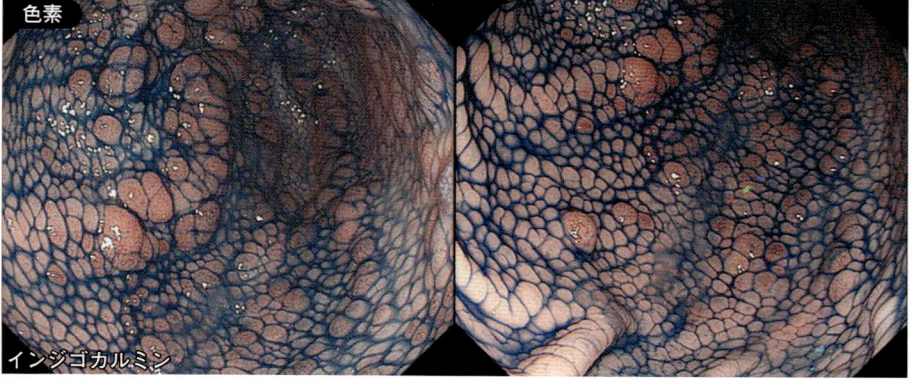

体下部から胃角部の色素撒布像では，腫大したアレア模様ならびに発赤した顆粒状隆起を認めた．

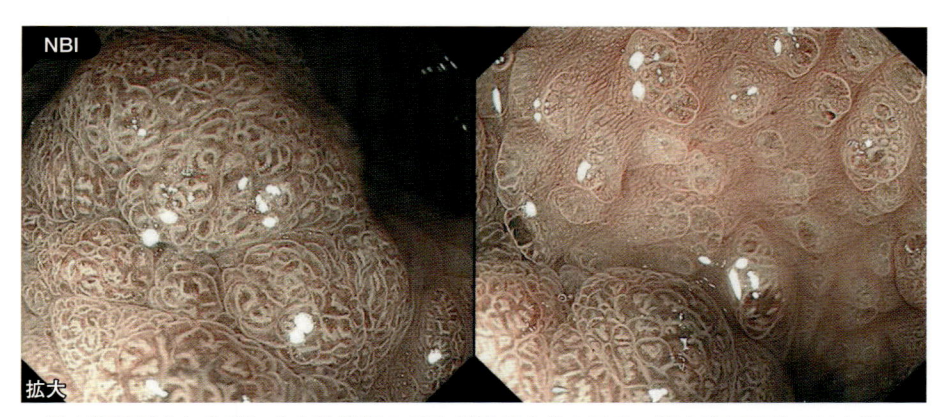

粗大隆起部分ならびに介在粘膜部のNBI併用拡大像を示す．粗大隆起部分では大型の白色調腺管開口部とこれを取り囲む豊富なループ状ないし舌状の血管網が観察される．また，介在した平坦部の小隆起においても同様の所見が観察された．

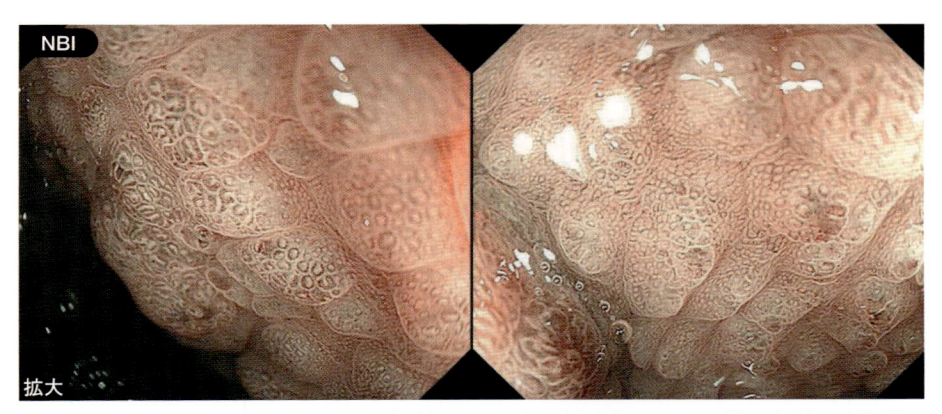

浮腫状ないし顆粒状を示した介在粘膜部のNBI併用拡大像では，同様に大型の腺管開口部とこれを囲む豊富な血管網を有する小隆起の多発を認めた．

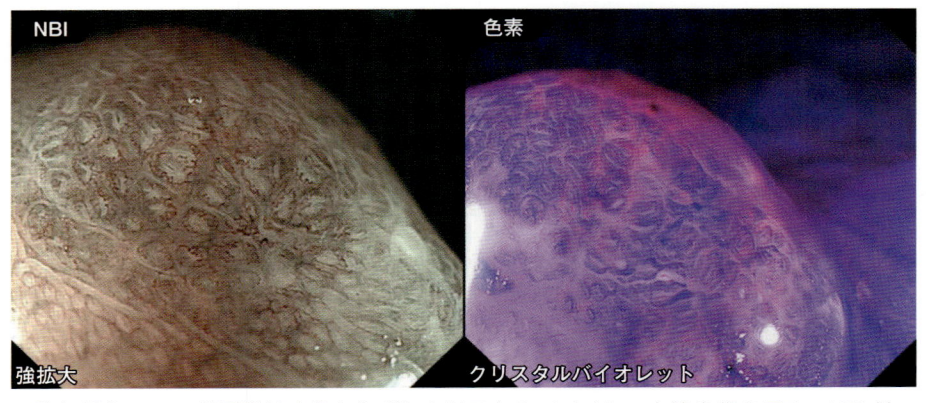

隆起部分のNBI併用強拡大像ならびにクリスタルバイオレット染色像を示す．NBI併用強拡大像では，腺管開口部周囲の血管網は屈曲蛇行したループ状血管から構成され，またクリスタルバイオレット染色像では腺管開口部は大型で不規則であるが染色性は保たれていた．

（生検標本）

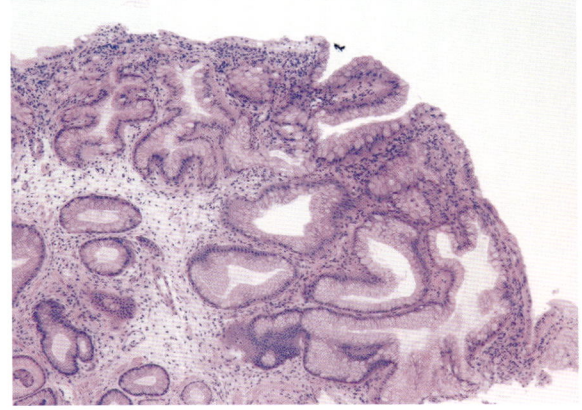

生検組織像では，囊胞状拡張を示す腺窩上皮の過形成を認めた．

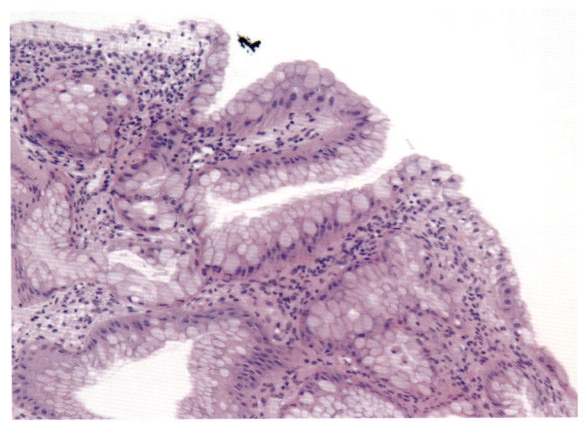

強拡大像では，間質における炎症細胞浸潤ならびに浮腫状所見が観察されるが，上皮の異型性は認めない．

Comment ─ Case 75

　Cronkhite-Canada 症候群は，おもに中年以後に発症し，非腫瘍性の消化管ポリポージスに脱毛，爪の異常，皮膚の色素沈着を伴う外胚葉性の非遺伝性疾患である．症状としては下痢，腹痛，体重減少，食欲不振，味覚異常などがみられ，検査所見では低蛋白血症，低アルブミン血症，電解質異常を呈する．症例は上部消化管内視鏡検査を行った結果，胃体部から前庭部にかけて多発する亜有茎性から無茎性の隆起性病変を認め，とくに前庭部では巨大皺襞様所見を呈した．同様の所見は十二指腸にも認められた．隆起性病変の色調は発赤調で，巨大皺襞様部分以外の平坦部では大小のイクラ様外観を示す無茎性隆起の多発を認めた．これらの所見はインジゴカルミン色素撒布において，より明瞭となった．

　隆起性病変の NBI 併用拡大内視鏡所見では，周囲の正常腺管開口部に比べて大型の白色調腺管開口部と，これを取り囲むループ状ないし舌状の，密で豊富な血管網を認めた．また，介在する一見平坦な部分の拡大像においても多発する無茎性の小隆起が観察され，同様に大型の腺管開口部と豊富な血管網を認めた．さらに拡大倍率を上げると，腺管開口部を取り囲む濃密な血管網は屈曲蛇行したループ状血管から構成され，クリスタルバイオレット染色を併用すると大型の管状ないし分岐した腺管開口部が明瞭となった．

　生検組織の病理組織像では腺窩上皮の過形成，および間質には炎症細胞浸潤を伴う浮腫性変化が見られ，foveolar epithelium type hyperplastic polyp に類似した所見であったが，最終的には臨床所見を参考に Cronkhite-Canada 症候群の胃病変と診断された．

Case 76　胃アミロイドーシス

NBI 併用拡大

部位 体下部〜前庭部　　**合併症** 多発性骨髄腫

（田沼徳真，山下健太郎，篠村恭久）

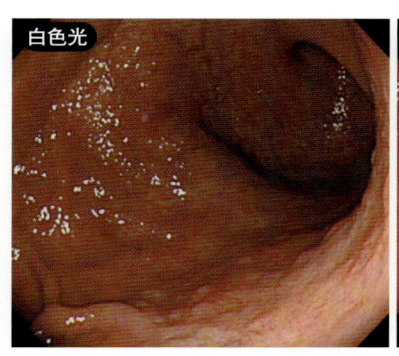

胃

白色光：体下部から前庭部にかけて，やや褪色調で粗糙な粘膜の広がりを認める．

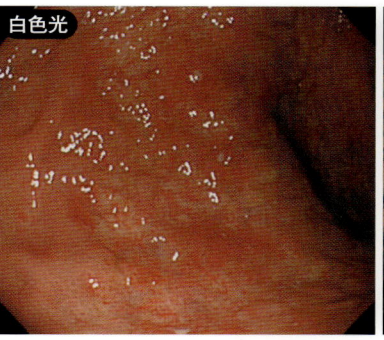

白色光：色調と段差により，境界は比較的明瞭である．

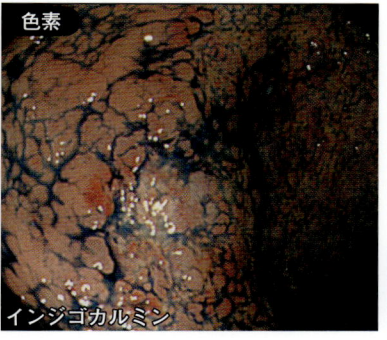

色素（インジゴカルミン）：インジゴカルミンを撒布すると大小不同な顆粒状粘膜が認められる．

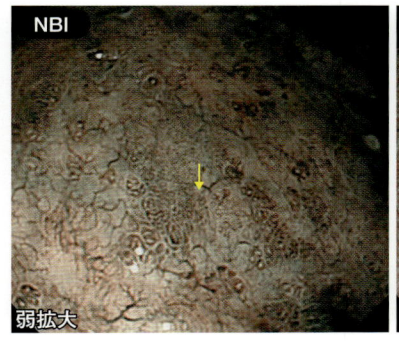

NBI 弱拡大：腺管構造は全体に荒廃しているが，散在性に残存している．無構造となった領域には血管が透見される（矢印は生検部位）．

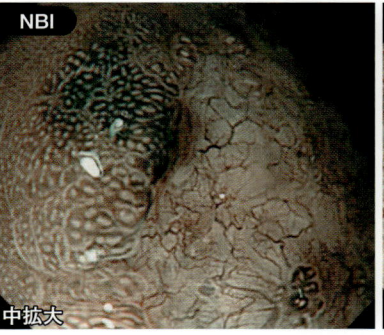

NBI 中拡大：病変部は無構造になっており，正常上皮との境界は明瞭である．樹枝状の血管がみられるが，密度は低く不整に乏しい．

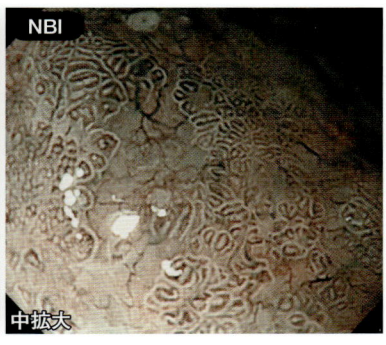

NBI 中拡大：無構造領域の中に，残存腺管を島状に認める．pit は比較的整った構造を呈しており，正常腺管と判断できる．

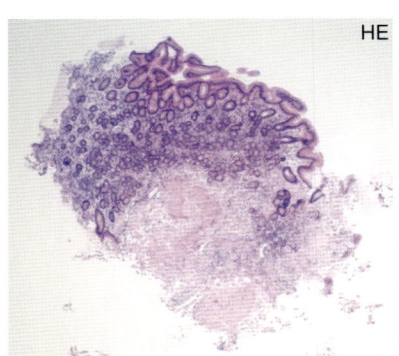

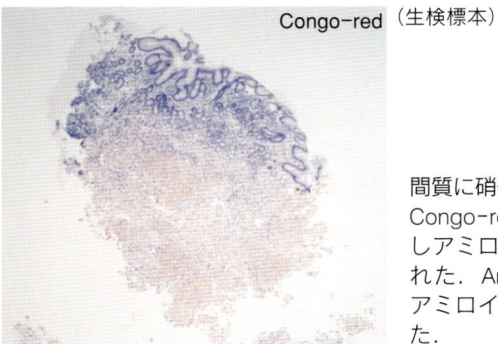

HE　　Congo-red（生検標本）

間質に硝子様沈着物を認める．Congo-red 染色にて陽性を示しアミロイドーシスと診断された．Amyloid AA（−）で AL アミロイドーシスと考えられた．

Comment ─────────────────── Case 76 ─

　白色光では比較的境界明瞭で粗糙な褪色粘膜が認められ，腫瘍との鑑別を要する病変である．NBI 併用拡大観察では無構造領域が観察されるが，残存した腺管の整った構造と不整に乏しい血管構造から非腫瘍と判定できる．アミロイド沈着により腺管が脱落して，無構造領域として観察されたものと思われる．

Case 77　胃アミロイドーシス

NBI併用拡大

部位 前庭部大弯　　**合併症** 関節リウマチ

（田沼徳真，山下健太郎，篠村恭久）

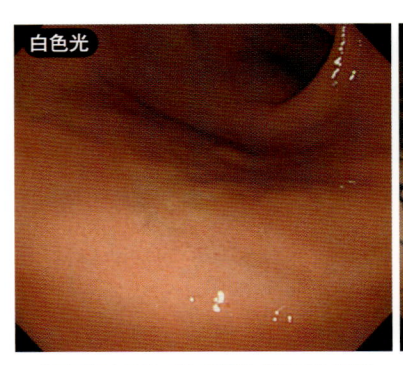

白色光: 前庭部大弯に褪色調の陥凹性病変を認める．

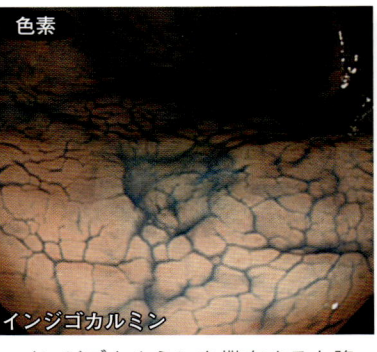

色素 インジゴカルミン: インジゴカルミンを撒布すると陥凹境界が明瞭となったが，表面性状は周囲とほぼ同様であった．

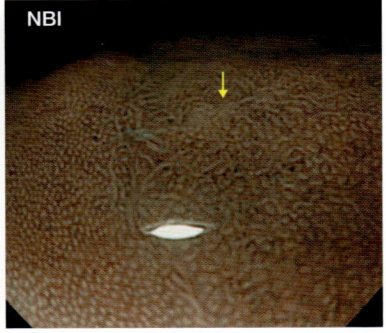

NBI: 陥凹部の pit 構造は周囲に比べやや粗大化していた（矢印は生検部位）．

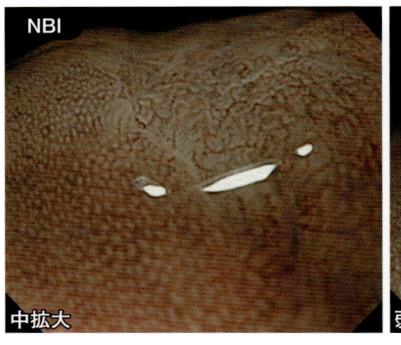

NBI 中拡大: 構造の差で比較的境界は明瞭である．病変部は pit の粗大化に加えて，一部で pit 構造の荒廃を認めた．

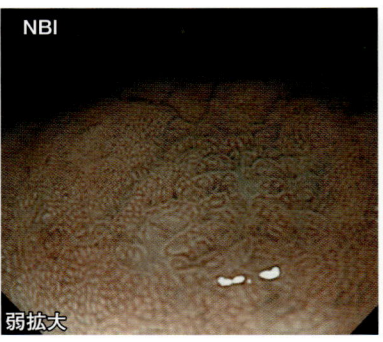

NBI 弱拡大: 陥凹中心部では，一部に無構造領域を認めた．

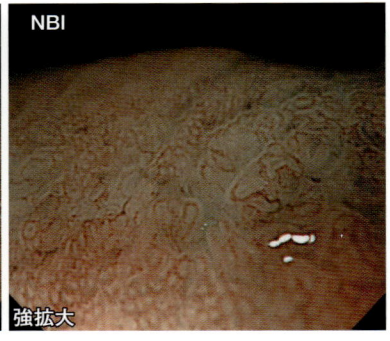

NBI 強拡大: 無構造領域では pit 構造の消失がみられた．また，微小血管が観察されたが，密度は低く不整も乏しかった．

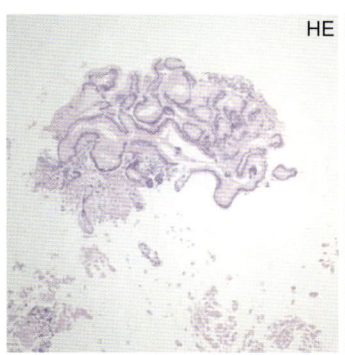

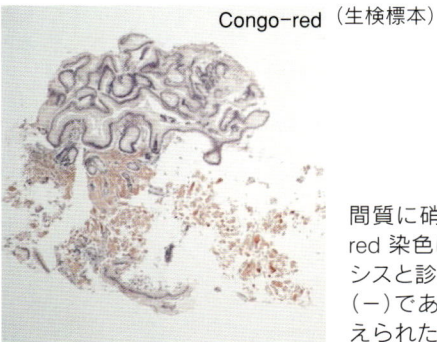

HE　　Congo-red（生検標本）

間質に硝子様沈着物を認め，Congo-red 染色にて陽性を示しアミロイドーシスと診断された．本例も Amyloid AA (−) であり AL アミロイドーシスと考えられた．

Comment ─────────────────── Case 77 ─

　白色光では境界明瞭な褪色域が認められ，focal atrophy や癌との鑑別を要する病変である．NBI 併用拡大観察では pit の粗大化と一部に無構造領域が認められた．所見は軽微だが基本的には Case 76 と同様の所見を呈しており，胃アミロイドーシスの特徴的所見と思われた．

4 大　腸

総　論

はじめに

　大腸領域で実際に臨床的に使用されている画像強調内視鏡観察（IEE；Image-Enhanced Endoscopy）手技は，① Narrow Band Imaging（NBI），② Flexible spectral Imaging Color Enhancement（FICE）と ③ Auto-Fluorescence Imaging（AFI）の三つである．

　各手技の原理に関しては，別項で詳細に説明されているので割愛するが，① NBI と ② FICE は，ともに白色光のなかの特定の波長領域による観察によって病変表層の微小血管の認識と構造強調による微細構造観察が可能になる．NBI は観察光自体を一定の低波長領域に狭帯域化した手技であるが，FICE は観察目的に応じて波長を抽出するものである．FICE は，遠景像でも比較的明るく，自由な抽出波長モードを設定できる反面，実際の観察画像では NBI に比べてやや解像度が劣る傾向がある．一方，③ AFI は，消化管壁の自家蛍光を捉えるシステムで，腫瘍性病変ではその病理学的特徴から励起光および発生する自家蛍光が吸収・散乱されやすく，自家蛍光強度が低下することを利用して病変の視認性を向上させるもので，染色や拡大観察は不要である（別項，原理参照）．

　本稿では，臨床的に頻用されている NBI を中心にその現状と将来展望について解説する．

I 大腸病変に対する NBI の臨床的有用性

1. 病変の拾い上げ診断

　腫瘍発生に伴う粘膜表層の血管新生を高いコントラストで捉え病変境界の視認性を明瞭化させることで，通常観察では認識困難な微小病変や表面型腫瘍の拾い上げ診断の精度向上が期待されている（**図 1**）．しかし現時点では，拾い上げ診断の有用性に対し，肯定的な報告と否定的な報告とが国内外で散見されており controversial な状況である[1]．その原因としては内視鏡機種や施行医の技

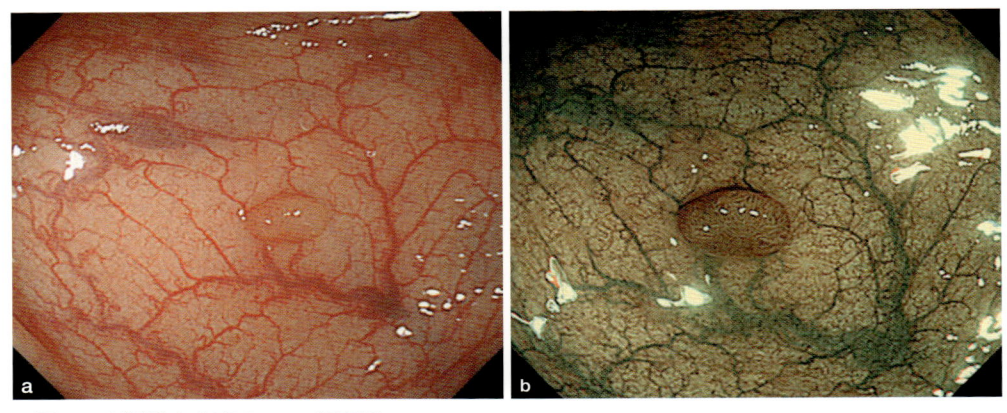

図1　大腸微小病変のNBI観察像
a：通常観察像．径2mmのIsポリープ．病変はやや不明瞭である．
b：NBI観察像．病変は茶褐色に強調されて描出され視認性が向上する．

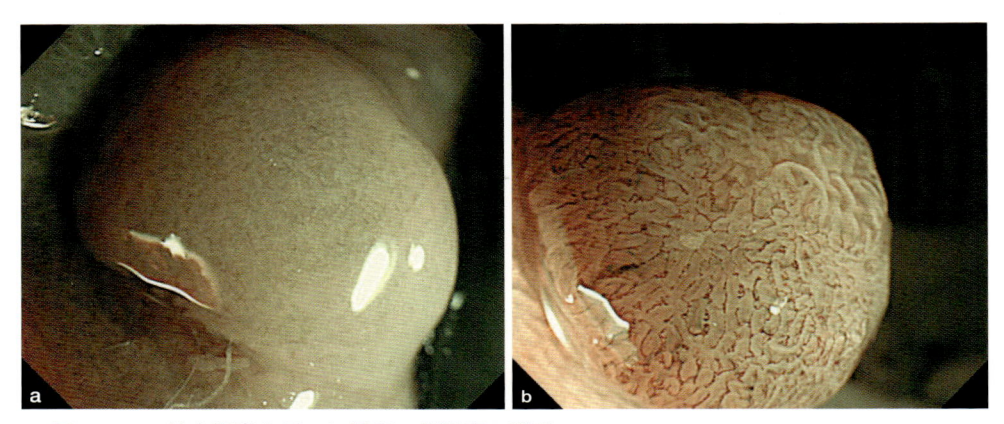

図2　NBI拡大観察を用いた腫瘍・非腫瘍の鑑別
a：径4mmの過形成性ポリープ．微小血管は観察できない．
b：径4mmの大腸腺腫．病変表層の微小血管は茶褐色に観察され，網目状の血管構築を形成している．
血管の視認性の有無により腫瘍と非腫瘍の鑑別が可能である．

量，前処置の状態など，各studyで背景が異なっていることがあげられており，今後さらなる検討が必要である[1]．現在，本邦で大規模な多施設共同前向き臨床試験が進行中であり，近いうちに結果が報告される予定である．一方で，潰瘍性大腸炎のサーベイランスにおいても，dysplasiaやcolitis associated cancerの拾い上げ診断への有用性も報告されてきており，今後の重要な検討課題の一つとなっている[1]．

2. 病変の質的診断（過形成と腺腫/癌の鑑別）

　大腸上皮性腫瘍では，その組織学的異型度が高くなるにつれて血管新生が亢進し，微小血管の太さや血管密度が上昇していくことが知られている[2),3)]．
　正常粘膜や過形成病変では表層部の微小血管は非常に細いため，現在の波長

| Ⅲs 型 | Ⅲ_L 型 | Ⅳ型 |

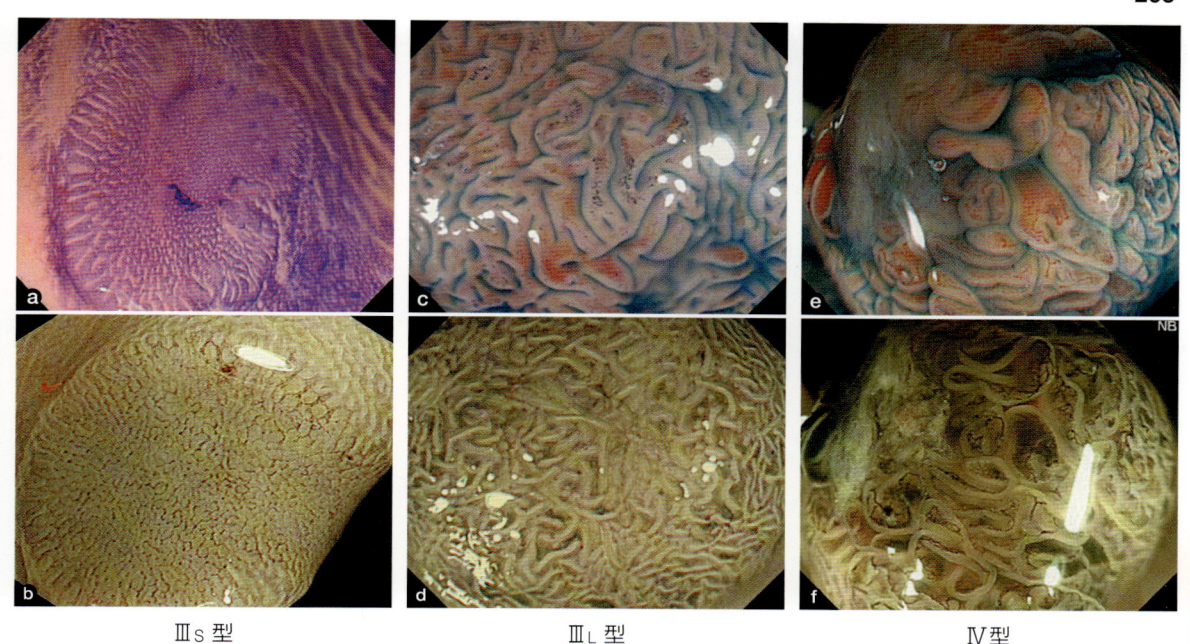

図 3　NBI 拡大観察による regular pit like pattern 診断
a, b：Ⅲs 型, c, d：Ⅲ_L 型, e, f：Ⅳ型 pit pattern
(a, c, e：クリスタルバイオレット (a), インジゴカルミン (b, c) 撒布による拡大観察像, b, d, f：NBI 拡大観察像)
　各々の NBI 拡大観察所見に関して, pit 間の被覆上皮下に茶褐色に観察される微小血管網を認め, 血管の存在しない pit 部 (pit 開口部上皮も含む) は白く抜けて観察される. regular pit like pattern (Ⅲs, Ⅲ_L, Ⅳ型) は, NBI 拡大観察のみで pit like pattern 診断が可能である. このように, 観察される微小血管網と NBI による構造強調の相乗効果によって pit like pattern 診断が可能になる.

設定の NBI 観察では微小血管を認識することは困難であるが, 腫瘍性病変ではその表層部に茶褐色に強調された微小血管を認識できるようになる (図 2). このことに関しては, 多くの報告[4),5)] が一致した結果を導いておりコンセンサスが得られている. また, この微小血管の視認性による腫瘍性病変の存在診断は, 腫瘍の術前診断のみならず, 内視鏡的切除後の微小局所遺残病変の診断にも有用である.

3. 色素を用いない regular pit like pattern の診断

　大腸病変の粘膜微細構造の観察においては, これまで色素を用いた pit pattern 診断が一般的であったが, NBI はこれに代わる質的診断法になりうる. NBI 拡大観察では, pit 間の介在粘膜は表層部の微小血管が茶褐色に強調され網目状の血管模様 (capillary network) が認識されるが, 血管のない pit 部分 (正確には pit と腺管の細胞部分：いわゆる white zone) は白く抜けて観察される. これに NBI の構造強調観察能が加わることより, regular pit pattern (Ⅲ, Ⅳ型, 一部の軽度不整 V_I 型 pit pattern) であればインジゴカルミンやクリスタルバイオレットなどの色素を使用しなくても, 間接的な pit like pattern 診断が簡単に可能と

なる（図3）[1),4)]．また，NBI観察は色素・染色法と異なり薄い粘液の付着ではその影響を受けにくいため頻回な洗浄の必要もなく，技術面，時間短縮の面での負担も少ないことも大きな利点である．

一方，pit間の介在粘膜（窩間粘膜）が破壊・荒廃したirregular pit pattern（V_I高度不整やV_N型）では，NBI拡大観察による微小血管構築や構造強調を介してpit like patternを診断することは困難である[4)]．V型pit patternを呈する病変の質的・量的診断には，NBIによる間接的なpit pattern診断に加えて，クリスタルバイオレット染色による直接的なpit構造の破壊の程度の評価，あるいは，後述の微小血管構築やその分布の評価を行う必要がある[1),3),5)]．

4．腫瘍の質的診断

癌では，癌細胞の浸潤増殖，炎症細胞浸潤や間質反応に伴う血管径の不均一性や血管走行の不整，分布の乱れ，pitや窩間粘膜の破壊などが出現してくる．この病態を理解すると，NBI観察を用いた微小血管の視認性の有無や，血管の太さ/分布の不均一性，pit構造の有無や不整度を解析することで大腸病変における腫瘍/非腫瘍，腺腫/癌の鑑別が可能になる．

5．広島大学のNBI拡大所見分類

広島大学のNBI拡大内視鏡所見分類を紹介する（図4）[6)]．この分類の特徴は，微小血管のみに着目するのではなく，NBI拡大観察で認識されるpit様構造を基本としてそれに微小血管所見を付加するもので，従来のpit pattern診断学の延長線上に位置するために非常に使いやすい分類であると考えている．この分類に従って，大腸過形成病変，腺腫，早期癌を診断すると**表1**のような結果になる．とくに，NBI拡大内視鏡所見においてpit様構造が消失し無血管領域（avascular area）が出現するなどの所見が認められれば，1,000 μm以深のSM多量浸潤癌の確診が得られる（図5〜8）[3),6)]．本分類は，inter/intra-variabilityの検討でも高いκ値が得られており，その客観性も証明されている[7)]．

II その他のNBI拡大所見分類

1．佐野分類（図9）[8),9)]

本分類は，純粋に微小血管構築のみを評価したものである．腺管腔を取り巻く茶色の網目状血管をcapillary pattern；CPとし，それらの視認性と口径不同，蛇行，途絶所見によりI/II/IIIA/IIIBに分類している．CP typeI：微小血管が視認できない正常，過形成性ポリープのパターン，CP typeII：血管が腺管周囲を取り巻くように観察でき，血管径が均一であり腺腫性ポリープのパターン，CP typeIIIは不整な血管パターンを呈する癌のパターン，さらに不規則な血管が明瞭なIIIAと不明瞭なIIIBに分けられ，IIIBはSM深部浸潤癌のパターンとしている．

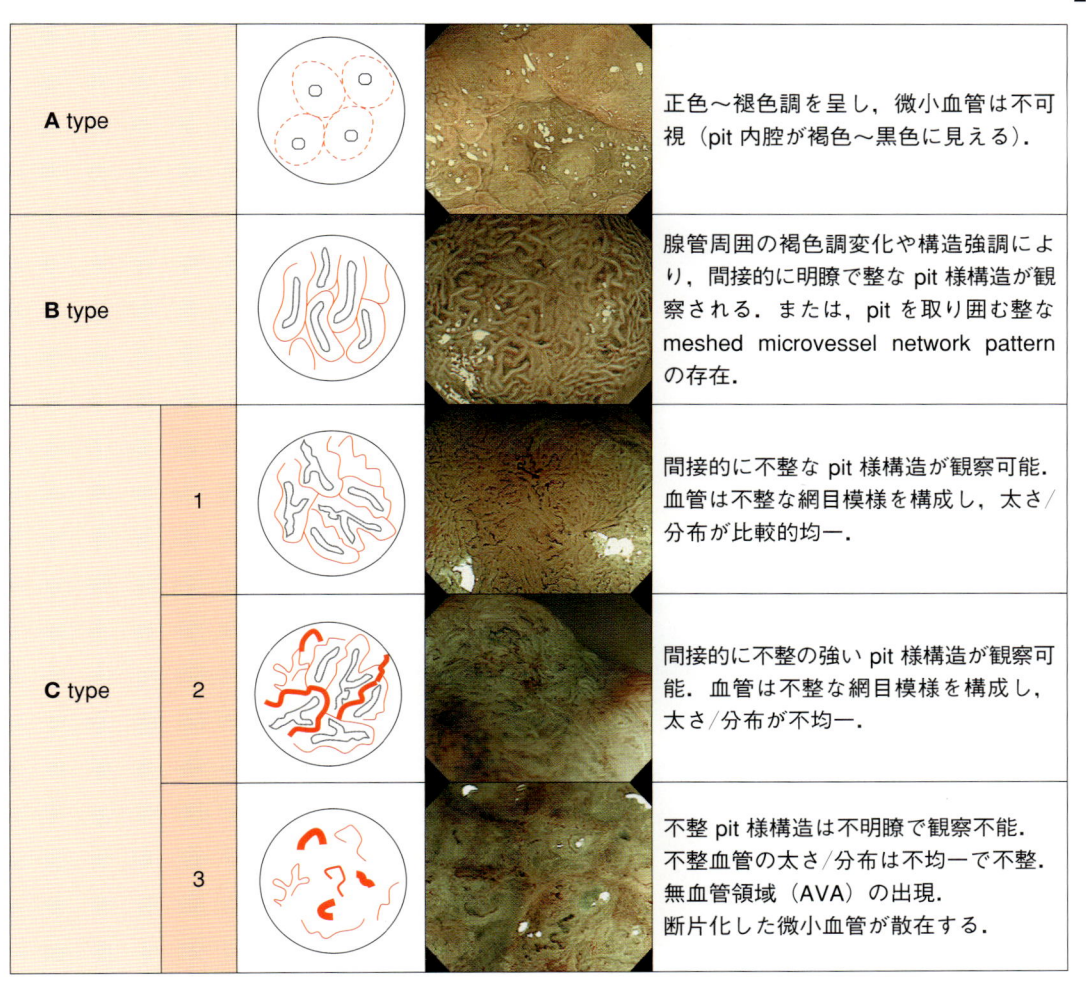

A type				正色〜褪色調を呈し，微小血管は不可視（pit 内腔が褐色〜黒色に見える）．
B type				腺管周囲の褐色調変化や構造強調により，間接的に明瞭で整な pit 様構造が観察される．または，pit を取り囲む整な meshed microvessel network pattern の存在．
C type	1			間接的に不整な pit 様構造が観察可能．血管は不整な網目模様を構成し，太さ／分布が比較的均一．
	2			間接的に不整の強い pit 様構造が観察可能．血管は不整な網目模様を構成し，太さ／分布が不均一．
	3			不整 pit 様構造は不明瞭で観察不能．不整血管の太さ／分布は不均一で不整．無血管領域（AVA）の出現．断片化した微小血管が散在する．

図 4 広島大学の NBI 拡大観察所見分類

NBI 拡大観察による pit 様構造の診断を基本とし微小血管所見を付加的に評価した分類であり，他施設の血管構造のみの分類とは根本的に異なっている．

表 1 広島大学の NBI 拡大観察所見分類と大腸病変の組織型・深達度の関係

NBI 拡大所見分類	病変数	過形成	腺腫	癌	
				M〜SM-s	SM-m
A	22 (100)	20 (91)*	2 (9)		
B	251 (100)	2 (1)	192 (76)**	57 (23)	
C1	96 (100)		37 (39)	54 (56)*3	5 (5)
C2	38 (100)			15 (40)	23 (61)
C3	55 (100)			4 (7)	51 (93)※
	462	22	231	130	79

M：mucosal, SM：submucosal, s：scanty, m：massive　　　　(%)

*：Type A において HP vs. TA, M〜SM-s, SM-m：p＜0.01
**：Type B において TA vs. HP, M〜SM-s, SM-m：p＜0.01
*3：Type C1 において TA, M〜SM1 vs. SM-m：p＜0.01
※：Type C3 において HP, TA, M〜SM-s vs. SM-m：p＜0.01

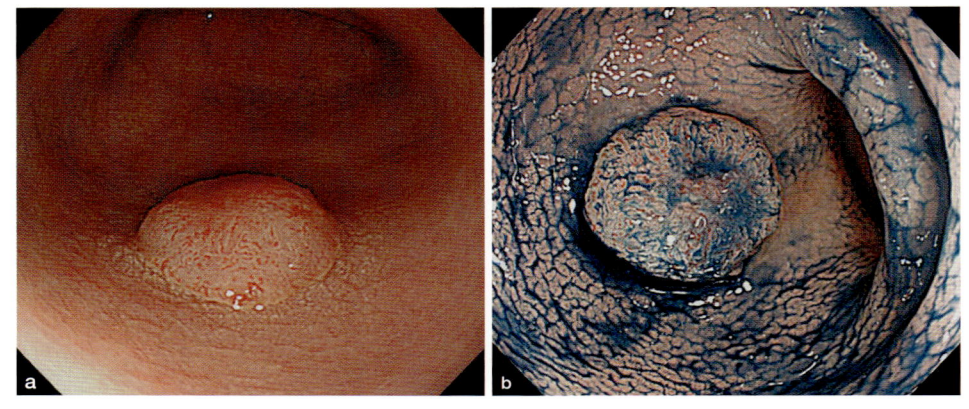

図5　直腸に認めた最大径 12 mm の無茎性大腸腫瘍性病変
　　a：通常内視鏡観察像（非拡大観察）
　　b：インジゴカルミン撒布像（非拡大観察）

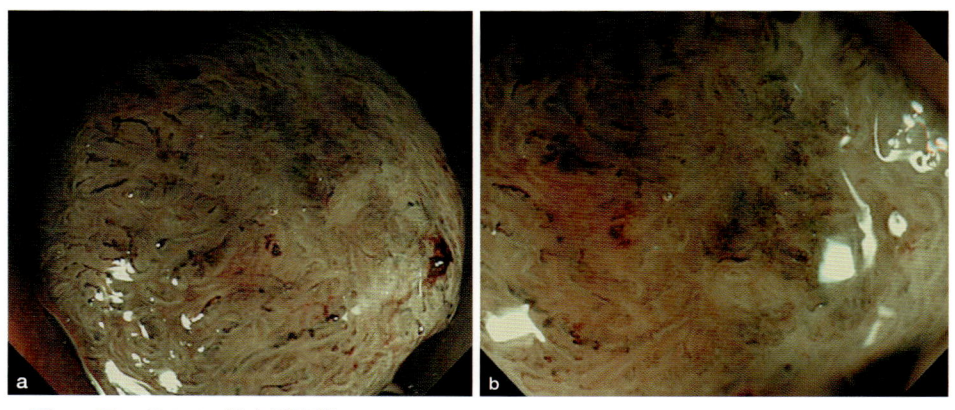

図6　図5の NBI 拡大観察像
　a：弱拡大像　　b：強拡大像
　NBI 拡大観察では中心部の pit like pattern は認識できない．微小血管による網目模様も崩壊し断裂した不整血管の断片が散在し，無血管領域（AVA；avascular area）の出現を認める．以上から，C3 type（SM 多量浸潤癌）と診断できる．

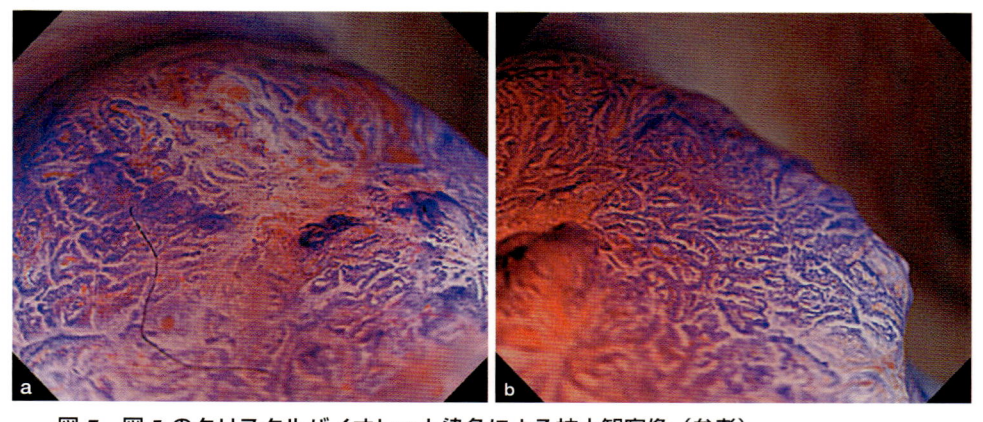

図7　図5のクリスタルバイオレット染色による拡大観察像（参考）
　従来の染色法による拡大観察であるが，中心部は無構造であり V$_N$ 型 pit pattern と診断できる．

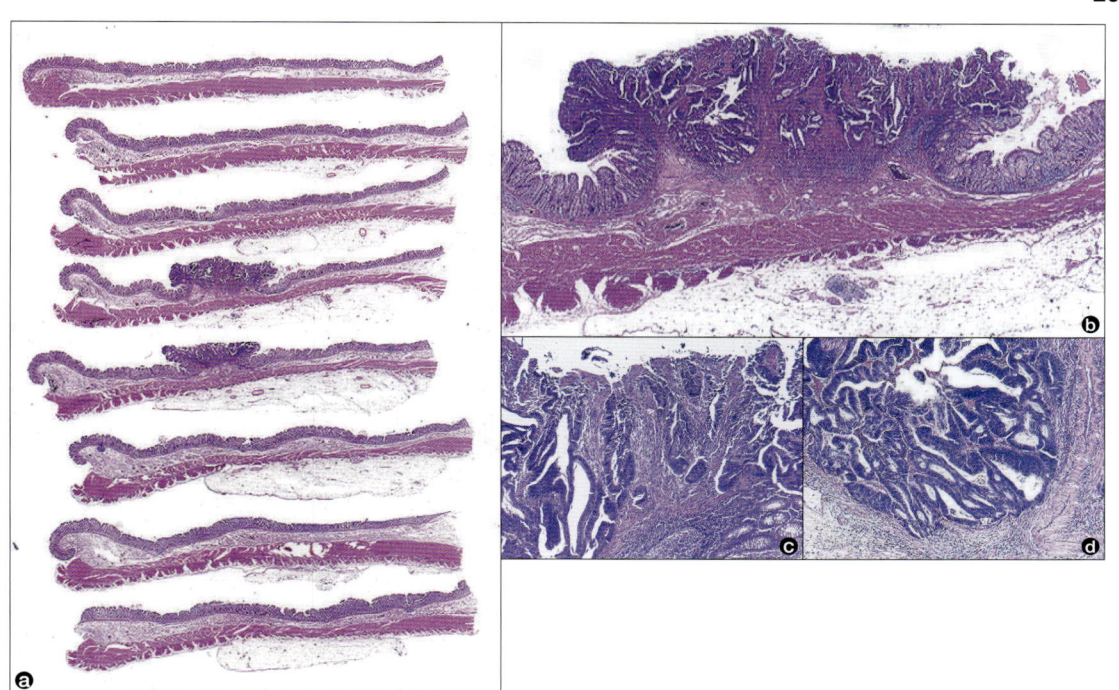

図 8 図 5 の外科的切除標本の病理組織像
a：切除病変の HE 染色ルーペ像
b：最深部のルーペ像の拡大写真
c：同 表層部の中拡大像．間質反応が表層まで及んでいる．
d：同 最深部の中拡大像
　結局，SM 多量浸潤した高分化腺癌で，SM 浸潤実測値は 2,000μm, ly1, v0 であったがリンパ節転移は認めなかった．

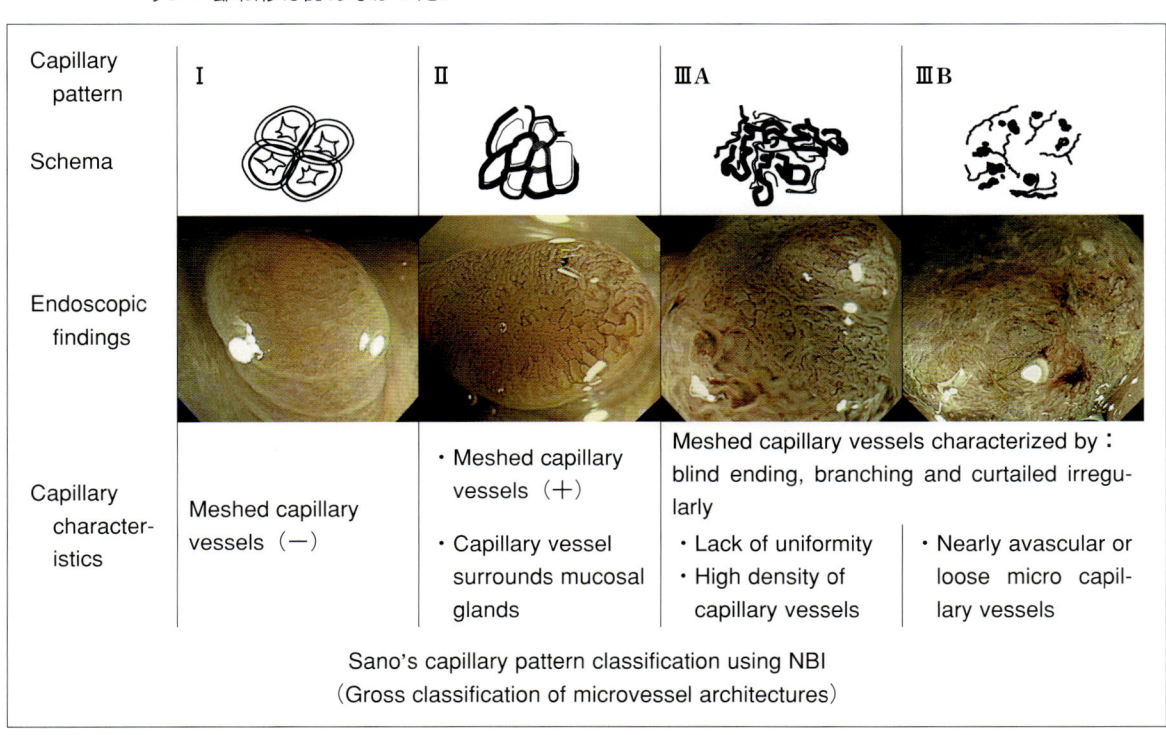

Capillary pattern	I	II	IIIA	IIIB
Schema				
Endoscopic findings				
Capillary characteristics	Meshed capillary vessels（－）	・Meshed capillary vessels（＋） ・Capillary vessel surrounds mucosal glands	Meshed capillary vessels characterized by：blind ending, branching and curtailed irregularly ・Lack of uniformity ・High density of capillary vessels	・Nearly avascular or loose micro capillary vessels

Sano's capillary pattern classification using NBI
(Gross classification of microvessel architectures)

図 9　佐野らの NBI 拡大観察所見分類
〔佐野　寧先生より提供〕

大腸　総論

| normal pattern | faint pattern | network pattern |
| dense pattern | irregular pattern | sparse pattern |

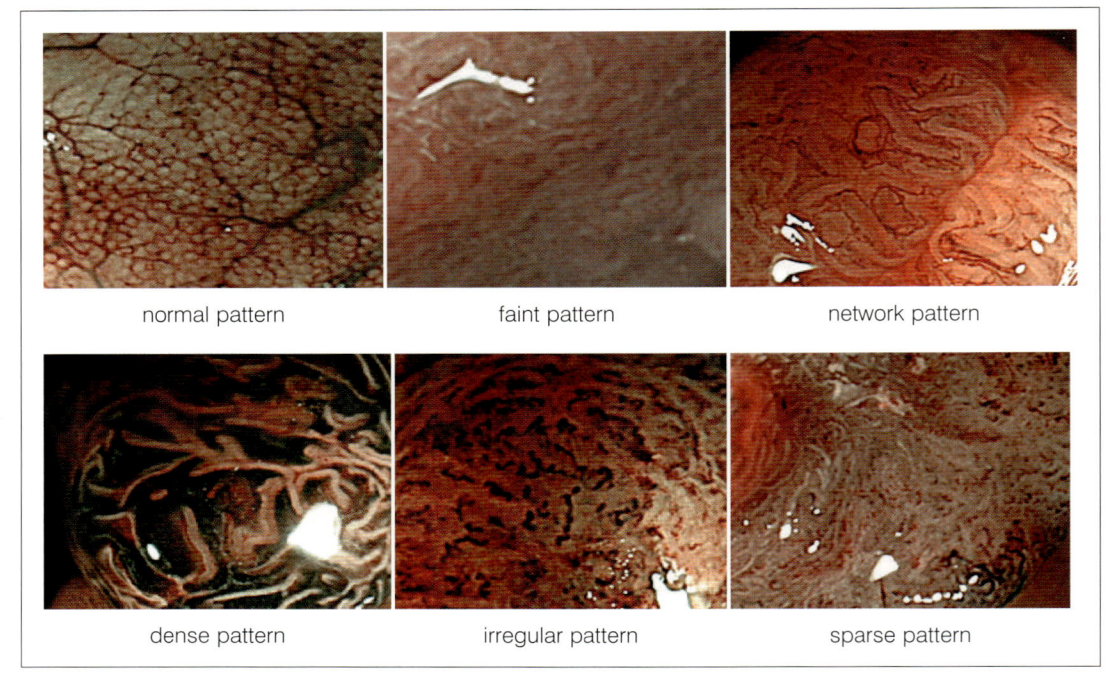

図 10　昭和大学横浜市北部病院の NBI 拡大観察所見
〔昭和大学横浜市北部病院より提供〕

2．昭和分類（図 10）[10),11)]

　本分類は，pit 様構造と微小血管構築を評価し，その所見を形態学的に表現したものであり，広島大学分類や佐野分類のような Category 分類とは異なる．腺管を取り囲む血管を観察し，視認が困難で淡い色調を呈するものを faint pattern, 管状腺腫では太さがそろった血管がネットワーク状に楕円形に pit を取り囲んでいるものを network pattern，絨毛腺腫および管状絨毛腺腫に観察される，血管が太くかつ密集し被覆上皮が濃く充血しているようにみえるものを dense pattern に分類している．さらに，SM 深部浸潤癌では口径不同で，蛇行が強く，途絶したように連続性の追いにくい血管を irregular pattern とし，陥凹部に多く認める血管が粗になる sparse pattern に分類している．

3．慈恵分類（図 11）[12)]

　本分類は，微小血管構築の評価ではあるが，一部に pit 様構造を加味した分類である．佐野分類を基本として，血管拡張の程度と走行の有無に応じて 4 パターンに分類している．1 型は血管走行が認識されないもの，2 型は血管径の軽度拡張を認めるもの，3 型は著明に血管径が拡張しているものとし，血管走行に規則性のあるもの（3 V）と不規則性を有するもの（3 I）に亜分類している．4 型は血管分布が疎に認識されるものとしている．

　いずれにしても，これらの分類は，広島大学分類も含め，拡大内視鏡を用い

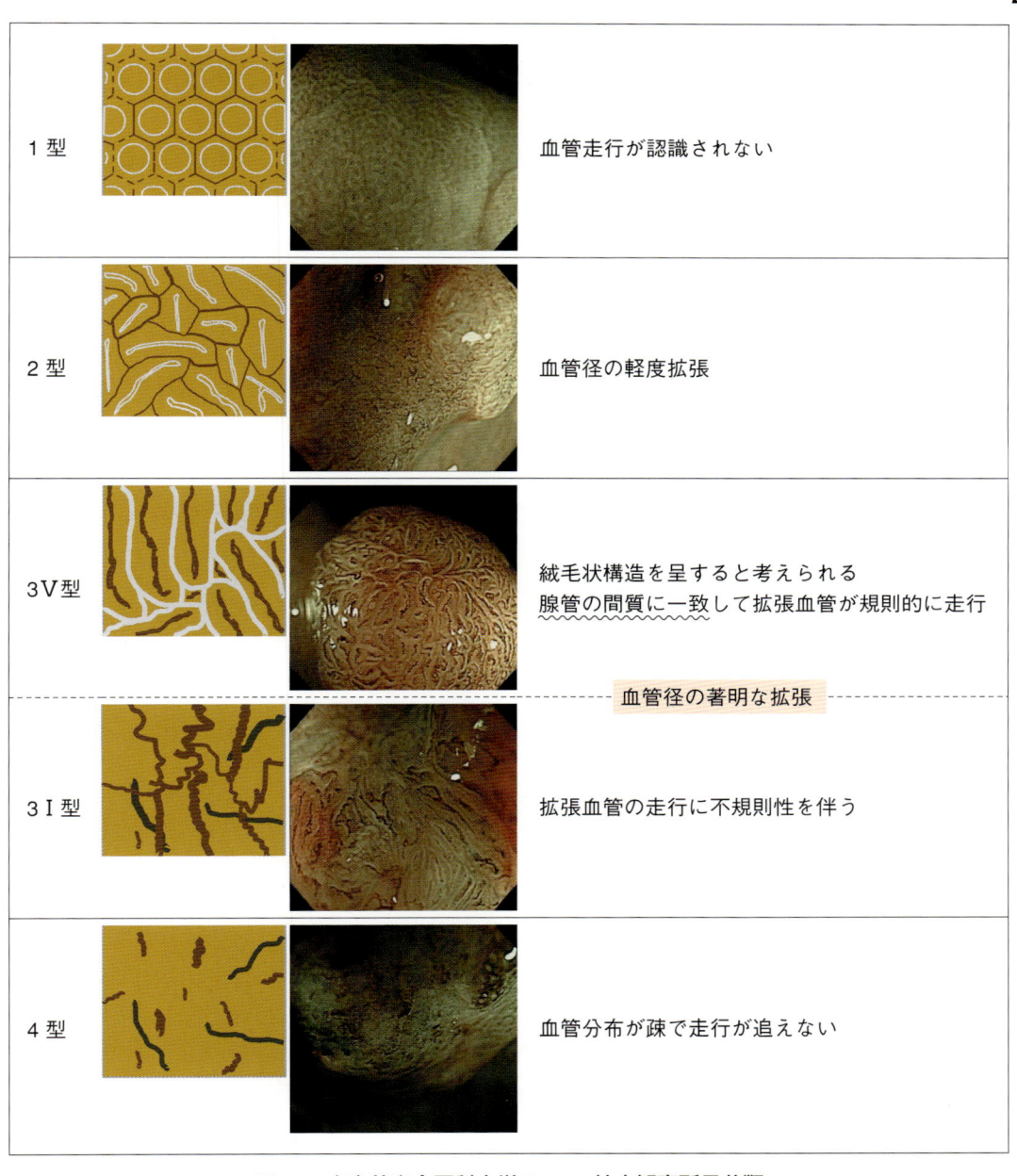

1型			血管走行が認識されない
2型			血管径の軽度拡張
3V型			絨毛状構造を呈すると考えられる 腺管の間質に一致して拡張血管が規則的に走行
			血管径の著明な拡張
3I型			拡張血管の走行に不規則性を伴う
4型			血管分布が疎で走行が追えない

図11 東京慈恵会医科大学のNBI拡大観察所見分類
〔斎藤彰一,他:INTESTINE 2009;13:209-213[12]より転載〕

て拡大観察しないと使用できない「NBI拡大観察所見分類」である.近い将来,統一された「NBI拡大観察所見分類」を提唱し,本邦から世界へ発信していかねばならない.

Ⅲ 色素を用いた拡大観察とNBI拡大観察のすみ分け（図12）

　以下，NBI拡大観察（広島大学分類）を用いた大腸癌治療方針選択のストラテジーを述べる．

　表1の結果から，大腸病変を認めた場合は，まず色素のいらない簡単なNBI拡大観察を行い，A typeであれば過形成なので経過観察でよい．B typeあるいはC1 typeであれば，腺腫〜SM微小浸潤癌なので内視鏡治療を行う．C3 typeはSM多量浸潤癌なので外科的手術を行う．一方で，C2 typeは，治療方針が決定できる情報ではないので，治療方針決定のためには従来の色素を用いたpit pattern診断や超音波内視鏡検査などを追加してさらに診断を絞り込む必要がある．すなわち，C2 type以外の病変には従来の色素を用いた拡大観察によるpit pattern診断が不要になり，検査の簡便化がはかれる．もちろん，C2 type以外の病変でも，構造強調がかかりにくいものや腫瘍表層の微小血管径が細く密度が粗な病変などNBI拡大観察で診断に迷う病変も存在するので，このような病変には色素を用いた拡大観察によるpit pattern診断を行えばよい．

　いずれにしても，NBI拡大内視鏡観察と従来の色素を用いた拡大観察（pit pattern診断）をうまく使い分けることで，検査の大幅な簡便化が可能になる．

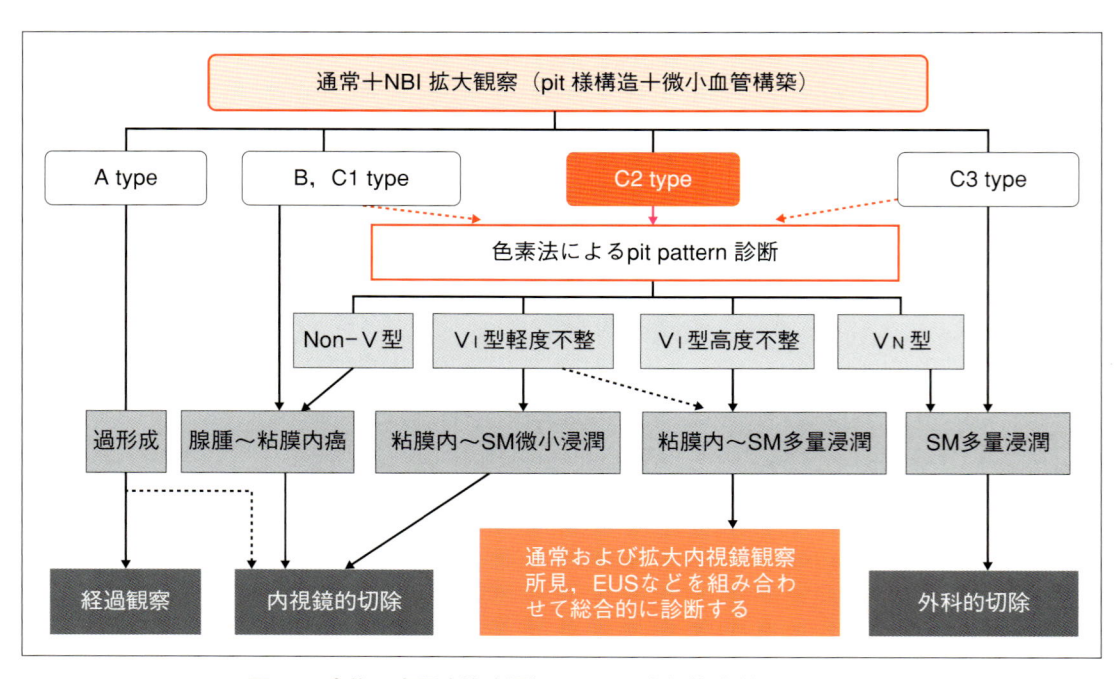

図12　今後の大腸癌治療選択のための内視鏡診断ストラテジー

Ⅳ NBI 所見に関する国際協同研究（CTNIG コンセンサス）

　拡大内視鏡を使用しなくとも，現在の高画素電子内視鏡で近接観察すれば，大腸腫瘍表面の pit pattern などの微細構造はある程度観察可能である[13]．同様に NBI による血管の認識もある程度可能である．NBI を用いれば，構造強調がかかることから，pit 様構造も認識しやすくなる[13]．欧米では，一般臨床に拡大内視鏡はあまり使用されていないし，本邦でも大腸領域において拡大内視鏡が十分普及しているとは言い難い．このような背景のもと，拡大内視鏡を用いなくても使用できる簡便な大腸腫瘍の NBI 所見分類を構築し，国際的に欧米の内視鏡医と検討を進めている[13]．

　その分類（NICE 分類）を**表 2** に示すが，シンプルな Type 1～3 の三つの Category 分類である．分類の基本となる所見は，① 病変の色調（Color），② 微小血管構築（Vessels），③ 表面模様（Surface pattern）の 3 項目である．Type 1 は過形成病変，Type 2 は adenoma～SM 微小浸潤癌，Type 3 は SM 深部浸潤癌の指標になると考えている[13]．現在，この分類の臨床的有用性を客観的に証明するために日米欧の 6 施設でその accuracy と variability の評価を行っているが，すでに良好な成績が得られている（Colon Tumor NBI Interest Group；CTNIG）．CTNIG メンバーは，Shinji Tanaka（日本），Yasushi Sano（日本），Douglas K

表 2　大腸腫瘍の非拡大観察でも使用可能な NBI 所見国際分類（NICE 分類）
NBI International Colorectal Endoscopic (NICE) Classification*

	Type 1	Type 2	Type 3
Color	Same or lighter than background	Browner relative to background (verify color arises from vessels)	Brown to dark brown relative to background; sometimes patchy whiter areas
Vessels	None, or isolated lacy vessels may be present coursing across the lesion	Thick brown vessels surrounding white structures**	Has area(s) with markedly distorted or missing vessels
Surface pattern	Dark spots surrounded by white	Oval, tubular or branched white structures** surrounded by brown vessels	Distortion or absence of pattern
Most likely pathology	Hyperplastic	Adenoma***	Deep submucosal invasive cancer

　　* Can be applied using colonoscopes without optical (zoom) magnification
　 ** These structures may represent the pits and the epithelium of the crypt opening
　*** Type 2 consists of Vienna classification types 3,4 and superficial 5. In some countries, e.g. the United States, Type 2 includes all adenomas with either low or high grade dysplasia. (High grade dysplasia in the United States includes adenomas with carcinoma-in-situ or intramucosal carcinoma. In Japan intramucosal cancer may be termed cancer rather than high grade dysplasia.) Some lesions with superficial submucosal invasive cancer also have Type 2 appearance.

Rex（米国），Roy M Soetikno（米国），Thierry Ponchon（フランス），Brian P Saunders（英国）の6名である．

　この分類は，大腸腫瘍に対するNBI診断が拡大内視鏡を使用しない内視鏡医にも可能であるという大きな利点がある．もちろん，正確な腺腫・癌の鑑別や癌の深達度診断のためには，NBIに拡大観察を併用する必要があるが，そのためには，拡大内視鏡の普及や前述のごとく本邦のNBI拡大観察統一分類の構築が必要である．このNICE分類の理解と普及は，拡大内視鏡をまだ使用していない内視鏡医にとってNBI拡大観察の入り口になると確信する．

文　献

1) 田中信治，平田真由子，岡　志郎，他：大腸腫瘍性病変に対するNarrow Band Imaging（NBI）の有用性．胃と腸　2008；43：881-891
2) Konerding MA, Fait E and Gaumann A：3D microvascular architecture of pre-cancerous lesions and invasive carcinomas of the colon. Br J Cancer　2001；84：1354-1362
3) Hirata M, Tanaka S, Oka S, et al：Evaluation of microvessels in colorectal tumors by narrow band imaging magnification. Gastrointest Endosc　2007；66：945-945
4) Hirata M, Tanaka S, Oka S, et al：Magnifying endoscopy with narrow band imaging for diagnosis of colorectal tumors. Gastrointest Endosc　2007；65：988-995
5) Machida H, Sano Y, Hamamoto Y, et al：Narrow-band imaging in the diagnosis of colorectal mucosal lesions：a pilot study. Endoscopy　2004；36：1094-1098
6) Kanao H, Tanaka S, Oka S, et al：Narrow-band imaging magnification predicts the histology and invasion depth of colorectal tumors. Gastrointest Endosc　2009；69：631-636
7) Oba S, Tanaka S, Oka S, et al：Characterization of colorectal tumors using narrow-band imaging magnification：combined diagnosis with both pit pattern and microvessel features. Scand J Gastroenterol　2010（in press）
8) 佐野　寧：画像強調観察（2）光デジタル法（Optical Digital Method）a. NBI. 臨牀消化器内科　2009；24：47-52
9) Sano Y, Ikematsu H, Fu KI, et al：Meshed capillary vessels using narrow band imaging for differential diagnosis of small colorectal polyps. Gastrointenst Endosc　2008；69：278-283
10) 樫田博史，和田祥城，三澤将史，他：大腸癌の質的・量的診断（4）NBI拡大観察　c. 昭和大学横浜市北部病院分類（昭和分類）―vascular patternによる腫瘍・非腫瘍，深達度診断の有用性．INTESTINE　2009；13：202-208
11) Wada Y, Kudo SE, Kashida H, et al：Diagnosis of colorectal lesions with the magnifying narrow-band imaging system. Gastrointest Endosc　2009；70：522-531
12) 斎藤彰一，二上敏樹，相原弘之，他：大腸癌の質的・量的診断（4）NBI拡大観察　d. 慈恵分類―血管模様分類と深達度診断の関係性．INTESTINE　2009；13：209-213
13) 大庭さやか，田中信治，松本亜希，他：早期大腸癌の精密画像診断―画像強調・拡大観察―NBI. 胃と腸　2010；45（in press）

（田中信治，大庭さやか，岡　志郎）

Case 78　過形成性ポリープ

NBI 併用拡大

部位　横行結腸

（浦岡俊夫）

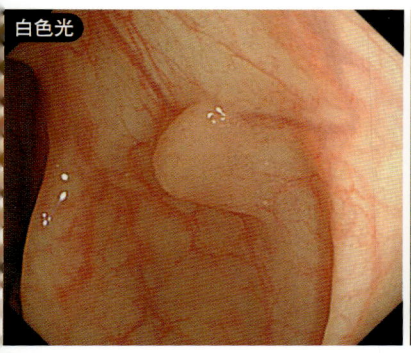

白色光

8 mm の白色調の隆起性ポリープを認めた．血管透見の消失により，病変の発見は容易である．

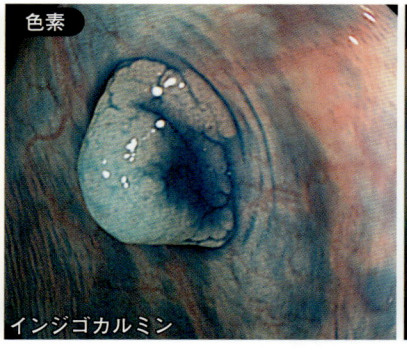

色素　インジゴカルミン

0.2%インジゴカルミン撒布にて，病変の表面構造が明瞭化された．分葉に乏しく，緊満感は認めない．

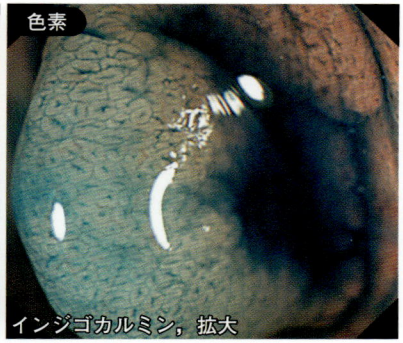

色素　インジゴカルミン，拡大

Ⅱ型 pit pattern を認めた．

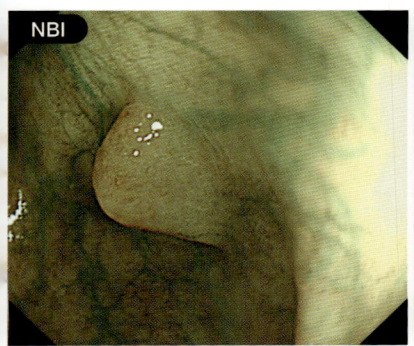

NBI

病変は，brownish area としては認めなかった．

NBI　拡大

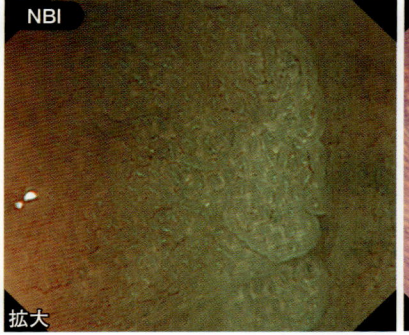

一部わずかに pit を取り囲むような微小血管を認めたが，網目状血管模様（network pattern）としては認めなかった．

色素　クリスタルバイオレット，拡大

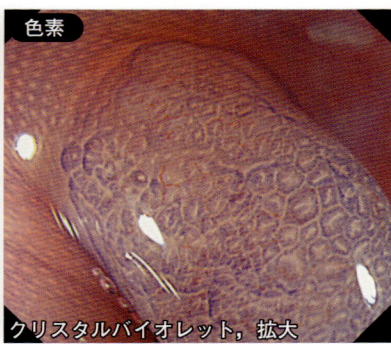

0.05%クリスタルバイオレット染色により，pit は，より明瞭に観察された．Ⅱ型 pit pattern と診断した．

（EMR 標本）

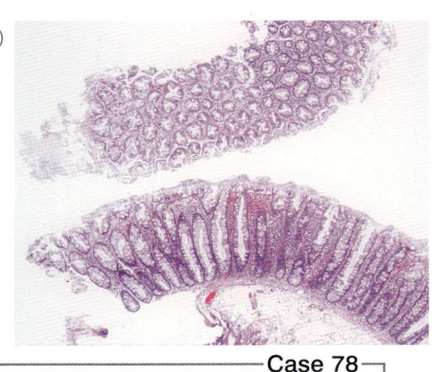

異型のない上皮の鋸歯状増生を認め，過形成性ポリープと診断した．

病理組織　過形成性ポリープ

Comment ───────────────── Case 78

　横行結腸の隆起性病変である．インジゴカルミン撒布下色素内視鏡にて，分葉および緊満感が認められず，また，NBI にて brownish area としては認められないため，非腫瘍性ポリープと考えられた．拡大内視鏡では，Ⅱ型 pit pattern を認め，NBI 拡大観察による網目状血管模様（network pattern）を認めないため，過形成性ポリープの診断に至った．腫瘍・非腫瘍の鑑別診断において，通常観察に，色素内視鏡や NBI 拡大観察をすることによって，診断の上乗せ効果が得られる．

大腸

Case 79 表面型鋸歯状腺腫

NBI 併用拡大

（樫田博史）

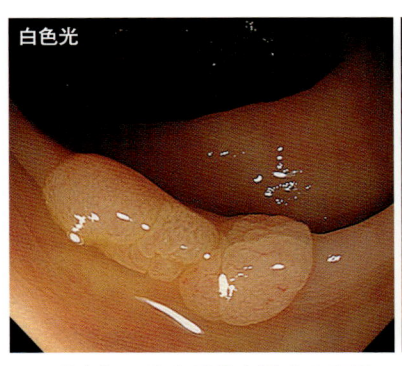

部位 上行結腸　　**肉眼型** 0-IIa

白色光：ひだ上に，やや凹凸を呈する表面隆起型病変を認める．

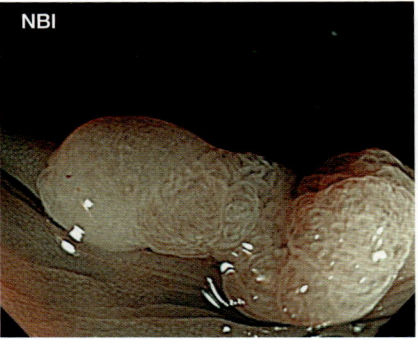

NBI：病変の左 1/3 は褪色調，右 2/3 は淡い褐色調．

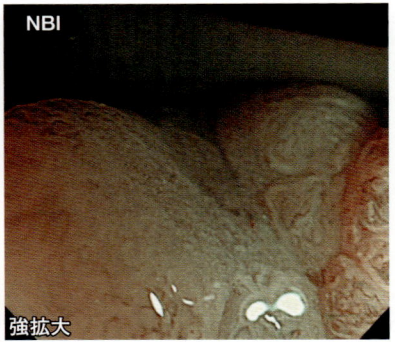

NBI 強拡大：病変の左 1/3 は，血管像が追いにくく，faint pattern．

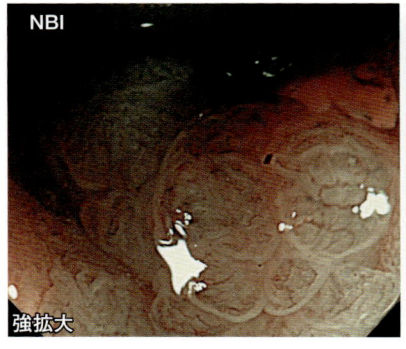

NBI 強拡大：病変の右 2/3 は，不明瞭ながらも血管が追え，network pattern．

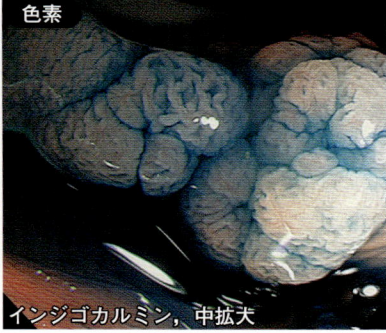

色素（インジゴカルミン，中拡大）：pit pattern は星芒状と思われるが，病変中央部では開大している．

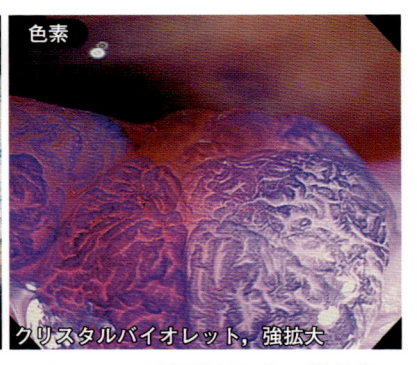

色素（クリスタルバイオレット，強拡大）：pit pattern は星芒状から一部羊歯状．

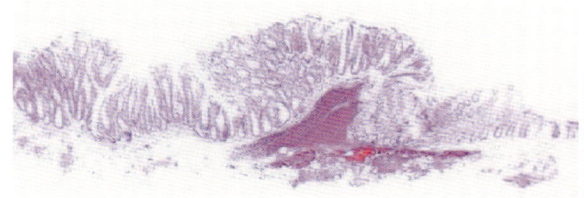

（EMR 標本）

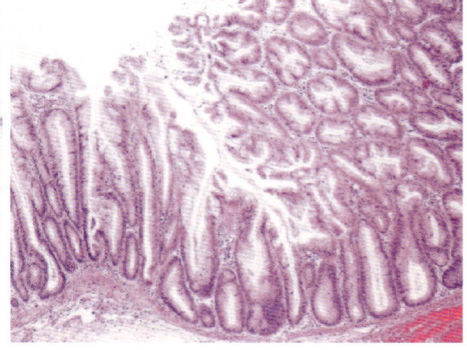

病理組織 serrated adenoma, low grade

Comment ───────────── Case 79 ─

　鋸歯状腺腫およびいわゆる sessile serrated polyp（SSP）の色素拡大像は，隆起型では松毬状ないし羊歯状，平坦型では星芒状ないし羊歯状が典型的である．NBI 所見に関しては，まだ十分なデータがないが，われわれの 28 病変での検討では，隆起型では 17 病変すべてにおいて全体ないし一部が dense pattern，平坦型では 11 病変中 7 病変が faint pattern，2 病変が network pattern，2 病変で faint の一部に network pattern を示した．faint pattern のみの平坦型では，過形成性ポリープとの鑑別が容易ではない．

Case 80　隆起型鋸歯状腺腫

部位 S状結腸　　**肉眼型** 0-Isp

NBI併用拡大

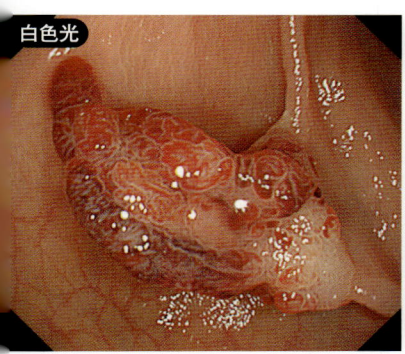

（池松弘朗，大野康寛）

発赤調の隆起性病変を認める．一見 villous tumor と同様の形態を示す．

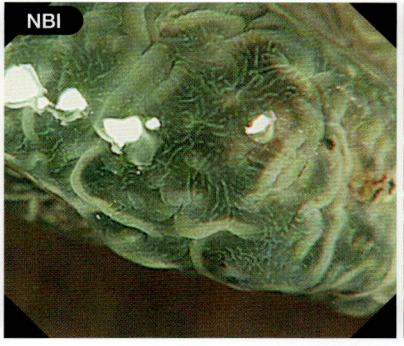

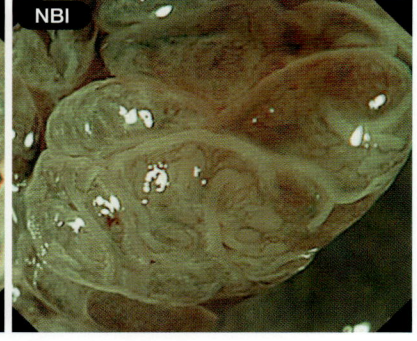

間質内が全体的に均一のブラウン領域として認識できる．また過形成性ポリープ，表面型鋸歯状腺腫と違いこまかい血管を認識できることもある．

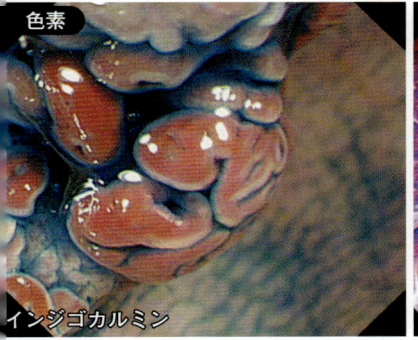

間質は発赤調で松毬様の所見を呈している．拡大内視鏡では表面に鋸歯状の腺管開口部を認め，また絨毛様粘膜の分葉間も鋸歯状を呈している．藤井分類 IV_H pit pattern の所見である．

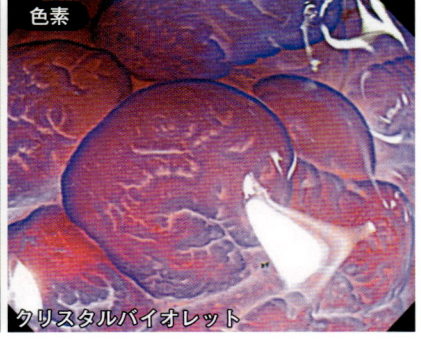

インジゴカルミン同様，鋸歯状の腺管開口部を認識できる．

（EMR標本）

病理組織

腺管は鋸歯状で好酸性の細胞質を有し，腺管の分岐構造が認められる．また内視鏡所見でも認めたように絨毛様粘膜間も鋸歯状の変化を認める．間質内の血管数の増加を認める．

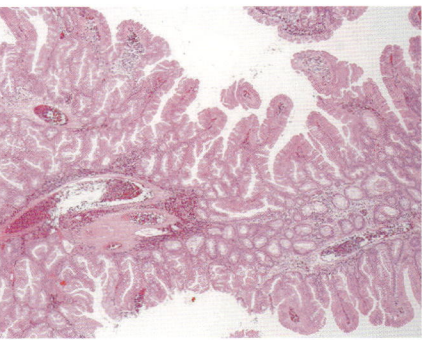

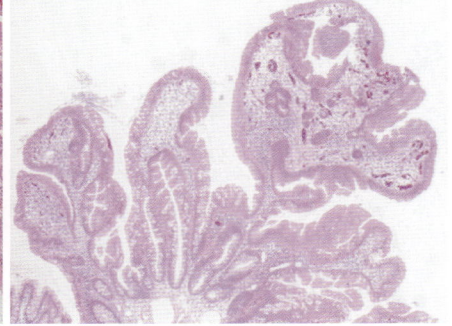

大腸

Comment ──────────────── Case 80 ─

　表面型鋸歯状腺腫は過形成性ポリープと比較し，通常観察で鑑別することは難しいが，隆起型鋸歯状腺腫は発赤調であり，また松毬様な特徴的な臨床像を呈するため鑑別は容易である．またNBIでは血管の認識が容易であり，そのことからも認識可能である．ただ，villous tumor との鑑別が必要であり，拡大内視鏡で鋸歯状変化を認識することが重要である．

Case 81　SSP/SSA

部位 下行結腸　　**肉眼型** 0-Ⅱa

NBI併用拡大，AFI

（斎藤彰一，池上雅博，田尻久雄）

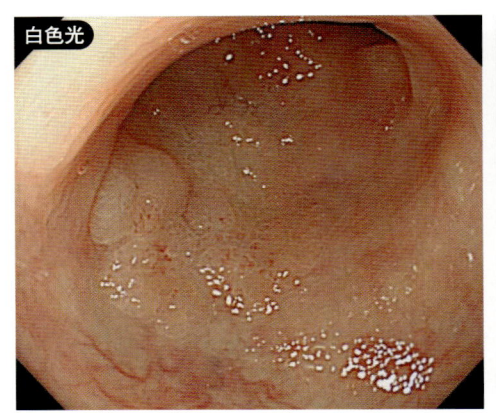

白色光

色素　インジゴカルミン

下行結腸に径約 30 mm 大の周囲と正色調の表面平坦型病変を認める．周囲からの血管透見像が消失しており，これで腫瘍の存在が疑われる．

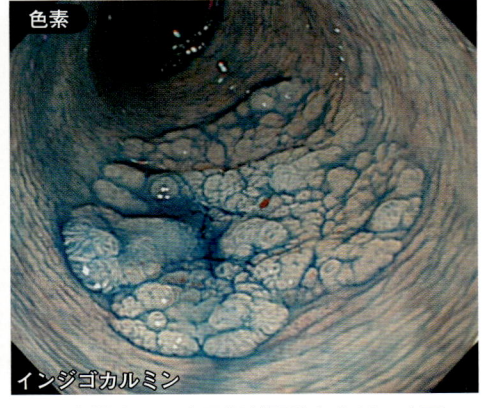

色素撒布にて境界部が明瞭となり，表面性状は凹凸不整を呈し，上皮性腫瘍が疑われる．周囲粘膜に明らかな壁硬化像や病変内に粗大結節等，SM 浸潤を示唆する所見は認められない．

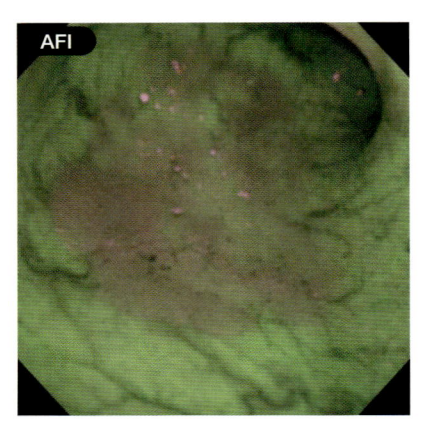

AFI

AFI の特徴は腫瘍-非腫瘍との鑑別に有用であることを報告してきた．本腫瘍では正常周囲粘膜はダークグリーンで描出されているのに対し，腫瘍部はダークグリーンとマゼンタ調が混在している所見を呈している．本来の上皮性腫瘍であれば，どちらか一方で描出されることが多く，非腫瘍の粘膜内に腫瘍性病変の存在が疑われる．

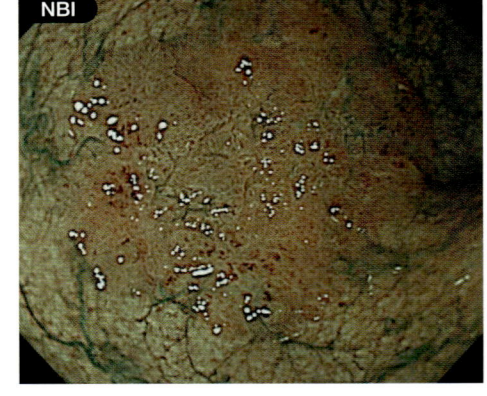

NBI

NBI 通常観察像では周囲の血管透見像の消失が明瞭で，腫瘍の存在が把握しやすくなる．一部，白色光観察で発赤調にみられた部位は茶褐色調に描出される．

NBI　拡大

病変部中心部の拡大所見では，腺管開口部と考えられる部位に一致して黒色調の溝状構造がみられ，腺窩と考えられる．またその周囲の白色調に描出される部位が一般的に pit 様構造もしくは white zone と呼ばれる腺窩辺縁上皮に一致するものと考えられる．その内部の間質と思われる部位に軽度拡張した血管像が透見できる．しかしその血管所見に不規則性はなく，粘膜内に限局する腫瘍粘膜を観察していると考えられる．

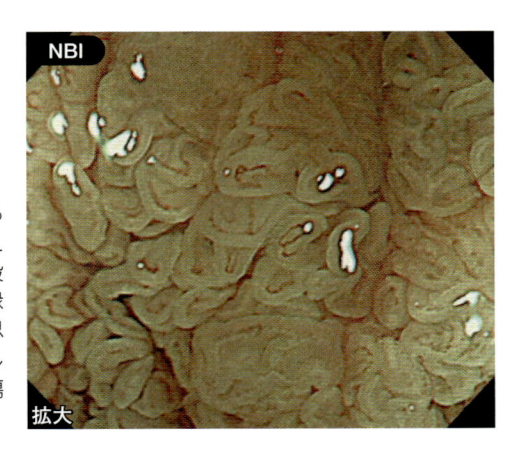

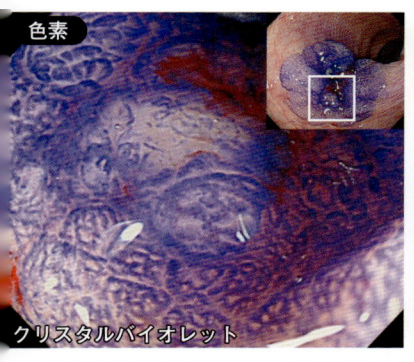

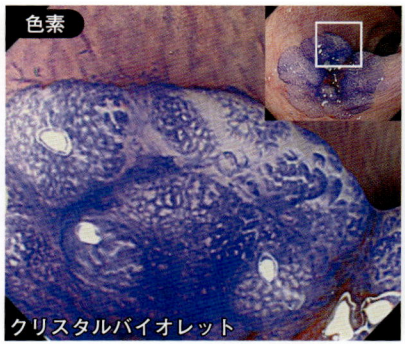

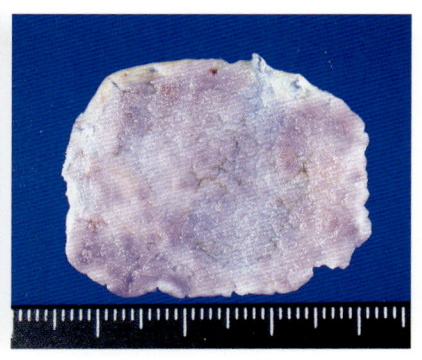

クリスタルバイオレット染色による拡大内視鏡所見では腫瘍周囲を中心に拡張した星芒状 pit がみられ，Ⅱ型 pit 主体と考えられた．一方，腫瘍内部では著明に拡張した腺管開口部や絨毛状 pit（Ⅳ型 pit）がみられ，その部で粘液付着が強くみられた．Ⅴ型 pit はみられなかった．

腫瘍径は 32×26 mm 大の表面型腫瘍であった．

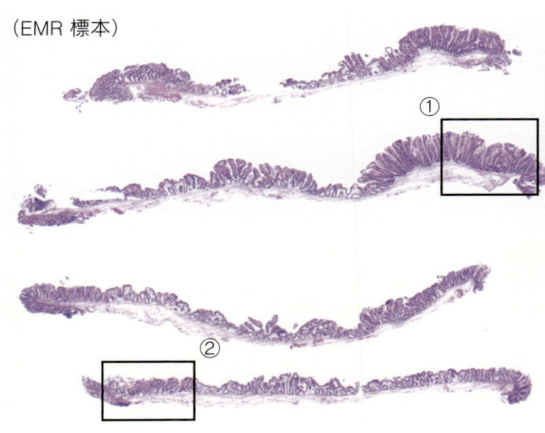

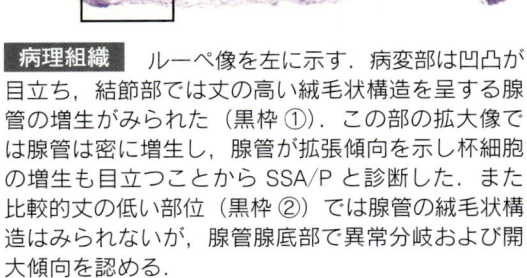

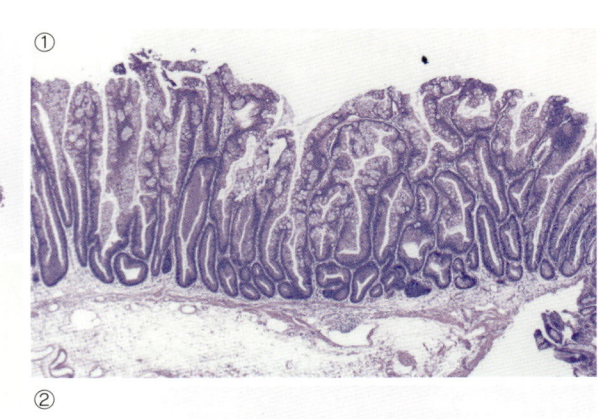

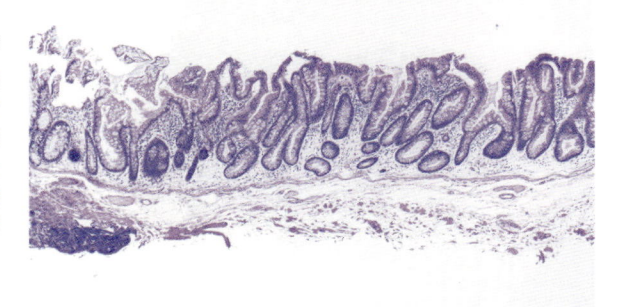

大腸

病理組織　ルーペ像を左に示す．病変部は凹凸が目立ち，結節部では丈の高い絨毛状構造を呈する腺管の増生がみられた（黒枠①）．この部の拡大像では腺管は密に増生し，腺管が拡張傾向を示し杯細胞の増生も目立つことから SSA/P と診断した．また比較的丈の低い部位（黒枠②）では腺管の絨毛状構造はみられないが，腺管腺底部で異常分岐および開大傾向を認める．

Comment ────────────────────────────────── Case 81

　SSP/SSA（sessile serrated polyp/adenoma）は 2003 年に海外の文献で提唱された大腸の鋸歯状構造を有する病変の亜分類であり，右半結腸に多いとされる．従来から large hyperplastic polyp，atypical hyperplastic polyp などと診断されていた病変がこれにほぼ合致すると考えられている．本病変の組織学的特徴所見は鋸歯状腺管構造を有する腺管で，とくに腺底部において腺管内腔が拡張し，不整な構造を呈する病変と提唱している．本病変についてはその組織学的定義が明確でなく，また腫瘍-非腫瘍の特定についても今後の議論が必要とされるところである．

Case 82 隆起型腫瘍

NBI 併用拡大

部位 直腸 S 状結腸移行部　　**肉眼型** 0-Is

（坂本　琢，斎藤　豊，谷口浩和）

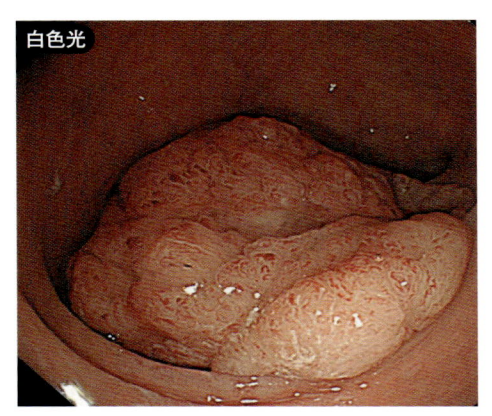

腫瘍表面に粘液付着の目立つ発赤調の隆起性病変を認める．直腸 S 状結腸移行部の病変であり，全体像は捉えにくいが，少なくとも 40 mm 以上の病変（0-Is）である．

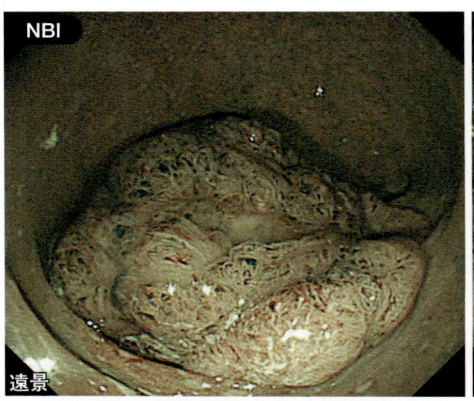

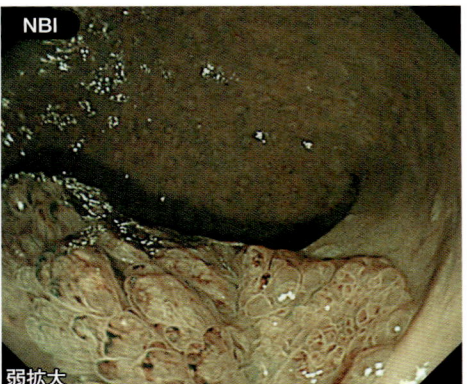

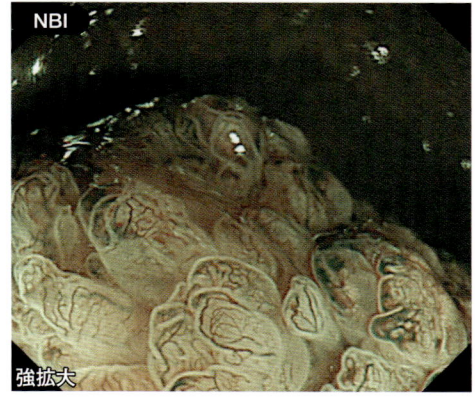

弱拡大像では，病変表層の微小血管パターンは観察できないが，腫瘍表面模様は絨毛状を呈する．

強拡大像では，個々の絨毛状の被覆上皮辺縁を縁取るように走行する微小血管と被覆上皮内でうっ血しているような濃褐色領域がみられ，"typeⅡ（佐野分類）"と診断する．

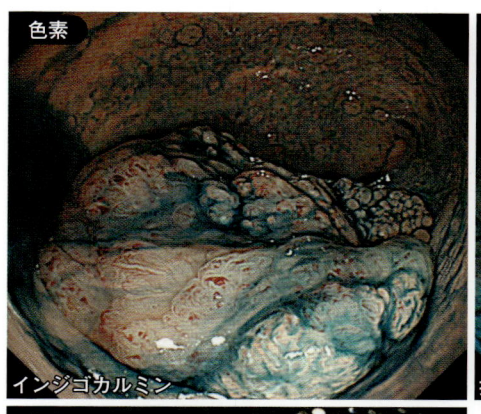

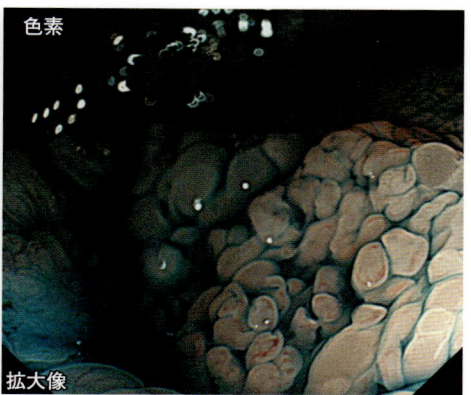

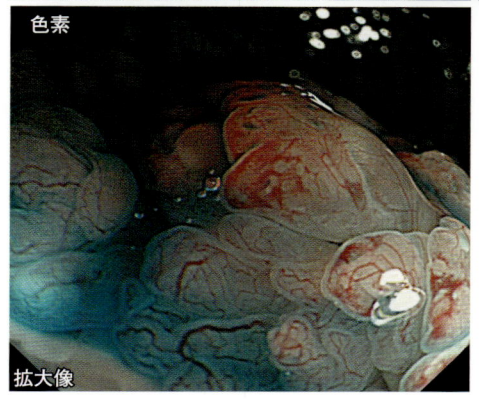

遠景像では，頻回の洗浄後も粘液の付着が目立つ．
拡大像では，工藤分類のⅣ型 pit pattern に相当する所見である．

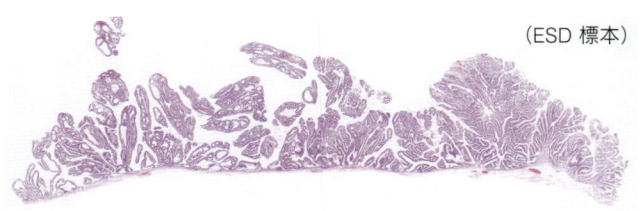

（ESD 標本）　病理組織　腫瘍は，粘膜内に限局して増殖しており，比較的丈の高い部分では，高度異型管状絨毛腺腫と低異型度高分化腺癌が境界不明瞭に混在し増殖していた．一方，丈の低い部分は主として軽度異型管状腺腫の像を呈していた．

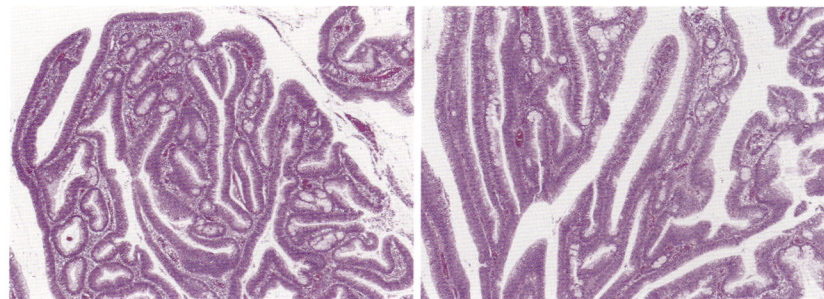

Comment ─────────────────── Case 82

　60 mm 大の隆起性病変（0-Ⅰs）で，拡大観察所見より典型的な villous component 主体の腫瘍性病変（おおむね腺腫相当）と診断する．腫瘍表面模様の消失やびらん形成はなく，拡大所見も深部浸潤癌を示唆する所見はなかったため，ESD を施行した．

Case 83 隆起型腺腫（管状腺腫）

NBI 併用拡大

部位 直腸（Rb）　　肉眼型 0-Is

（大庭さやか，田中信治）

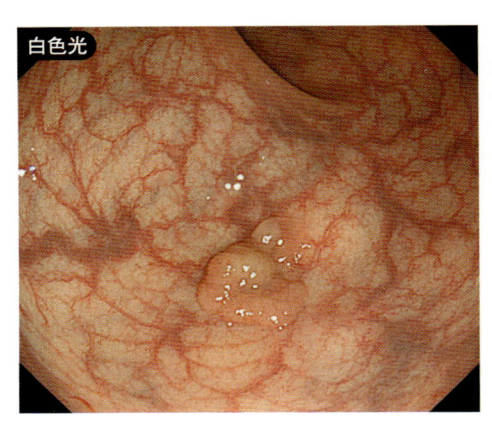

径 15 mm 大の 0-Is 型隆起性腫瘍を認める．

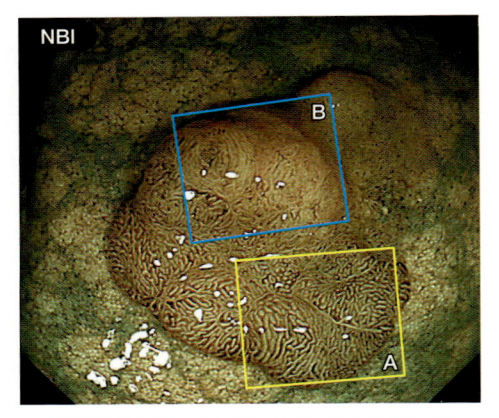

周囲正常粘膜に比較して褐色調を呈している．

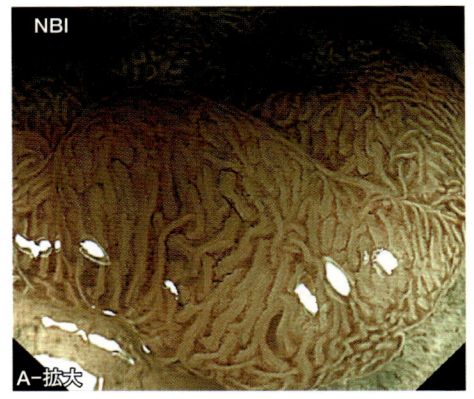

A-拡大：病変周辺の拡大像．腺管周囲は微小血管により褐色調を呈し，間接的に明瞭で整な pit 様構造が観察できる．

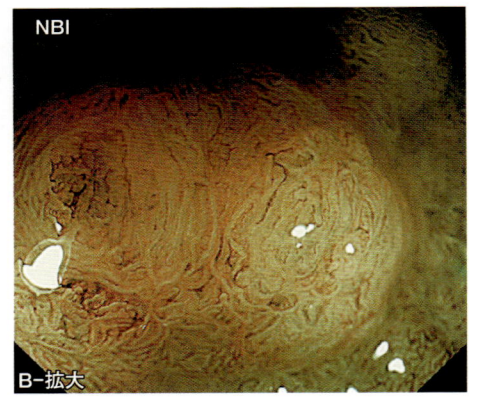

B-拡大：隆起頂部の拡大像．微小血管による褐色調の程度は弱いが，構造強調により間接的に pit 様構造は観察され，整な脳回状である．

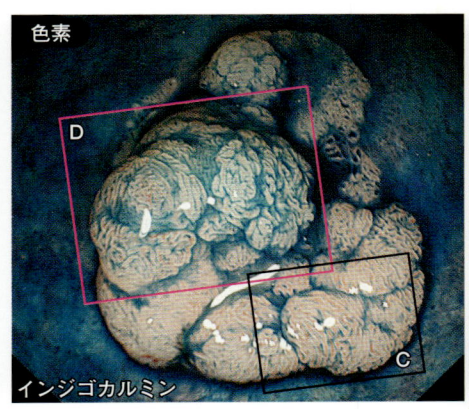

病変の境界や表面の凹凸が明瞭となる．

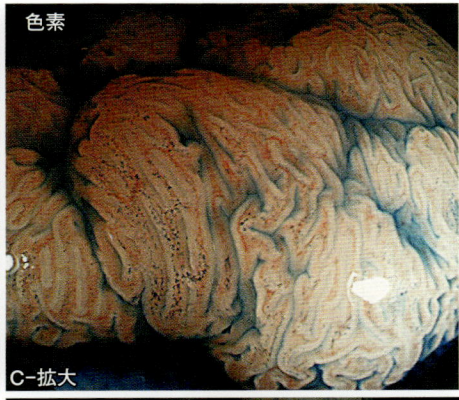

整な管状 pit が観察でき，ⅢL pit pattern である．

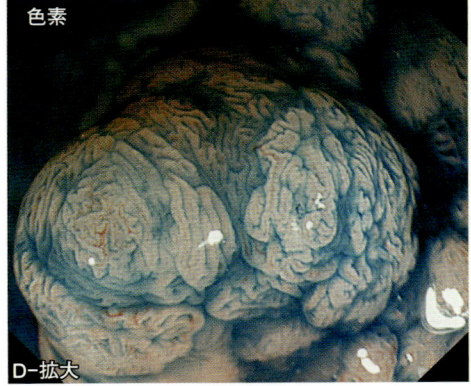

（EMR 標本）

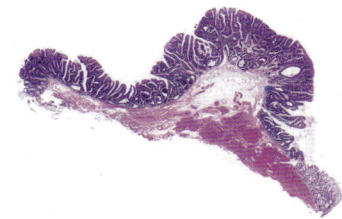

脳回状の pit が観察でき，Ⅳ型 pit pattern である．

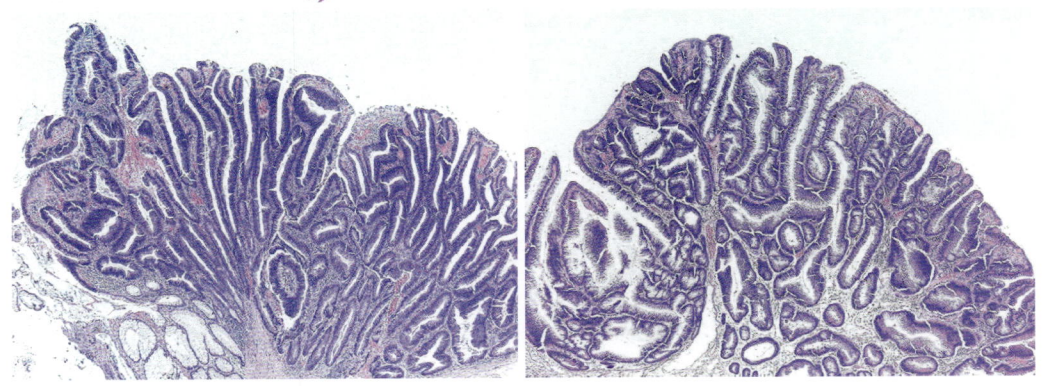

大腸

病理組織 左に病変周辺（A, C），右に隆起頂部（B, D）の病理組織像を提示する．tubular～tubulovillous な構造を呈する high grade adenoma であった．

Comment ─────────────────────────────── Case 83
　インジゴカルミン撒布で整な pit pattern の観察は可能であるが，NBI 併用拡大観察では，色素を使用しなくとも pit 介在粘膜の褐色調変化や構造強調により整な pit pattern は診断可能となり，pit pattern 診断の簡便化が可能である．

Case 84　隆起型腺腫（管状絨毛腺腫）

NBI 併用拡大

部位　S 状結腸　　肉眼型　0-Ip

（和田祥城，工藤進英）

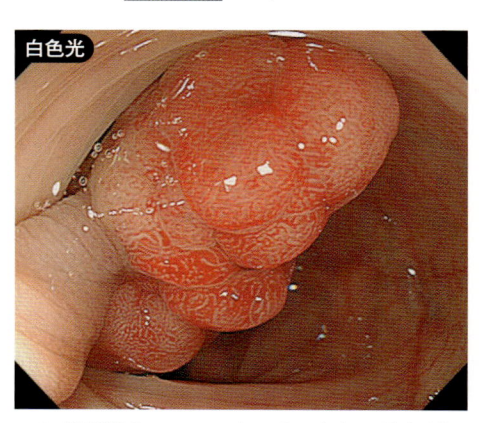

白色光：S 状結腸の 18 mm 大の Ip 病変．発赤が強く分葉傾向を認める．

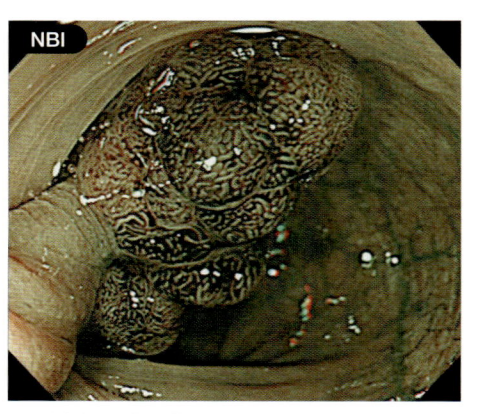

NBI：腫瘍部は濃い茶色に描出される．

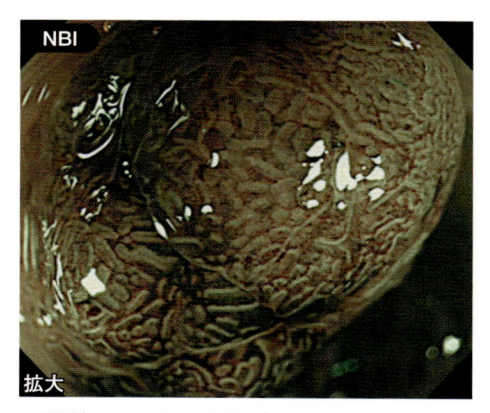

NBI 拡大：間質にこまかな血管が密集し，被覆上皮が濃く充血しているように観察される（dense pattern）．

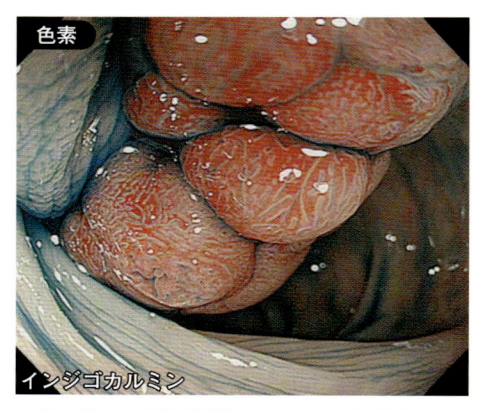

色素 インジゴカルミン：ⅢL 型，一部にⅣ型 pit pattern を認める．

（ポリペクトミー標本）

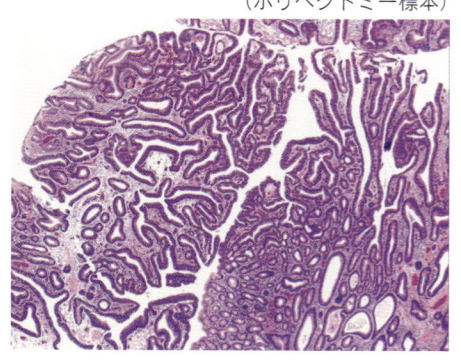

病理組織　高異型度の管状絨毛腺腫

Comment ───────────────────────── Case 84

　通常白色光では発赤調の有茎性病変であり，分葉傾向を認めた．NBI にて頂部は茎や正常粘膜と比較して濃い茶色に観察された．拡大観察では間質にはこまかな血管の密集によってできた均一な充血として観察され，dense pattern と診断された．インジゴカルミン撒布ではⅢL 型，一部でⅣ型 pit pattern であった．
　以上から高度異型管状絨毛腺腫〜粘膜内癌と診断され，ポリペクトミーを施行した．

Case 85　表面隆起型腺腫

NBI 併用拡大

部位 下部直腸（Rb）　　**肉眼型** 0-Ⅱa 様

（豊田昌徳，佐野　寧）

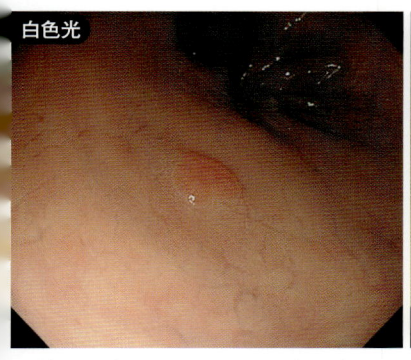

白色光：淡い発赤を呈する 5 mm 大の表面隆起型病変を認める．

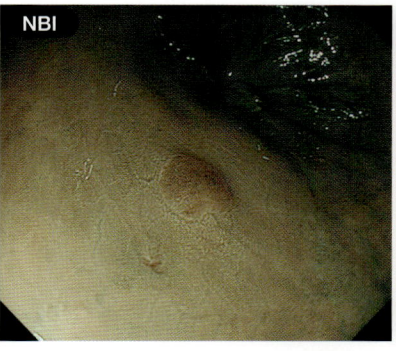

NBI：淡い緑色の正常背景粘膜と境界を明瞭にする茶色の病変として認識される（brownish area）．

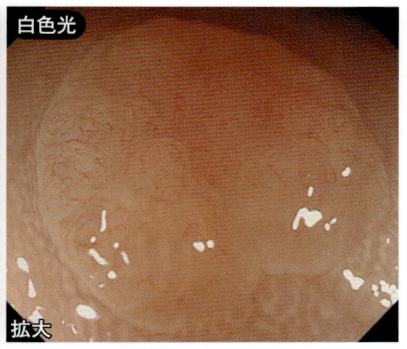

白色光，拡大：病変部は軽度の凹凸を認め，不明瞭な毛細血管網を認める．

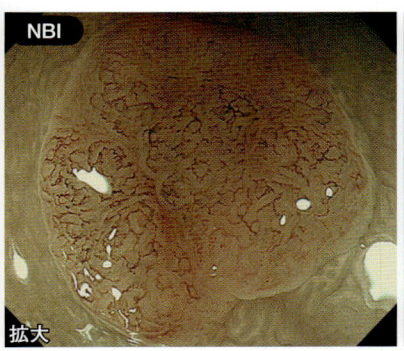

NBI，拡大：病変部には均一な茶色の網目状の血管が認められる．これらの血管は腺管を取り囲む円形から楕円形の meshed capillary として認識され，capillary pattern としては腺腫の pattern である（capillary pattern typeⅡ／広島大学分類 Type B）．

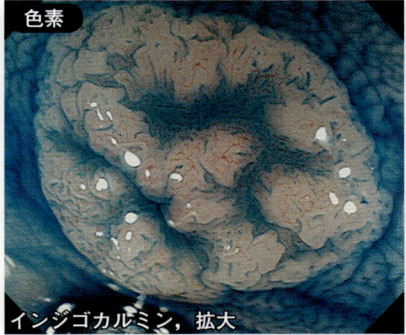

インジゴカルミン，拡大：病変部は軽度の窪みを伴っているが，隆起部分は管状 pit（ⅢL型）を認める．

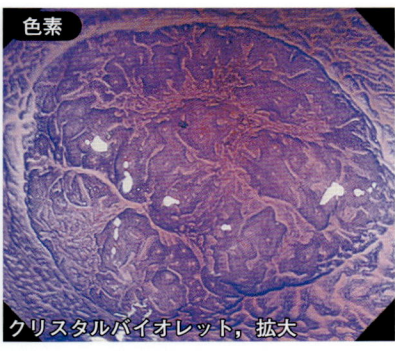

クリスタルバイオレット，拡大：隆起部分は管状 pit（ⅢL型）を認め，Ⅰ型 pit が介在している．窪みの部分には密な管状 pit を認める．

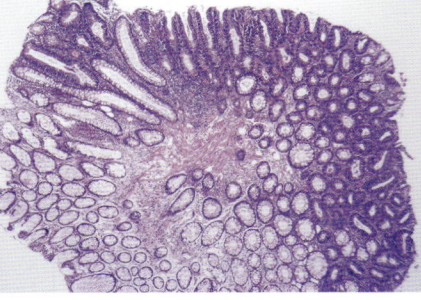

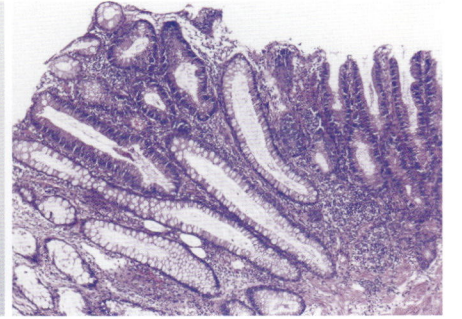

（ポリペクトミー標本）

病理組織 中等度異型管状腺腫

大腸

Comment　　　　　　　　　　　　　　　　　　　　　　　　　　Case 85

　通常白色光では，淡い発赤を示す隆起性病変を認め，NBI では典型的な brownish area として認識され，NBI 拡大観察で均一な meshed capillary を認めた．色素内視鏡でも ⅢL 型 pit pattern を呈した．

　以上から，管状腺腫と診断し，ポリペクトミーを施行した．

Case 86　表面陥凹型腺腫

NBI 併用拡大

部位 横行結腸　　**肉眼型** 0-IIc

（浦岡俊夫）

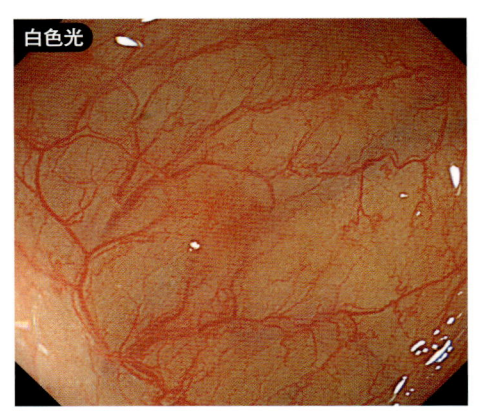

淡い小発赤と血管透見の消失を認めた．病変の存在は認識されたが，腫瘍・非腫瘍の鑑別や肉眼型などの診断はできない．

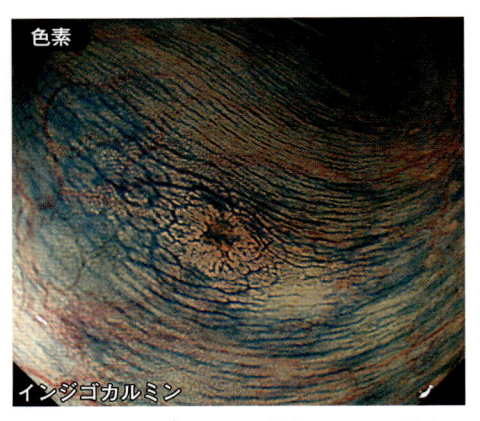

0.2％インジゴカルミン撒布下にて，腫瘍径 3 mm の浅い陥凹性病変と認識された．

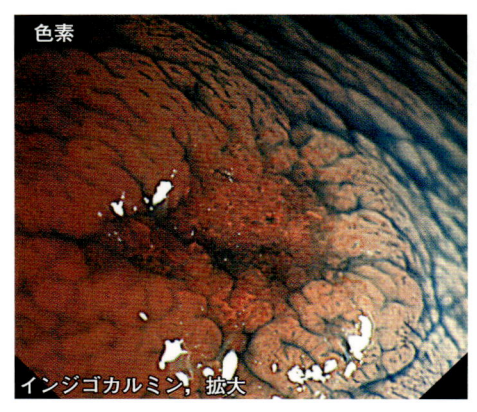

陥凹面の pit は，周囲の健常粘膜と比べると，小さく密在していたが，やや不明瞭であった．

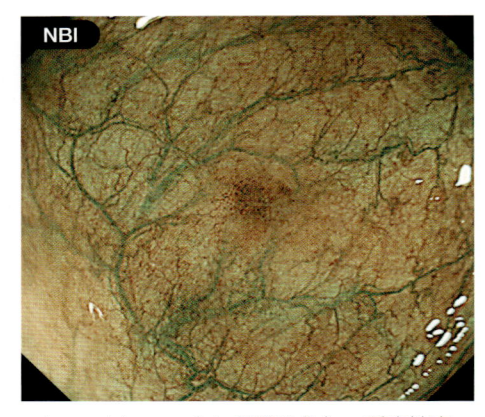

brownish area として認められ，腫瘍性病変の存在が考えられた．

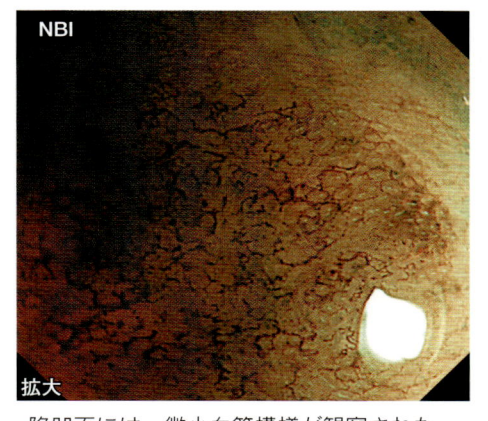

陥凹面には，微小血管模様が観察された．血管の途絶像を一部で伴うものの，network pattern が認識され，不規則な血管像や無血管領域は認めなかった．なお，間接的な pit pattern の判定は困難であった．

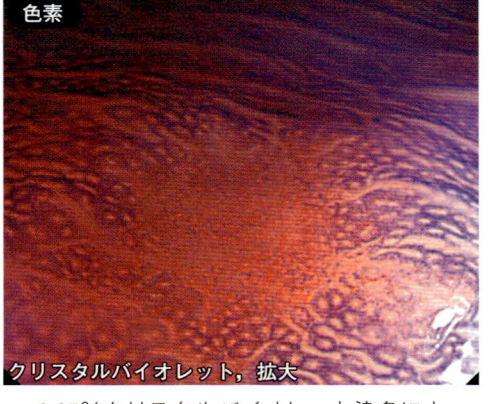

0.05％クリスタルバイオレット染色により，インジゴカルミン撒布下拡大内視鏡よりも pit pattern は明瞭に観察され，IIIs pit pattern と診断した．

弱拡大像

中拡大像

（EMR 標本）

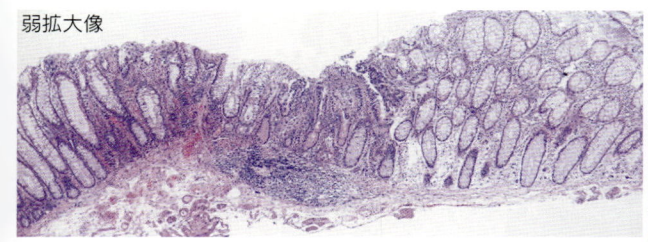

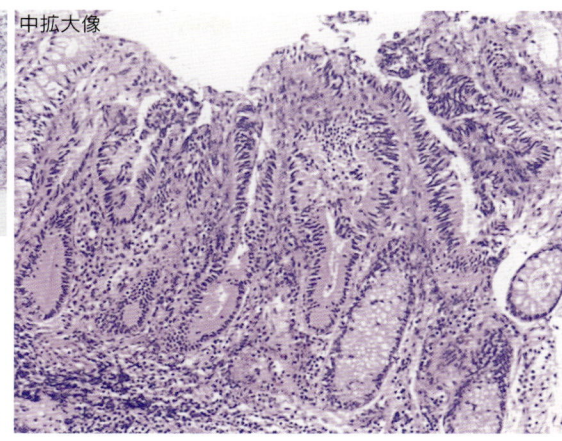

病理組織 Tubular adenoma, mild atypia

大腸

Comment ─────────────────────────── Case 86 ─

　淡い発赤と血管透見の消失が発見の契機となった微小 IIc 病変である．NBI 非拡大観察にて腫瘍性病変と診断されるが，正確な腫瘍径と肉眼型の決定には，インジゴカルミン撒布による色素内視鏡が必須である．

　NBI 併用拡大内視鏡所見による質的（組織型）診断は，佐野分類 CP：type II，広島大学分類 B type，昭和分類 network pattern，慈恵分類 2 型に相当する所見を認めたことから，粘膜内病変で，癌よりも腺腫が考えられた．pit pattern 診断は，IIIs pit pattern であった．

　EMR を施行し，病理組織学的所見は，腺腫（軽度異型）であった．NBI 併用拡大は，組織型診断が可能であることを示唆する症例であった．

Case 87　表面陥凹型腺腫

部位 S状結腸　　**肉眼型** 0-IIc

FICE

（冨樫一智，森嶋　計，浜田　徹）

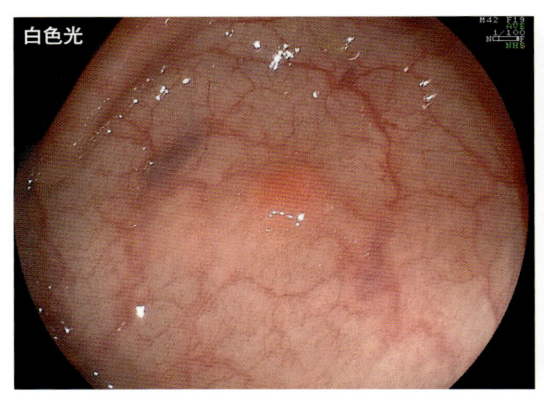

白色光
正常粘膜の血管模様が途絶し，わずかな発赤を示すことから，腫瘍性病変として認識される．

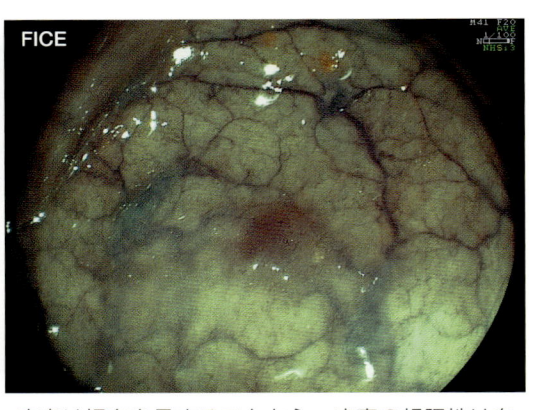

FICE
病変は褐色を呈することから，病変の視認性は向上している．（R 540 nm, G 490 nm, B 420 nm）

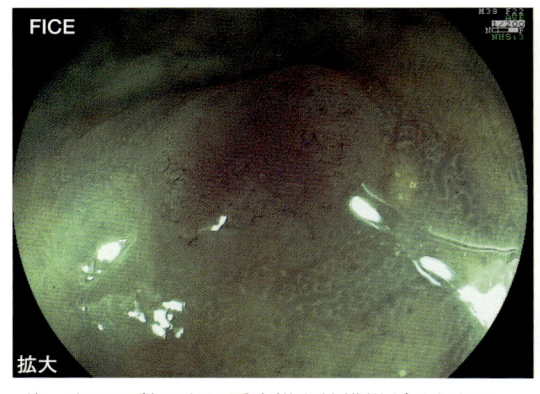

FICE 拡大
均一かつ不整でない腫瘍様血管模様がみられる．管状 pit 様構造物が確認される．

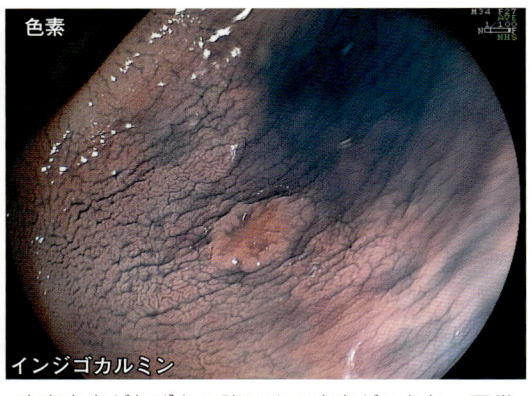

色素　インジゴカルミン
病変中央がわずかに陥凹する病変がみられ，正常粘膜との境界部は明瞭である．

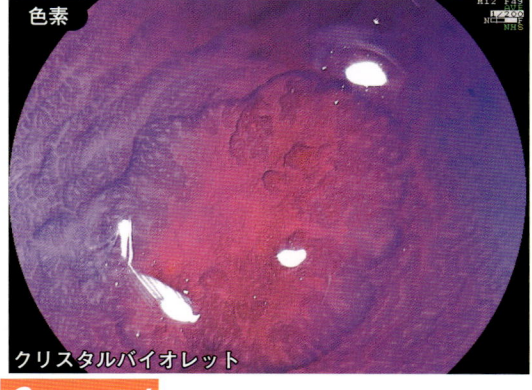

色素　クリスタルバイオレット
病変中央部にはIIIs型 pit がみられるが，不整像はない．

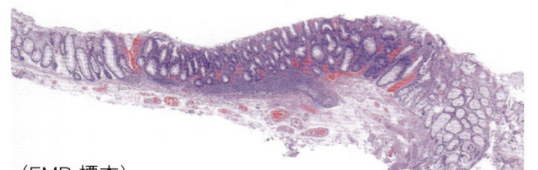

（EMR 標本）

病理組織　中心陥凹を示す軽度異型管状腺腫

Comment — Case 87

　小さな陥凹型腺腫の典型例である．Case 96 と同様に，通常観察のみでは，存在診断が難しいが，FICE 観察では病変の視認性が向上している．FICE 拡大観察では，佐野分類 II 型に類似した血管模様が確認された．病変の詳細な観察では，インジゴカルミン撒布・クリスタルバイオレット染色のほうが優れている．FICE 拡大観察では，佐野分類 II 型に類似した血管模様がみられ，粘膜内病変と診断可能であった．このような小病変の場合，色素撒布を省略できる可能性がある点が FICE 観察を行うことの意義なのかもしれない．

Case 88 隆起型早期癌（粘膜内病変）

NBI併用拡大

部位 S状結腸　　肉眼型 0-Is

（長谷川申，鶴田　修）

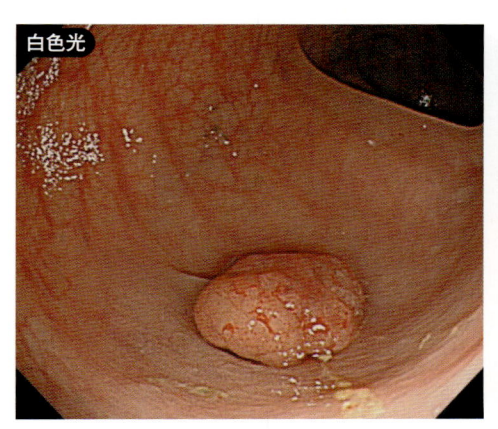

径約 10 mm の Is 型隆起性病変を認める．全体に発赤調で，頂部に周辺隆起部よりやや発赤の強い浅い陥凹を認める．

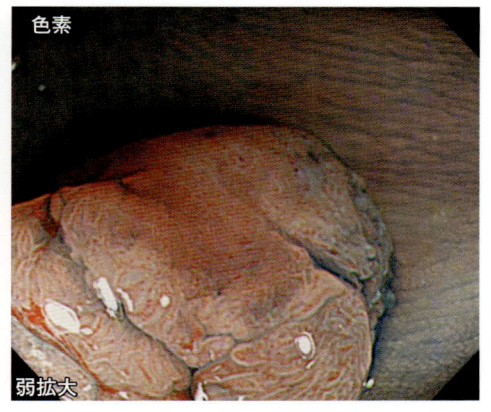

近接すると，陥凹部は周辺と比べ表面模様が不明瞭である．

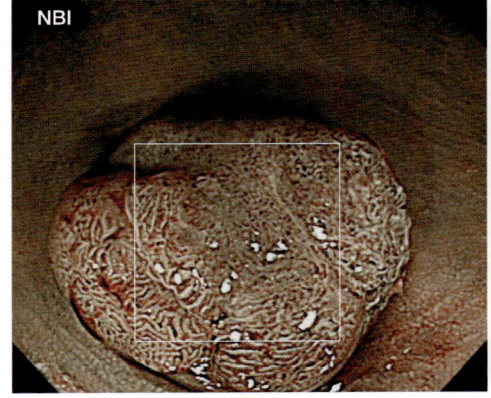

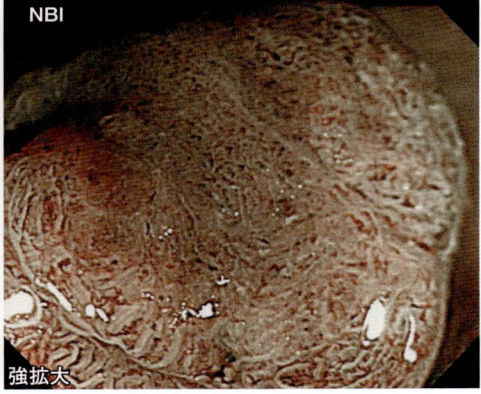

陥凹周囲の微細血管・粘膜模様は佐野分類の capillary pattern（以下，CP）type II を，陥凹部は CP type IIIA を呈している．

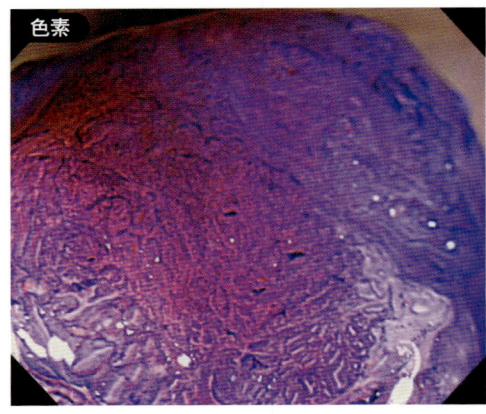

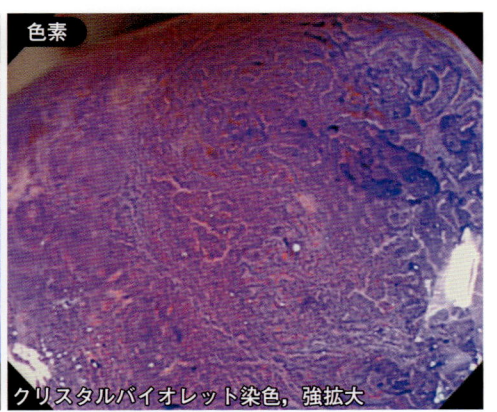

陥凹周囲は III～IV型 pit pattern であるが，陥凹部は軽度不整 V_I 型 pit pattern を呈している．

大腸

(EMR 標本)

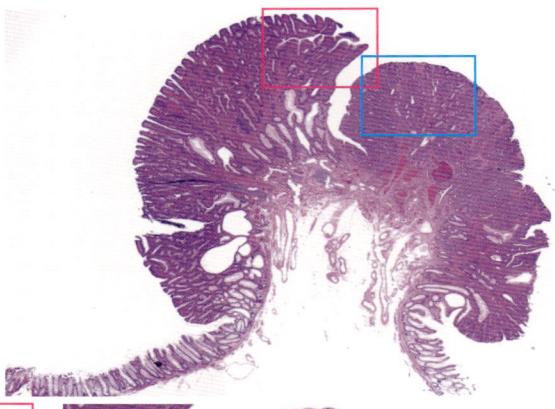

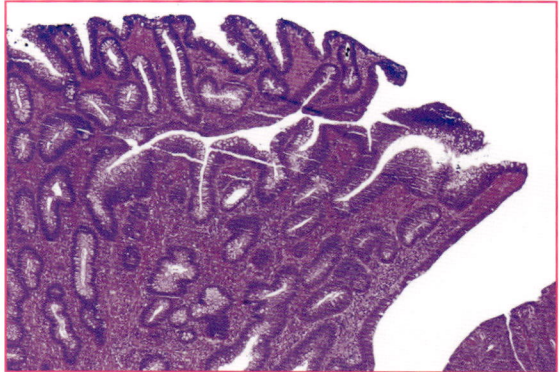

肛門側 口側

陥凹周囲 Adenoma 部分の弱拡，中拡大像

病理組織 Early sigmoid colon cancer, 0-Is, size：10 mm, Well～moderately differentiated adenocarcinoma, pM, ly0, v0 と診断した．
腺腫の中に陥凹部に一致して癌が存在した．

深達度 pM

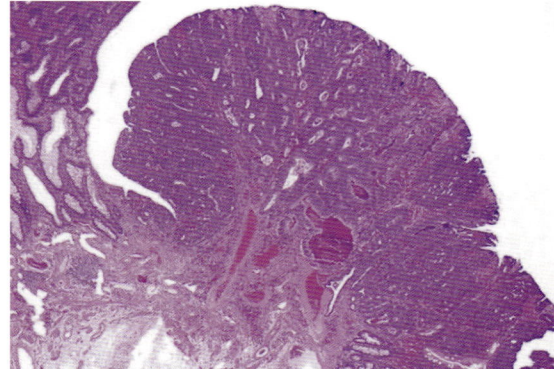

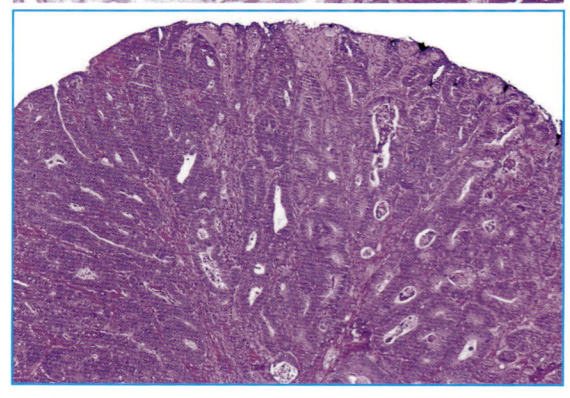

陥凹に一致した Carcinoma 部分の弱拡，中拡大像

Comment ─────────────────────── Case 88

　S状結腸に径 10 mm 大の Is 型隆起性病変を認める．全体に発赤調で，頂部に周辺隆起部より発赤の強い浅い陥凹を認める．陥凹周囲は CP typeⅡ，Ⅲ～Ⅳ型 pit pattern を呈し異型度の低い病変であると示唆されるが，陥凹部は CP typeⅢA，軽度不整ⅤI 型 pit pattern と異型度の高いことが推察される．

　以上より Is 型腺腫内癌と診断し，EMR にて一括切除した．

　病理結果は粘膜内にとどまる Well～moderately differentiated adenocarcinoma であった．

Case 89　隆起型早期癌（SM 浸潤病変）

部位 直腸　**肉眼型** 0-Is　　　NBI 併用拡大

（長谷川申，鶴田　修）

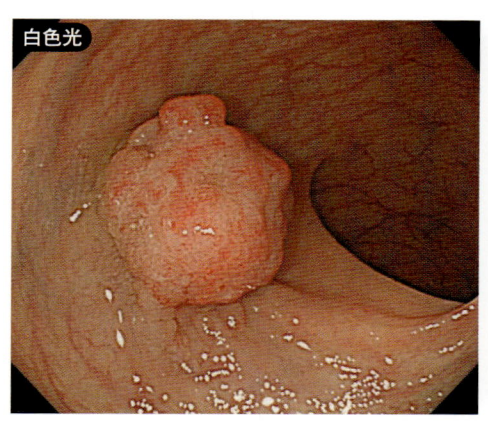

白色光：径約 20 mm の Is 型隆起性病変を認める．病変の立ち上がりは急峻で，表面はまだらに発赤し凹凸不整である．病変の画面下方に伸展不良所見（弧の硬化像）を認める．

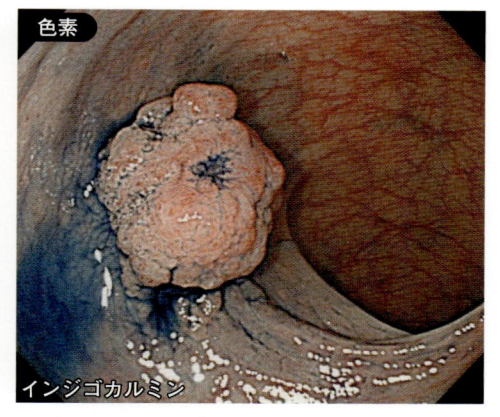

色素（インジゴカルミン）：表面凹凸不整が強調され頂部には境界不明瞭な陥凹が存在し，全体に緊満感を認める．伸展不良所見（弧の硬化像）も明瞭となっている．

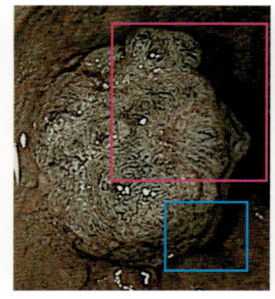

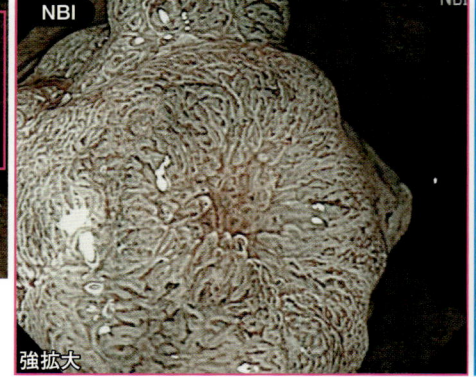

NBI 強拡大：陥凹部は乳頭状構造であり，CP type II を呈している．

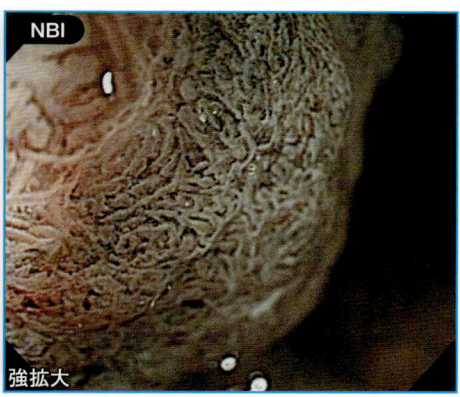

NBI 強拡大：一部には佐野分類の CP type IIIA を認める．

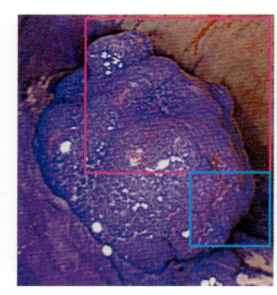

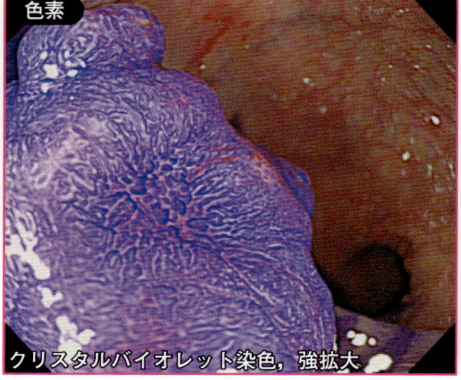

クリスタルバイオレット染色，強拡大：陥凹周囲は III～IV 型 pit pattern であるが，陥凹部は乳頭状の IV 型 pit pattern を呈している．

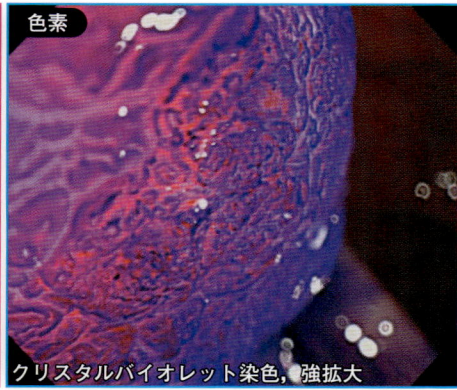

クリスタルバイオレット染色，強拡大：NBI で CP type IIIA を呈した部に一致して軽度不整 VI 型 pit pattern を認める．

大腸

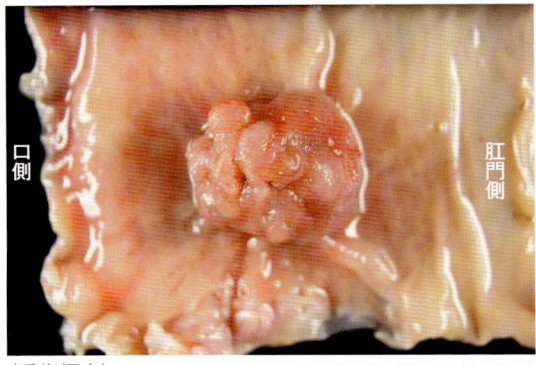

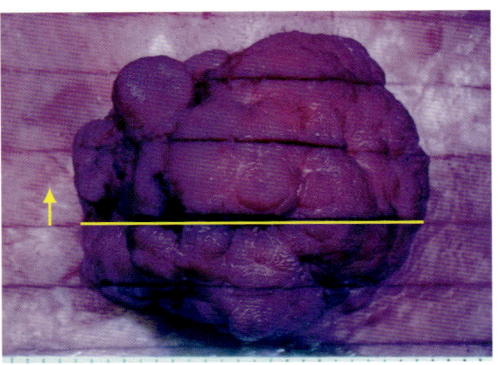

（手術標本）

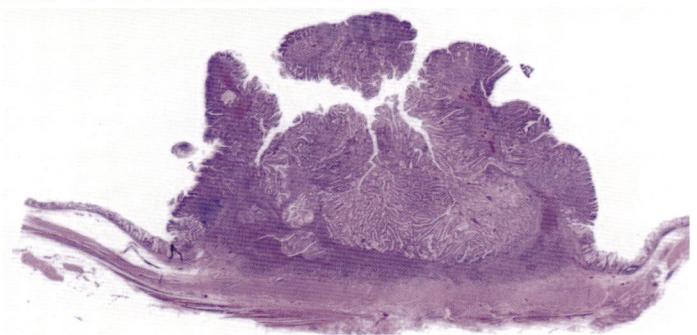

病理組織 tubular adenocarcinoma（tub2＞tub1），adenoma component（＋），size：22×19 mm，depth of invasion：pSM massive（10,000 μm），intermediate type，INFα，ly0，v0，budding/sprouting（－），pPM0，pDM0 と診断した．

深達度 pSM massive（10,000 μm）

Comment ────────────────────────────── Case 89

　直腸（Rb）の径 20 mm 大の Is 型隆起性病変であり，通常観察から腫瘍自体の緊満感，ひだのひきつれを伴った壁伸展不良所見を認める．拡大観察では腫瘍の大部分で CP type Ⅱ，Ⅲ～Ⅳ型 pit pattern を呈しているが，腫瘍の口側側面に周囲と異なる模様を呈した部を認め，同部は CP type ⅢA，高度不整 VI 型 pit pattern を呈していた．

　以上より cSM massive 癌と診断し，外科手術にて切除した．

　病理結果は SM massive に浸潤した tubular adenocarcinoma（tub2＞tub1）であり，浸潤距離は 10,000 μm であった．

Case 90　表面隆起型早期癌（粘膜内病変）　　NBI併用拡大

部位　直腸 Rb　　肉眼型　0-IIa+Is（LST-G）　　（渡辺憲治，町田浩久，永見康明）

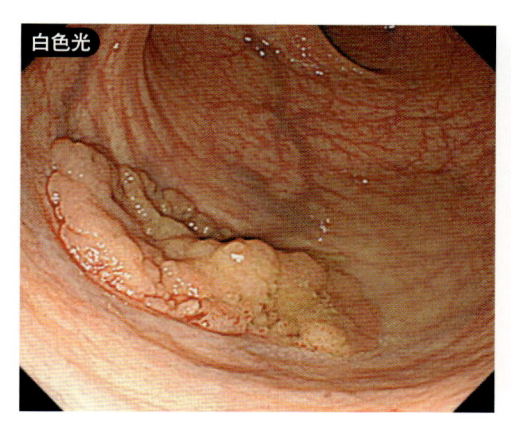

白色光
Rb に径 40 mm 大の LST-G を認める．

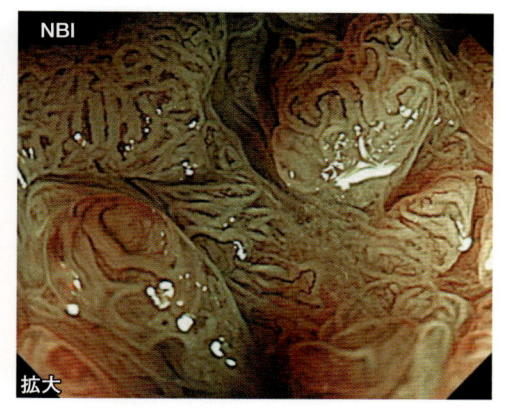

NBI／拡大
全体的に CP type IIIA の所見であった．

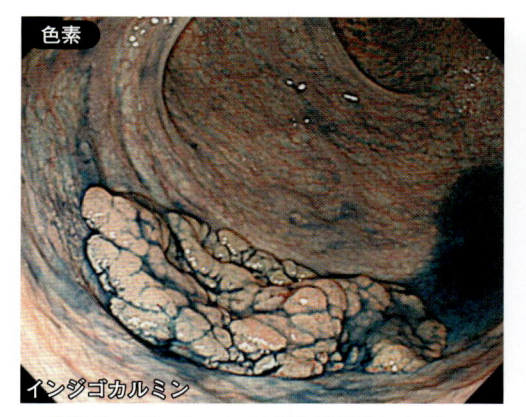

色素／インジゴカルミン
顆粒均一型 LST-G の形態が明瞭になる．

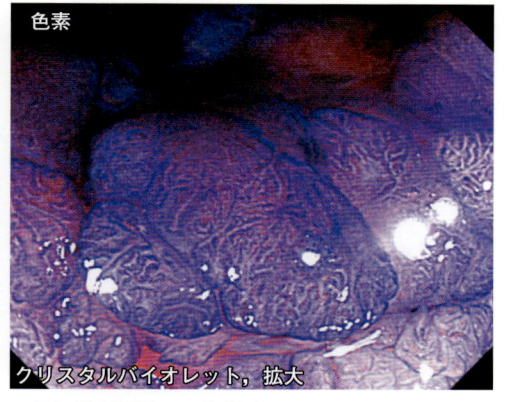

色素／クリスタルバイオレット，拡大
V_I 軽度不整 pit を呈する．

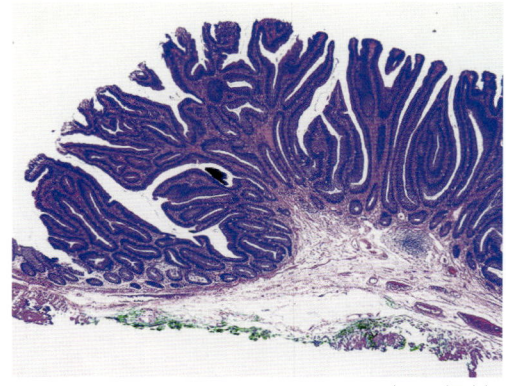

（ESD 標本）

病理組織
ESD にて一括切除を行った．Well differentiated tubular adenocarcinoma in adenoma の粘膜内癌であった．

Comment ───── Case 90 ─
　典型的な LST-G（顆粒均一型）の一例．NBI 拡大観察だけで，診療に必要な情報は十分得られている．

Case 91　表面隆起型早期癌（SM 浸潤病変）　　NBI 併用拡大

部位　直腸　　肉眼型　0-Ⅱa＋Ⅱc

（渡辺憲治，町田浩久，永見康明）

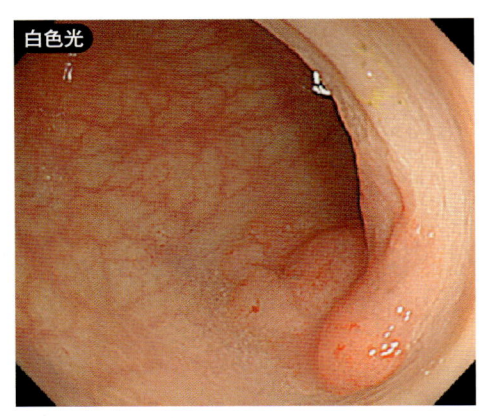

病変の一部が隆起した平坦な病変で，ひだに弧の変形を認める．

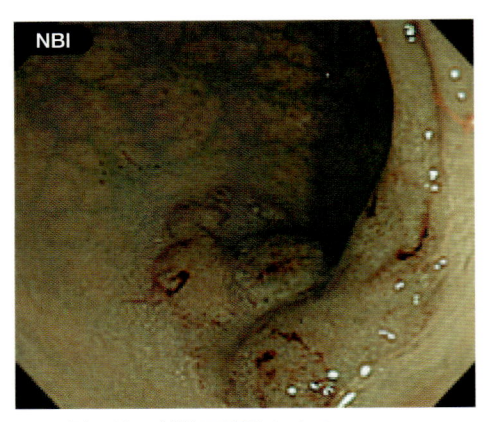

口側の境界が若干明瞭になる．

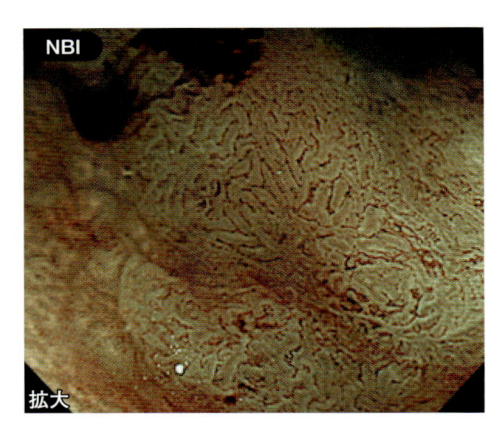

隆起部は CP type Ⅱ の所見．

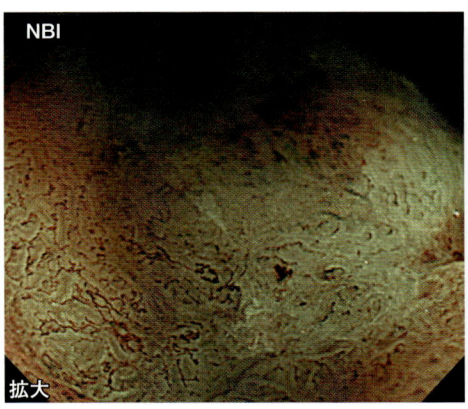

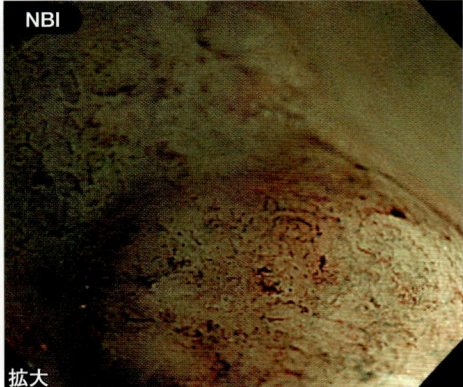

陥凹部は CP type ⅢB の所見．

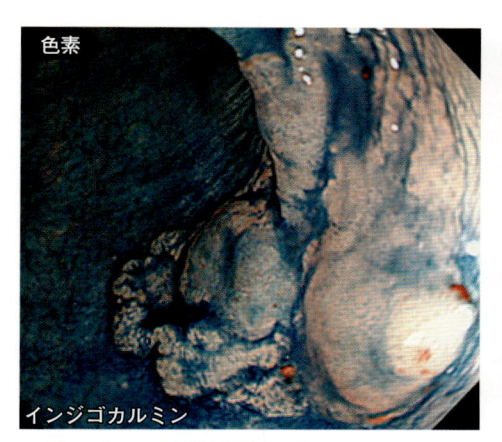

色素	色素
インジゴカルミン	クリスタルバイオレット，拡大
IIa＋IIc の形態が明瞭になる．	陥凹部は主にV_I高度不整 pit で，一部V_N pit を呈する．

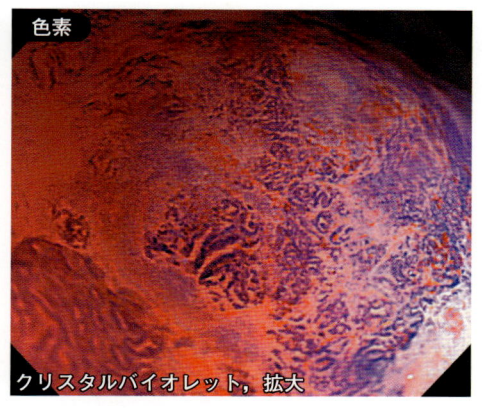

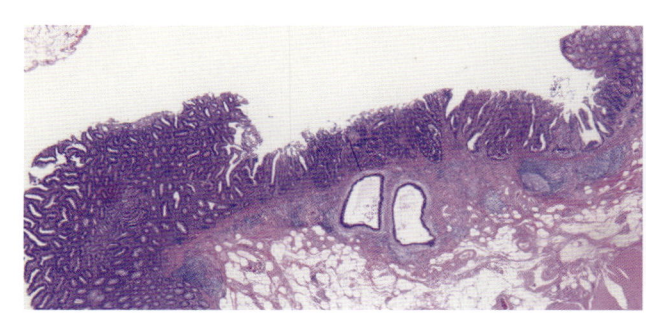

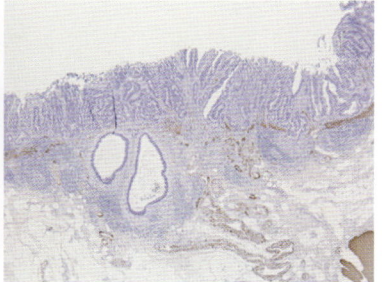

大腸

病理組織　　　　　　　　　　　　　　　　　　　　　　　　　　　　　（手術標本）

SM 浸潤距離 1,000 μm（右図は desmin 染色）の SM 浅層にとどまる癌であった．Well differentiated tubular adenocarcinoma, SM1, ly0, v0, VM0, HM0

深達度　pSM（1,000 μm）

Comment ────────────────────────────── Case 91

　NBI 拡大観察と色素拡大内視鏡像の深達度診断が乖離した場合，色素拡大内視鏡観察のほうが正診する場合が多いが，本例では陥凹部の各々の所見の読影が問題となった．

Case 92　表面平坦陥凹型早期癌（粘膜内病変）

部位 下行結腸　　**肉眼型** 0-Ⅱc

NBI併用拡大，AFI

（斎藤彰一，池上雅博，田尻久雄）

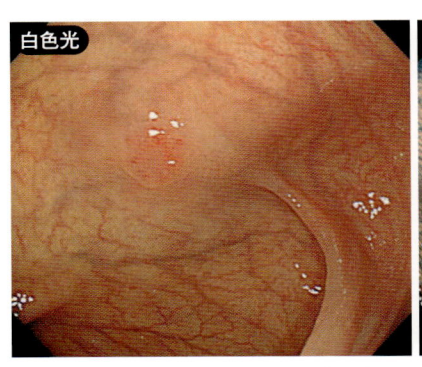

白色光
下行結腸に径約3 mm大の淡発赤調の表面平坦陥凹型病変を認める．正常周囲粘膜に明らかな硬化像，引きつれは認めない．

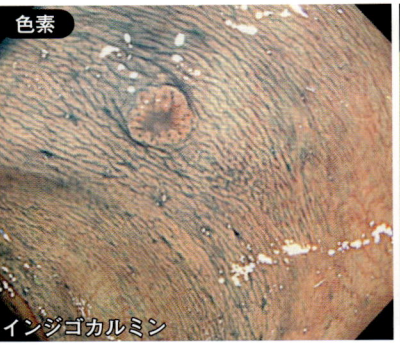

色素（インジゴカルミン）
色素撒布にて陥凹面が明瞭となり，辺縁部への棘状のはみ出し所見を認め，肉眼型ではⅡcとした．

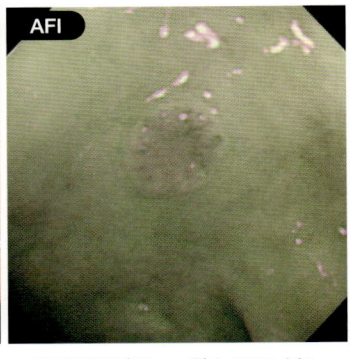

AFI
病変陥凹部に一致してマゼンタ調に描出され，辺縁隆起部ではダークグリーンを呈した．このことより，辺縁隆起部では非腫瘍粘膜から形成されることがわかる．

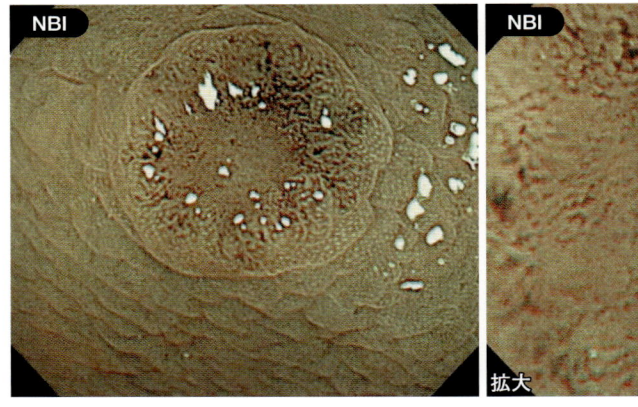

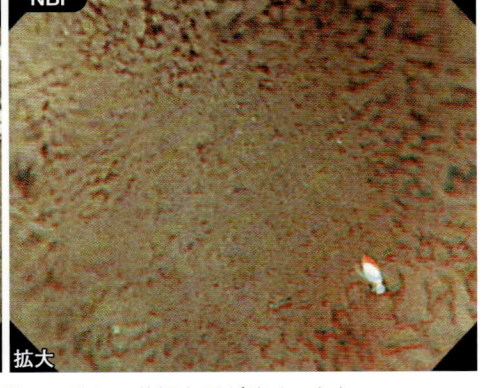

NBI／NBI拡大
全体観察像の陥凹周囲において，間質に一致して茶褐色調が強くみられ，正常pitが散見できる．一方，陥凹部では弱拡大，強拡大所見においても著明な血管拡張所見，pit様構造の観察は困難であった．

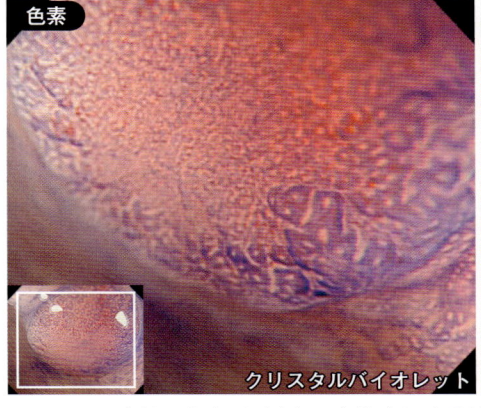

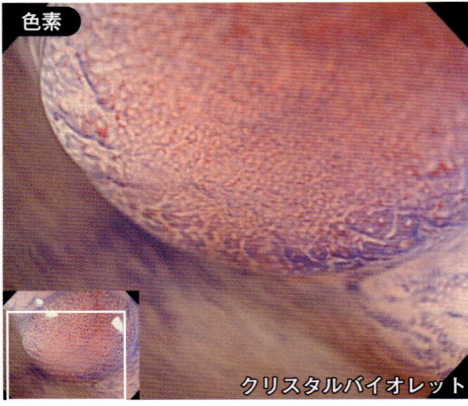

色素（クリスタルバイオレット）
クリスタルバイオレット染色による拡大内視鏡所見では周囲粘膜はNBI所見と同様にⅠpit，陥凹内部ではⅢs型pit主体と考えられた．辺縁部のⅠ型pitより狭小化した腺管開口部で，密に増生しているのが特徴である．

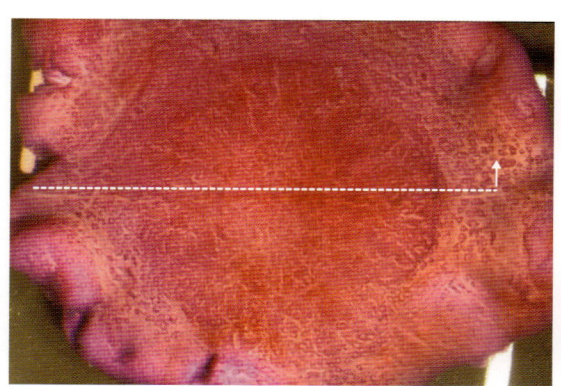

辺縁隆起部を含め，3 mm 大の陥凹型腫瘍で，辺縁部は正常腺管開口部が残存する．明らかな SM 浸潤を示唆する pit 構造はみられず，病変を二分割する形で標本作成を行った．

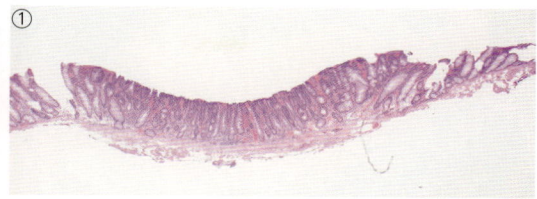

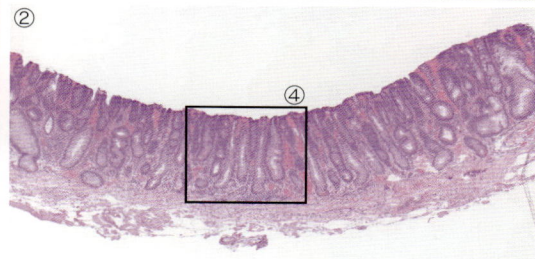

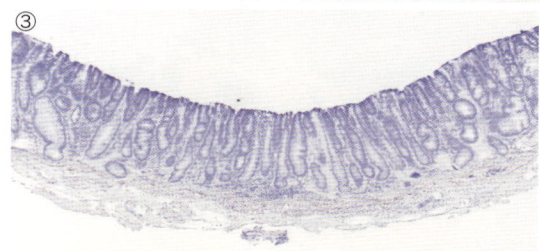

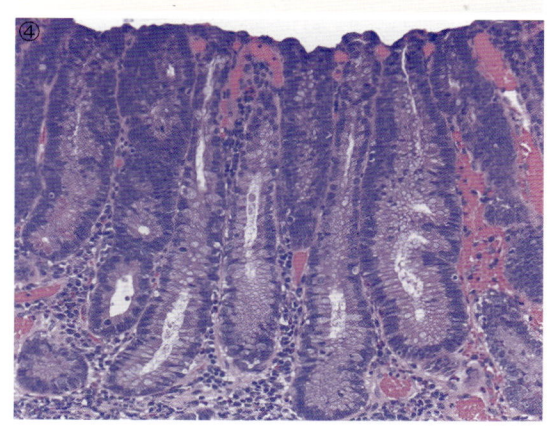

大腸

病理組織

ルーペ像（①）では陥凹部に一致して腫瘍腺管の増生がみられる．病変部では小型のストレート腺管が密に増生（②）しているが，粘膜内に限局している．Desmin 染色で筋板の断裂はみられなかった（③）．この部の拡大像では腺管は密に増生し，核の腫大，クロマチンの増加が目立ち，高分化型腺癌と診断した（④）．

（EMR 標本）

深達度 pM

Comment ────────────────────────── Case 92

　陥凹型腫瘍では，腫瘍径が小さいうちから粘膜下浸潤する傾向を有するのが特徴とされる．本病変でも陥凹面が 2 mm 弱という小病変であるが，小型腺管が密に増生し，悪性度は高いと考えられる．当科で 10 mm 以下の NPG 型発育を呈する病変 40 病変において，約 12.5％の症例で粘膜内癌，また 25.0％で SM 浸潤癌を呈しており，いかにこのような病変を IEE を含め，最新の医療機器で発見できるか，目を肥やす必要があると考えられる．

Case 93　表面平坦陥凹型早期癌（SM 浸潤病変）

NBI 併用拡大，AFI

部位 SD-junction　　**肉眼型** 0-Ⅱa＋Ⅱc

（斎藤彰一，池上雅博，田尻久雄）

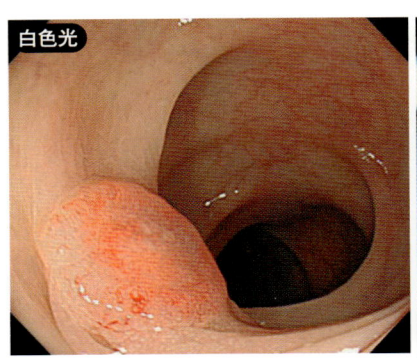

白色光
SD-junction に径約 8 mm 大の強発赤調の緊満感を有する表面型病変を認める．中心部で陥凹面を有し，両側よりわずかなひだの引きつれ所見を有する．

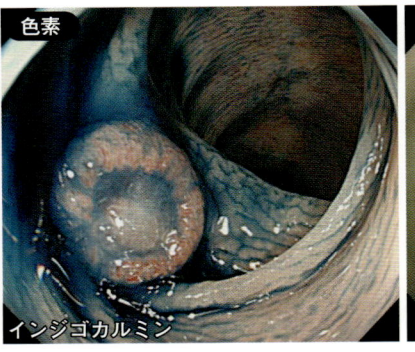

色素（インジゴカルミン）
色素撒布にて陥凹面が明瞭となった．立ち上がり部は非腫瘍粘膜，陥凹部では潰瘍形成をきたしたようにみえる．Ⅱa＋Ⅱc 病変と診断した．

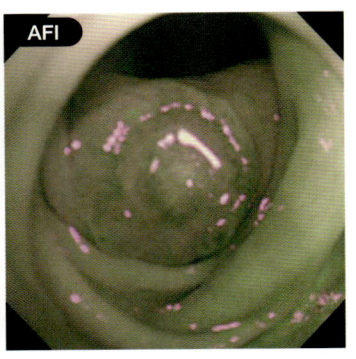

AFI
病変部の部位にもよるが，腫瘍部に一致して，強いマゼンタ調の色調変化はみられなかった．

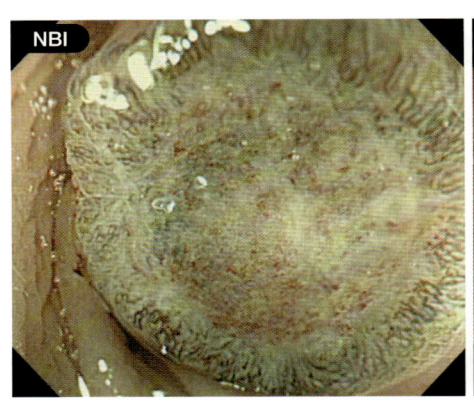

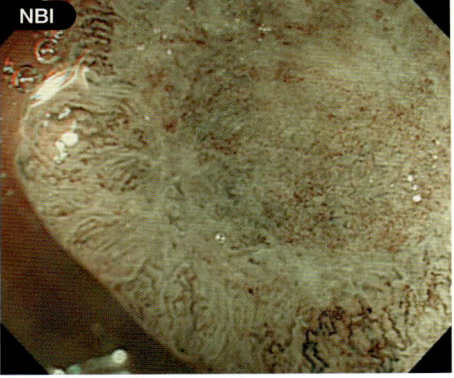

NBI
全体観察像では，辺縁隆起部では著明な血管拡張がみられる．一方で陥凹領域において血管走行の残存はみられなかった．

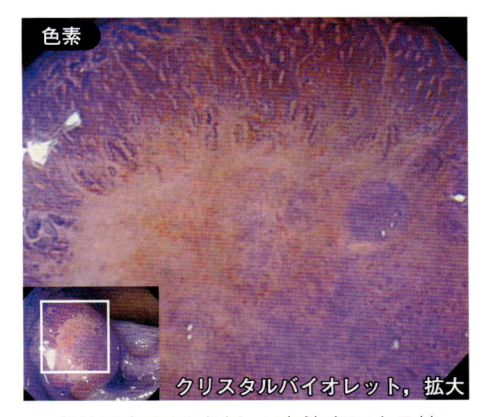

色素（クリスタルバイオレット，拡大）
クリスタルバイオレット染色による拡大内視鏡所見では周囲粘膜は伸展されたⅠ型 pit の残存を認めるも，陥凹内部では大部分において染色性の低下と腺管開口部の消失がみられた．V_N 型 pit と考えられる．

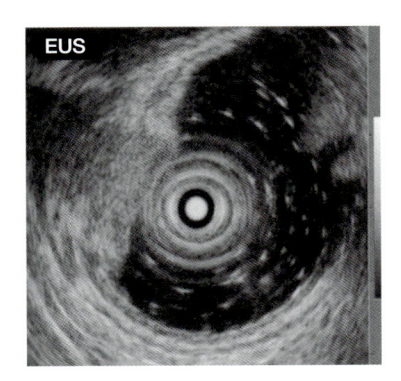

EUS
腫瘍エコーと考えられる low echoic mass がみられ，この部で第 3 層の断裂が認められた．また 4 層と考えられる低エコー帯の肥厚所見もみられる．以上より，SM 深部浸潤をきたした早期大腸癌と診断した．

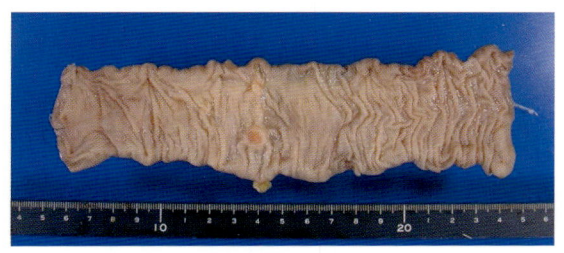

下行結腸部分切除標本．病変は辺縁隆起部を含め，径 10 mm 弱の病変である．

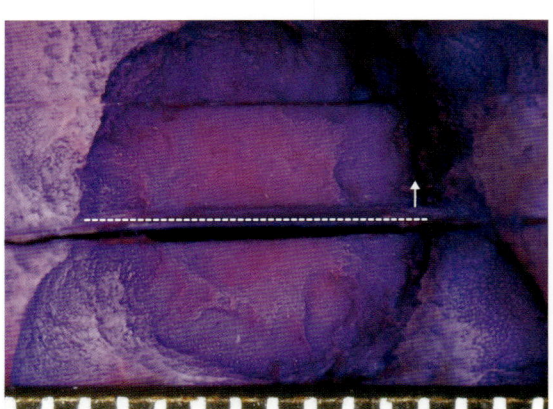

陥凹面約 6 mm 大の陥凹型腫瘍で，3 分割にして標本作成を行った．拡大内視鏡所見と同様で，辺縁部は正常腺管開口部が残存する．陥凹部では腺管開口部はみられず，SM 深部浸潤を示唆する所見であった．

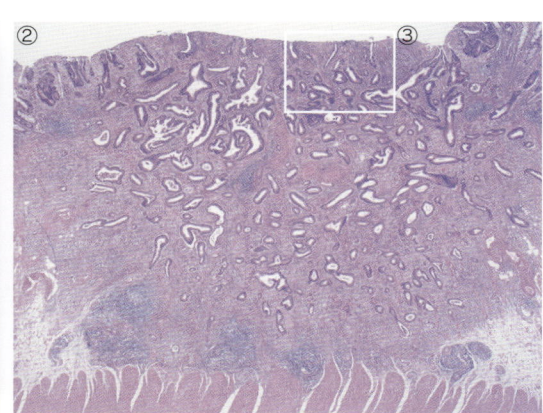

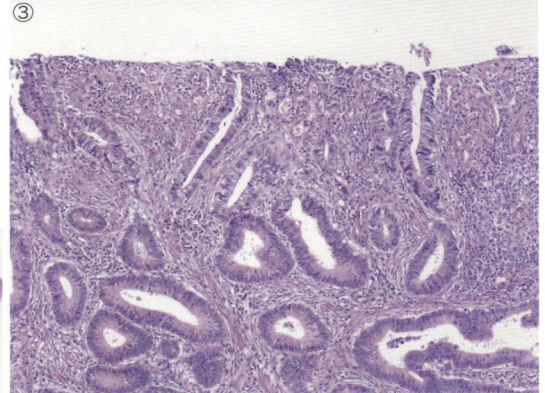

（手術標本）

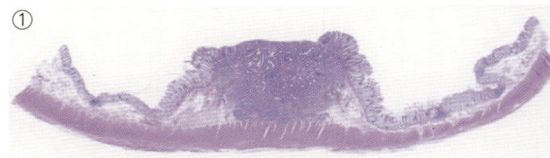

病理組織　ルーペ像（①）では陥凹部に一致して腫瘍腺管の増生がみられる．最深部では浸潤部が筋層直上まで達する腫瘍である（②）．病変表層部では SM 深部浸潤をきたした部位が表層に露出し，併せて著明な間質反応を認める（③）．
ly0, v1, n0, NPG

深達度　pSM（2,200 μm）

―――― Case 93 ――――
Comment

　陥凹型腫瘍では，腫瘍径が小さいうちから粘膜下浸潤する傾向を有するのが特徴とされる．本病変でも陥凹面は 6 mm 弱という小病変であるが，SM 浸潤をきたし悪性度は高いと考えられる．当科で 10 mm 以下の SM 深部浸潤癌の特徴を検討すると，NPG 型発育を呈し，内視鏡的特徴所見では慈恵分類で血管模様は 4 型，pit pattern では V_I 高度不整，もしくは V_N 型 pit であった．

Case 94　LST-NG, pseudodepressed type

NBI 併用拡大

|部位|上行結腸|　|肉眼型|0-Ⅱa＋Ⅱc|

（岡　志郎，田中信治）

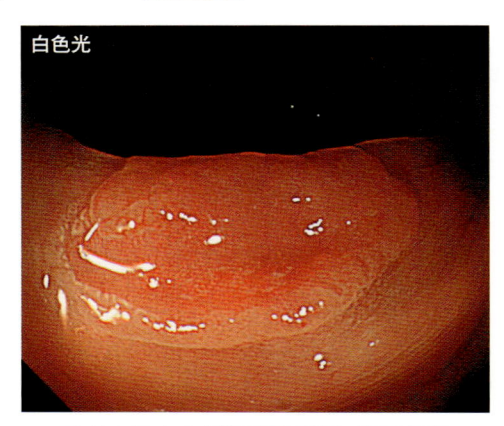

白色光
ひだ上に中心が発赤調の浅い陥凹を有する扁平隆起性病変を認める．

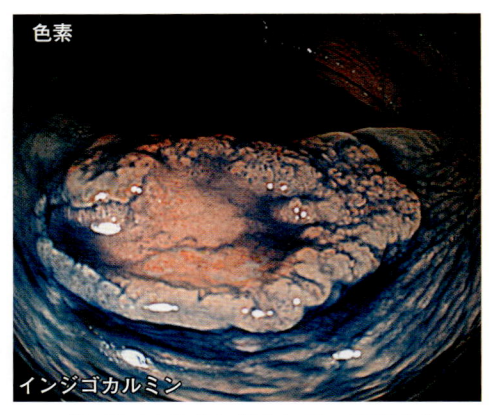

色素　インジゴカルミン
インジゴカルミン撒布にて，病変中心部の浅い盆状の陥凹が明瞭となる．陥凹の境界は一部不明瞭である．

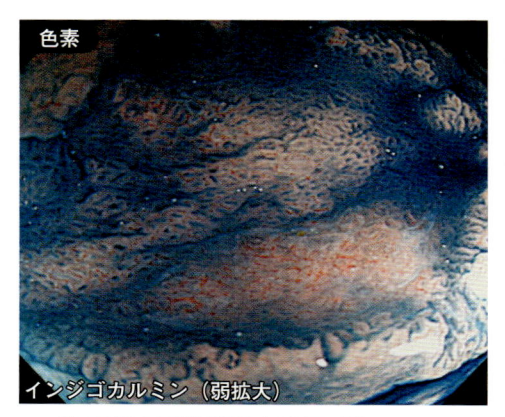

色素　インジゴカルミン（弱拡大）
陥凹部の可視範囲内はⅢ_L 型 pit pattern であるが，粘液付着のため正確な pit pattern 診断は困難である．

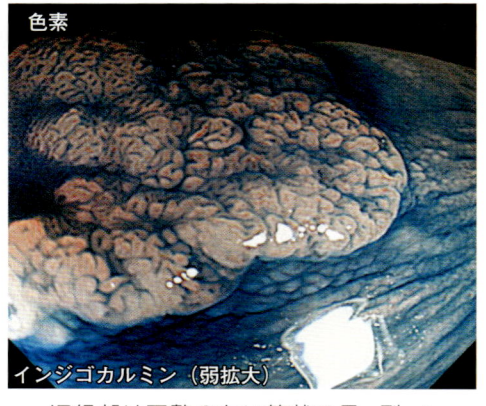

色素　インジゴカルミン（弱拡大）
辺縁部は不整のない管状のⅢ_L 型 pit pattern である．

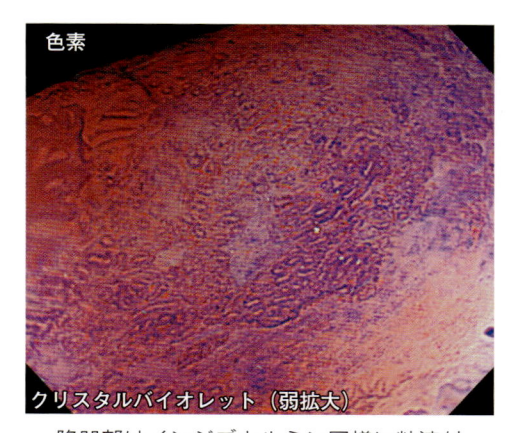

色素　クリスタルバイオレット（弱拡大）
陥凹部はインジゴカルミン同様に粘液付着のため一部詳細な観察は困難であるが，pit の大小不同や pit 間の染色性の低下を認め，Ⅴ_I 型軽度不整と診断した．

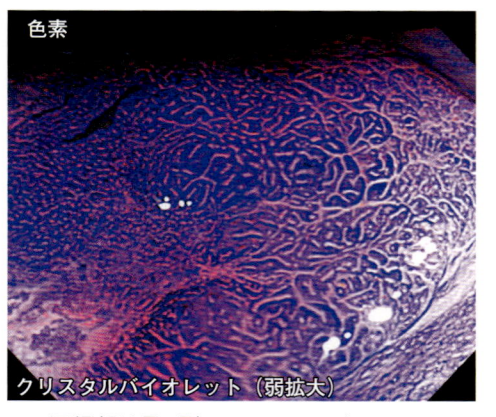

色素　クリスタルバイオレット（弱拡大）
辺縁部はⅢ_L 型 pit pattern である．

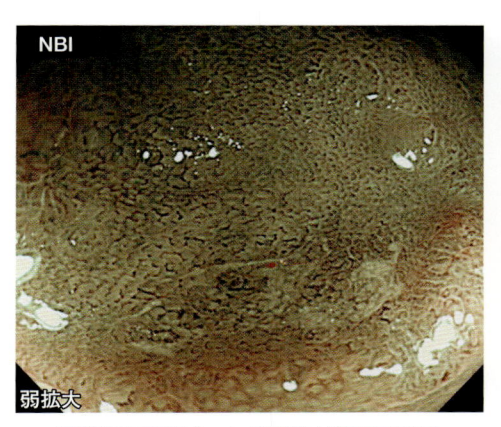

間接的に不整な pit 様構造が観察可能であり，血管は不整な網目模様を構成し，太さ/分布が比較的均一に認められる（広島大学分類 type C1）．

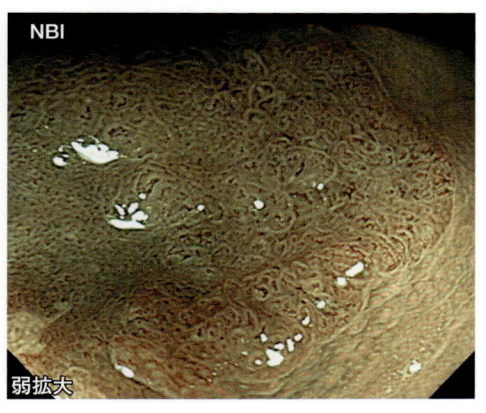

腺管周囲の褐色調変化や構造強調により，間接的に明瞭で整な pit 様構造が観察できる（広島大学分類 type B）．

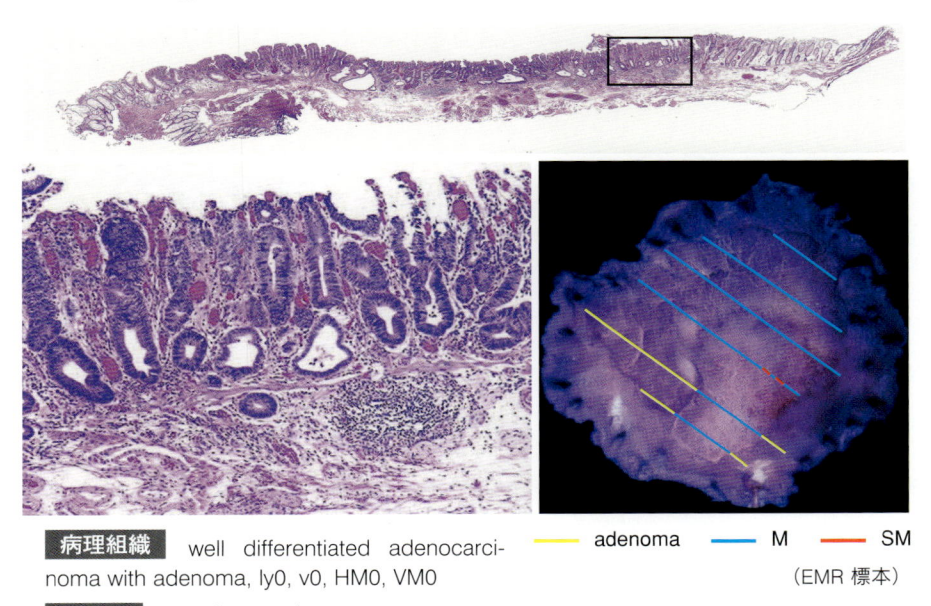

病理組織 well differentiated adenocarcinoma with adenoma, ly0, v0, HM0, VM0

深達度 pSM（100 μm）

― adenoma　― M　― SM
（EMR 標本）

大腸

Comment ―――――――――――――――――――――――――― Case 94 ―

　表面隆起型病変（とくに pseudodepressed type）では陥凹の有無を認識することが重要である．陥凹面の認識にはインジゴカルミン撒布が有用である．本症例は十分な洗浄後にもかかわらず陥凹面に粘液の付着を認め，詳細な pit pattern 診断は困難であった．一方，NBI 併用拡大観察では粘液の影響を受けることなく間接的な pit pattern 診断や微小血管構築の所見が観察可能であった．以上より，深達度 M（〜SM1）と診断し，EMR を施行した．

Case 95　LST-NG, pseudodepressed type

NBI 併用拡大

部位　S状結腸　　肉眼型　0-Ⅱa+Ⅱc

（岡　志郎，田中信治）

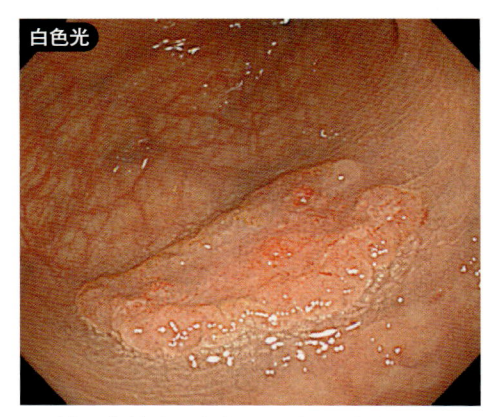

白色光
浅い盆状陥凹を有する扁平隆起性病変を認める．

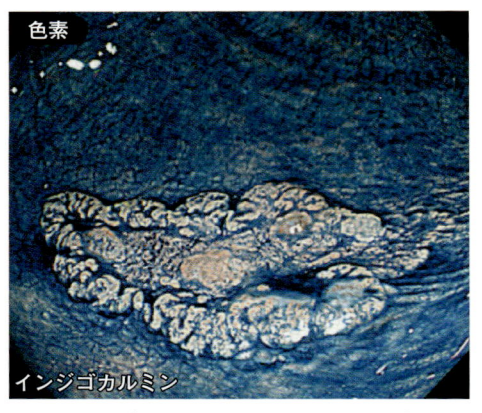

インジゴカルミン
インジゴカルミン撒布にて陥凹面が明瞭となる．陥凹の境界は一部不明瞭である．

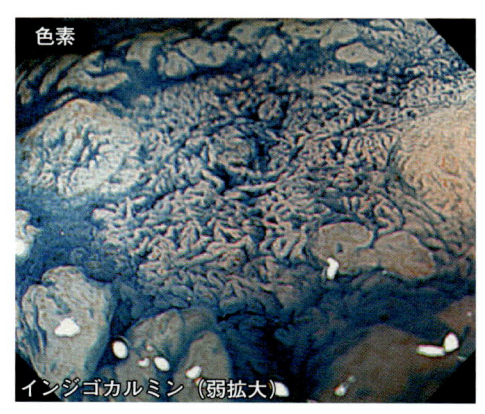

インジゴカルミン（弱拡大）
陥凹部は管状〜類円形の pit が不規則に配列している．

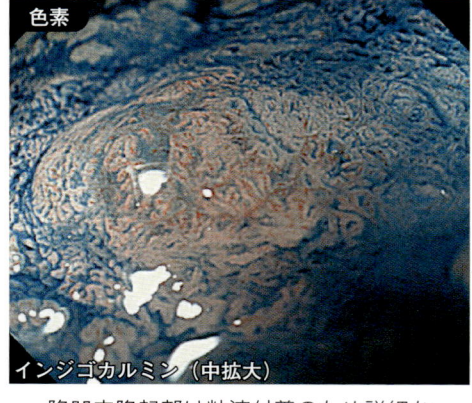

インジゴカルミン（中拡大）
陥凹内隆起部は粘液付着のため詳細な pit pattern 観察は困難である．

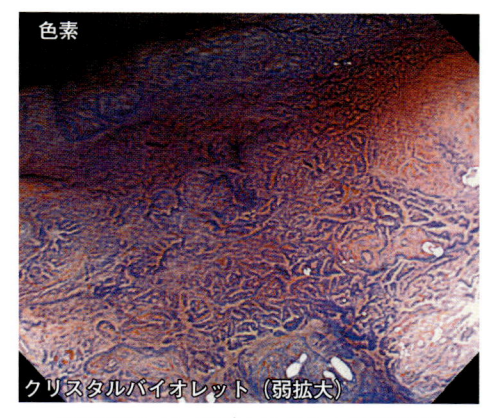

クリスタルバイオレット（弱拡大）
陥凹部はインジゴカルミンと同様に管状〜類円形の pit が不規則に配列し，軽度不整のⅤ$_I$型 pit pattern と診断できる．

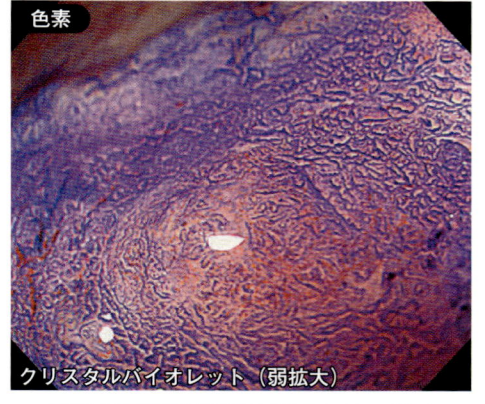

クリスタルバイオレット（弱拡大）
陥凹内隆起部は粘液付着のため一部で評価が困難であるが，大きさや配列の不整な pit が周囲と同様に観察可能である．

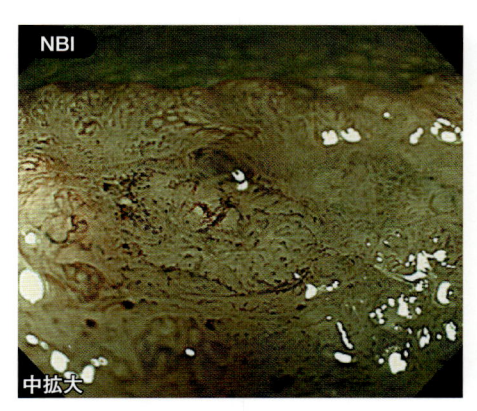

陥凹部は間接的に不整な pit 様構造が観察可能であるが，微小血管は不整で断片化し，太さ/分布が不均一である（広島大学分類 type C2）．

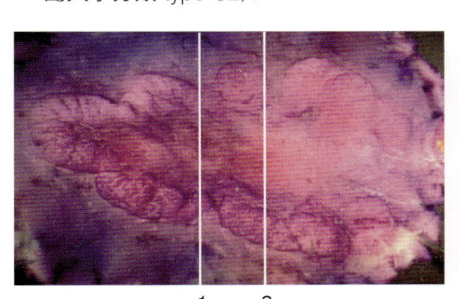

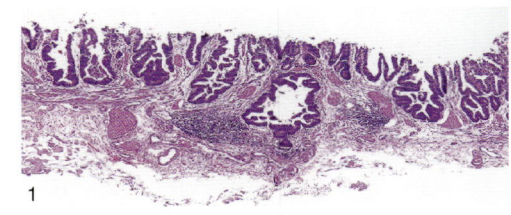

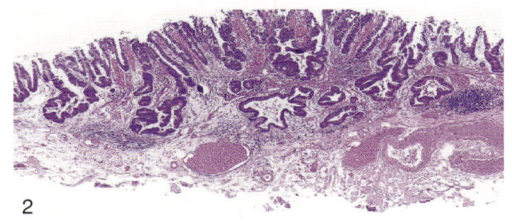

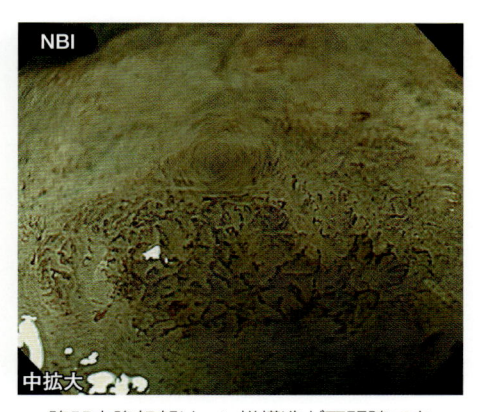

陥凹内隆起部は pit 様構造が不明瞭である．微小血管は不整な網目模様を呈し，太さ/分布は比較的均一であるが，血管は断片化傾向を呈している（広島大学分類 type C3）．

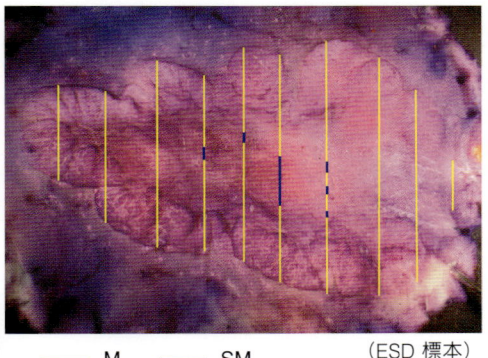

— M　— SM　（ESD 標本）

病理組織 well differentiated tubular adenocarcinoma, ly0, v0, pVM0, pHM0

深達度 pSM（500 μm）

大腸

Comment ─────────────────────── Case 95

　本症例は陥凹内隆起部の所見をどのように診断するかがポイントである．NBI 所見は C2-C3 で SM 深部浸潤癌を示唆する所見であるが，その領域は微小で部分的なものであり，色素拡大観察にて明らかな無構造所見を呈していないことより，SM 軽度浸潤癌の可能性も高いため完全摘除生検目的に ESD を施行した．LST pseudodepressed type 病変は，本症例のように多中心性に SM 浸潤することが特徴で，正確な病理診断のために一括切除が必須である．

Case 96　LST-NG, pseudodepressed type　　　　FICE

部位 S状結腸　　**肉眼型** 0-Ⅱa

（冨樫一智，森嶋　計，浜田　徹）

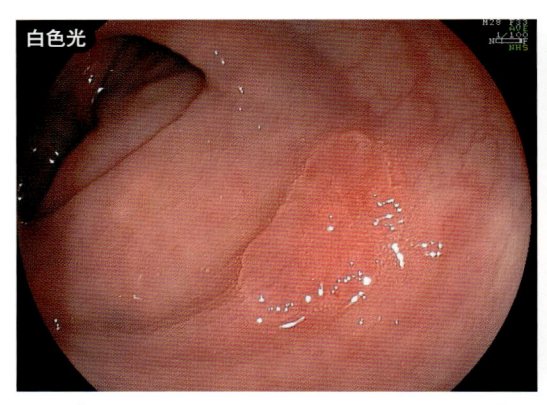

白色光　わずかな隆起を示す病変の認識は可能であるが，境界部は不明瞭である．

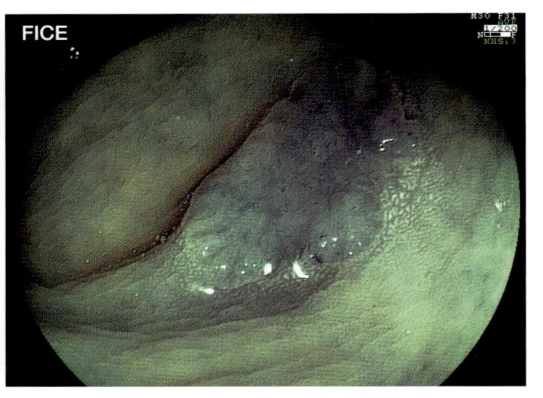

FICE　色調の違いから，病変の境界部が明瞭化している．（R 540 nm, G 490 nm, B 420 nm）

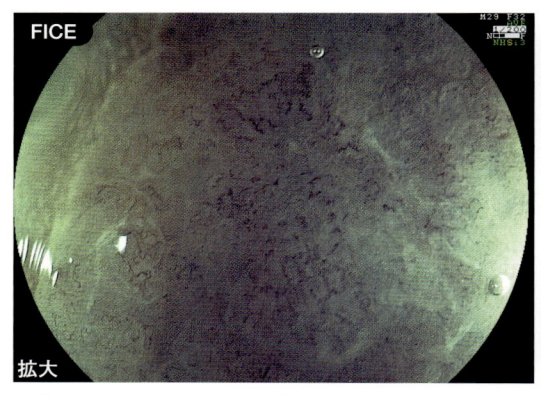

FICE 拡大　表層に腫瘍様血管模様がみられるが，均一・整である．pit様構造物はわずかに確認される．

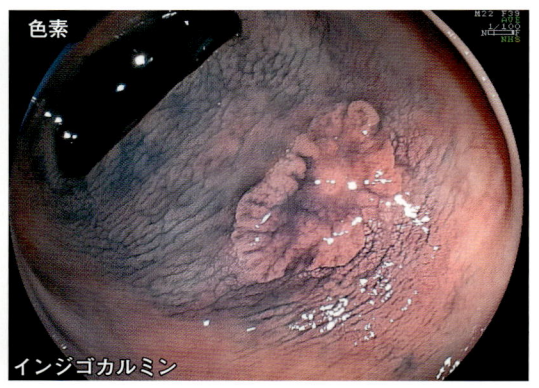

色素 インジゴカルミン　病変中央がわずかに陥凹する病変がみられ，正常粘膜との境界部は明瞭である．病変はFICEで変色した領域にほぼ一致していることがわかる．

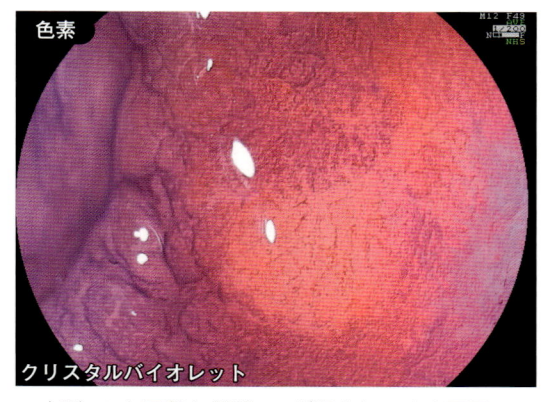

色素 クリスタルバイオレット　小型pitと不整な管状pitが混在し，大小不同・配列の乱れ・不整像がみられるが，その程度は軽い．V_Iの軽度不整と判断される．

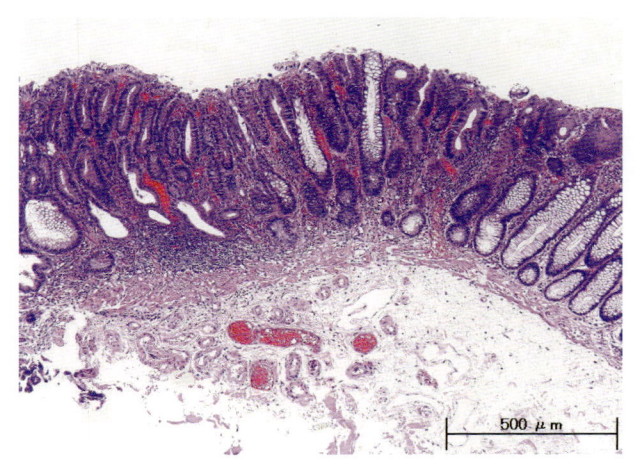

病理組織 高度異型を示す管状腺腫，部分的に高分化型腺癌と判断できる領域がみられた．

深達度 pM

Comment ─────────────────────── Case 96 ─

　最大径 15 mm の LST-NG 型病変である．通常観察のみでは，存在診断が難しいが，FICE 観察では病変の認識が容易である．しかし，本例が示すように，インジゴカルミン撒布により病変はさらに明瞭に描出されることが多い．現時点において，インジゴカルミン撒布は最良の方法といえ，FICE は色素撒布を要しない簡便性に有用性があると考えられる．FICE 拡大観察では，佐野分類Ⅱ型に類似した血管模様がみられ，粘膜内病変と診断可能であった．

Case 97 腫瘍の診断（LST-NG）

NBI併用拡大，AFI

部位 下行結腸　　**肉眼型** 0-IIa

（坂本　琢，松田尚久，谷口浩和）

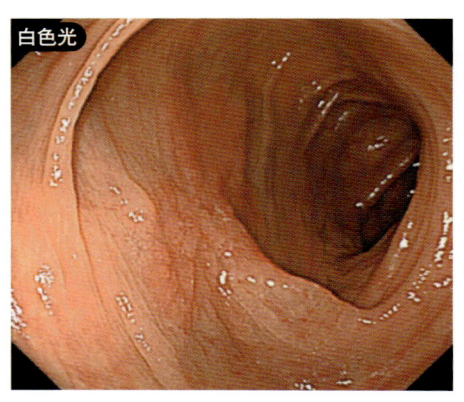

白色光：周囲粘膜ひだの引きつれを伴う，わずかに発赤調の領域として認識される．

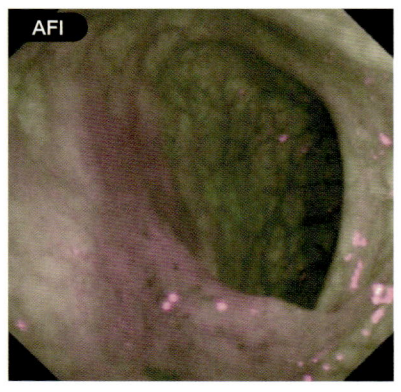

AFI：周囲正常粘膜と比較して，マゼンタ調の色調変化がみられる．病変とのコントラストはより明瞭に描出されている．

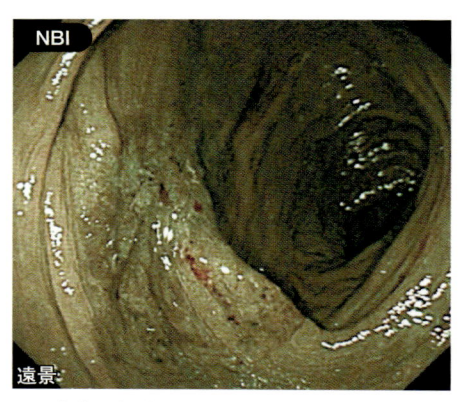

NBI遠景：病変は軽度褐色調に描出されている．

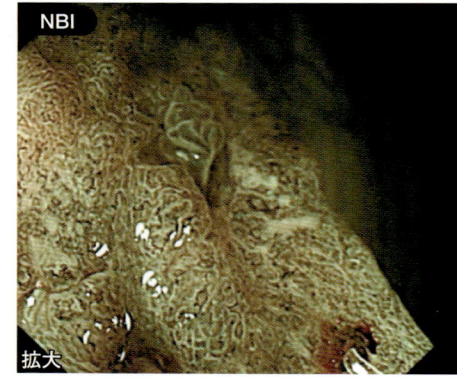

NBI拡大：微小血管パターンは，既存のnetwork patternが崩れつつあり，口径不同の不規則な走行を呈する．血管密度はほぼ一定で，loose vascularといえる所見はなく，"type IIIA（佐野分類）"と判断した．なお，画像中心部分の小陥凹部分は，臨床情報より生検後の変化と考えられた．

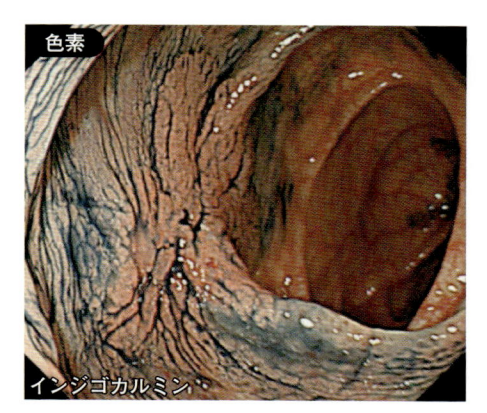

色素　インジゴカルミン：丈の低い平坦隆起病変として認識される．30 mm大の0-IIa（LST-NG）病変と診断．

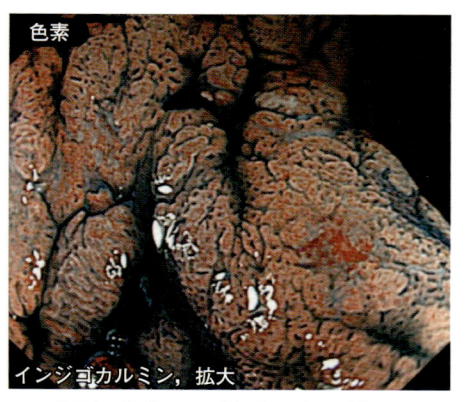

色素　インジゴカルミン，拡大：小型の管状pitが主体であるが，pitの大小不同や配列不整があり，V$_I$（軽度不整）型pit patternとIII$_S$・III$_L$型pit patternの判断は迷う病変である．

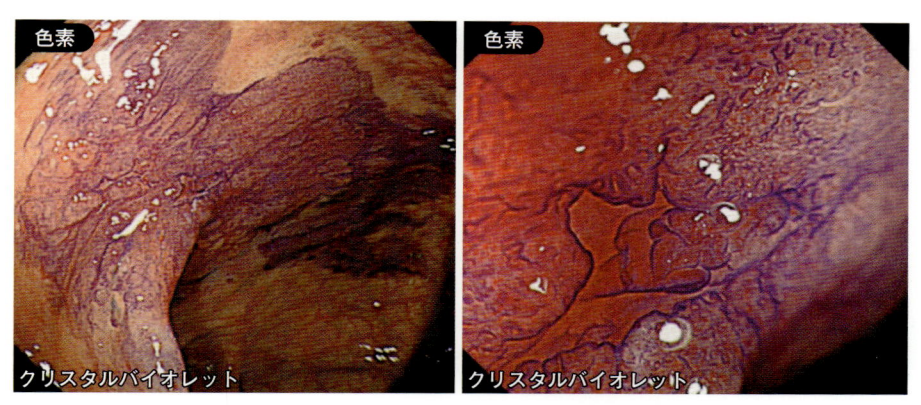

観察される pit はインジゴカルミン撒布による所見と同様であるが，大小不同や配列不整がより明瞭に描出されている．V_I（軽度不整）型 pit pattern と判断するが，病変内に demarcated area と認識できる所見はなく，個々の pit の不整も軽度であり，総合的に non-invasive pattern と診断した．

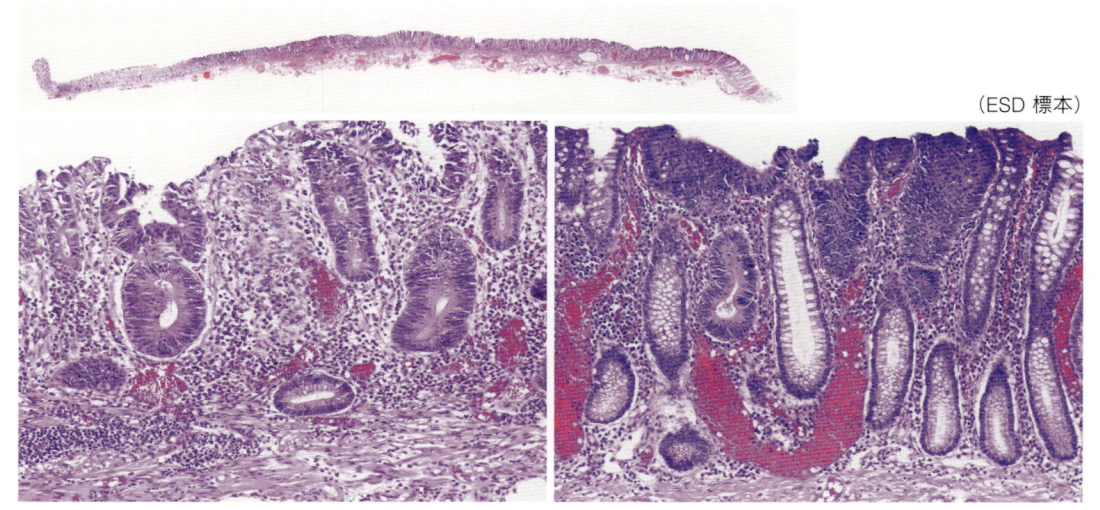

（ESD 標本）

病理組織　高度異型腺腫が粘膜内全層に限局してみられる（左）．腫瘍辺縁部分では，腫瘍は粘膜表層のみに局在し，非腫瘍腺管もみられることが病変辺縁の視認性を低下させる因子と考えられた（右）．

大腸

Comment ─────────── Case 97 ─

典型的な 0-IIa（LST-NG）病変である．通常観察や NBI 観察と比較し AFI 観察において，その色調コントラストが明瞭に描出されており，視認性における AFI の有用性が示唆される．拡大内視鏡を用いた総合診断にて内視鏡治療適応病変と判断されるものの，病変最大径が 30 mm 程度であり，さらにその肉眼形態より通常 EMR による一括切除は困難と考え，ESD を施行した．

Case 98　腫瘍の診断（LST-G）

NBI 併用拡大，AFI

部位 下部直腸　　**肉眼型** 0-Is＋IIa

（坂本　琢，松田尚久，谷口浩和）

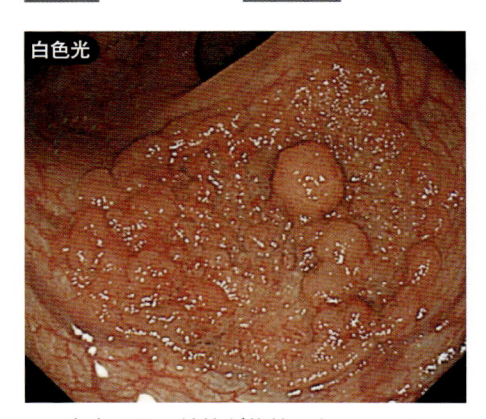

白色光

大小不同の結節が集簇した，ほぼ正色調の隆起性病変として認識される．腫瘍表面の崩れ，硬さなどの SM 深部浸潤を疑う所見はない．35 mm 大の 0-Is＋IIa（LST-G）．

AFI

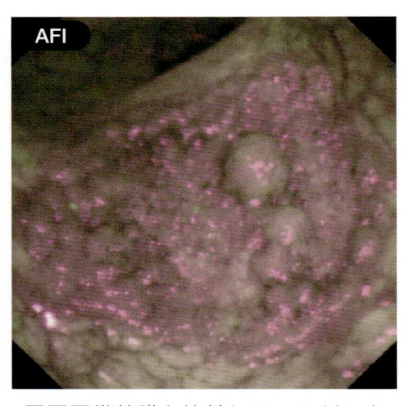

周囲正常粘膜と比較して，マゼンタ調の色調変化がみられる．病変とのコントラストはより明瞭に描出されている．病変内の比較的大きな結節部分については，むしろ正常粘膜に近い色調を呈している．

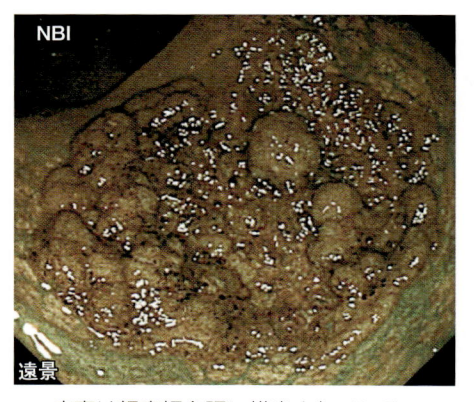

NBI 遠景

病変は軽度褐色調に描出されている．

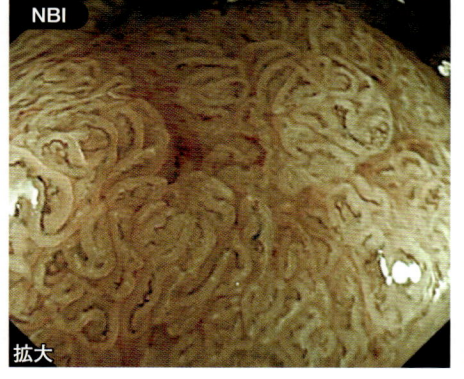

NBI 拡大

比較的大きな結節部分の微小血管パターンは，被覆上皮内でその形状を縁取るように走行する血管がみられる．一部に不規則な走行を呈する部分はあるが，おおむね規則的なパターンを呈しており，"type II（佐野分類）" と判断した．

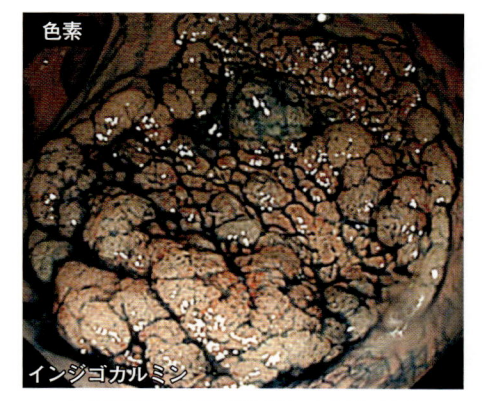

色素 インジゴカルミン

大小不同の結節が集簇した隆起性病変〔0-Is＋IIa（LST-G）〕として認識される．

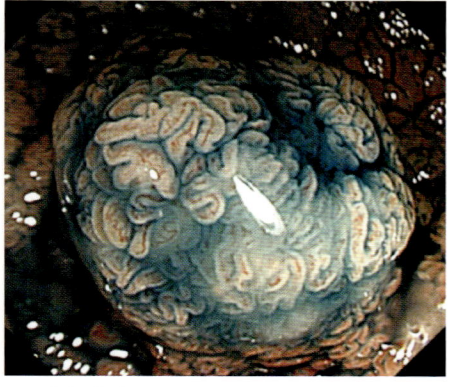

比較的大きな結節部分は，粘液の付着が目立ち，IV型 pit を呈していた．

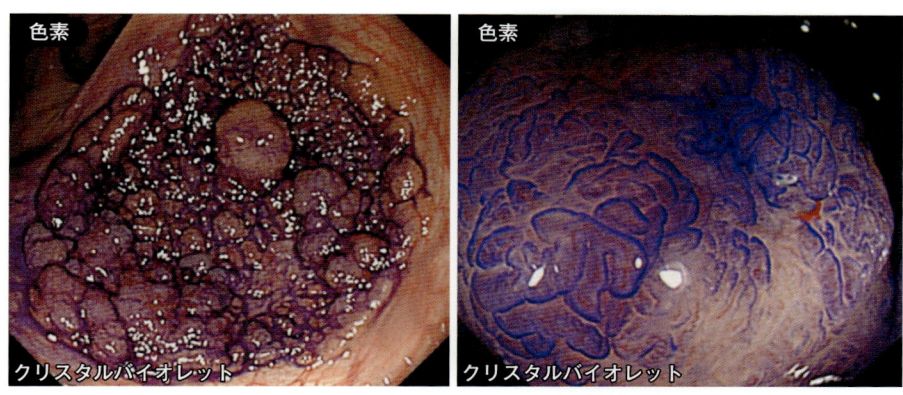

観察される pit はインジゴカルミン撒布による所見と同様であるが，結節頂部にごくわずかな範囲で（2 mm 程度）陥凹様の変化がみられた．周囲の Ⅳ型 pit が明瞭に観察されるのに対し，同部位の pit は観察しづらく，陥凹様の変化があることから，構造異型の異なる腺管が存在する可能性は考えられたが，きわめて狭い領域であり，総合的には non-invasive pattern と診断した．

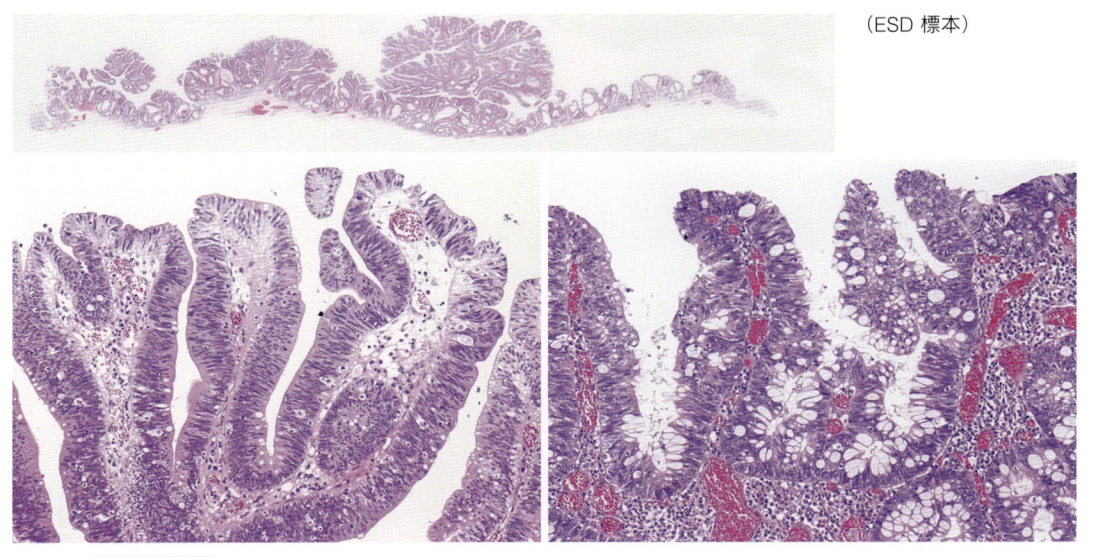

（ESD 標本）

| 病理組織 | 低異型度高分化腺癌を主体に，粘膜内に限局して増殖している（左）．一方，結節部分では高異型度高分化腺癌といえる成分がみられる（右）． |

| 深達度 | pM |

大腸

Comment — Case 98

　35 mm 大の 0-Ⅰs＋Ⅱa（LST-G）病変である．Case 97（LST-NG）と同様に AFI 観察において，その色調コントラストが明瞭に描出されている．治療ストラテジーとしては，計画的 EPMR または ESD の選択があるが，本例では ESD を施行し，一括切除した．

Case 99　表面型由来の MP 癌　　　　　　　　　　　　　　　　FICE

部位 横行結腸　　**肉眼型** 3 型　　　　　　　　　　　（冨樫一智，森嶋　計，浜田　徹）

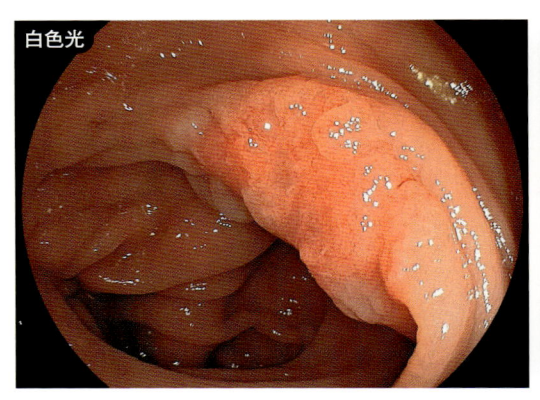

白色光：不整な粘膜面が限局し存在することを認める．

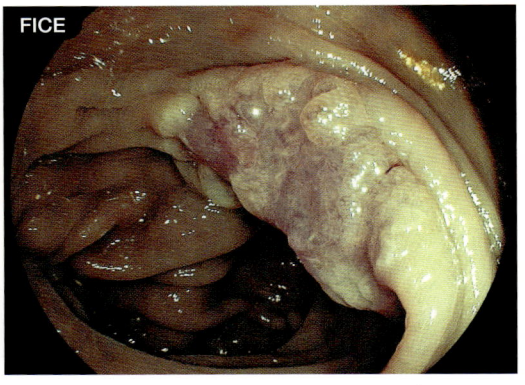

FICE：病変は褐色調に変色し，病変の境界部が明瞭に認識される．（R 540 nm, G 490 nm, B 420 nm）

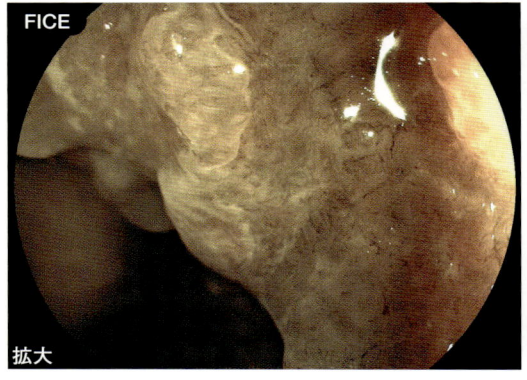

拡大（FICE）：不整な血管模様がみられ，無血管野も散見される．pit 様構造物はまったくみられない．これらの所見から SM 高度浸潤以深癌と診断される．

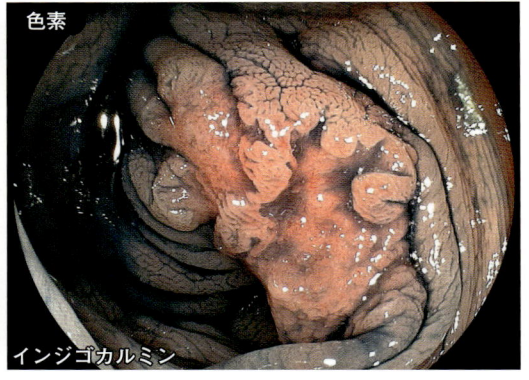

色素（インジゴカルミン）：表面の凹凸不整像・正常粘膜との境界部が明瞭化している．FICE で変色した領域に一致して病巣が表層に露出していることがわかる．

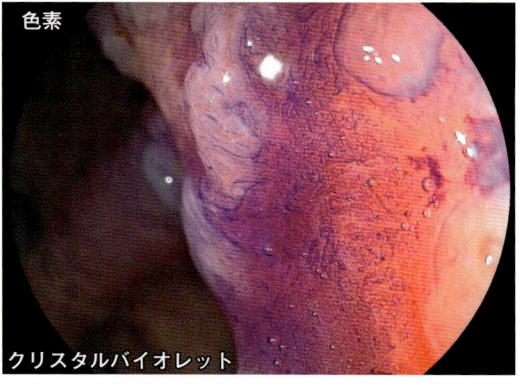

色素（クリスタルバイオレット）：pit 構造は荒廃し，大部分が V_N 型 pit を示す．

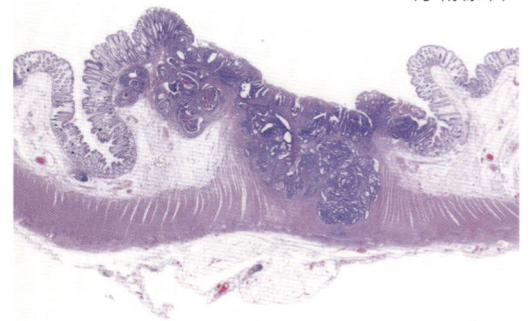

（手術標本）
病理組織 中分化型腺癌　　**深達度** pMP

Comment ─ Case 99

　比較的小さな表面型由来の MP 癌であった．通常・FICE ともに存在診断は可能であるが，FICE では病変部に一致して褐色調を示すため，病変の視認性は高い．FICE 拡大観察では，SM 高度浸潤以深癌を示唆する不整な血管模様がみられた．本症例は，通常・FICE 観察のみで SM 高度浸潤以深癌と診断しえる典型例である．

Case 100 潰瘍性大腸炎（活動期）

AFI, NBI

病変範囲 全大腸炎型　　**重症度** 軽症

（上野伸展，藤谷幹浩，高後　裕）

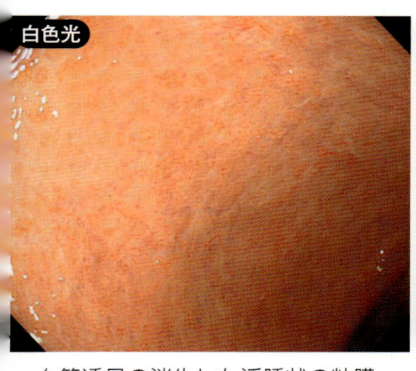

白色光：血管透見の消失した浮腫状の粘膜を認める．

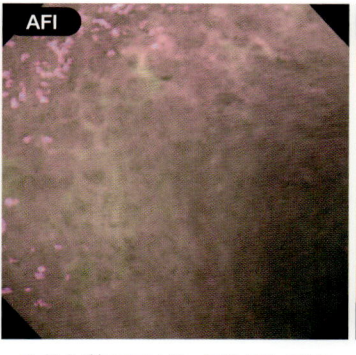

AFI：まだら状にマゼンタを呈しており，活動性の炎症部分と再生性変化の混在が示唆される．

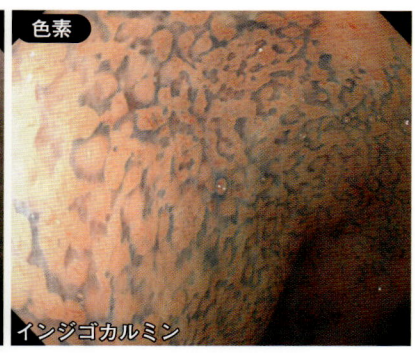

色素（インジゴカルミン）：小潰瘍をびまん性に認める．

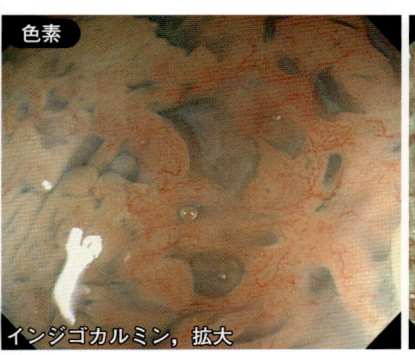

色素（インジゴカルミン，拡大）：潰瘍および微小な上皮の欠損が認められる．

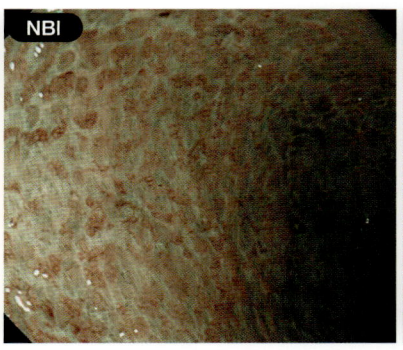

NBI：粘膜は褐色調・白色調の混在した所見として描出される．

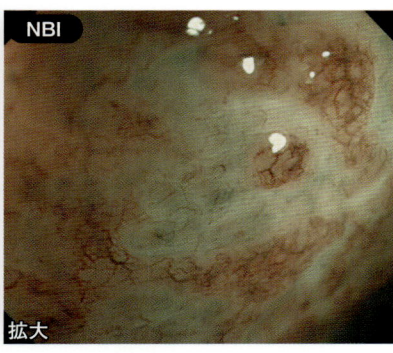

NBI（拡大）：褐色調の領域に一致して不規則に増生した粘膜浅層の血管を認め，再生粘膜の所見と考えられる．白色調の領域では粘膜の浅層血管構造の著明な減少または消失を認め，びらん・小潰瘍を示唆する所見である．

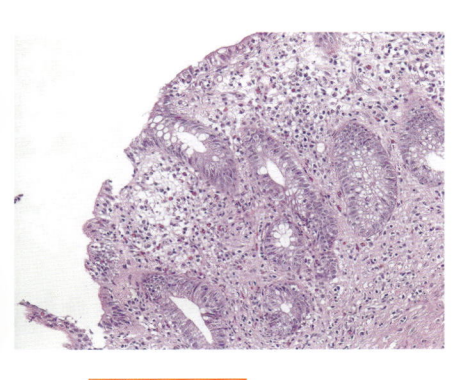

病理組織 慢性炎症細胞浸潤を認めており，一部の腺管に cryptitis を認めている．（HE，×200）

大腸

Comment ─ Case 100

　全大腸炎型の潰瘍性大腸炎の1例である．インジゴカルミン撒布像と拡大観察によって小潰瘍や微小な上皮の欠損が明瞭となった．AFI観察ではまだら状にマゼンタを呈しており，活動性病変と再生性変化が混在していることがわかる．NBI観察では粘膜浅層血管の増減を目安に，びらんや小潰瘍，あるいは再生粘膜の評価が可能となる．これら光デジタル内視鏡の所見は，炎症性腸疾患の客観的な活動性評価や粘膜の再生性変化の把握に有効であると考えられた．

Case 101 潰瘍性大腸炎（活動期）

FICE

病変範囲　全大腸炎型　　重症度　中等症

（冨樫一智，森嶋　計，浜田　徹）

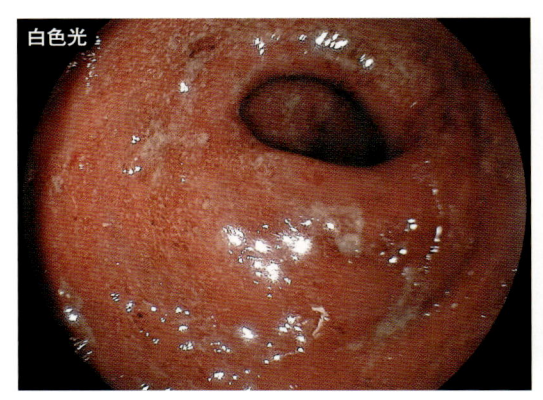

粘膜はびまん性に発赤し，膿性粘液が付着する．中等度の炎症所見と判断される．

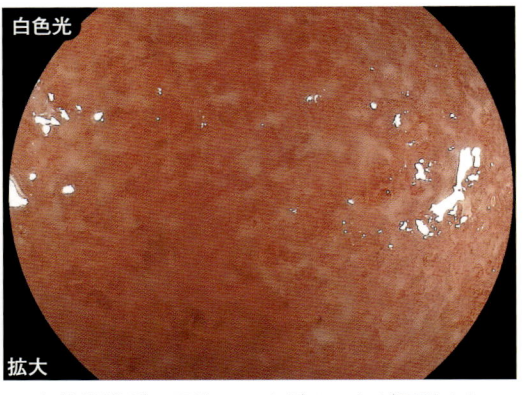

血管模様が，不均一に広がることが認識されるが，pit 構造は認識できない．

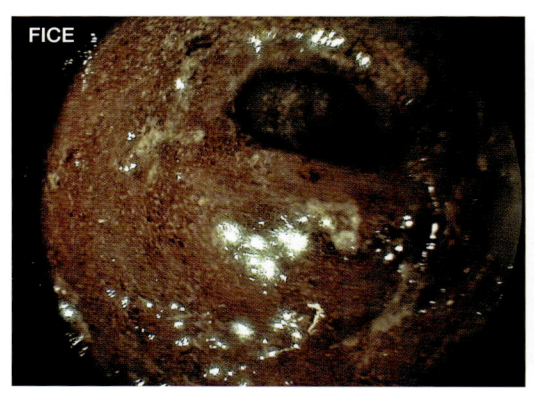

粘膜表層に付着する粘液の視認性が向上している．（R 540 nm, G 490 nm, B 420 nm）

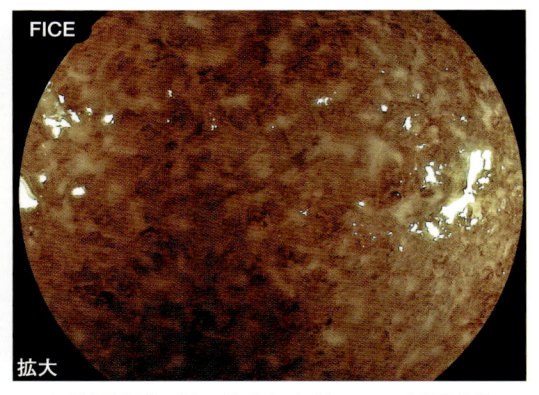

血管模様が一様に荒廃し広がる．pit 様構造物はわずかに認識できる．

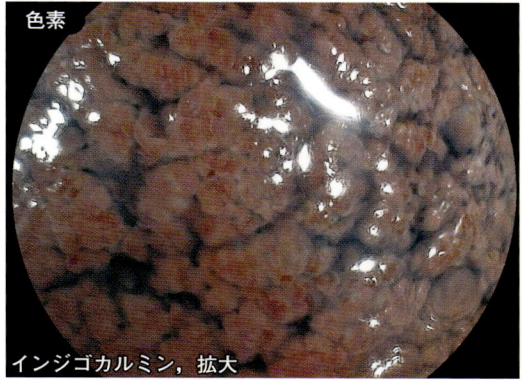

通常 pit は，ほとんど荒廃し，表層の溝が認識されるのみである．

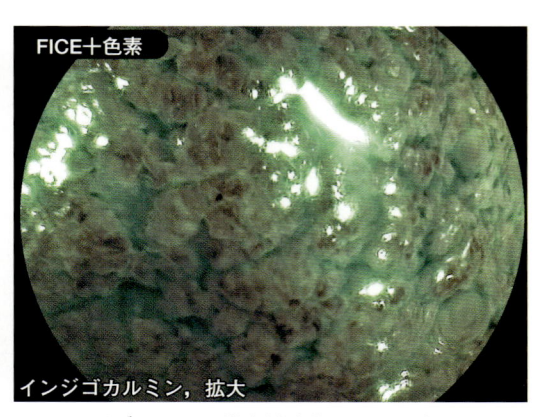

インジゴカルミン撒布拡大像の所見に加えて，部分的に粘液が付着することが視認される．

大
腸

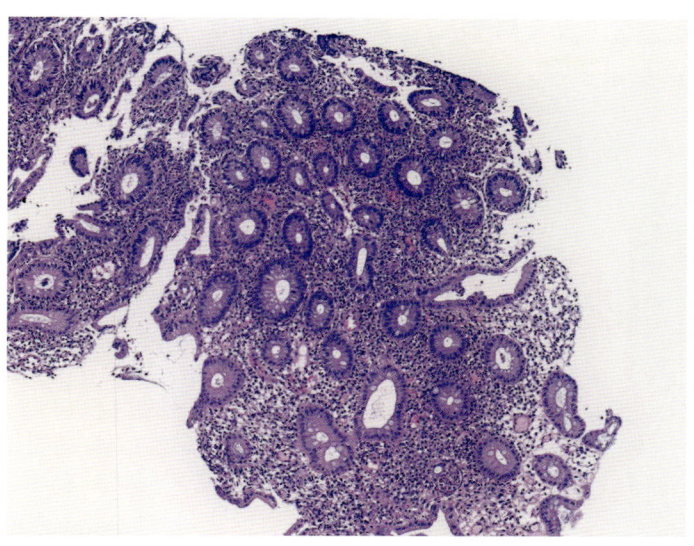

（生検標本）

病理組織 部分的に陰窩膿瘍がみられる．組織学的にも中等度の炎症所見がみられた．

―― Case 101 ――
Comment
　中等度の炎症を示す活動期の潰瘍性大腸炎を示した．FICE 観察では，血管模様が荒廃することに加えて，粘膜表層に付着する粘液の視認性が向上している．陰窩膿瘍そのものを捉えているわけでないが，FICE で認識される粘液様付着物が，潰瘍性大腸炎の炎症所見を表しているのであろう．

Case 102　UC 関連 dysplasia

NBI, AFI

（渡辺憲治，十河光栄，味岡洋一）

組織分類 UC-Ⅳ（high grade dysplasia ＋ low grade dysplasia）

部位 直腸 Ra　　**UC 病変範囲** 全大腸炎型　　**罹病期間** 25 年

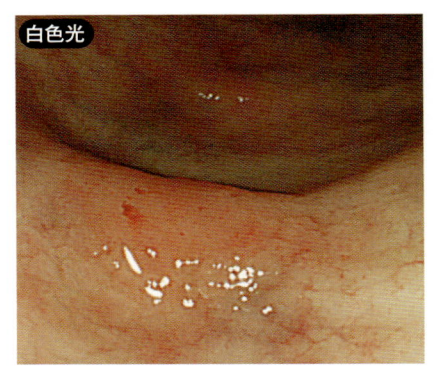

【白色光】潰瘍性大腸炎の罹患範囲内に生じた，軽度発赤した平坦な病変を認める．

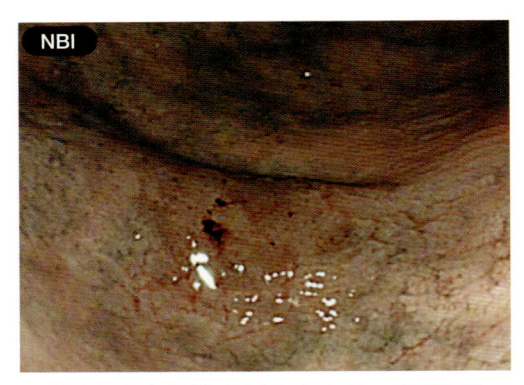

【NBI】発赤した病変がブラウンになり，視認性が向上する．

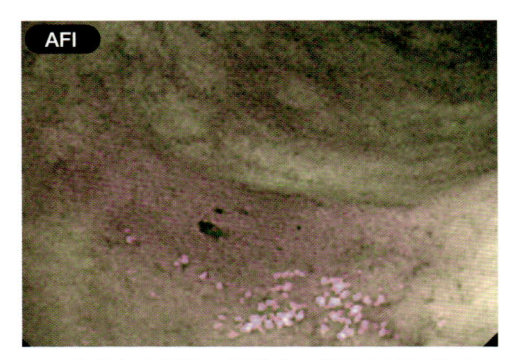

【AFI】色素拡大内視鏡で認識する境界よりも若干広い範囲で，腫瘍部を中心にマゼンタを呈する．なお炎症が残存している場合でもマゼンタを呈する．

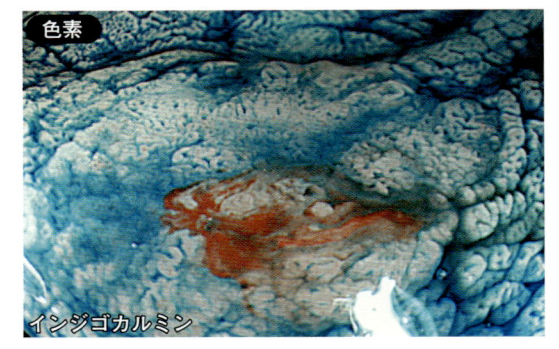

【色素（インジゴカルミン）】周辺背景粘膜との境界が認識できるように見える．

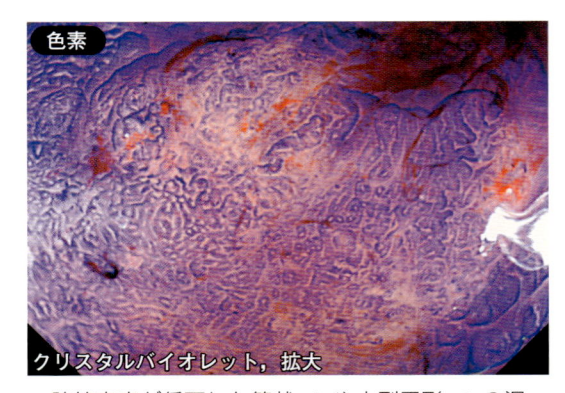

【色素（クリスタルバイオレット，拡大）】腺管密度が低下した管状 pit や小型円形 pit の混在を認め，通常の sporadic な腫瘍とは異なる所見を呈する．潰瘍性大腸炎のとくに low grade dysplasia では腺管密度の低下を認めることが多いが，異型が強くなるにつれ，腺管密度は高くなる傾向を示す．

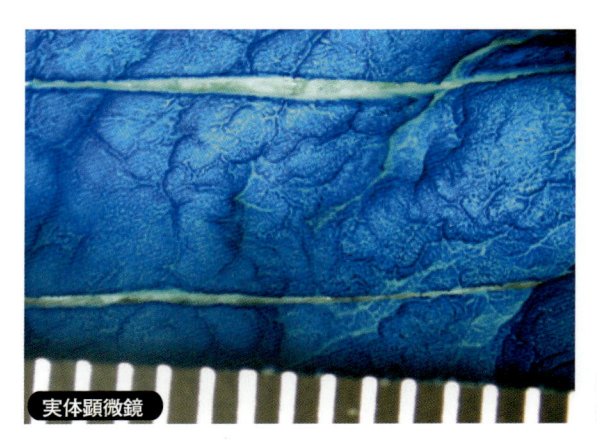

病変周辺の背景粘膜の pit からは腫瘍性病変の存在は指摘できない．

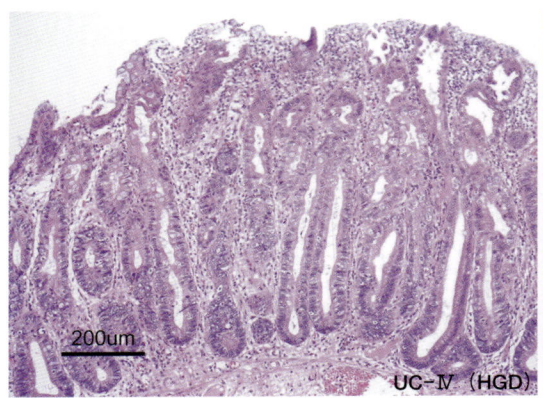

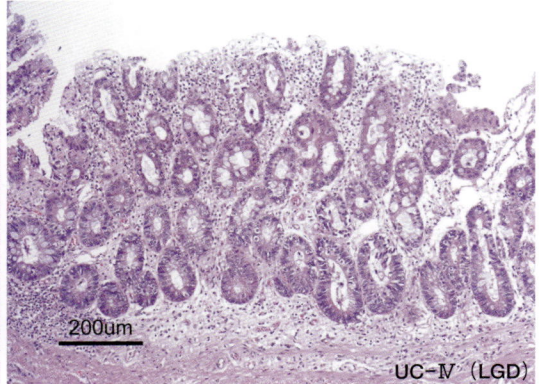

大腸

病理組織 事前に病変と認識していた範囲は high grade dysplasia であったが，周辺に連続して low grade dysplasia の flat な広がりを認めた．

（手術標本）

Comment ─────────────────────────── Case 102 ─

　NBI 観察で拾い上げ，色素拡大内視鏡像から dysplasia が強く疑われた病変．主病変の high grade dysplasia のほか，手術前の内視鏡精査で認識できていなかった周辺粘膜に，high grade dysplasia に連続して平坦な low grade dysplasia を認めた．

Case 103　UC 関連 dysplasia

NBI, AFI

（渡辺憲治，西下正和）

組織分類 high grade dysplasia

部位 S 状結腸　**UC 病変範囲** 全大腸炎型　**罹病期間** 16 年

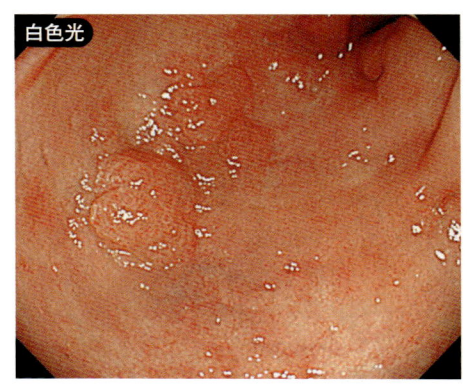

白色光：潰瘍性大腸炎の罹患範囲内の粗糙な背景粘膜に生じた，結節状隆起性病変を認める．

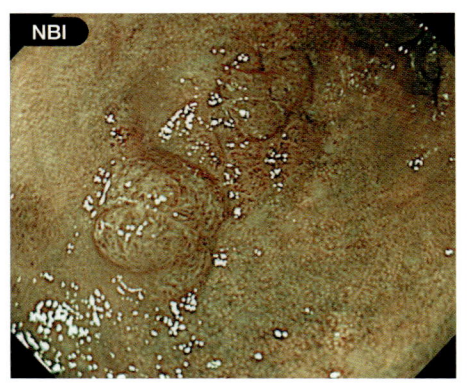

NBI：わずかにブラウンを呈する病変を認める．

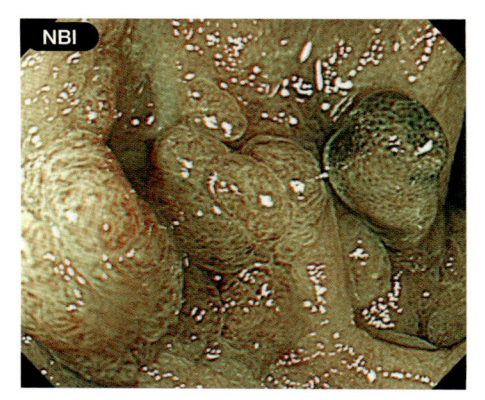

NBI：病変の口側の炎症性ポリープとの境界．surface pattern から，dysplasia と炎症性ポリープの違いが認識できる．

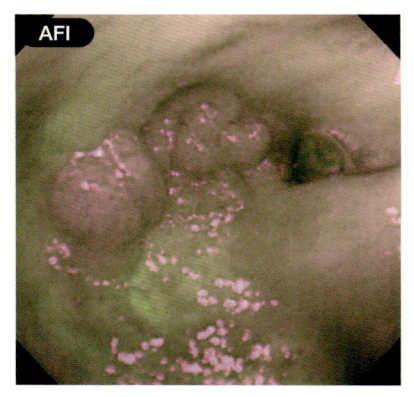

AFI：dysplasia のほかに周辺粘膜も炎症の残存でマゼンタを呈する．左図の NBI 像で示した炎症性ポリープが，緑色を呈しているのがわかる．

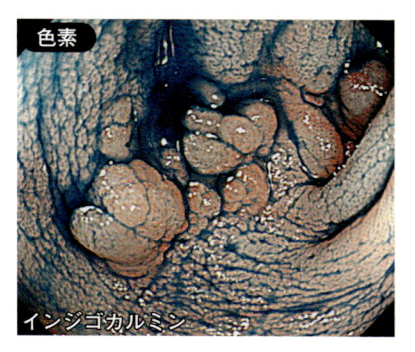

色素（インジゴカルミン）：周辺背景粘膜との境界がより明瞭になる．

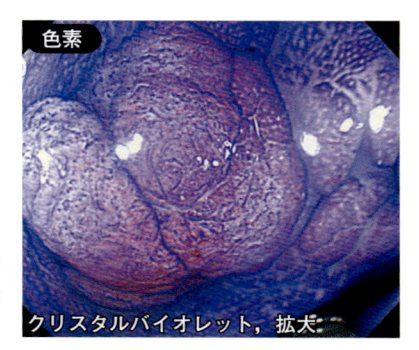

色素（クリスタルバイオレット，拡大）：dysplasia 部は腺管密度の低下した管状 pit を呈する．

Comment ─────── Case 103

　隆起性病変のため，拾い上げは比較的可能であるが，NBI 拡大や色素（拡大）内視鏡像から dysplasia を疑えるかがポイントとなる．本病変は口側に炎症性ポリープが隣接し，AFI で緑色を呈している．

Case 104　UC 関連 dysplasia

NBI 併用拡大

（久保倉尚哉，具嶋正樹，松本主之）

組織分類 low grade dysplasia

部位 遠位 S 状結腸　　**UC 病変範囲** 全大腸炎型　　**罹病期間** 23 年

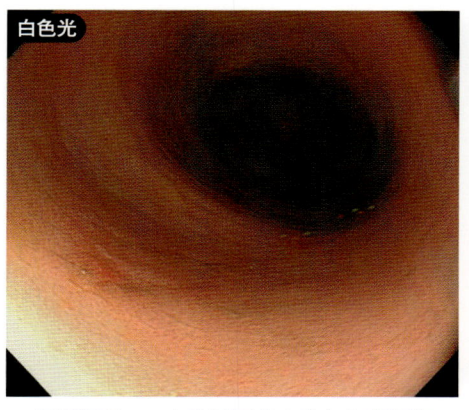

白色光
通常観察で，血管透見像の乱れた寛解期潰瘍性大腸炎の S 状結腸に浅い陥凹性病変を認める．

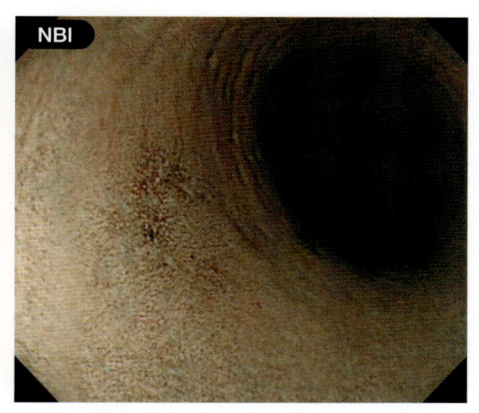

NBI
NBI 観察では陥凹は pit 構造が目立つわずかな褐色領域として認識される．

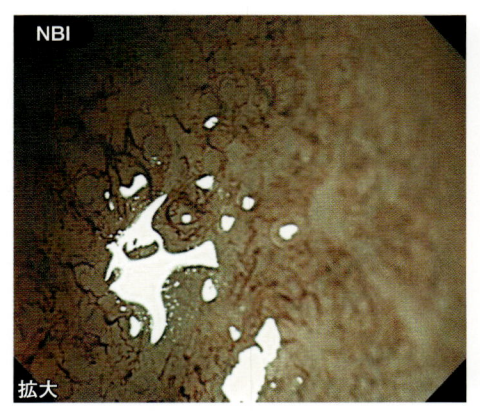

NBI 拡大
NBI 併用拡大観察では，陥凹内に蜂巣状血管構造が明瞭となる．

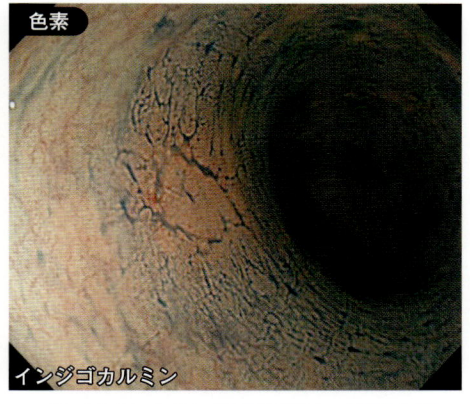

色素　インジゴカルミン
インジゴカルミン撒布後には，明瞭な境界を有する浅い陥凹性病変として認識できる．

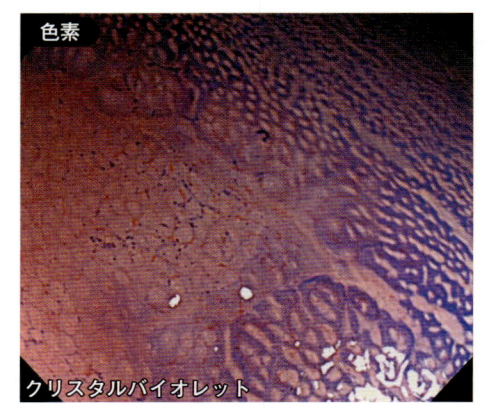

色素　クリスタルバイオレット
クリスタルバイオレット撒布後の拡大内視鏡では，陥凹部に一致して，周囲粘膜より大きな腺口開口部が確認される．

（生検標本）

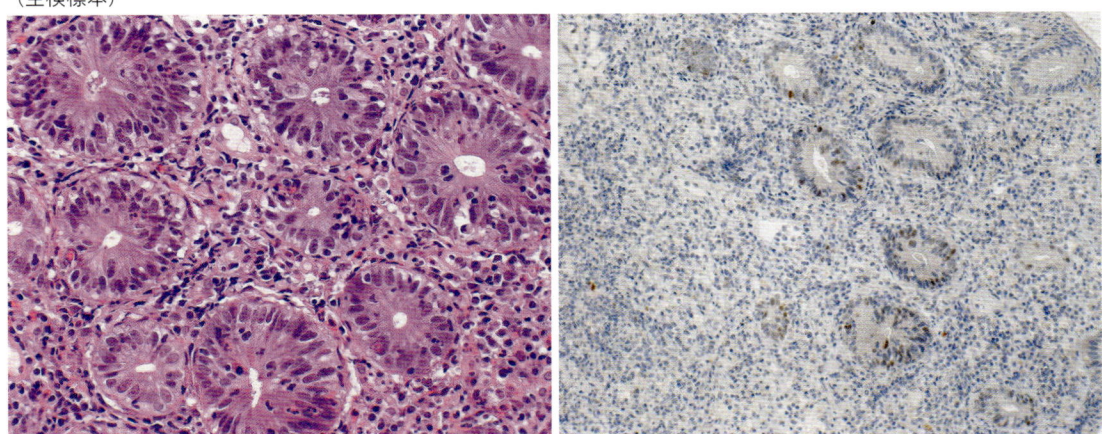

病理組織

左：陥凹から採取した生検組織所見．HE では腫大・重層化した核を有する腺管が観察される．
右：p53 免疫染色では，核の陽性細胞が巣状に認められる．low grade dysplasia と診断される．

Comment ────────────────────────── Case 104

　発症後 23 年の全大腸炎型潰瘍性大腸炎に認められた low grade dysplasia 症例である．通常白色光では淡く発赤した浅い陥凹性病変として認識された．NBI 併用拡大観察では比較的規則的な血管構造を有する限局性の褐色域として観察できた．一方，クリスタルバイオレット染色下の拡大観察ではⅡ型の pit pattern が観察された．潰瘍性大腸炎関連の腫瘍性病変がⅡ型 pit を呈することを示した症例であり，病変の検出に NBI 観察が有用であった．厳重な経過観察とした．

Case 105　UC 関連 dysplasia

NBI 併用拡大

（久保倉尚哉，具嶋正樹，松本主之）

組織分類 tubular adenoma

部位 直腸 Rs　　**UC 病変範囲** 全大腸炎型　　**罹病期間** 12 年

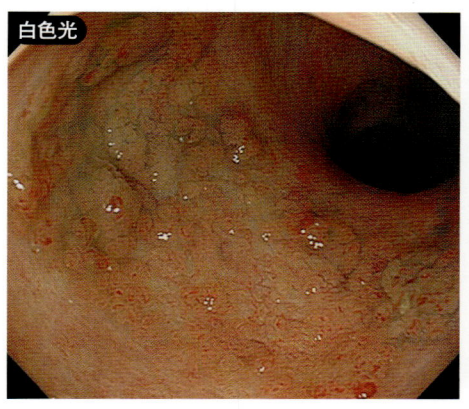

ほぼ寛解期の全大腸炎型潰瘍性大腸炎の直腸 Rs に粗大結節状の粘膜を認める．

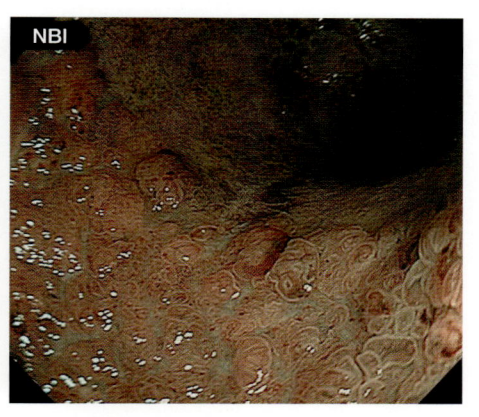

NBI 観察では粗大結節，およびその表面の脳回状構造が明瞭となる．

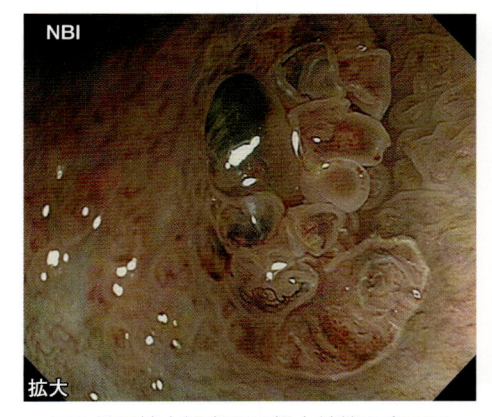

NBI 併用拡大観察では粗大結節の表面に脳回状の構造が観察される．絨毛様構造よりもさらに表面構造の捻れが顕著である．

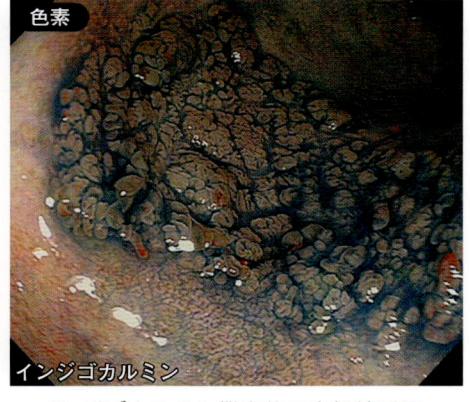

インジゴカルミン撒布後の内視鏡所見．病変範囲と表面の微細顆粒状変化が明瞭となる．

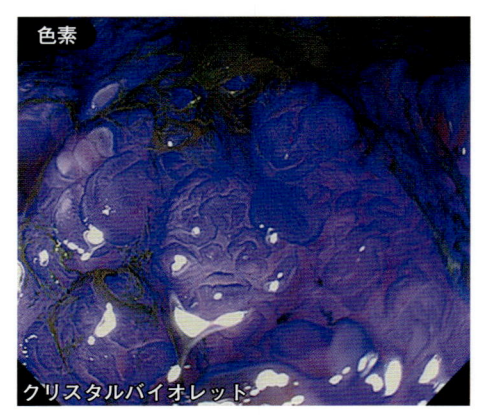

クリスタルバイオレット撒布後の拡大内視鏡所見．病変の大部分は脳回状の表面構造を呈している．

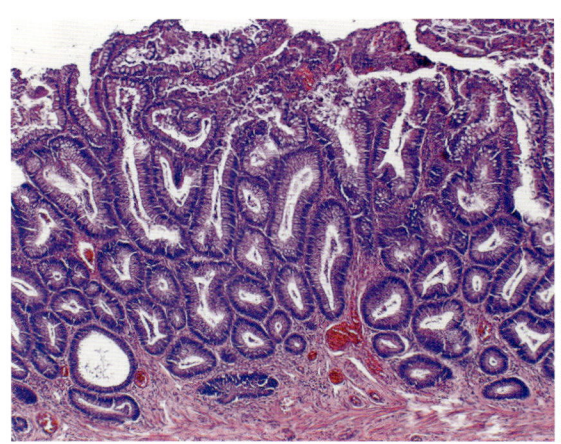

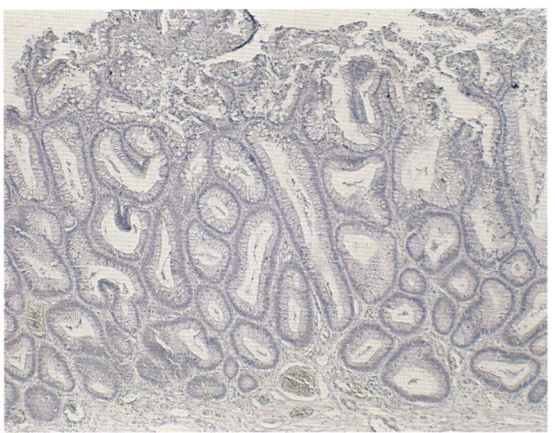

病理組織

左：切除標本の病理所見．HEでは細胞異型と構造異型に乏しい腺腫様の組織所見が観察される．
右：p53免疫染色は陰性であり，HE所見と合わせて中等度異型の腺腫と診断した．

Comment ─────────────────────────── Case 105

　発症後12年の経過を有する潰瘍性大腸炎にみられたLST様の病変である．通常観察でわずかに隆起した結節集簇様病変として観察できた．一方，NBI観察では結節状変化がある程度明瞭となったものの，病変範囲の診断には色素内視鏡がより有用であった．これに対し，NBI併用拡大観察およびリスタルバイオレット撒布後の拡大観察で脳回状の構造が明瞭に観察できた．最終的に腺腫と診断された病変であるが，明瞭な範囲を有する点と画像強調内視鏡による表面構造は腺腫に矛盾しない所見と考えられた．

Case 106　アメーバ性大腸炎

AFI

部位　盲腸

（上野伸展，藤谷幹浩，高後　裕）

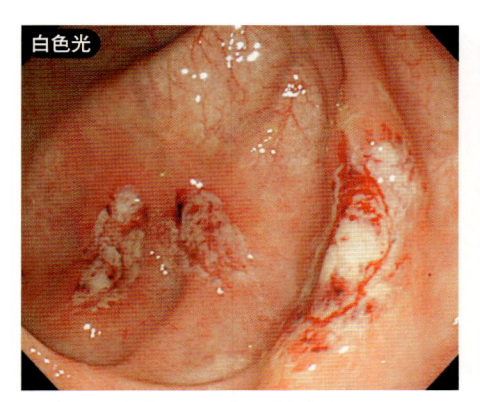

盲腸に白苔で覆われた潰瘍を認める．

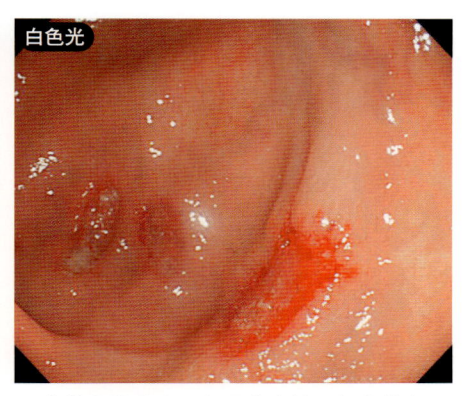

白苔を除去すると易出血性の打ち抜き様の潰瘍を認める．

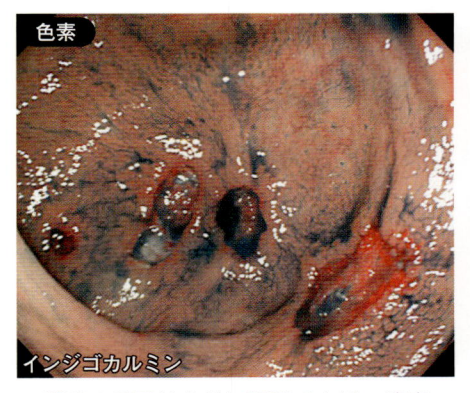

潰瘍の境界は非常に明瞭であり，潰瘍周囲に淡い発赤を認める．

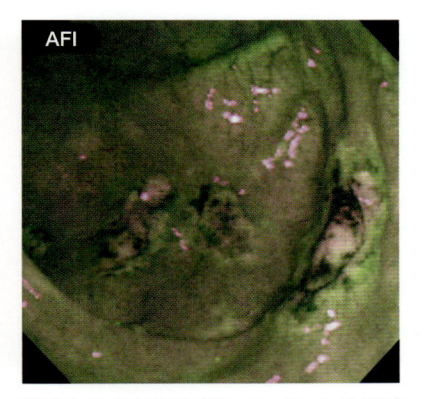

潰瘍とその周囲に淡いマゼンタの領域が認められ，炎症の存在が疑われる．

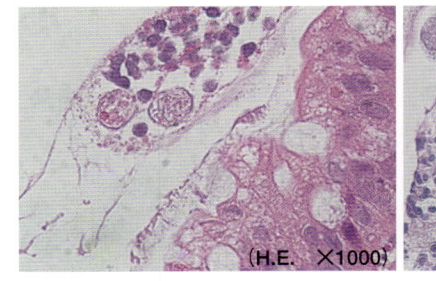

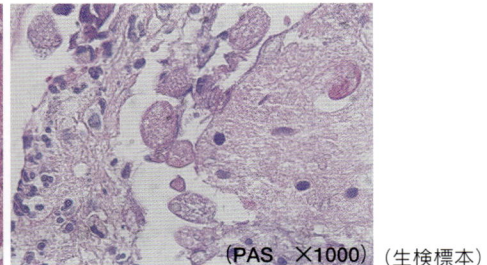

（H.E.　×1000）　（PAS　×1000）（生検標本）

病理組織　粘膜面に赤痢アメーバの栄養体を認めている．

Comment — Case 106

　アメーバ性大腸炎の好発部位は直腸と盲腸である．タコいぼ様のびらんが典型所見とされるが，本症例のように打ち抜き潰瘍を呈する症例も少なくない．いずれの場合でも汚い白苔で覆われていることが特徴である．AFIでは潰瘍周囲の一見正常と思われる介在粘膜もマゼンタを呈していることから炎症の波及が疑われる．クローン病やベーチェット病では，介在粘膜におけるAFIの色調変化は少なく鑑別の一助となる可能性が示唆された．本症例はメトロニダゾールによる治療を行い軽快した．

Case 107　虚血性大腸炎　　　　　　　　　　　　　　　　　　　AFI

（上野伸展，藤谷幹浩，高後　裕）

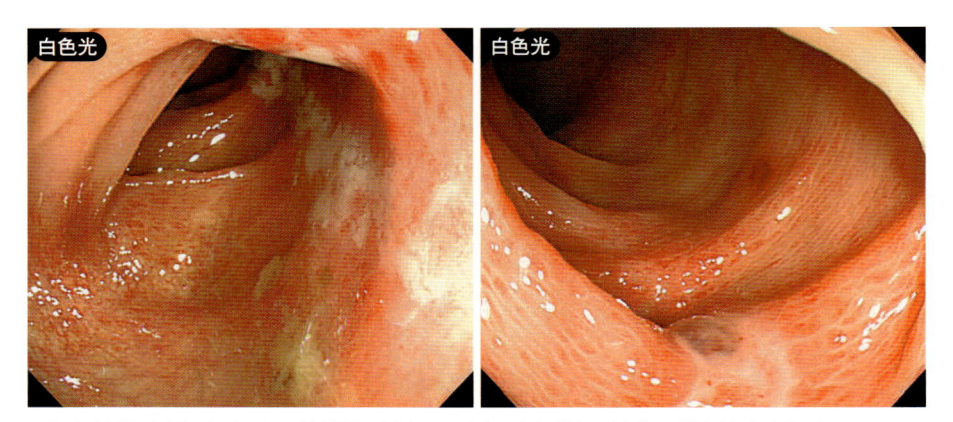

部位　S状結腸，下行結腸

下行結腸（左）およびS状結腸（右）に発赤し浮腫状の粘膜，縦走潰瘍を認めている．

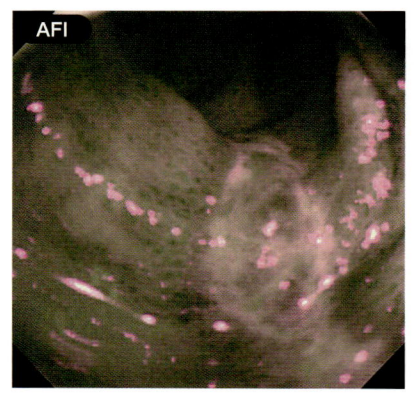

背景の正常粘膜はグリーン，縦走潰瘍に一致し淡いマゼンタ，周囲の再生粘膜はグリーンを呈している．

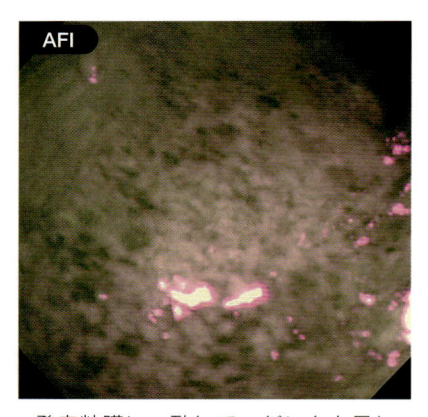

発赤粘膜に一致してマゼンタを呈している．

病理組織

腺管の萎縮，粘液産生性低下と間質のfibrin析出が認められた．

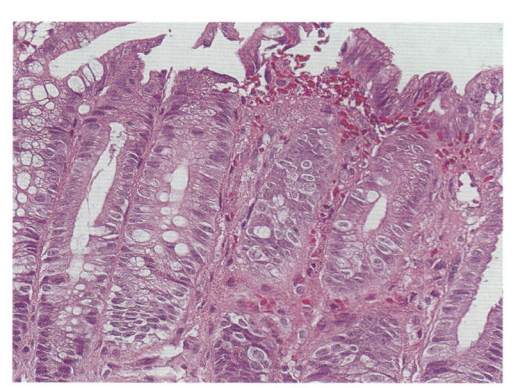

（生検標本 H.E. ×400）

Comment　　　　　　　　　　　　　　　　　　　　　　　　　　Case 107

縦走潰瘍，および縦走傾向を伴う発赤粘膜を認めており，虚血性大腸炎として典型的な所見であった．AFIでも，発赤部位に一致してマゼンタ調の領域が縦走して認められた．

5　十二指腸

総　　論

はじめに

　電子スコープが開発されてすでに25年以上経過し，これまで電子的に種々の画像処理，画像解析が行われてきた．最近では，序文に記載したように多くの内視鏡観察技術が開発され，臨床応用されている[1]．食道，胃，大腸では，NBIを含む画像強調観察（Image-Enhanced Endoscopy），拡大内視鏡観察がよく用いられており，さらに顕微内視鏡観察などの新たな試みもなされている．とくにNBIによる咽喉頭・食道腫瘍の発見・診断，ならびに大腸疾患における腫瘍・非腫瘍の鑑別に関して有用であるとのエビデンスは確立しつつある．十二指腸では，腫瘍疾患の少なさからおもに通常観察のみで診断されてきたが，最近はNBI併用拡大内視鏡の有用性が報告されるようになった．

I　十二指腸の観察法（図）

　現在は拡大内視鏡観察が容易にできるようになり，とくに腫瘍を疑う病変があれば，画像強調観察とともに拡大内視鏡観察が行われるようになっている．画像強調観察は色素法，デジタル法，光デジタル法に亜分類される．ここでは画像強調観察，拡大内視鏡観察，NBIと拡大内視鏡を併用したMENBI（magnifying endoscopy combined with a NBI system）について述べる．

1．画像強調観察
1）色素法
　色素法は多数あるが，十二指腸では次の二つの方法がおもになされている．
　①インジゴカルミン：コントラスト法で，色素撒布による溜まり現象を利用し粘膜面の凹凸部を強調する．絨毛の外形が明瞭になり立体感が良く描出され，病変部の境界をより鋭敏に診断できる．通常観察における本剤の比較試験では，球部病変の検出にとくに有用であり[2]，家族性大腸腺腫症（FAP）患者における

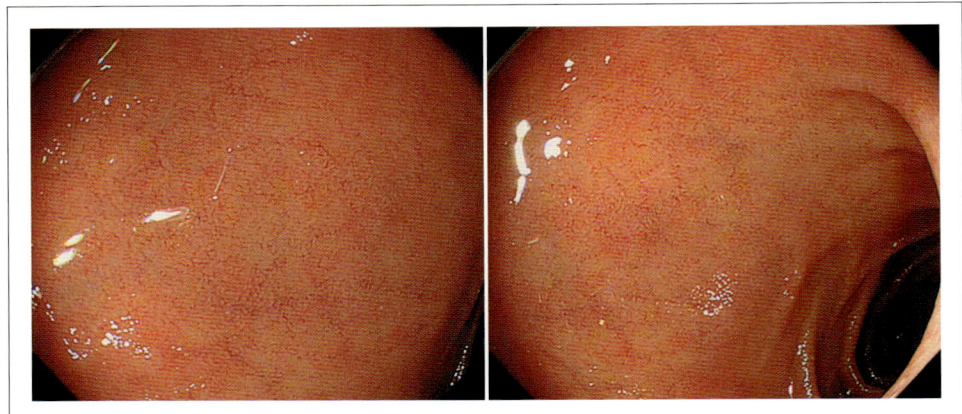

a：十二指腸球部の通常画像

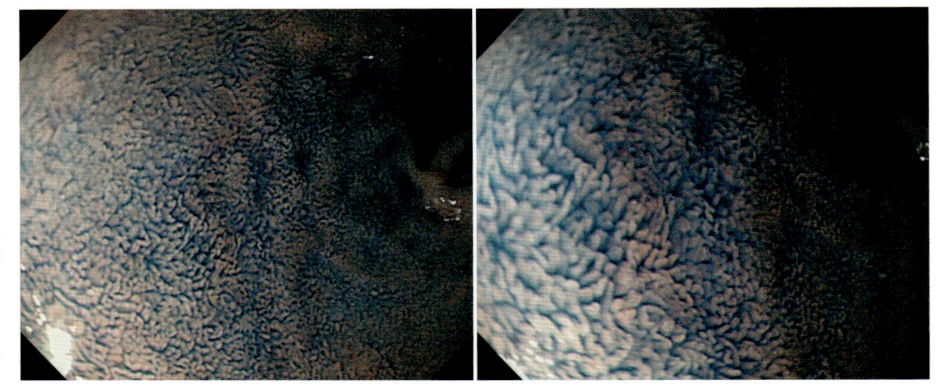

b：画像強調観察（インジゴカルミンによる色素法）
　インジゴカルミン撒布により，十二指腸粘膜の凹凸がより鮮明になる．

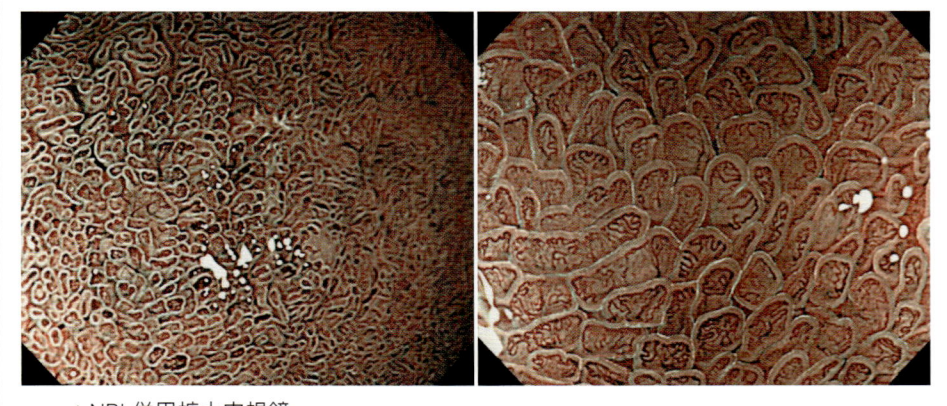

c：NBI併用拡大内視鏡
　NBIを併用することで，絨毛内や粘膜表層の微小血管像をより鮮明に描出するとともに，絨毛形態の変化もより詳細に捉えられるようになる．

図　十二指腸の正常像

比較試験でも十二指腸病変検出の有用性[3]が報告されている．

②メチレンブルー：染色法で，本剤を撒布し洗浄すると吸収上皮細胞に取り込まれ，正常粘膜は青色に染色される．腸粘膜では吸収能を有するため染色され，腸上皮化生などの診断に有用である．炎症や上皮性腫瘍，胃上皮化生などでは吸収能が低下し染色が乏しく，染色効果の違いにより病変の存在と境界を診断できる．十二指腸の絨毛形態は本剤にて明瞭になり，色素吸収といった機能的評価も可能である．細胞核への染色から食道などの顕微内視鏡観察にも応用され，有用性が期待されている．

2）光デジタル法

NBI，AFI，IRIなどがある．NBIの原理については，別項で述べられているように，病変の視認性，粘膜表面の微細構造や微小血管の観察能を向上させるものである．十二指腸腫瘍は頻度が少なく報告例は少なかったが，最近は拡大内視鏡との併用でその有用性が報告されている．

2．拡大内視鏡観察

大腸での"pit"にあたる腺窩（crypt）の拡大観察は，粘膜面を無数の絨毛が覆っているため困難である．そのため，小腸の部位，先天的・後天的要因などのさまざまな病態を反映する絨毛形態の観察が重要である．

丹羽[4]は絨毛形態を指状，葉状（小葉状と大葉状），尾根状，回旋状の4型に分類した．その研究を引き継いだ金沢ら[5]は十二指腸炎にて回旋状絨毛の比率がきわめて上昇し，絨毛高が低下することを報告した．十二指腸炎・潰瘍では萎縮型絨毛が出現し，腫瘍性病変では絨毛形態が消失すること[6]，腺腫では吸収上皮細胞内の脂肪粒により，絨毛の白色化も認められることが報告されている[7]．

3．NBI併用拡大内視鏡（MENBI）

MENBIを用い，吉村ら[8],[9]は非乳頭部腫瘍での組織異型度，Uchiyamaら[10]は乳頭部の腺腫や癌の鑑別についてそれぞれ報告し，新たな可能性を提示している．

II 十二指腸腫瘍

十二指腸腫瘍はまれな疾患である．横山ら[11]は，上部消化管内視鏡検査39,169件中，腺腫は17例（0.04％），原発性十二指腸癌は3例（0.01％）であったと報告している．原岡ら[12]によると，十二指腸腫瘍および腫瘍様病変で内視鏡生検・切除，手術された1,207例中，腺腫8.5％，カルチノイド2.9％，腺癌2.2％であった．1985〜1995年のCancer Data baseでは小腸癌は全消化管癌の2.4％で，そのうち十二指腸癌，空腸癌，回腸癌は各々63.2％，20.2％，14.8％，全消化管癌の約1.5％が十二指腸癌であった[13]．1960〜1970年代は消化管原発悪

性腫瘍のなかで約0.3%前後[14]と報告されており，十二指腸癌の割合が増加傾向にあることを示している．

乳頭部腫瘍は，十二指腸乳頭粘膜，胆管，膵管および共通管などいずれからも発生し，臨床的および遺伝子学的変異などの病態から非乳頭部腫瘍とは異なる．そのため，十二指腸腫瘍を非乳頭部腫瘍と乳頭部腫瘍とに分けて述べる．

1．十二指腸腫瘍（非乳頭部腫瘍）

十二指腸腫瘍の好発部位は，腺腫では下行脚が44〜56%，球部12〜39%[15),16)]と下行脚がもっとも好発するが，早期癌になると球部が60%前後である[17]．

十二指腸癌の発癌過程として，大腸癌と同様に，①adenoma-carcinoma sequence，②de novo発生，の二つが主要なものであり，ほかにBrunner腺由来，異所性胃粘膜由来などが報告されている．本邦では，①29〜31%，②50〜67%と報告され，de novo発生が多い[17),18)]．

十二指腸腺腫では粘膜の白色化[7]や褪色調変化を認める．一方で癌は発赤調で出血やびらんを伴いやすく，隆起表面の大小不同の顆粒状または結節状凹凸を認める．吉村ら[8),9)]はMENBIを用いて，異常微細粘膜をIMP（irregular mucosal pattern），OMP（obscure mucosal pattern），異常微小血管をNWP（network pattern）とした．IMPは腺腫すべてに認められ，組織異型が強いほどOMPが認められる頻度が高く，とくに異常微小血管のNWPは，組織異型度に強く相関した．微細粘膜と微小血管の構造が組織異型度と相関し，腺腫の異型度が進むにつれ，腫瘍の中心部から乳白色粘膜が消失し辺縁に残存していくことを，MENBIを用いて初めて報告したものである．

長谷ら[19]は早期十二指腸癌の国内報告例を集計し，形態・大きさ・深達度とリンパ節転移との関係などを報告した．それによると，リンパ節転移はM癌にはなく，SM癌では5%に認められた．形態はⅠp 33.6%，Ⅰsp 25.9%，Ⅰs 12.1%，Ⅱa 17.2%，Ⅱc 6.9%とⅠ型の割合が多く，Ⅰpでは21 mm以上，Ⅰsp 11 mm以上が多数を占めた．現段階では内視鏡治療の基準は定まっていないが，腺腫〜M癌は基本的に内視鏡治療の適応となりうる．今後，さらなる症例数の蓄積により，内視鏡治療の基準を決定していく必要がある．

2．乳頭部腫瘍

乳頭部癌の根治切除術施行例では5年生存率が50%前後であり，比較的予後の良い疾患である．発癌過程としてadenoma-carcinoma sequenceが考えられ，腺腫の30%が癌に移行するとの報告もある[20]．乳頭部腫瘍は内視鏡的に観察可能であるが，生検での正診率は必ずしも高くない．そのため，乳頭部腫瘍は腺腫を含めて治療の適応でもある．生検診断での不確実性を補完する手段として，MENBIは有用である．Uchiyamaら[10]はMENBIにより，乳頭部粘膜をⅠ型（oval-shaped villi），Ⅱ型（pinecone/leaf-shaped villi），Ⅲ型（irregular/nonstructured）に分類し，粘膜面と異常血管（tortuous, dilated, network-likeの3種類）との

パターンから，腺腫病変以上ではⅡ型やⅢ型を示し，癌では異常血管を伴うことを報告した．

腺腫や粘膜内癌に対して積極的に内視鏡治療を行う施設が増えているが，そのためには術前の正確な診断が必要である．EUSやIDUSによる進展度診断に加えて，MENBIも一つの診断指標となりうる．

おわりに

十二指腸では，腫瘍疾患の症例数は少なく，画像強調観察や拡大内視鏡観察の有用性に関するエビデンスを確立するためには今後症例の蓄積によるさらなる解析が必要である．現時点では，NBIと併用した拡大内視鏡観察は腺腫と癌との鑑別に有用であると考えられ，確定診断と治療適応を決定するうえで今後も重要な役割を果たしていくと期待される．

文献

1) Tajiri H, Niwa H：Proposal for a consensus terminology in endoscopy：how should different endoscopic imaging technique be grouped and defined? Endoscopy 2008；40：775-778
2) Kiesslich R, Mergener K, Naumann C, et al：Value of chromoendoscopy and magnification endoscopy in the evaluation of duodenal abnormalities：a prospective, randomized comparison. Endoscopy 2003；35：559-563
3) Picasso M, Filiberti R, Blanchi S, et al：The role of chromoendscopy in the surveillance of the duodenum patients with familial adenomatous polyposis. Dig Dis Sci 2007；52：1906-1909
4) 丹羽寛文：小腸絨毛形態の観察法について．Prog Dig Endosc 1975；6：208-211
5) 金沢雅弘，鈴木考治：十二指腸炎の内視鏡診断．Gastroenterol Endosc 1992；34：2442-2444
6) 稲土修嗣：小腸の絨毛形態分類．消化器内視鏡 2000；12：66-67
7) 田中三千雄，薄田勝男，大倉康男，他：十二指腸における隆起性病変の拡大観察とその診断的意義．胃と腸 2003；38：1709-1720
8) 吉村　昇，郷田憲一，鈴木はるか，他：NBI拡大内視鏡で観察しえた表在性十二指腸腫瘍（腺癌・粘膜内癌）の臨床病理学的検討．Gastroenterol Endosc 2007；49：840
9) 吉村　昇，郷田憲一，吉田幸永，他：NBI拡大内視鏡で観察しえた表在性十二指腸腫瘍（腺腫・粘膜内癌）の検討（第2報）．Gastroenterol Endosc 2008；50：829
10) Uchiyama Y, Imazu H, Kakutani H, et al：New approach to diagnosing ampullary tumors by magnifying endoscopy combined with a narrow band imaging system. J Gastroenterol 2006；41：483-490
11) 横山　正，斉藤大三，近藤　仁，他：十二指腸悪性腫瘍の内視鏡診断．胃と腸 1993；28：641-649
12) 原岡誠司，岩下明徳：十二指腸粘膜の特異性と小病変の病理．胃と腸 2001；36：1469-1480
13) Howe JR, Lucky H, Karnell LH, et al：Adenocarcinoma of the small bowel. Review of the National Cancer Data Base, 1985-1995. Cancer 1999；86：2693-2706
14) Spira IA, Ghazi A, Wolff WI：Primary carcinoma of the duodenum. Cancer 1977；39：1721-1726

15) 関沢良行, 鬼頭文彦, 西山　潔, 他：十二指腸絨毛腺腫の一例. 胃と腸　1983；18：515-521
16) 戸井雅和, 江崎武春, 白水倶弘, 他：十二指腸腺管絨毛腺腫の一例. 消化器外科　1985；8：1911-1915
17) 西森武雄, 坂崎庄平, 吉井友季子, 他：陥凹型早期十二指腸癌の1手術例. 日消外会誌　1992；25：1310-1314
18) 川元健二, 牛尾恭輔, 井野彰浩, 他：腫瘍性・腫瘍様十二指腸小病変の診断. 胃と腸　2001；36：1507-1527
19) 長谷康二, 竹腰隆男, 馬場保昌, 他：早期十二指腸癌の実態と内視鏡的治療の適応の検討. 消化器内視鏡　1993；5：969-976
20) Elek G, Gyôri S, Tóth B, et al：Histological evaluation of preoperative biopsies from ampulla Vateri. Pathol Oncol Res　2003；9：32-41

〔佐々木善浩, 田尻久雄〕

十二指腸腫瘍における FICE の有用性

　今日の内視鏡診断の進歩にもかかわらず，十二指腸腫瘍の内視鏡診断はまだ確立しているとはいえない．十二指腸癌はリンパ節転移がなければ予後良好である．しかし，十二指腸癌の外科的手術は患者に対する侵襲性が大きいために内視鏡治療が可能な表面型十二指腸腫瘍の早期診断が重要となってくる．一方，十二指腸腫瘍の内視鏡治療は高度の技術を要するだけでなく，治療後の合併症も重篤になる場合があり，その適応については慎重に検討する必要がある．とくに十二指腸癌と腺腫の鑑別は重要であり，腺腫であれば経過観察すべきと考えられる．FICE 観察は，存在診断よりもむしろ癌と腺腫との鑑別診断に有用であるために今後注目される分光画像診断法と考えられる．

　われわれが使用している FICE の観察条件は，胃腫瘍性病変と同じくおもに 470（blue, gain 4），500（green, gain 4 or 5），550 nm（red, gain 2）と，495（blue, gain 3），495（green, gain 4），525 nm（red, gain 3）で行っている．とくに前者の波長条件は，十二指腸管腔を通常画像とほぼ同じ明るさで観察することができるために，遠景画像から近景画像，30～60 倍の弱拡大画像へと一連の流れで観察していくことが可能である．観察のポイントは，近景および弱拡大画像にて腫瘍表面の腺管構造パターンを観察し，拡大画像では一部に癌性の異常血管を観察することである．白色調の病変は後者の波長条件のほうが周囲粘膜との色調のコントラストが良好なことが多い．

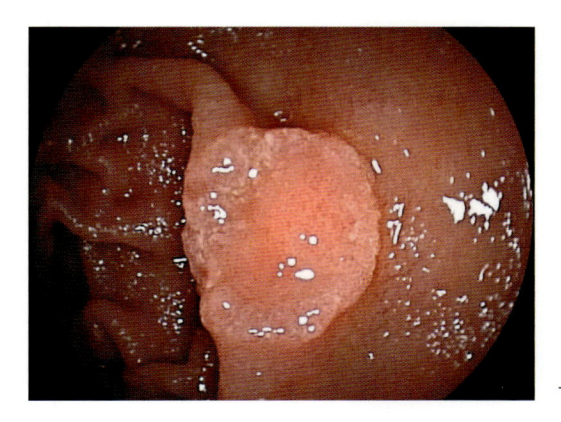

十二指腸癌

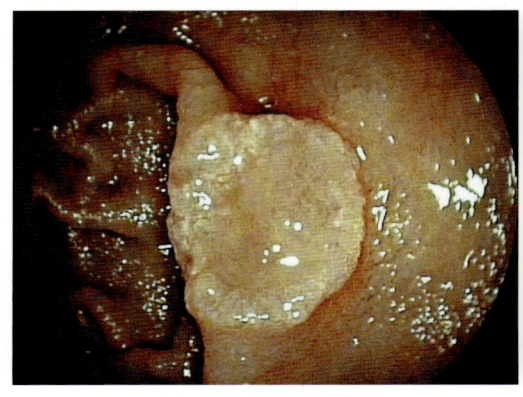

470(4)，500(4)，550(2)nm 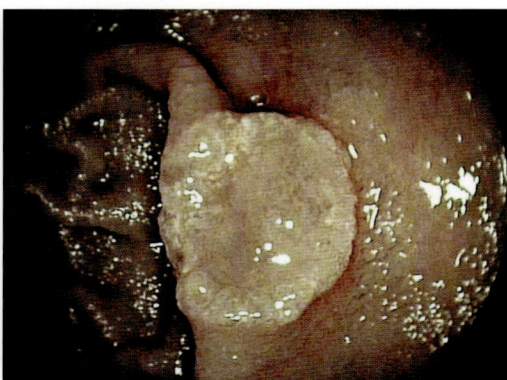　　　　495(3)，495(4)，525(3)nm

十二指腸癌における腺管構造は，個々の腺管形態が不揃いで大小不同を示すことが多い．さらに腺管の形態が長い，こまかい病変も確認されている．拡大画像では一部の病変に癌性の異常血管を認める症例もある．また，内視鏡治療を前提とした場合，癌の範囲診断も重要である．周囲粘膜に反応性の隆起性病変を伴っていることもあり，内視鏡治療範囲をできるだけ小さくするために，その診断も重要である．反応性隆起性病変では腺管は大きいことが多いが，そのサイズは同じであり配列パターンも均一である．FICE画像所見と深達度との関連は明らかではない．今後，症例を積み重ねて検討していくべき課題である．

　十二指腸腺腫では，表面粘膜は白色調の粘膜であることが多く，腺管パターンは比較的均一であり，腺管形態の大小不同や異常血管も認めない．とくに問題となる病変は腺腫内癌であるが，上記の癌所見が腺腫内に明瞭に認められれば内視鏡治療の適応である．

（大澤博之）

Case 108　十二指腸腺腫

FICE

（大澤博之）

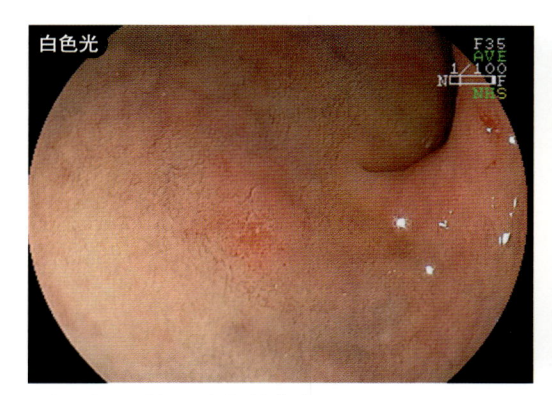

部位　十二指腸球部前壁

白色光

十二指腸球部に隆起性病変を認める．

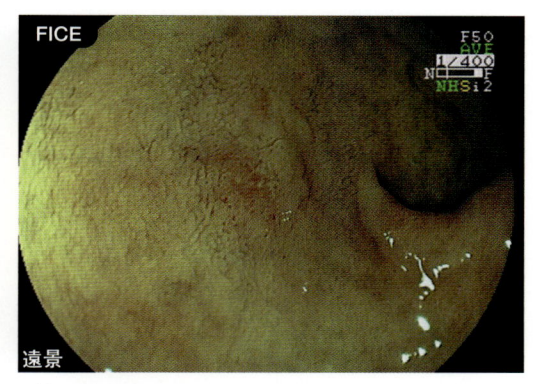

FICE　遠景

使用波長およびゲインレベルは，470 nm（4），500 nm（5），550 nm（2）．隆起部は非隆起部よりも黄白色のこまかい腺管構造を呈している．

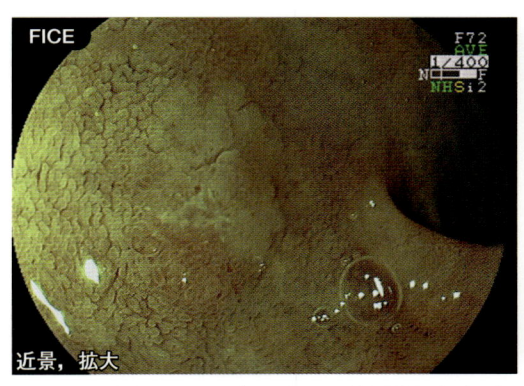

FICE　近景，拡大

30倍の拡大FICE画像である．使用波長およびゲインレベルは，470 nm（4），500 nm（5），550 nm（2）．周囲粘膜と隆起部の境界が明瞭に観察される．隆起部は非隆起部よりも黄白色のこまかい腺管構造を呈している．内視鏡的診断としては癌よりも腺腫を考える．

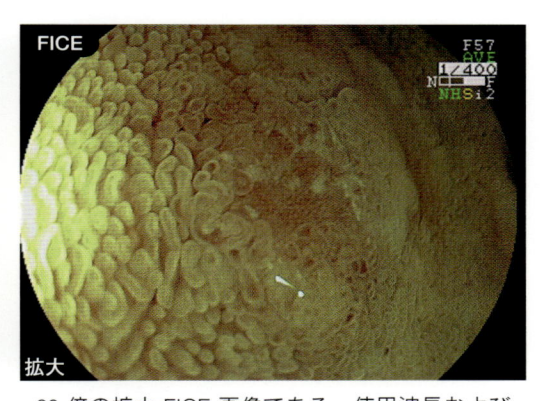

FICE　拡大

60倍の拡大FICE画像である．使用波長およびゲインレベルは，470 nm（4），500 nm（5），550 nm（2）．正常の腺管パターンが明瞭に観察され，隆起部の腺管が比較的均一でこまかく十二指腸癌と異なっている．

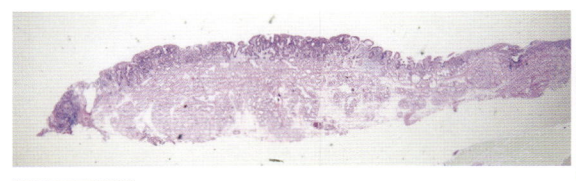

病理組織　腺腫

中等度異型のある管状腺腫が認められる．

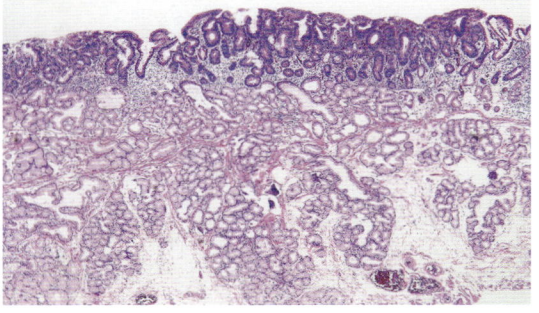

Comment ― Case 108 ―

　FICEでは遠景画像および拡大画像で低い隆起部と正常部との境界線が鮮明となり，さらに腺管構造が癌に比べて均一であり，癌よりもむしろ腺腫主体の病変と診断した．ESDを施行し，十二指腸腺腫と診断された．

Case 109 十二指腸腺腫

NBI 併用拡大

部位 十二指腸下行部　　肉眼型 陥凹型

（郷田憲一，田尻久雄，池上雅博）

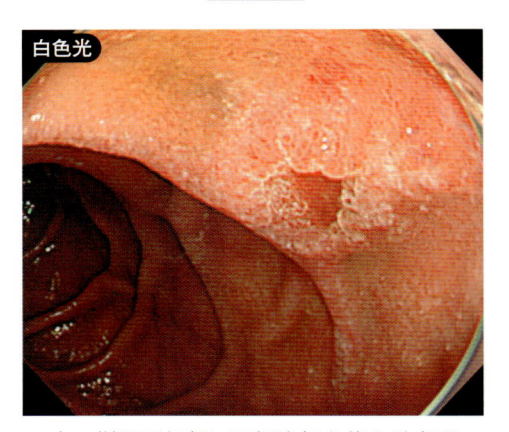

白色光

十二指腸下行部に辺縁隆起を伴う発赤調の陥凹性病変を認める．陥凹の大きさは約 5 mm で，陥凹の辺縁と陥凹内の一部に乳白色調変化を認めた．

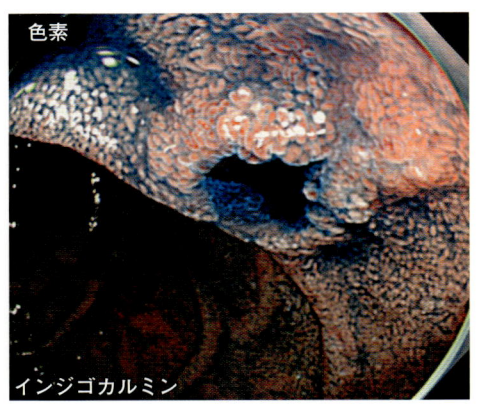

色素（インジゴカルミン）

色素撒布により十二指腸表面の絨毛構造が明瞭となり，陥凹性病変部には色素が貯留している．陥凹辺縁の隆起部の粘膜模様は発赤・肥大しているものの，絨毛構造は保たれている．

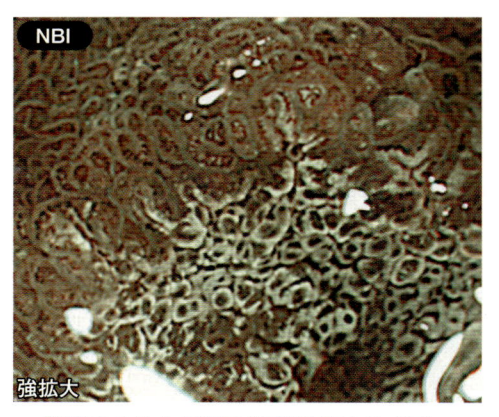

NBI 強拡大

陥凹内の乳白色部の粘膜模様はサイズ・形状ともに不均一であり，絨毛構造が保たれている辺縁隆起部とは明らかに異なっている．

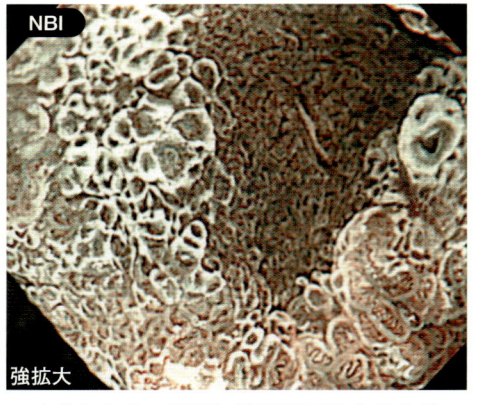

NBI 強拡大

さらにもう一段深い陥凹面は乳白色を呈さず，粘膜模様は不明瞭あるいは消失しており，不整な網目状の微小血管像が認められる．

(EMR 標本)

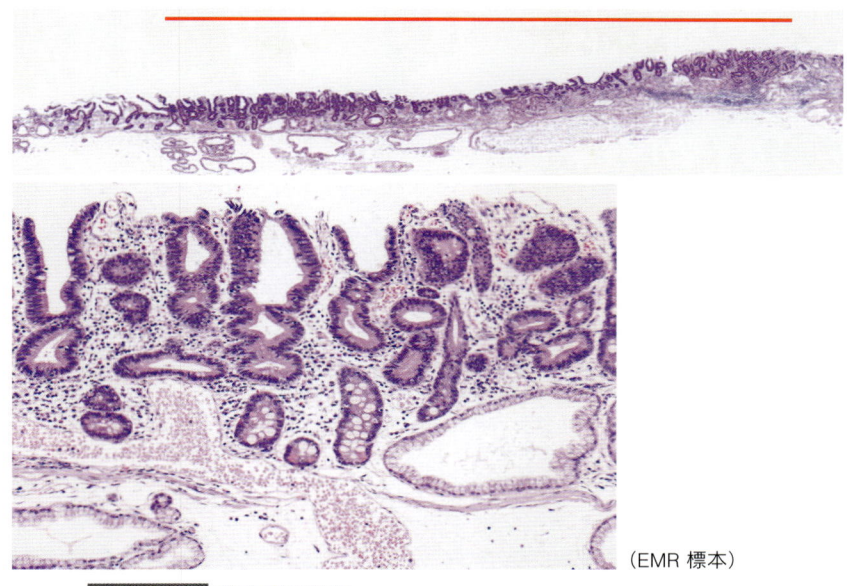

| 病理組織 | 高度異型腺腫 |

上：ルーペ像．陥凹部にほぼ一致して，粘膜内に異型腺管の密な増生がうかがわれる（赤線）．
下：中拡大像．腫大した核の密在と好酸性胞体からなる異型腺管の増生を認める．核の密在が目立つ点から，高度異型腺腫に相当する像と考えられた．

十二指腸

Comment — Case 109

　十二指腸腺腫・腺癌（粘膜内癌）の内視鏡像に関するわれわれの行った検討（Hepato-gastroenterology 2010, in press）では，①白色光内視鏡：大きさ10 mm 以上，発赤あり，乳白色調粘膜が辺縁のみ or ない，②NBI 拡大内視鏡：粘膜模様の不明瞭化，不整な網目模様の微小血管像（network pattern）などは，高度異型腺腫〜腺癌（粘膜内癌）に特徴的な所見であることが示唆された．高度異型腺腫と診断された本病変は上記所見のうち，大きさ10 mm 以上以外をすべて満たしており，われわれの検討結果にほぼ合致する症例であった．陥凹型の腫瘍性病変に遭遇した場合，小さな病変であっても，NBI 拡大観察などを追加し，慎重に診断を進めるべきと思われた．

Case 110 十二指腸腺腫

NBI 併用拡大

（郷田憲一，田尻久雄，池上雅博）

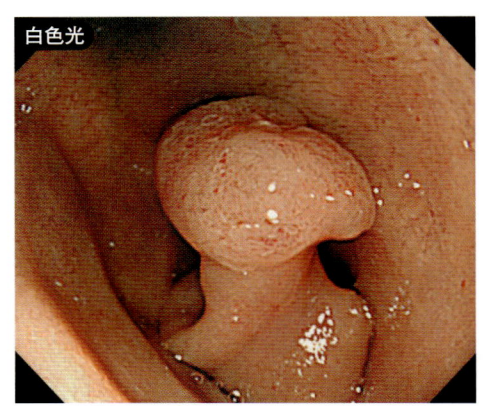

部位 上十二指腸角部　　**肉眼型** 隆起型

白色光

上十二指腸角部に 15 mm 大の頭部を有する有茎性病変を認めた．頭部・茎部ともにほぼ正色調で，頭部には点状の発赤をわずかに認める．

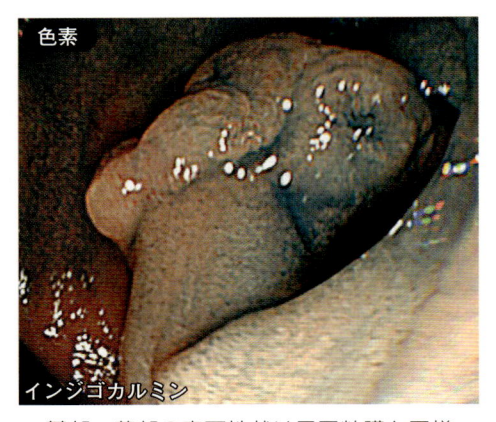

色素／インジゴカルミン

基部～茎部の表面性状は周囲粘膜と同様であるが，頭部と茎部との間には明瞭な境界を認め，頭部の粘膜はやや粗糙である．

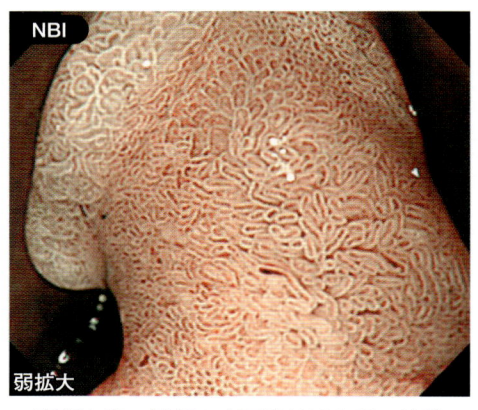

NBI 弱拡大

頭部と茎・基部の表面性状は色調・粘膜模様とも，明らかに異なっている．茎・基部には整った指状の絨毛構造が認められ，頭部には葉状～脳回状を呈する不均一な粘膜模様を認める．

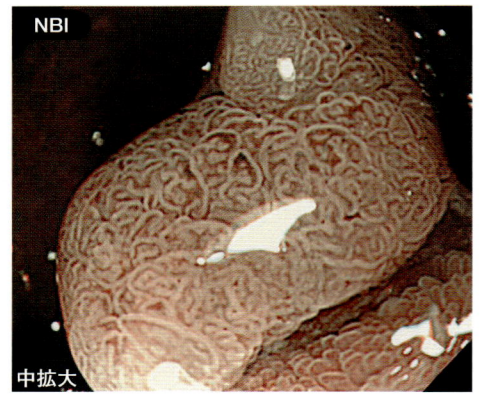

NBI 中拡大

頭部に不均一で多様な粘膜模様を認め，一部ではこげ茶色を示すうっ血，拡張した異常微小血管がみられる．

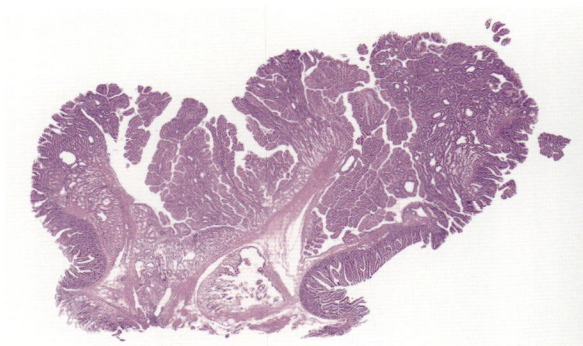

（ポリペクトミー標本）

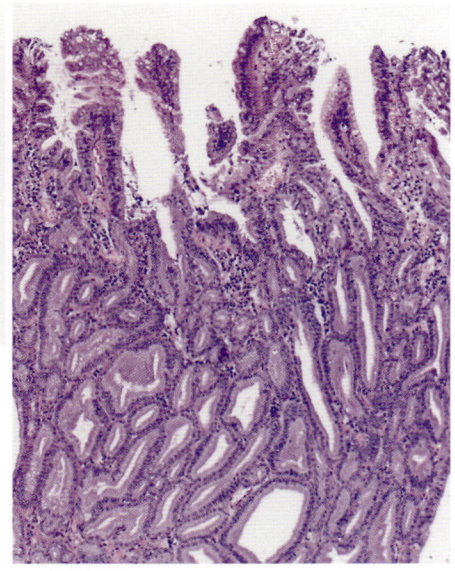

| 病理組織 | 中等度異型腺腫 |

左：ルーペ像．ポリープ頭部に乳頭状～管状構造を示しつつ密に増生する異型上皮を認める．
右：中拡大像．極性は保たれているものの核腫大の目立つ異型腺管の密な増生を認め，中等度異型腺腫に相当する像と診断された．

十二指腸

Comment — Case 110

　本病変との鑑別を要する有茎性を呈する疾患として，Brunner腺過形成，mucosubmucosal elongated polyp，脂肪腫などがある．いずれの疾患も病変の本体が粘膜下層にあるため，頭部から基部まで表面性状の変化に乏しく，内視鏡で病変の境界が明確に指摘できない場合が多い．一方，腺腫・腺癌など上皮性腫瘍に対する内視鏡診断においてわれわれは，通常・色素内視鏡で"表面性状の異なる明瞭な境界"とともに，NBI拡大内視鏡では"粘膜模様のサイズ・形状の変化（不均一性・不明瞭化）"と"異常微小血管の有無"が重要であると考えている．

Case 111 十二指腸癌

NBI併用拡大

部位 十二指腸水平部　　**肉眼型** 0-IIc

（郷田憲一，田尻久雄，池上雅博）

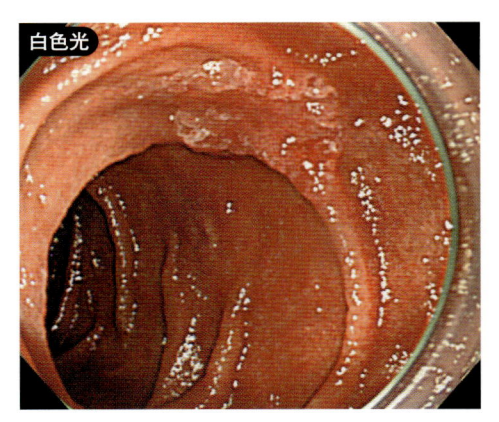

十二指腸水平部に12 mm大で，白い縁取りと粗糙な粘膜を伴う易出血性病変を認める．病変部の壁伸展性は保たれている．

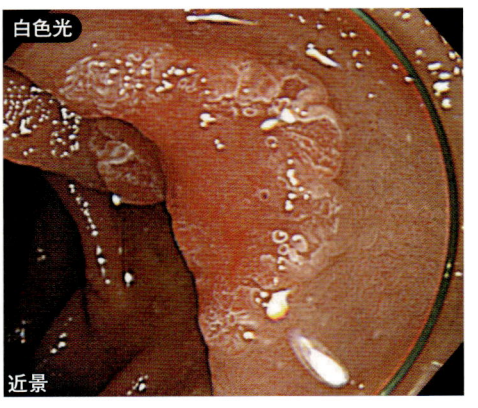

辺縁隆起を伴う発赤調の陥凹性病変である．病変の境界はきわめて不整で，陥凹辺縁部を主体に全周にわたり不規則な乳白色調変化を認める．

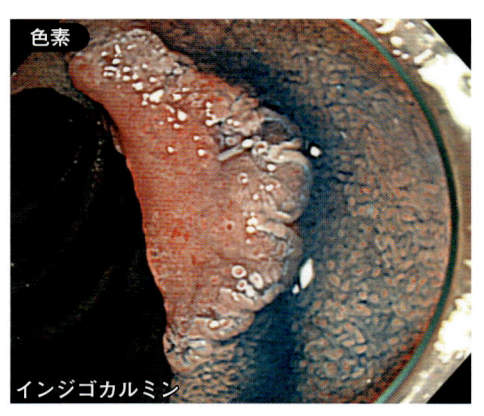

インジゴカルミン撒布像において，病変周囲には規則的な絨毛構造を明瞭に視認できる．発赤した陥凹部辺縁の粘膜微細模様は不整で，陥凹部の粘膜模様は不明瞭となっている．

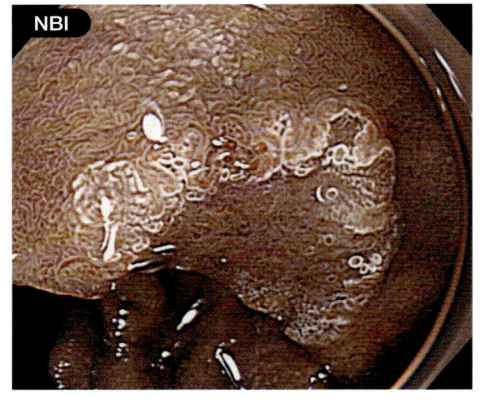

色素を撒布しなくとも，病変周囲の規則的な絨毛構造が明瞭に描出され，病変部の表面性状との違いを明確に認識できる．

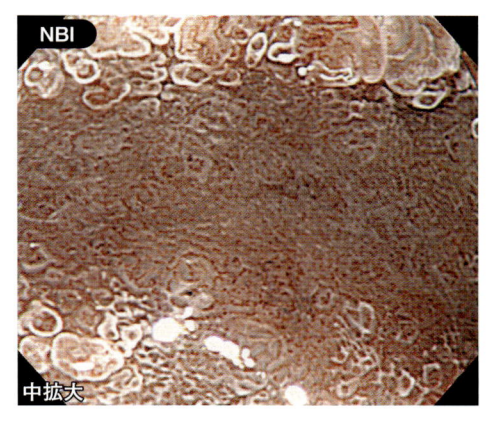

陥凹部の辺縁には乳白色で縁取られた不均一な粘膜模様を認める．陥凹内の粘膜模様は不明瞭（消失またはきわめて微細）であり，微小血管は網目模様を呈していることがうかがえる．

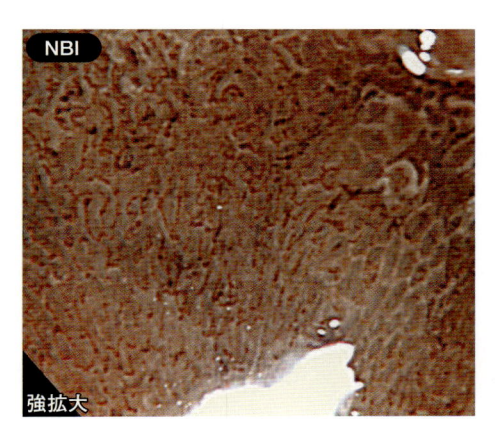

さらに拡大率を上げると，陥凹部に不整な網目模様の微小血管像が明らかとなる．

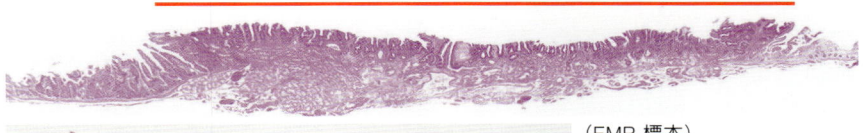

（EMR 標本）

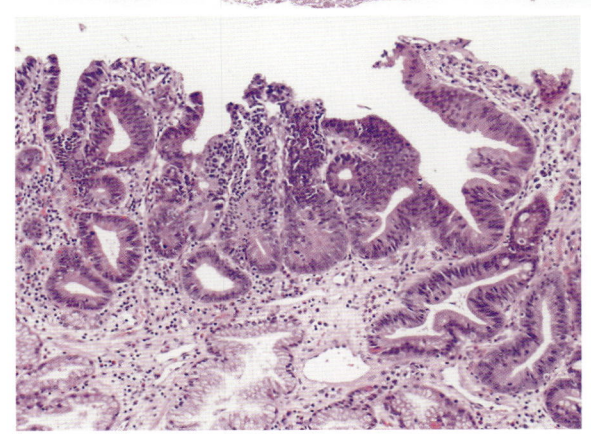

| 病理組織 | 高分化腺癌 | 深達度 | M |

上：ルーペ像．陥凹部にほぼ一致し辺縁隆起部まで密在する異型腺管の存在がうかがわれる（赤線）．
下：強拡大像．紡錘形〜類円形の腫大した核と好酸性胞体からなる不整腺管が，一部で構造異型を示しつつ管状に増殖しており，高分化腺癌の像である．

十二指腸

Comment ─────────────────────────── Case 111 ─

　十二指腸腺腫・腺癌（粘膜内癌）の内視鏡像に関するわれわれの行った検討（Hepato-gastroenterology 2010, in press）では，①白色光内視鏡：大きさ 10 mm 以上，発赤あり，乳白色調粘膜が辺縁のみ or ない，②NBI 拡大内視鏡：粘膜模様の不明瞭化，不整な網目模様の微小血管像，などは，高度異型腺腫〜腺癌（粘膜内癌）に特徴的な所見であることが示唆された．本症例は上記所見をすべて満たしており，われわれの検討結果に合致する病変であった．

Case 112 十二指腸癌

NBI 併用拡大

部位 十二指腸球部　**肉眼型** 0-Isp

（郷田憲一，田尻久雄，池上雅博）

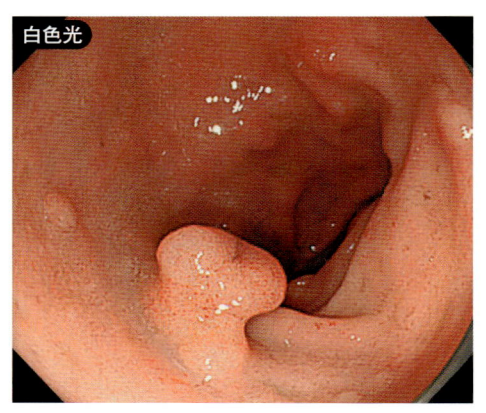

十二指腸球部にキノコ様を呈する亜有茎性の隆起性病変を認める．

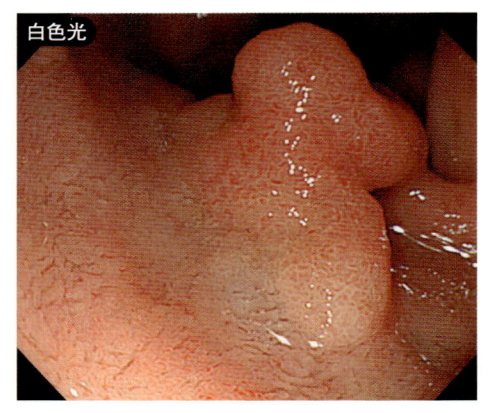

基部から頂部まで病変全体が，軽度に発赤している．

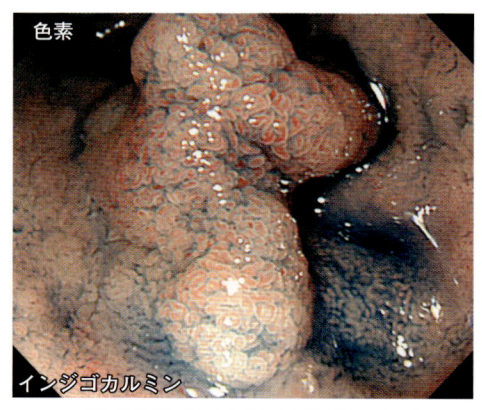

十二指腸粘膜の絨毛構造が明瞭となり，病変境界が基部にあることを明確に認識できる．基部から頭部まで病変全体に，発赤・肥大した絨毛状～脳回状を呈する粘膜模様を認める．

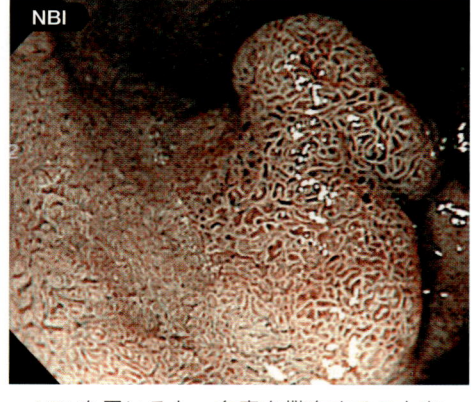

NBI を用いると，色素を撒布することなく，十二指腸粘膜の絨毛構造と病変部の異常な粘膜模様を観察できる．

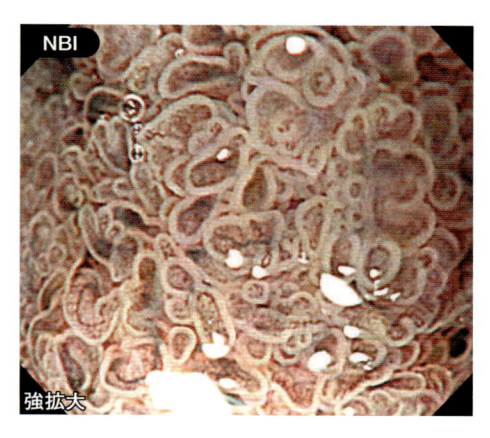

病変部の粘膜模様は大小不同で，形状も不均一である．

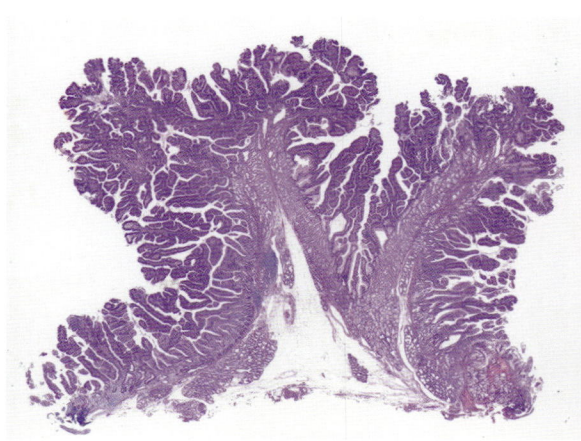

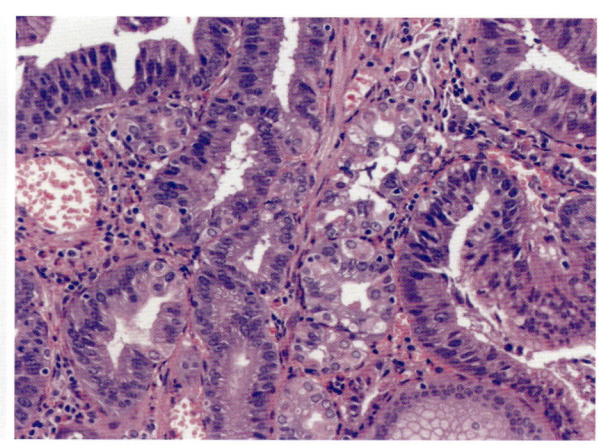

病理組織 高分化腺癌　　**深達度** M

左：ルーペ像．頭部は分葉状を呈し，茎・基部〜頭部にかけて病変全体を乳頭状（絨毛状）を示しつつ増殖する異型腺管の存在がうかがわれる．

右：強拡大像．核異型は目立たないが，腫大核の密在，極性の消失を伴う異型腺管が，おもに管状構造を呈しつつ密に増殖しており，高分化腺癌と診断された．

Comment ─ Case 112

　発赤調の不均一な粘膜模様を有し，周囲粘膜との境界も明瞭であることから，まず，腺腫・腺癌などの上皮性腫瘍を考えたい．われわれが行った十二指腸腺腫・腺癌（粘膜内癌）の内視鏡像に関する検討（Hepatogastroenterology 2010, in press）において，高度異型腺腫〜腺癌（粘膜内癌）病変に高頻度にみられた内視鏡像は，①白色光内視鏡：大きさ 10 mm 以上，発赤あり，乳白色調粘膜が辺縁のみ or ない，②NBI 拡大内視鏡：粘膜模様の不明瞭化，不整な網目模様の微小血管像であった．

　本病変において上記三つの白色光内視鏡所見はすべてみられたが，上記二つの NBI 拡大所見はいずれも認められなかった．われわれの検討には隆起性の 13 病変が含まれているが，有茎性・亜有茎性病変は含まれていなかった．よって，今後，有茎性・亜有茎性病変も含めた臨床病理学的検討を追加していく予定である．

Case 113 十二指腸癌

FICE
（大澤博之）

部位 十二指腸上十二指腸角　　**肉眼型** 0-Ⅱa

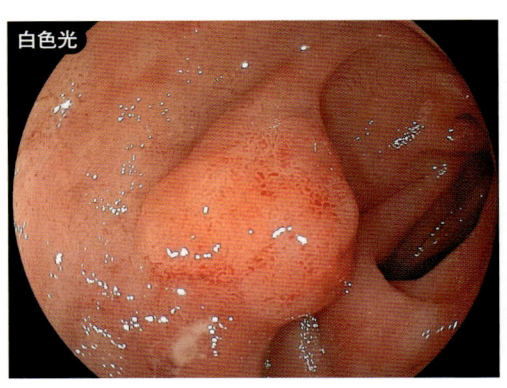

白色光：十二指腸上十二指腸角に隆起性病変を認める．

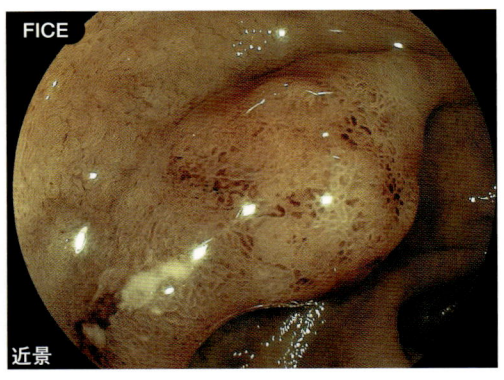

FICE 近景：使用波長およびゲインレベルは，470 nm（4），500 nm（4），550 nm（2）．隆起部の腺管構造は鮮明に認められ，非隆起部よりも大きな腺管形態を有している．

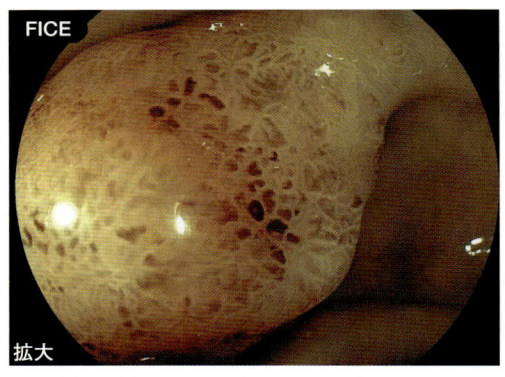

FICE 拡大：30 倍の拡大 FICE 画像である．使用波長およびゲインレベルは，470 nm（4），500 nm（4），550 nm（2）．腺管パターンが明瞭に観察される．腺管は大小不同を示し，形態も不整である．癌性の腺管パターンと考えられる．

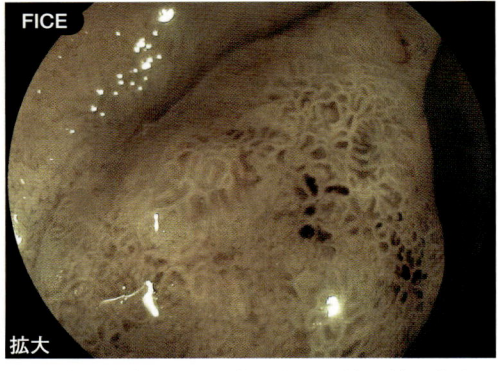

FICE 拡大：30 倍の拡大 FICE 画像である．使用波長およびゲインレベルは，495 nm（3），495 nm（4），525 nm（3）．腺管は大小不同を示し，形態も不整である．

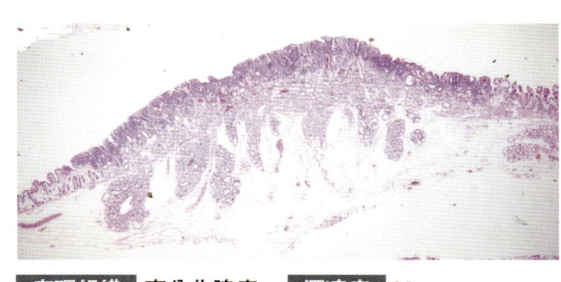

病理組織 高分化腺癌　　**深達度** M

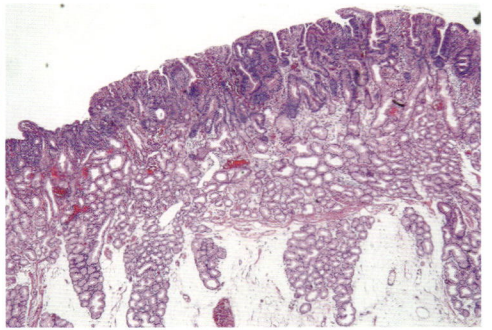

Comment

　FICE では近景画像および拡大画像で腺管構造が鮮明に描出される．腺管は，周囲の正常粘膜よりも大きく，その形態は大小不同で不整であることより癌と診断され，ESD を施行した．十二指腸癌における腺管構造は，個々の腺管形態が不揃いで大小不同を示すことが多い．

Case 114　過形成性ポリープ

NBI併用拡大

部位　十二指腸下行部

（郷田憲一，田尻久雄，池上雅博）

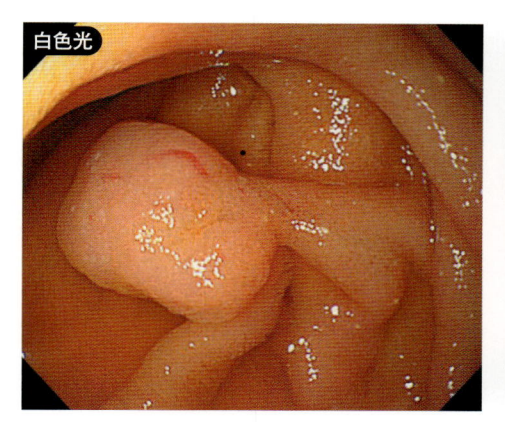

白色光

十二指腸下行部にほぼ正色調の10mm大の頭部を有する有茎性ポリープを認めた．

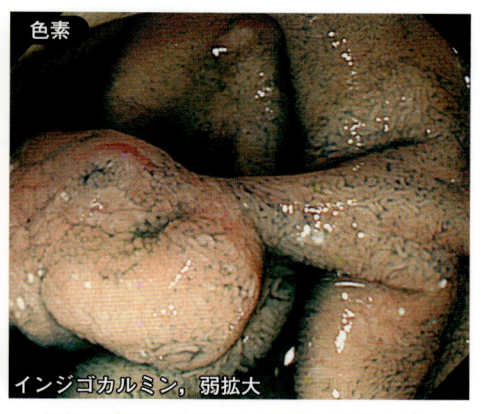

色素　インジゴカルミン，弱拡大

病変の基部から茎部に周囲と同様の絨毛構造を認める．頭部の粘膜模様は異なっているものの，茎・基部との間に明らかな境界はない．

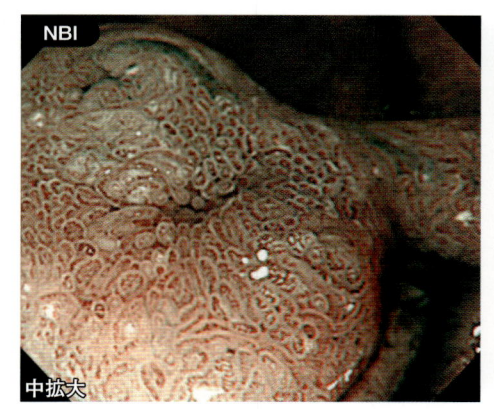

NBI　中拡大

頭部にはおもに指状〜葉状の粘膜模様を認める．一部，脳回様の粘膜模様も混在している．

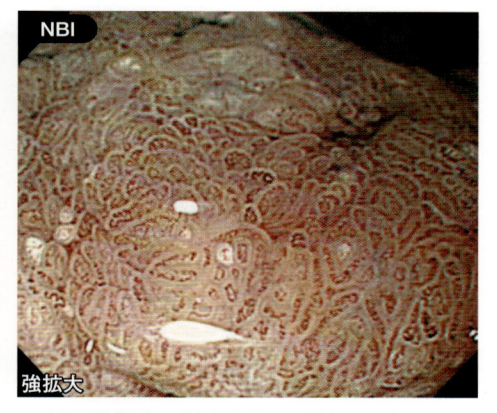

NBI　強拡大

粘膜模様内の微小血管の形状は不均一であるが，それらは粘膜模様に沿って存在しており不整所見に乏しい．

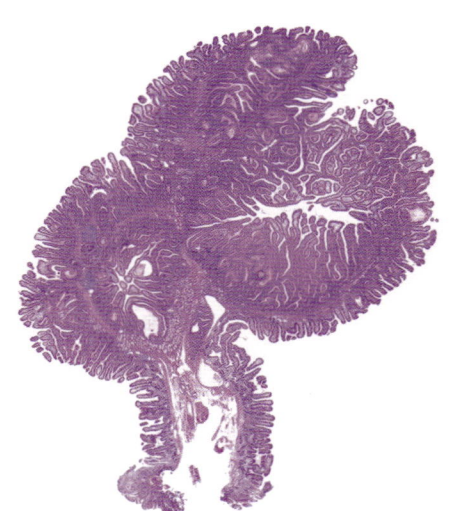

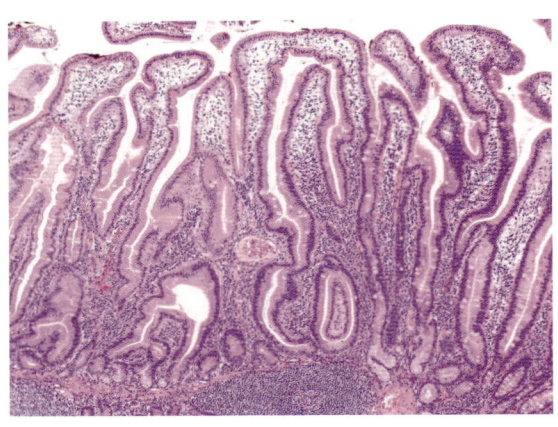

（ポリペクトミー標本）

病理組織

左：ルーペ像．正常粘膜との境界が不明瞭であるが，茎部から頭部にいくに従い腺管の丈の高まりを認め，頭部においてその変化が著明である．

右：中拡大像．異型のない高円柱上皮細胞からなる腺管が，わずかに鋸歯状構造を伴いつつ延長・拡張している像を認め，過形成性ポリープと診断された．

Comment — Case 114

　十二指腸の過形成性ポリープは比較的まれである．しかし，大きな頭部を有さない場合の多い嚢腫性病変や mucosubmucosal elongated polyp との鑑別は容易である．Brunner 腺過形成の場合，大多数は無茎性であるが，有茎性を示した場合の鑑別は困難である．しかし，拡大観察において，Brunner 腺過形成病変の上皮は絨毛の丈が低く，幅が広くなる傾向があるとの意見がある．したがって，本疾患と Brunner 腺過形成や他疾患との鑑別におけるNBI 拡大観察の有用性に期待したい．腺腫・腺癌病変との鑑別点として，周囲健常粘膜との境界が不明瞭なこと，病変部の粘膜模様や微小血管像に不整所見が乏しいことなどが重要である．

Case 115　Brunner 腺過形成

部位　十二指腸球部

NBI 併用拡大

（郷田憲一，田尻久雄，池上雅博）

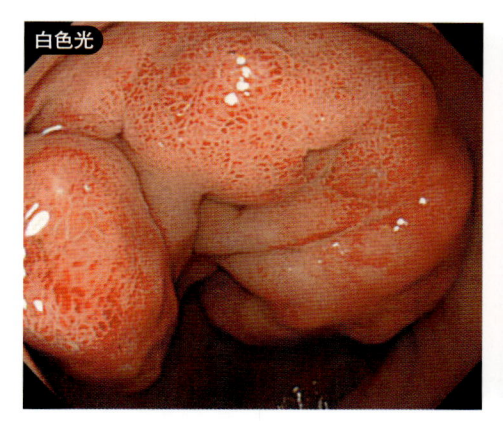

白色光

十二指腸球部に脳回様のしわと強い発赤を伴う 4 cm 大の隆起性病変を認めた．

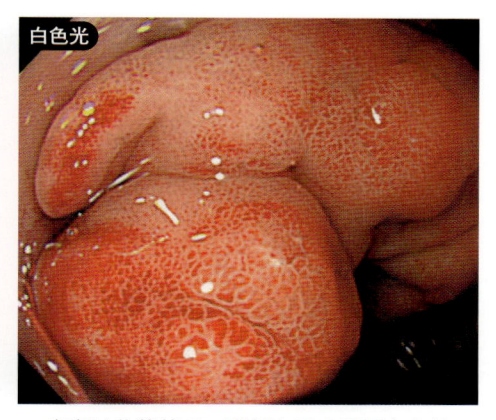

白色光

病変は分葉状で，頂部とその周囲を主体に発赤している．発赤部の粘膜模様は非発赤部に比し著明に肥大しているが，明らかな境界はない．

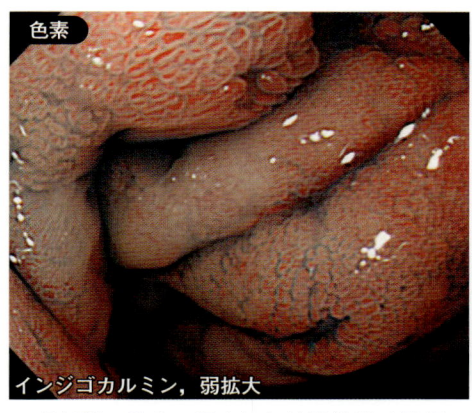

インジゴカルミン，弱拡大

頂部側の発赤・肥大した粘膜模様は基部側の非発赤部粘膜と異なるものの徐々に移行しており，明確な境界を指摘できない．

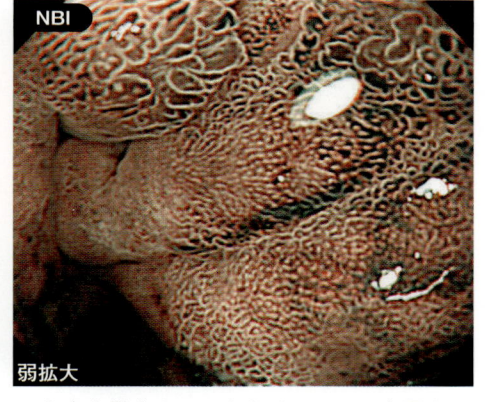

NBI　弱拡大

色素を撒布することなく，NBI に変更するだけで，基部側と頂部側の粘膜模様が異なること，それらの間に明らかな境界がないことが視認可能となる．

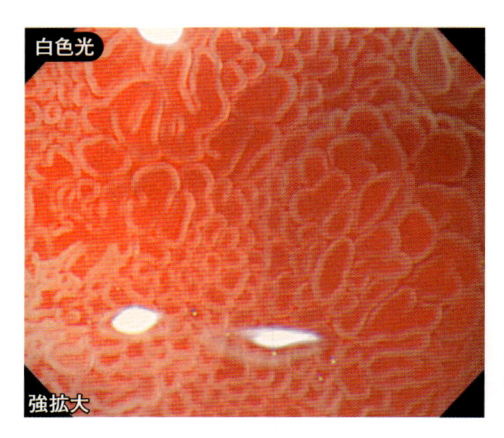

白色光　強拡大

頭部発赤部の肥大した粘膜模様は扁平な葉状の絨毛構造からなり，その内部は鮮紅色で満たされている．うっ血性変化の存在が疑われる．

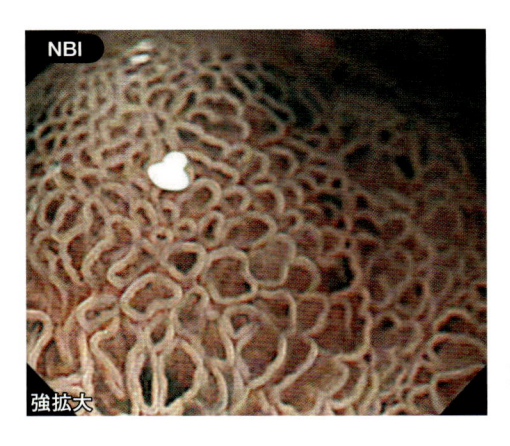

頭部の粘膜模様は軽度に不均一であるが，絨毛構造は保たれている．

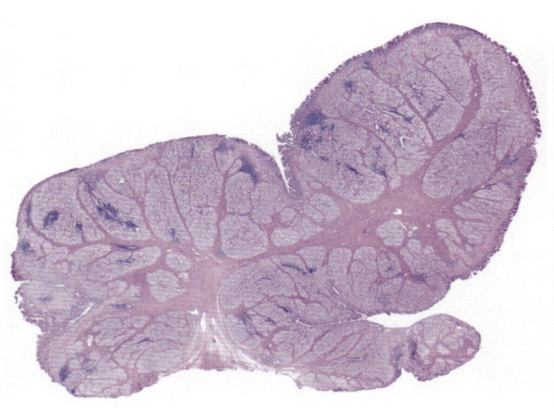

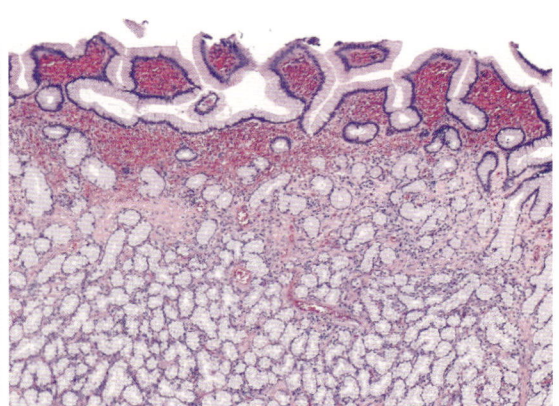

(ポリペクトミー標本)

病理組織

左：ルーペ像．ポリープ状の病変で，上皮下に結節分葉状の構造を呈しつつ増生する Brunner 腺を認める．
右：中拡大像．粘膜表層の上皮には胃上皮化生がみられ，粘膜固有層には著明なうっ血を認める．上皮下には淡明な胞体を有する腺管の密な増生を認める．
以上より，Brunner 腺過形成と診断された．

Comment ─────────────────────────────────── Case 115 ─

　本病変は長径約 4 cm と大きく，発赤調を呈する病変であり，上皮性悪性腫瘍も否定できなかった．しかし，NBI を含めた拡大内視鏡所見において，不整な粘膜模様・微小血管など上皮性腫瘍の所見に乏しく，術前生検でも悪性所見を認めなかった．診断的意義を含めた内視鏡的切除を施行した．

Case 116　Brunner 腺過形成

FICE

部位　十二指腸球部前壁

（赤星和也，大屋正文，本村廉明）

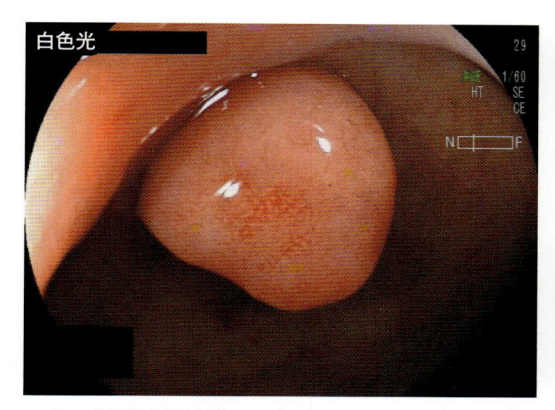

十二指腸球部前壁に，径 10 mm の胃ポリープの内視鏡分類である山田・福富分類Ⅲ型の粘膜下腫瘍様隆起性病変を認める．基本色調は周囲粘膜とほぼ同色調である．表面の一部に発赤を認める．

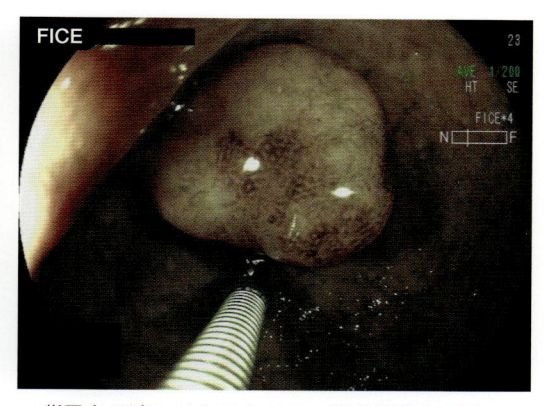

背景色の違いはあるものの，通常観察と同様の所見を認める．（R 520nm Gain 2, G 500nm Gain 2, B 405nm Gain 3）

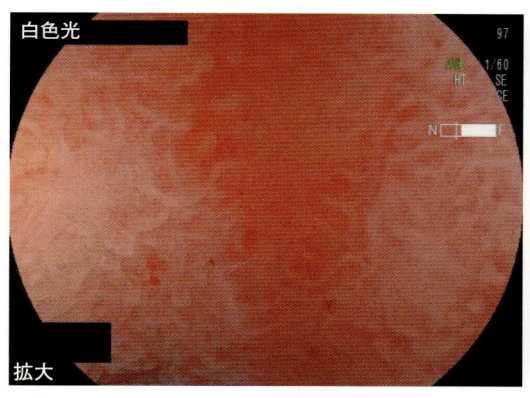

病変部に萎縮して融合状の外形をした絨毛を認める．

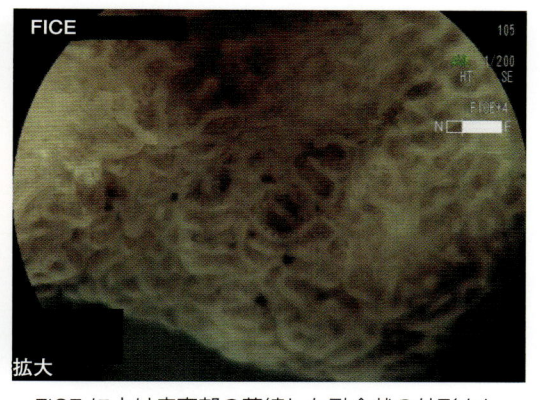

FICE により病変部の萎縮した融合状の外形をした絨毛と内部の毛細血管が白色光より明瞭に観察できている．

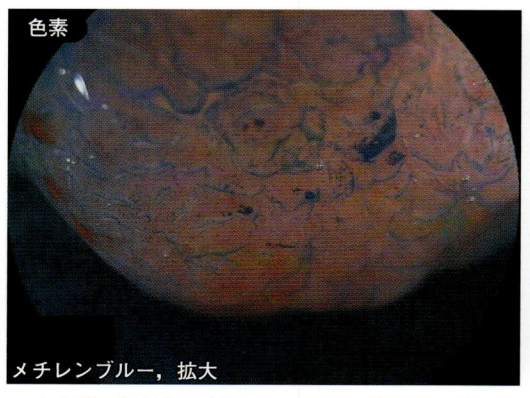

病変部．萎縮した絨毛のメチレンブルーの染色性は非病変と比べて明らかに低下している．

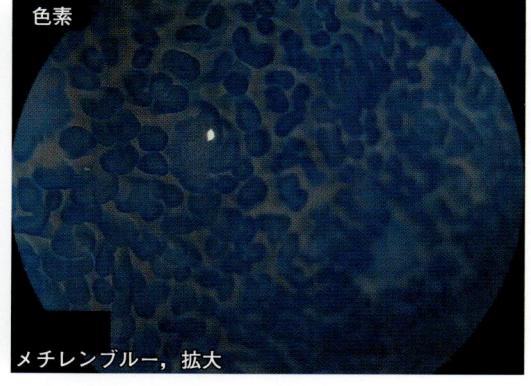

非病変部．病変周囲の正常絨毛はメチレンブルーに濃染している．

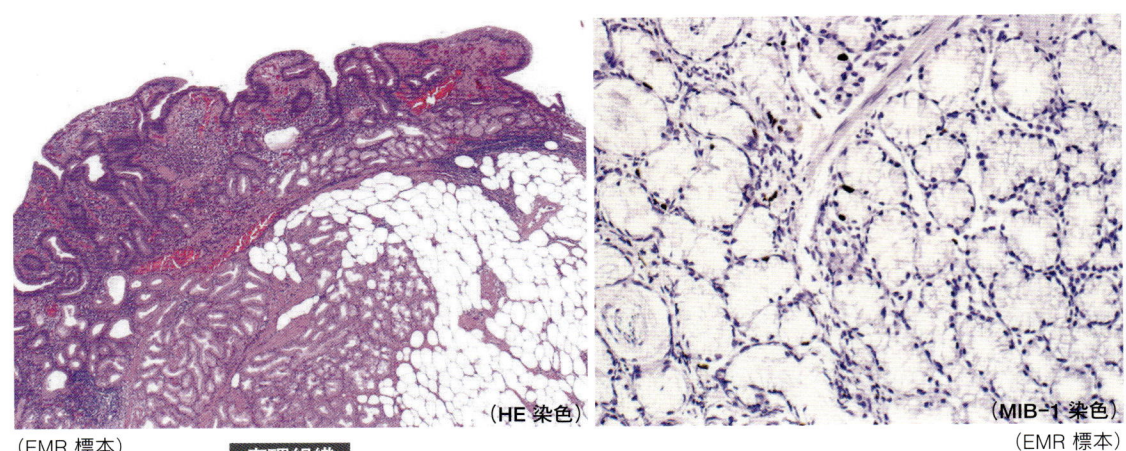

（EMR 標本） （HE 染色） （MIB-1 染色） （EMR 標本）

病理組織

左：萎縮した絨毛構造を示す十二指腸粘膜と粘膜下に Brunner 腺の過形成, 脂肪細胞の著明な集簇, リンパ濾胞を認める.
右：病変部はほとんど濃染されず, Brunner 腺の過形成に矛盾しない所見であった.

Comment ────────────────────────────────── Case 116

　通常内視鏡観察では, 頂部が一部発赤した周囲粘膜とほぼ同色調の山田・福富分類Ⅲ型の粘膜下腫瘍様の隆起性病変としか捉えられない[1),2)]. しかしメチレンブルー染色や拡大観察を併用することにより, 染色性の低下や絨毛の萎縮を確認することができ, 本疾患の内視鏡診断精度向上をはかれる可能性があると期待されている[1)]. 〔1）田中三千雄, 薄田勝男, 大倉康男, 他：胃と腸　2003；38：1709-1720, 2）広岡誠司, 岩下明徳：胃と腸　2001；36：1469-1480〕

Case 117 十二指腸異所性胃粘膜

FICE

部位　十二指腸球部前壁

（赤星和也，大屋正文，本村廉明）

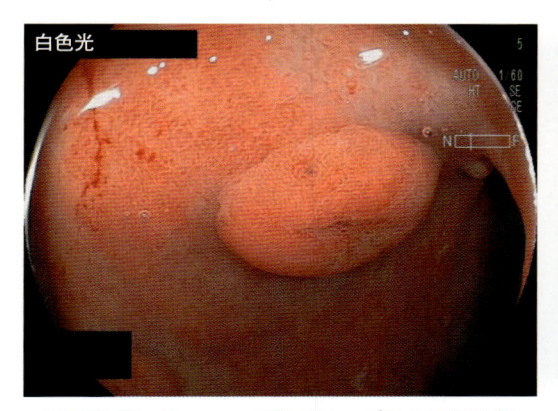

白色光

球部前壁に径 8 mm の胃ポリープの内視鏡分類である山田・福富分類Ⅱ型の隆起性病変を認める．頂部はわずかに陥凹している．基本色調は周囲粘膜とほぼ同色調である．

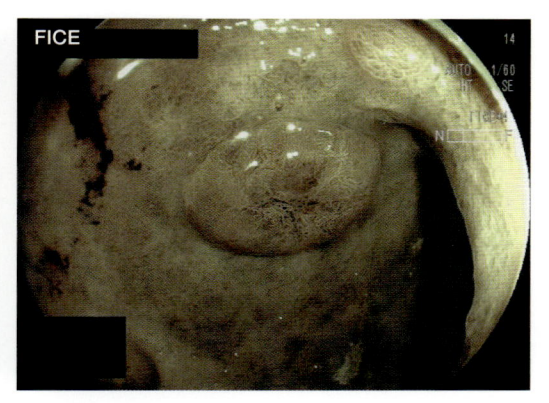

FICE

背景色の違いはあるものの，通常観察と同様の所見を認める．（R 520 nm Gain 2, G 500 nm Gain 2, B 405 nm Gain 3）

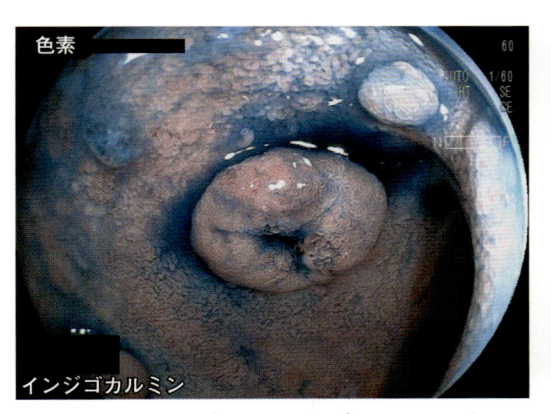

色素 インジゴカルミン

頂部の陥凹にわずかなインジゴカルミンの溜まりを認める．

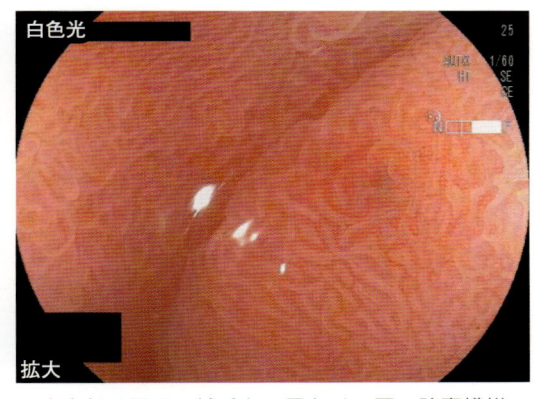

白色光 拡大

病変部は周辺の絨毛とは異なり，胃の腺窩模様に似た表面模様を認める[1]．本病変の表面模様は榊らの胃粘膜微細模様分類のBC（短い線と縞状の連続した線の複合型）複合パターンに類似している[2]．

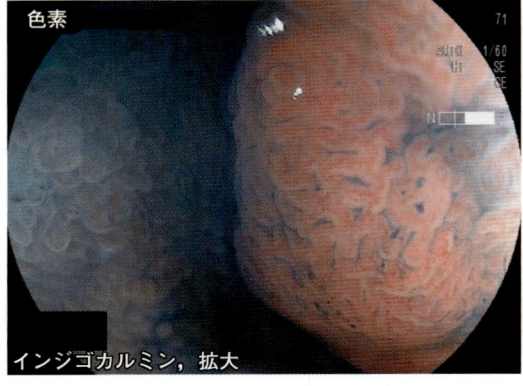

色素 インジゴカルミン，拡大

インジゴカルミンにより腺窩模様がより明瞭に観察できている．

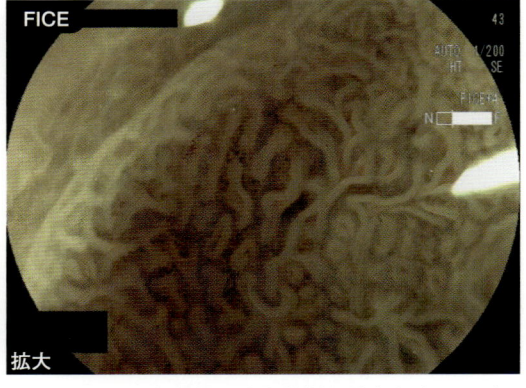

FICE 拡大

FICEにより病変部の腺窩模様と腺窩上皮下の毛細血管が白色光より明瞭に観察できている．

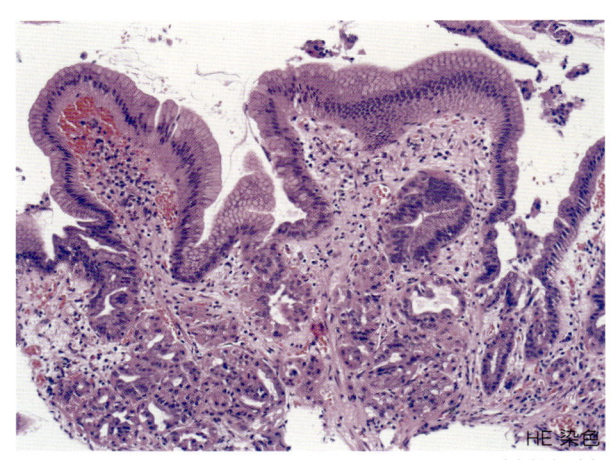

| 病理組織 |

HE 染色
（生検標本）

胃体部腺様組織と胃腺窩様上皮を認める．

Comment ─────────────────────────── Case 117

　通常内視鏡観察では，頂部がわずかに陥凹している周囲粘膜とほぼ同色調の山田・福富分類Ⅱ型の隆起性病変としか捉えられない．しかし拡大観察を併用することにより，胃の腺窩模様に似た表面模様〔榊ら[2)]の胃粘膜微細模様分類の BC（短い線と縞状の連続した線の複合型）複合パターン〕を確認することができ，本疾患の内視鏡診断精度向上をはかれる可能性があると期待されている[1)]．〔1）田中三千雄，薄田勝男，大倉康男，他：胃と腸　2003；38：1709-1720, 2）榊　信廣：胃と腸　2007；42：597-603〕

Case 118　十二指腸異所性胃粘膜

NBI 併用拡大

部位　十二指腸球部後壁〜上壁

（吉村　昇，郷田憲一，田尻久雄）

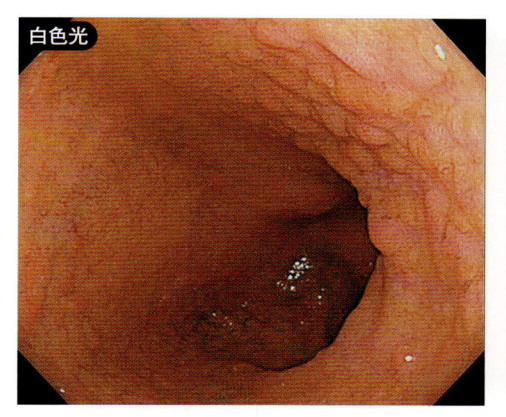

白色光

十二指腸球部の後壁から上壁にかけて，ごく淡い発赤調を呈する顆粒状〜粗大顆粒状隆起の集簇を認める．

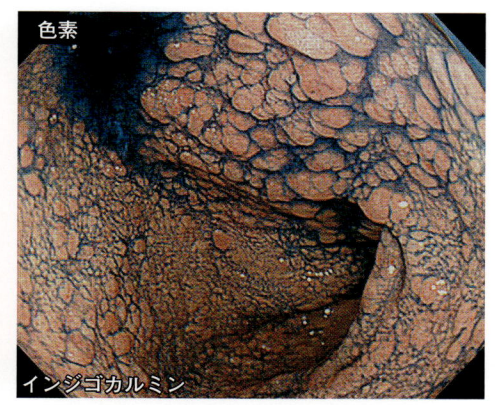

色素／インジゴカルミン

インジゴカルミン撒布像では，後壁〜上壁に集簇した顆粒状隆起は敷石状を呈している．顆粒状隆起の大きさは不揃いであるが，各々の辺縁は整で表面は平滑である．

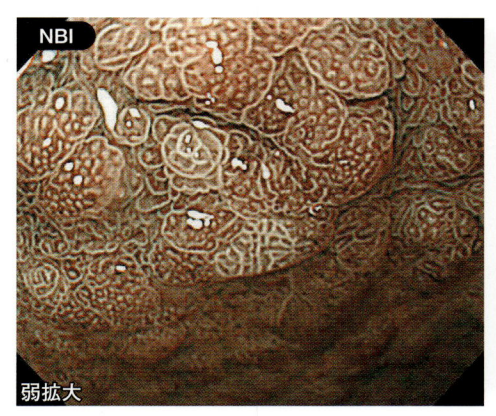

NBI 弱拡大

NBI に変更すれば，色素を撒布することなく，病変部の粘膜微細構造の観察が可能となる．顆粒状隆起部にはおもに円形〜類円形の pit 様構造が観察され，通常の十二指腸絨毛構造は認められない．

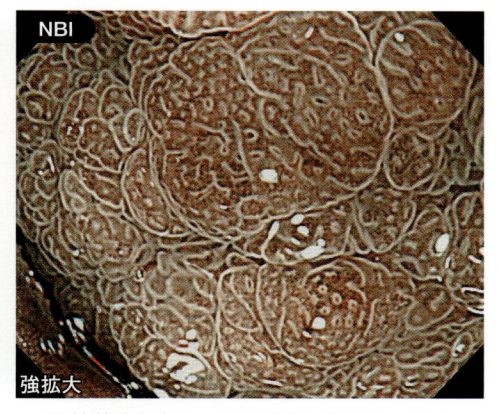

NBI 強拡大

顆粒状隆起部の NBI 強拡大像では，白く縁取られた円形〜長円形の pit 様構造が蜂巣状を呈しており，胃底腺領域の表面構造に類似している．その周囲または介在部には，葉状の肥大した絨毛構造も認められる．pit 様構造や肥大した絨毛様構造内に細いコイル様の微小血管を認めるが，不整な異常血管はない．

十二指腸

弱拡像　強拡像

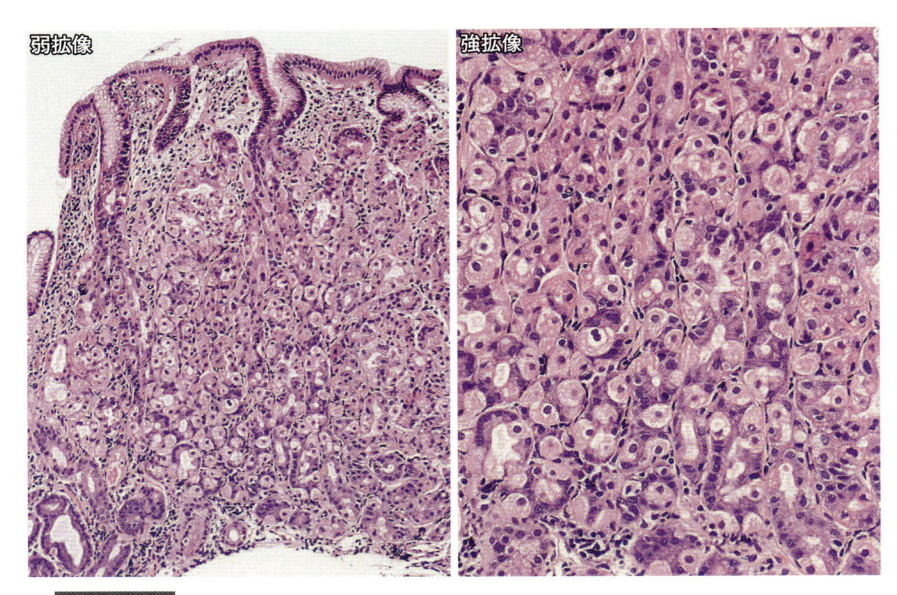

病理組織
隆起部の表層は胃腺窩上皮で覆われ（弱拡像），その深部にはおもに壁細胞と主細胞から成る胃底腺組織を認める（強拡像）．

Comment — Case 118

　Case 118, 119 ともに，通常白色光・色素撒布像で顆粒状隆起の集簇を示す病変である．白色光から NBI に切り替えた後，近接するだけで色素を撒布することなく，円形〜類円形の pit 様構造が視認可能となる．拡大観察を併用することにより，胃底腺粘膜に類似した蜂巣状の表面微細構造がさらに明瞭に描出される．これらは異所性胃粘膜に特徴的な所見である．

Case 119　十二指腸異所性胃粘膜

NBI 併用拡大

部位　十二指腸球部後壁

（吉村　昇，郷田憲一，田尻久雄）

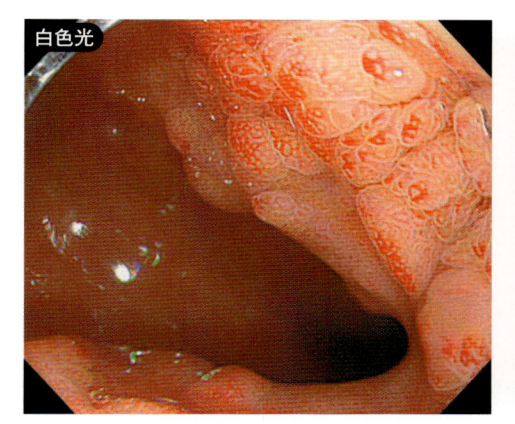

白色光

色素　インジゴカルミン

十二指腸球部後壁に発赤を伴う顆粒状隆起の集簇を認める．各々の顆粒状隆起は大小不揃いであるが，類円形で辺縁整，表面平滑である．

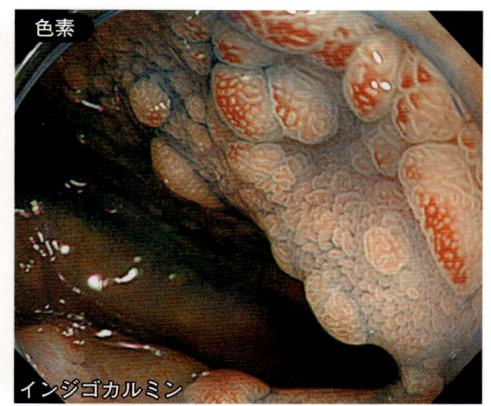

顆粒状隆起部には円形〜類円形の pit 様構造が認められ，近傍にみられる通常の十二指腸絨毛構造とは明らかに異なっている．発赤はおもに pit 様構造の周囲にみられ，うっ血性変化の存在が疑われる．

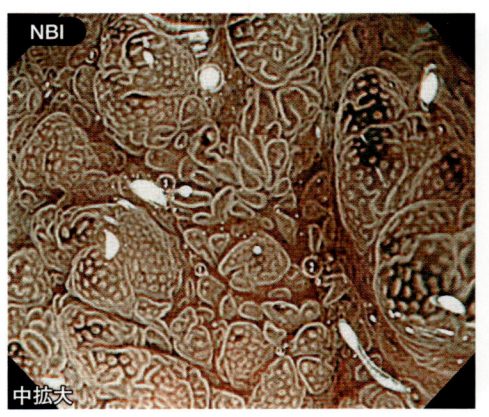

NBI 中拡大

NBI 強拡大

NBI では色素撒布しなくとも病変部表層の微細構造の観察が可能となる．病変部の粘膜微細構造は，円形〜類円形の pit 様構造が主体であるが，葉状の肥大した絨毛様構造の混在もみられる．

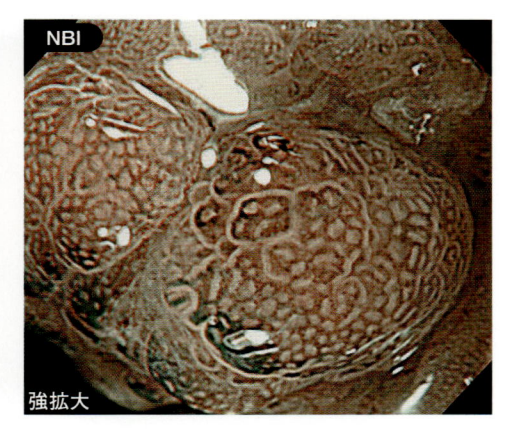

NBI 強拡大では，顆粒状隆起部には円形〜類円形の pit 様構造が蜂巣状を呈しており，胃底腺領域の表面微細構造に類似している．pit 様構造を取り囲むような微小血管網を認めるが，不整な異常血管像は認められない．

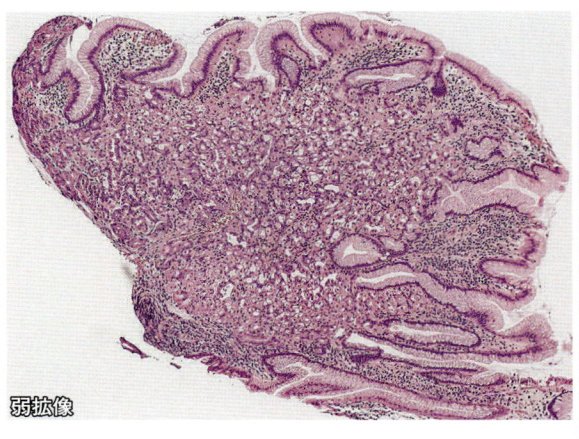

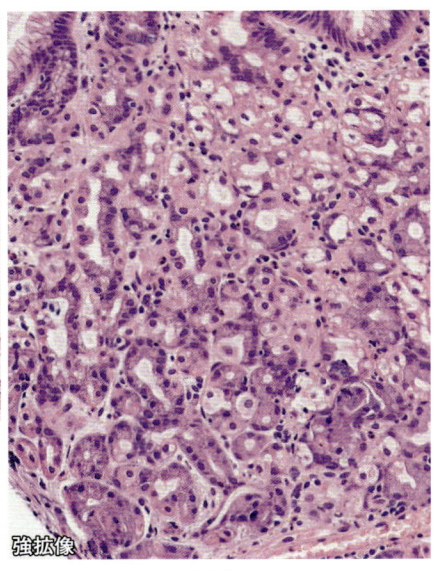

病理組織

弱拡像

強拡像

隆起部の表層は一部に過形成を示す胃腺窩上皮で被覆され（弱拡像），その深部にはおもに壁細胞と主細胞からなる胃底腺組織を認める（強拡像）．

Comment ──────────────────────────── Case 119

　十二指腸異所性胃粘膜は単発～多発性，大きさ，色，形状などきわめて多様である．本病変の有する幅広い形態学的多様性を十分に認識し，十二指腸隆起性病変の鑑別診断に際しては，常に念頭におく必要がある．

　病理組織学的に十二指腸の異所性胃粘膜は，①胃底腺組織からなるもの，②胃表層上皮または幽門腺（化生含む）組織からなるものとに大別される．前者は先天的とされ，後者は炎症の再生過程で生じた後天的な胃上皮化生と考えられている．

Case 120　十二指腸リンパ管腫

FICE

部位　十二指腸水平脚

（赤星和也，大屋正文，本村廉明）

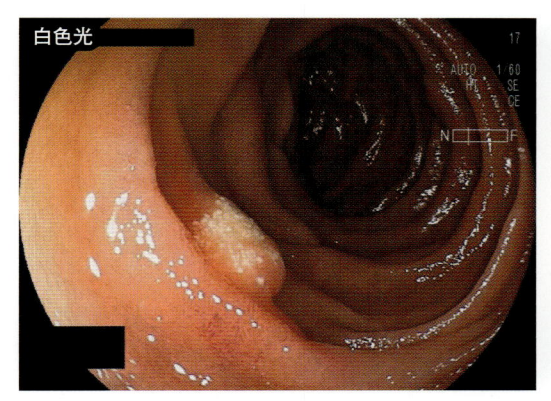

十二指腸水平脚に径 8 mm くらいの表面平滑で，立ち上がりなだらかな黄白色調の隆起性病変を認める．頂部には 1 mm 以下の白点が多数みられる．

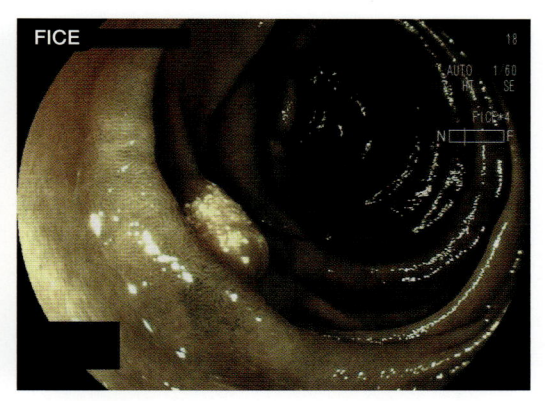

背景色の違いはあるものの，通常観察と同様の所見を認める．（R 520 nm Gain 2, G 500 nm Gain 2, B 405 nm Gain 3）

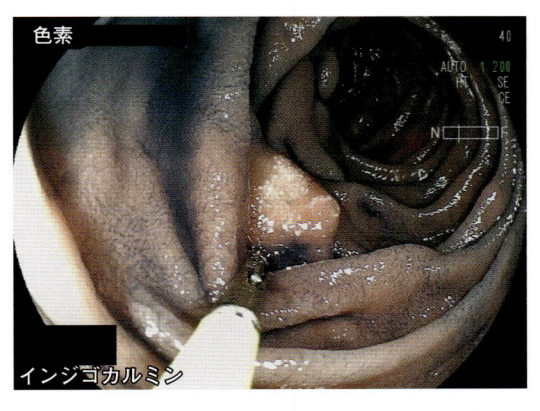

通常観察と同様の所見を認める．

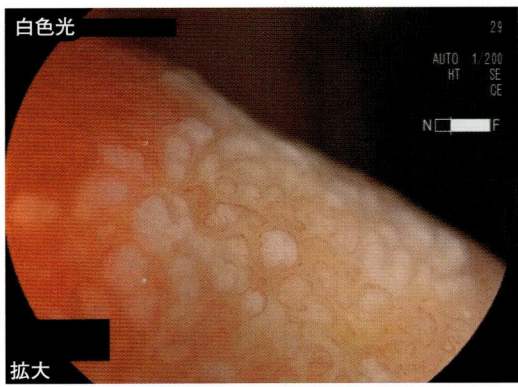

周辺の絨毛の外形とほぼ同じであるが，白色化した絨毛を多数認める．

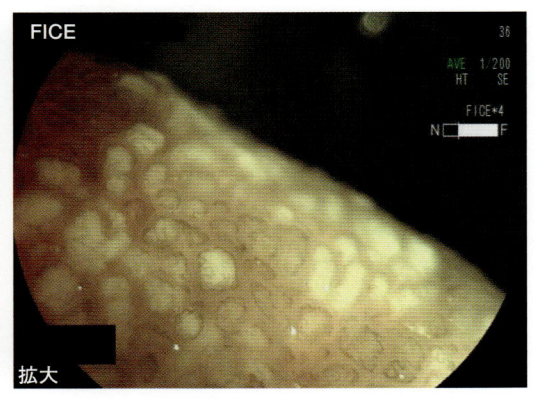

FICE により病変部絨毛内部の毛細血管と拡張したリンパ管に相当する白色域が白色光より明瞭に観察できている．

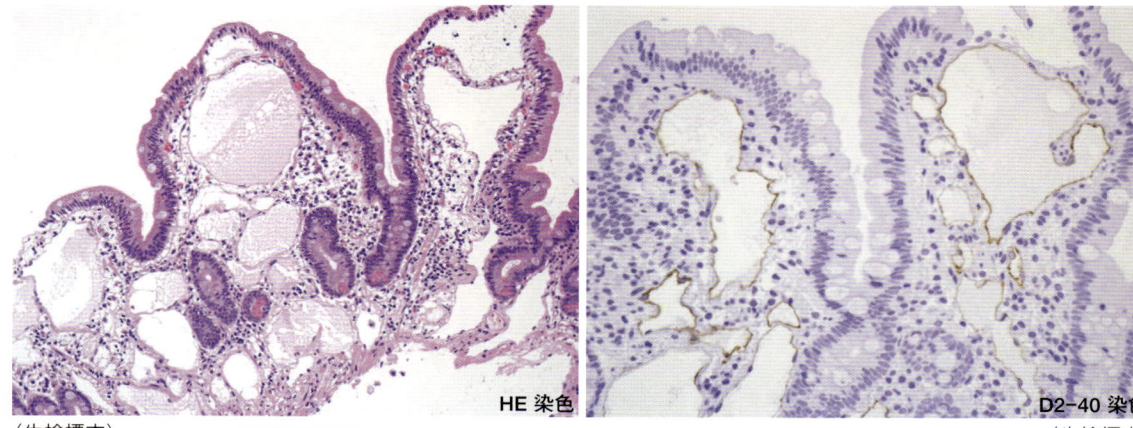

（生検標本）　HE染色　　　　　　　　　　　　　　　　　　D2-40染色　（生検標本）

病理組織

左：拡大内視鏡像の白色化した絨毛に対応すると考えられるリンパ管拡張を伴う絨毛.
右：絨毛内に拡張したリンパ管を認める．リンパ管上皮は茶色に染まっている．

Comment ─────────────── Case 120 ─

　リンパ管腫は通常十二指腸下行脚に単発性にみられ，内視鏡的には黄白色で表面には顆粒状の小白斑を伴う平滑な粘膜下腫瘍の像を呈することが多い[1,2]．拡大内視鏡観察はリンパ管拡張を絨毛レベルで詳細に観察可能である[2]．〔1）堀　和敏，金　鏞民，三輪洋人：臨牀消化器内科　2007；22：1649-1653，2）田中三千雄，薄田勝男，大倉康男，他：胃と腸　2003；38：1709-1720〕

Case 121 乳頭部腺腫

NBI 併用拡大

部位 乳頭部

（今津博雄，田尻久雄）

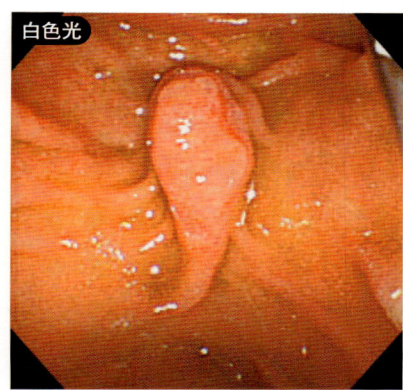

白色光

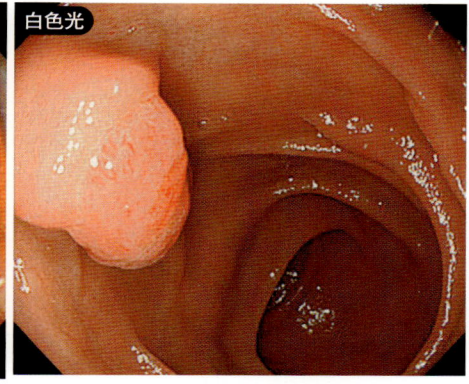

白色光

Vater 乳頭部粘膜はやや褪色調で腫大している．しかし，腫瘍は正常な形態を維持し，左右対称であり，潰瘍やびらんを伴わない．

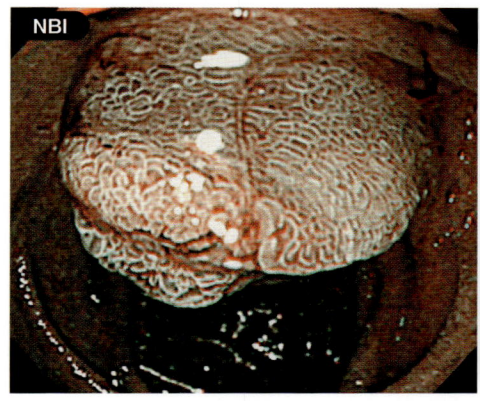

NBI

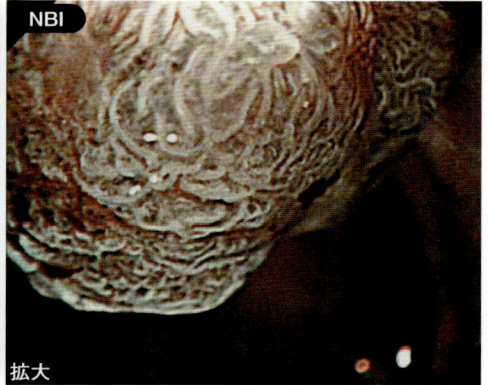

NBI 拡大

Vater 乳頭部は松毬様の粘膜模様を呈し，その模様は比較的均一である．また拡大像では異常血管を認めない．

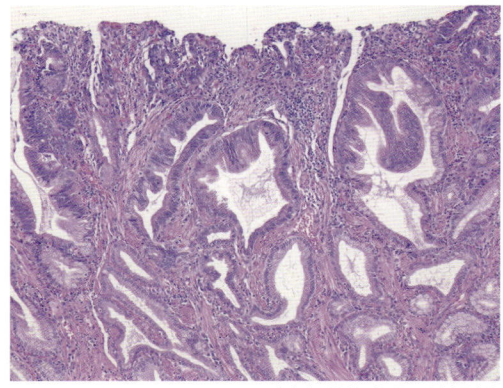

病理組織

核は紡錘形に変化し，重層化を認め，腺腫の所見である．

（内視鏡的乳頭切除標本）

十二指腸

Comment ────────────────── Case 121

　Vater 乳頭部の潰瘍・びらんを伴わない対称性の腫大，NBI 観察による異常血管を伴わない比較的均一な松毬様粘膜模様より容易に腺腫と診断できる．治療として内視鏡的乳頭切除術が行われ，腺腫の所見であった．

Case 122 乳頭部腺癌

NBI 併用拡大

（今津博雄，田尻久雄）

部位 乳頭部

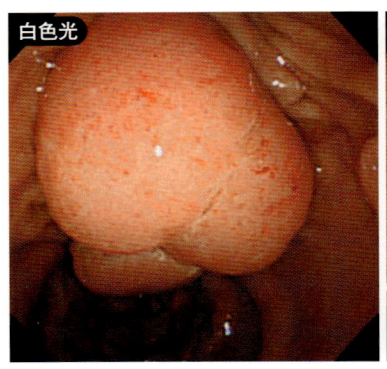

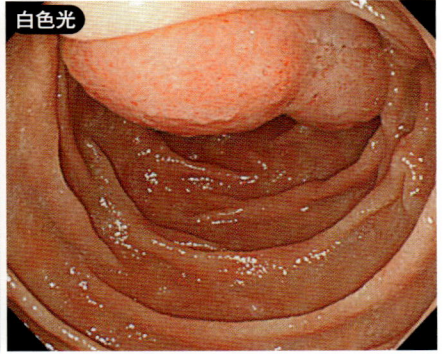

Vater 乳頭部は結節腫瘤状，非対称に腫大し，正常な形状が失われている．腫瘤の表面はやや凹凸で，潰瘍やびらんを認めないが微細な発赤を伴っている．

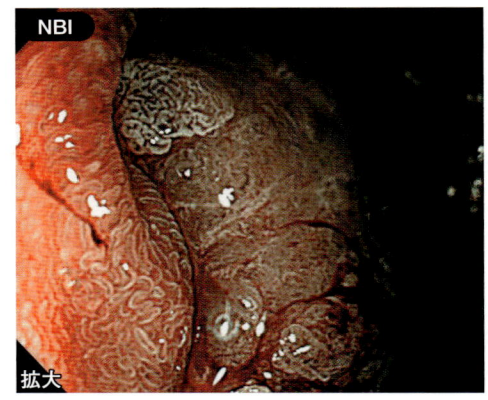

腫瘤は易出血性で松毬様の不均一な粘膜模様とやや無構造な粘膜模様が混在している．

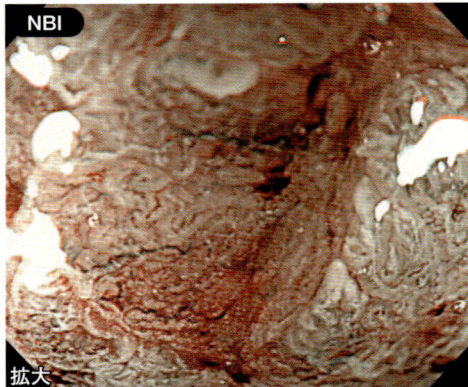

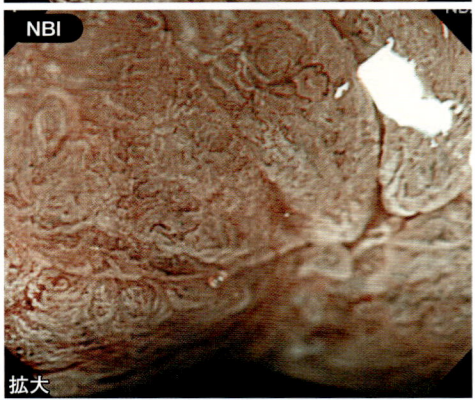

病理組織 腺管密度が高く，高度異型を伴う，高分化型腺癌の所見である．

（生検標本）

無構造・不均一な粘膜模様の領域の一部には屈曲蛇行する異常血管が認められる．

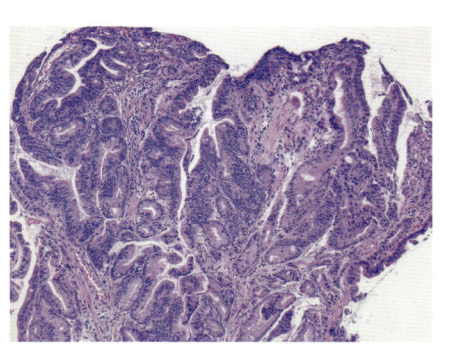

Comment

通常白色光観察では，結節・腫瘤状の乳頭部腫大を認め，乳頭部癌が疑われるが，腺腫でも同様の所見を呈することがある．また多様な組織像を呈する場合，内視鏡下生検では必ずしも腺癌組織が採取されるとはかぎらず，生検における腺癌の偽陰性率は高く，白色光観察・生検では乳頭部癌の診断が困難なことも少なくない．NBI 観察では不均一・無構造な粘膜模様を呈し，さらに異常血管を伴っており，乳頭部癌と診断された．さらに無構造な粘膜模様の領域で内視鏡下生検が行われたが，内視鏡診断と同じく乳頭部癌と診断され，外科的切除が行われた．

6 胆・膵

総　論

はじめに

　胆・膵管鏡は30年の歳月を経て[1]従来のファイバースコープから電子スコープへと進化し，その有用性に関する報告が近年本邦を中心になされている．同様に進化し続けている消化管内視鏡とは異なり細径スコープゆえのCCDの大きさや明るさといった問題はあるものの，ファイバースコープでの従来の内視鏡像に比べて十分に大きく明瞭な画像は胆膵内視鏡医のみならず消化管を専門とする内視鏡医にも少なからずインパクトを与えた．
　一方，消化管領域では近年では通常観察に加えて，新しい画像強調法であるNBI（Narrow Band Imaging）[2)~4)]による観察の有用性が報告されている．胆膵領域においてもこのNBIを用いた電子胆・膵管鏡は，拡大機能はもたないスコープであるものの診断学に新たな可能性を与えようとしている[5)~13)]．本稿ではNBIを用いた画像強調観察による胆・膵内視鏡診断の最前線について述べる．

I　胆・膵内視鏡の適応と装備

1．適　応

　直接胆道・膵管造影をはじめとする各種画像診断に加えて，さらに内視鏡による観察が必要とされる胆管・膵管狭窄や，隆起性病変の良悪性鑑別診断や表層拡大型腫瘍の進展度診断である．

2．装　備

　現在発売されている電子経口胆・膵管鏡はオリンパスメディカルシステムズ社の260Vシリーズ（CHF-B260, CHF-BP260）のみである（**表1**，**図1**）．どちらを用いるかは胆管径・膵管径や乳頭開口部の大きさにもよるが，CHF-B260は1.2 mmの鉗子口径を有しており比較的十分な生理食塩水（生食）による灌流や径1 mmの極細径鉗子による生検が可能である．胆・膵管鏡自体には白色

表1 電子胆・膵管鏡のスペック

		CHF-B260*	CHF-BP260*
Optical system	Field of view Depth of field	90° 3〜20 mm	90° 3〜20 mm
Distal end	Outer diameter	3.4 mm	2.6 mm
Bending section	Range of tip bending	Up 70°, Down 70°	Up 70°, Down 70°
Length	Working length Total length	2,000 mm 2,300 mm	2,000 mm 2,300 mm
Working channel	Inner diameter	1.2 mm	0.5 mm

* : CHF-B260, BP260 made by Olympus Medical Systems

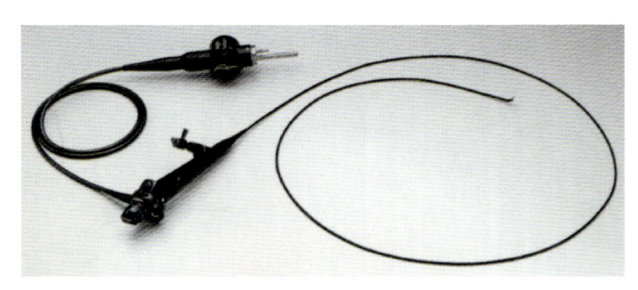

図1 電子胆・膵管鏡（CHF-B260）

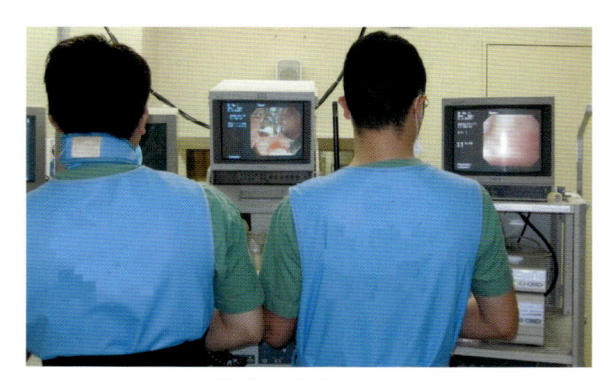

図2 電子胆・膵管鏡の操作
左の術者が親スコープを操作し，右の術者が子スコープを操作している．
（光源は CVL-260SL）

　光から NBI に変換できるボタンは装備されておらず，観察時には NBI 対応のボタンが付いている光源（CVL-260SL）が必要で，経口胆・膵管鏡の場合には通常親スコープと合わせて2台の光源が必要となる（**図2**）．なお，現在 NBI 対応のオリンパスメディカルシステムズ社製の電子経皮経肝胆道鏡（CHF-260XP）も発売されている．

II 胆管内視鏡における観察方法の実際

1. 従来法（白色光）による胆管内観察

1）挿　入

スコープ挿入にあたっては，アーチファクトを避けるために，一度も胆管内にガイドワイヤーやステントなどを留置していない状態での観察が望ましい．しかし実際の臨床では，閉塞性黄疸治療のためにあらかじめステントや経鼻胆管ドレナージチューブ（ENBD）が留置されている場合が多い．胆道鏡検査時にはこれらを抜去してからスコープを挿入するが，ステント抜去時はフラップやステント端による腫瘍や正常胆管の擦過のためのアーチファクトが起こる．これにより腫瘍部では時に観察が困難になるほどの出血や凝血塊がみられることもある．したがって，著者らはドレナージを要する症例に関してはステントやチューブ抜去に伴う擦過をできるだけ減らすために先端ストレート型のENBDチューブを留置するようにしている．

2）前処置

胆道鏡挿入前の乳頭の前処置としては胆管内粘液性乳頭腫瘍などの乳頭開大例を除き，スムーズなスコープ挿入のために内視鏡的乳頭括約筋切開術（EST）が必要である．この際に，不十分な切開はスコープの挿入性を悪くするばかりでなく，後に述べる生食灌流において乳頭からの生食の"逃げ道"をなくし，結果的に胆管内圧の上昇を引き起こす可能性があるため，著者らは中切開程度のESTを基本としている．なお，前述したごとくEST時に用いるガイドワイヤー自体も腫瘍や正常胆管の擦過を起こし，アーチファクトの原因となるため当科ではESTをドレナージ当日に行い，後日減黄後に胆道鏡を行うようにしている．またスコープの挿入であるが，中切開程度のESTを行うため，ガイドワイヤーを用いないでスコープを直接胆管内に挿入し，極力きれいな状態での観察を心がけている．

3）観　察

a．観察の基本

内視鏡観察は通常生食灌流下に行う．鉗子口が十分に大きければ，点滴台にかけた500 mlの生食のボトルの適度な注水圧での観察が可能であるが，CHF-B260の1.2 mm径の狭い鉗子口ではしばしば胆汁（とくにうっ滞による黒色胆汁），粘液，凝血塊や出血などにより低い注入圧では内視鏡観察が不十分となることがある．このような場合には生食を入れた20〜50 mlのシリンジによる"手押し注水"を行う必要がある．こうした煩雑さを避けるために当科ではポンプによる自動注水を行っている．また，注入のみを行うのではなく，注水と吸引を繰り返して胆管内を洗浄することも明瞭な内視鏡像を得るために重要である．この際に内視鏡上で目的の胆泥などが吸引によりスコープ内に回収できたとしても，さらに3 ml以上吸引しないとスコープのチャンネル内から手元のシリン

ジに回収できない．そこで生食の灌流を再開してしまうと再びチャンネル内の異物が胆管内に戻ってしまうことがよく起こるので注意が必要である．

　一方，CHF-BP260 では鉗子口径が 0.5 mm のため吸引はもちろんのこと手押し注入もしばしば大変であり，粘液や黒色胆汁などで条件が悪い場合には明瞭な内視鏡像が得られにくいことも多い．なお CHF-B260 と CHF-BP260 は CCD のスペックは同じであるが，CHF-BP260 のライトガイドの明るさは CHF-B260 の 2/3 程度であり，胆管径が大きい場合には CHF-B260 のほうが明るい画像が得られる．また 260 シリーズはホワイトバランスの設定を行わなくてもスコープを光源に差し込んだ時点で自動的にホワイトバランスが設定されるようになっている．

b．観察の工夫

　白色光による内視鏡像を強調する最近の新しい試みとして，酢酸加生食灌流下あるいは CO_2 送気下での観察が行われている．酢酸加生食灌流下の観察は基本的に通常法と同様であるが，CO_2 送気下での観察の場合には凝血塊や粘液などが付着した場合には除去が困難である点に注意する．また丈の高い乳頭状病変は水浸下では乳頭状構造が海藻のごとく明瞭に描出可能であるが，CO_2 送気下では病変が倒れ込んでしまい形状が不明瞭となる場合がある．なお送気に CO_2 ではなく通常のエアーを用いると，過度の胆管内圧による空気塞栓を起こす可能性があるので注意が必要である．

c．観察の実際

　肝外胆管観察時にはスコープをできるだけ胆管中心に位置するように親スコープと子スコープを調整する．子スコープは上下アングルの 2 方向しかないため，基本的には親スコープの操作がメインとなる．その際に，親スコープの左アングルの操作をできるだけ用いないことがポイントである．親スコープの左アン

表 2　電子胆道鏡の胆管疾患における白色光と NBI 診断

	白色光	NBI
正常胆管	・平坦（＋/－浅い円形陥凹*），微小血管模様	・より強調された浅い円形陥凹*および微小血管模様
炎症性変化	・表面不整粘膜，胆管偽憩室 ・表面整の顆粒状・乳頭状粘膜（過形成粘膜） ・細径屈曲・蛇行血管	・より強調された浅い表面不整粘膜，胆管偽憩室および微小血管模様 ・より強調された表面整の顆粒状・乳頭状病変（過形成粘膜）および病変内微小血管模様 ・より強調された細径屈曲・蛇行血管
瘢痕	・ひだ集中，白色調粘膜	・より強調されたひだ集中，微小血管の減少
腺癌	・表面不整な顆粒状・乳頭状病変 ・結節状隆起 ・屈曲・蛇行を伴う腫瘍血管 ・不整狭窄	・より強調された不整な表面構造と腫瘍血管

＊：胆管付属腺に一致する．

グル操作はすなわちスコープの胃内への逸脱を起こし，子スコープの胆管内からの逸脱を起こすことになる．著者はむしろ親スコープを肛門側に押し込み胆管を直線化し，子スコープを胆管中心にもってくるようにしている．また子スコープの上下アングルのみでは観察が不十分（子スコープがへたれて上下アングルが効かなくなったときも含めて）な胆管側で左右に子スコープを動かしたいときは，親スコープを時計方向に回転させることにより子スコープの位置を調節している．この方法を用いれば親スコープが自然抜去することなく胆管全体を観察することができる．

　肝外胆管から肝門部付近までの観察は比較的容易であるが，左肝内胆管の観察は容易ではない．CHF-B260では必要があればガイドワイヤーを用いたスコープ挿入を試みる．一方，CHF-BP260では適合するガイドワイヤーがないためスコープの左肝内胆管への挿入はスコープ操作によりダイレクトに行う必要がある．

4）内視鏡像の分類

　表2に白色光による胆管内視鏡像の分類を示す．正常胆管は通常平坦であり，不明瞭であるが時に胆管付属腺に一致した浅い円形陥凹（dimple sign）や微小血管模様を認める（**図 3a**）．慢性胆管炎などの炎症性変化をきたした胆管は，表面不整粘膜や胆管偽憩室や上皮の過形成によりなる表面整の顆粒状あるいは乳頭状粘膜を呈し，腫瘍性病変との鑑別が困難な場合もある．同様に，瘢痕をきたした胆管は微小血管の減少による白色調を呈したひだの集中や偽憩室を認めることがある．一方，癌では乳頭型癌は表面不整の顆粒状，乳頭状あるいは絨毛状粘膜を呈し，結節型癌では太径の屈曲あるいは蛇行血管を伴う粘膜下腫瘍様の結節状隆起性病変を呈する．びまん浸潤型では少量の屈曲・蛇行血管を伴う（時にほとんど認めない）高度な狭窄を呈することが多い．

2．NBIによる胆管内観察

　NBIはオリンパスメディカルシステムズ社の後野らにより開発された工学的

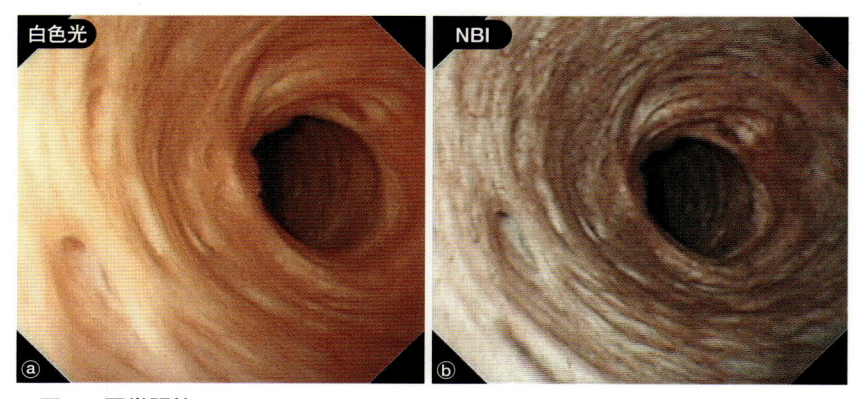

図3　正常胆管
　　a：白色光，b：NBI

画像強調技術である[2)～4)]．具体的には内視鏡観察光の分光特性を変更することで粘膜表面の血管や粘膜微細模様の強調表示を行う．

消化管疾患におけるNBIの主たる目的は消化管表面の微小血管像や粘膜構造の描出であった．したがって，咽頭などの耳鼻科領域から，食道～大腸に至るまでの消化管領域の表在癌や早期癌診断がもっとも得意とするところである．しかしNBIを用いても拡大機能を有さない内視鏡による通常観察では消化管の早期癌や表在癌は領域をもった色調変化としてしか描出されず，本来の特性を生かした微小血管の観察には拡大内視鏡による拡大観察が必要である．

前述したごとく消化管用スコープは手元の操作部に通常光とNBIの切替ボタンが装備されているが，電子胆・膵管鏡では光源に装備されたボタンで通常光とNBIモードとを切り替える．なお，胆管観察においてはNBIモードは3種類あるうちのモード1を用いている．

この電子胆・膵管鏡とNBIの組み合わせであるが，前述したように拡大機能や高画素CCDを有していない．水浸下の観察の場合には若干の拡大画像とはなっているものの，微細な毛細血管の広狭不整などの所見を観察することは困難であるといわざるをえない．また，胆管は消化管に比べて細いために通常の胆管径ではそれほど光量不足を感じないが，拡張した胆管症例ではNBI使用時にはそのコンセプトである狭帯域光のために逆に光量不足となる場合がある．

NBIによる胆管観察でもっとも問題となるのが胆汁である．黄色の胆汁はNBI観察下では赤色となり，その状況下では十分な評価が困難である．十分な生食灌流により目的の胆管内病変の周囲を生理食塩水で満たした後，適宜注水を加えながら白色光による通常観察を行う．その後，同部位でNBI観察を行う．切替に要する時間はわずか1秒程度である．またこれはNBIの欠点であるが，ガイドワイヤーの擦れや腫瘍などからの出血，凝血塊は黒く描出される．

強い狭窄を有する症例では狭窄を越えての胆管の評価が困難な場合もある．こうした場合には狭窄手前の評価を行い，最後に狭窄に次回スコープが通過できる程度のステント（経口胆・膵管鏡なら10Fr）を留置すると，翌日以降の検査時にはスコープの通過が可能となる[14)]．

NBIを用いた胆管病変の分類を表2に示した．基本的には白色光と比較して表面微細構造の明瞭化と微小血管構造の描出に優れている（図3b）．しかしながら，NBIを用いることによって癌と非癌（腫瘍と非腫瘍）とをクリアカットに分けることは現時点では難しく，白色光の所見が鑑別においては基本となる．

III 膵管内視鏡における観察法の実際

1．従来法（白色光）による膵管内観察

胆管内での観察と異なり膵液は透明であるため少量の生食灌流で比較的良好な内視鏡像が得られる．しかし対象の多くは膵管が拡張している膵管内乳頭粘液性腫瘍（intraductal papillary-mucinous neoplasm；IPMN）症例となることか

表3　電子胆道鏡の膵管疾患における白色光とNBI診断

	白色光	NBI
正常膵管	平坦 微小血管模様	より強調された微小血管模様
炎症性変化	表面不整粘膜，細径屈曲・蛇行血管 時に表面整の顆粒あるいは乳頭状（過形成）	より強調された浅い表面不整粘膜および微小血管模様
瘢痕	ひだ集中，白色調粘膜	より強調されたひだ集中像，微小血管の減少
過形成	表面整で腫瘍内血管がない顆粒状粘膜*	より強調された腫瘍内の微小血管描出も併せた粘膜表面構造
腺腫	表面整で腫瘍内血管が目立たない顆粒状・乳頭状・絨毛状粘膜*	より強調された腫瘍内の微小血管描出も併せた粘膜表面構造
腺癌	表面不整で腫瘍内血管が目立つ顆粒状・乳頭状・絨毛状粘膜* 少量の屈曲・蛇行血管を伴う高度な狭窄	より強調された腫瘍内の微小血管描出も併せた粘膜表面構造 より強調された不整粘膜および太径屈曲・蛇行血管

＊：肉眼形態のみでは過形成・腺腫・腺癌の鑑別が困難な場合もしばしばある．

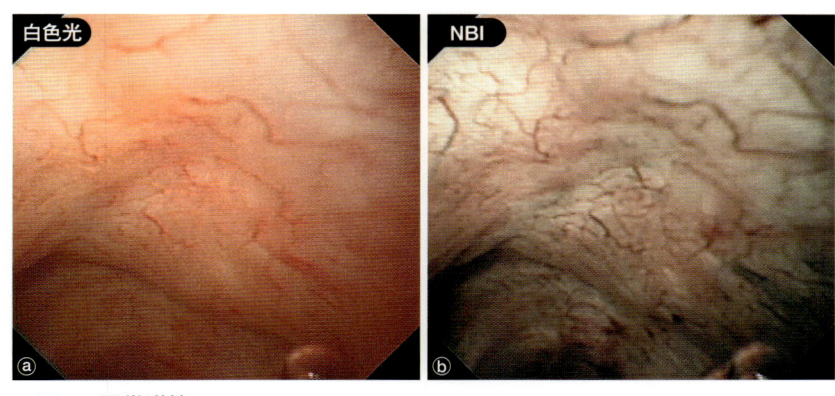

図4　正常膵管
　　a：白色光，b：NBI

　ら，粘液が観察のうえでしばしば問題となる．可能なかぎり生食灌流や吸引により粘液を取り除きたいところではあるが，実際には鉗子口径が大きいCHF-B260を用いても粘液の吸引は容易ではない．また粘液を除去しようとして強い注水圧をかけると術後膵炎を惹起する可能性があるため十分に注意しなければならない．胆管と異なり，膵管では屈曲，蛇行そして狭窄を認めることが多く，ガイドワイヤー誘導下でもスコープ挿入困難な場合もあり無理は禁物である．膵管口が十分に開大していない場合には，生食の"逃げ道"をつくるために膵管口切開も考慮する．
　表3に白色光による膵管内視鏡像の分類を示す．正常膵管は通常平坦で微小血管模様を認める（図4a）．慢性膵炎などの炎症性変化をきたした膵管は，表

面不整粘膜や上皮の過形成による表面整の顆粒状あるいは乳頭状粘膜を呈し，細径の屈曲・蛇行血管の増生も時に認め，腫瘍性病変との鑑別が困難な場合もある．同様に，膵石などにより瘢痕をきたした膵管は，微小血管の減少による白色調を呈し，まれではあるがひだの集中や偽憩室様の変化を認める場合もある．通常型膵癌では比較的拡張した屈曲・蛇行血管を伴う高度の狭窄を認める．一方，IPMN 例における過形成病変では血管増生を伴わない通常丈の低い顆粒状粘膜を呈し，腺腫ではやや丈の高い顆粒状や乳頭状，時に絨毛状隆起病変を示すが比較的腫瘍内血管は目立たない．一方，腺癌では拡張した屈曲・蛇行血管を伴う表面不整の顆粒状，乳頭状あるいは絨毛状粘膜を呈する．

以上の所見はあくまで最大公約数的なものであり，実際の臨床ではこれらの病変，とくに IPMN における過形成，腺腫あるいは腺癌をクリアカットに分けることは容易ではない．

2．NBI による膵管内観察

胆管病変同様，正常膵管も含めた膵管病変，とくに IPMN においても NBI 観察は白色光観察よりも粘膜の微小血管構造と粘膜表面微細構造においてより詳細な観察が可能である[8),9)]．とくに NBI の優れたところは粘液が多少ある場合でも白色光よりも表面構造がより明瞭に描出できる点である．したがって，観察が目的で膵管径が細く粘液などがなく条件が良い場合には，CHF-BP260 を用いたほうがよい．NBI を用いた膵管病変の分類を表 3 に示した．基本的には白色光と比較して表面微細構造の明瞭化と微小血管構造の描出に優れている（図 4b）．しかしながら，胆管病変同様 NBI を用いることによって癌と非癌（腫瘍と非腫瘍）とをクリアカットに分けることは現時点では難しく，白色光の所見が鑑別においては基本となる．

Ⅳ 今後の課題

電子胆・膵管鏡による画像強調観察は開発途上段階である．とくに NBI を用いた胆膵疾患に対する画像強調観察の有用性の報告は単施設からのみである．そこで，現在多施設による前向きの検討が進行中である．近い将来これらの結果が明らかになり，NBI を用いた電子胆・膵管鏡の有用性に関するさらなる知見が出てくると思われる．

先にも述べたが，現在の NBI の設定は消化管診断を目的としたものである．組織学的に構造が異なる胆膵疾患において，現在の設定が真に適当であるか否かは今後再検討されるべきであると考えられる．また消化管領域で用いられている自家蛍光画像（AFI）などの異なる手法を用いた画像強調観察も今後検討されるべきであろう．

最後にスコープの脆弱性の問題は今に始まったことではないが，NBI が発展していくためにはスコープ耐久性の向上は必須であろう．逆にこれまでの親子

式経口胆・膵管鏡の概念から近年試みられている直接胆・膵管鏡による NBI 観察も，挿入技術が確立したものとなればさらにこの領域の発展につながるかもしれない．

文献

1) Nakajima M, Akasaka Y, Fukumoto K, et al：Peroral cholangiopancreatoscopy (PCPS) under duodenoscopic guidance. Am J Gastroenterol 1978；66：241-247
2) Gono K, Obi T, Ohyama N, et al：Appearance of enhanced tissue features in narrow-band endoscopic imaging. J Biomed Opt 2004；9：568-577
3) Gono K, Yamazaki K, Doguchi N, et al：Endoscopic observation of tissue by narrow-band illumination. Opt Rev 2003；10：211-215
4) 後野和弘：NBI のイメージング理論．臨牀消化器内科 2006；21：33-38
5) Itoi T, Sofuni A, Itokawa F, et al：Peroral cholangioscopic diagnosis of biliary tract diseases using narrow-band imaging (with video). Gastrointest Endosc 2007；66：730-736
6) Itoi T, Shinohara S, Takeda K, et al：Improvement of choledochoscopy-choromoendoscopy, autofluorescense imaging, or narrow-band imaging. Dig Endosc 2007；19；S95-S102
7) Itoi T, Sofuni A, Itokawa F, et al：What's new on the cholangioscopy? —Is narrow-band imaging cholangioscopy next generation? Dig Endosc 2007；19；S87-S94
8) Itoi T, Sofuni A, Itokawa F, et al：Initial experience of peroral pancreatoscopy combined with narrow-band imaging in diagnosis of intraductal papillary mucinous neoplasms of the pancreas. Gastrointest Endosc 2007；66：793-797
9) Itoi T, Sofuni A, Itokawa F：Diagnosis of pancreaticobiliary diseases using cholangioscopy and pancreatoscopy with narrow-band imaging. Niwa H, Tajiri H, Nakajima M, Yasuda K (eds)：New Challenges in Gastrointestinal Endoscopy. 2008, 466-471, Springer, New York
10) Kida M, Minamino T, Ooka S, et al：New application of narrow band imaging for cholangiopancreatoscopy. Dig Endosc 2007；19(Suppl)：S72-S78
11) Igarashi Y, Miura T, Okano N, et al：Endoscopic diagnosis of intraductal papillary mucinous neoplasm using peroral pancreatoscopy with narrow band imaging. Dig Endosc 2007；19(Suppl)：S105-S108
12) Tanaka K, Yasuda K, Uno K, et al：Evaluation of narrow band imaging for peroral cholangiopancreatoscopy. Dig Endosc 2007；19(Suppl)：S129-S133
13) Itoi T, Neuhaus H, Chen YK：Diagnostic value of imaging-enhanced video cholangiopancreatoscopy. Gastrointest Endosc Clin N Am 2009；19：557-566
14) Itoi T, Sofuni A, Itokawa F, et al：Role of peroral cholangioscopy in the preoperative diagnosis of malignant milldle and lower bile duct cancers：a preliminary study using 10 Fr plastic stent. Dig Endosc 2005；17(Suppl)：S57-S59

（糸井隆夫，祖父尼淳，糸川文英）

Case 123　胆管癌（乳頭型）

NBI

（小山内学，真口宏介）

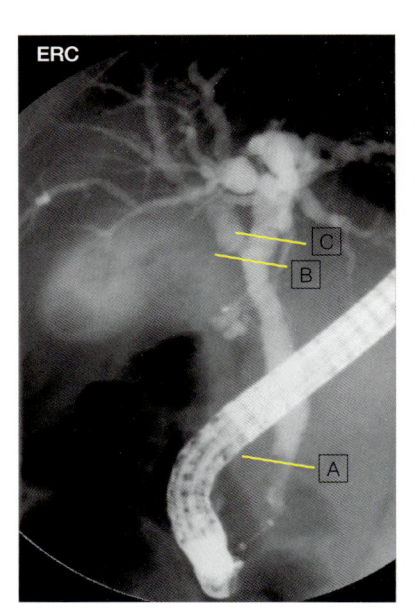

経口胆道鏡

下部胆管に乳頭状の腫瘍を認め，主病巣部から上流側である肝門部胆管まで連続する壁不整像を認める．

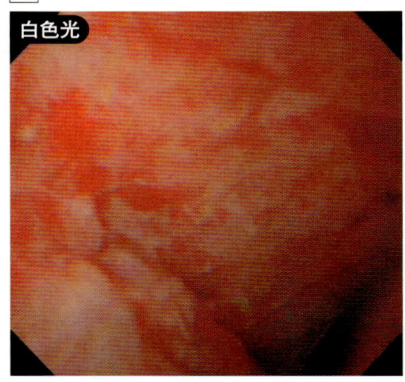

A　白色光
主腫瘍部では乳頭状腫瘍が胆管内に充満している．

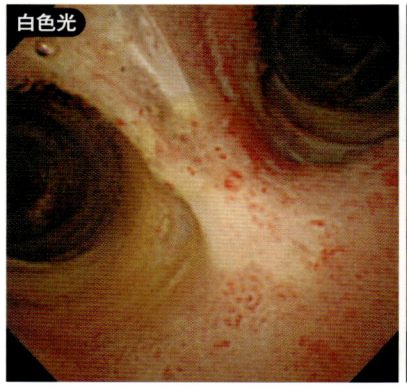

B　白色光
上部胆管から肝門部胆管には主腫瘍部から連続する低乳頭状の表層進展を認め，一部は発赤調を呈し，腫瘍血管も認識される．

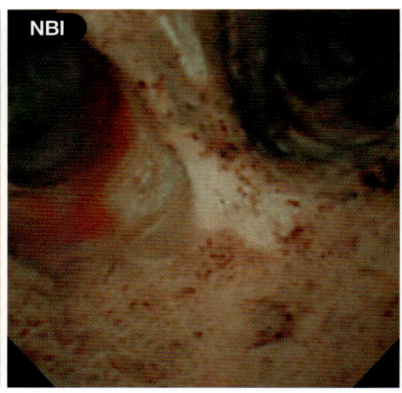

NBI
非腫瘍部は白色調であるが，腫瘍部はやや褐色調の地図状の領域として認識される．

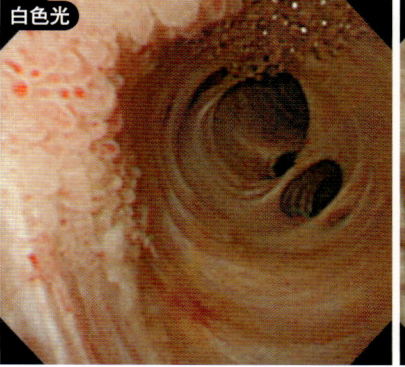

C　白色光
肝門部から左肝管根部にも発赤調の低乳頭状の表層進展が認識される．

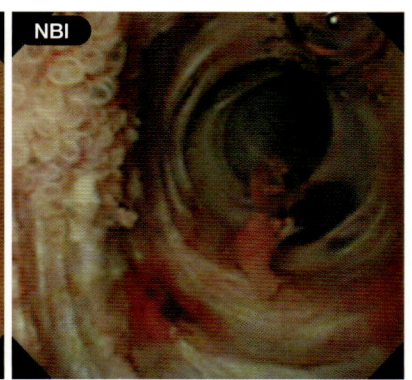

NBI
腫瘍部はやや褐色調の乳頭状隆起として認識され腫瘍血管も認識可能である．

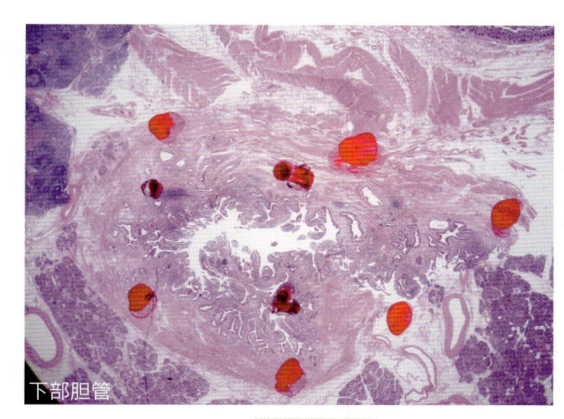

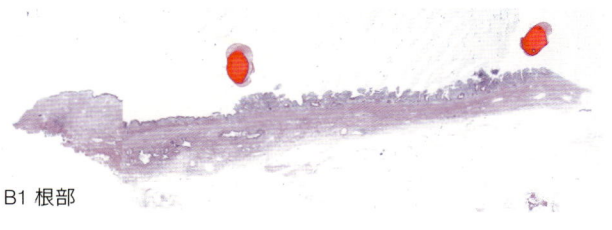

病理組織

左：主腫瘍部の病理組織像．深達度 fm の早期胆管癌である．
右：左肝管根部の表層進展部の病理組織像．

Comment ──────────────────── Case 123

　下部胆管から肝門部胆管まで広範囲の表層進展を有した症例である．表層進展部分は低乳頭状の隆起を呈しており通常白色光でも認識可能であるが，一部では非腫瘍部との境界が不明瞭となる．NBI では腫瘍部は褐色調の乳頭状構造と表面の腫瘍血管の認識が可能であり，非腫瘍部との境界も明瞭となることから切除範囲の診断と術式の決定に有用である．

Case 124　胆管癌（腫瘤型）

NBI

（田中聖人）

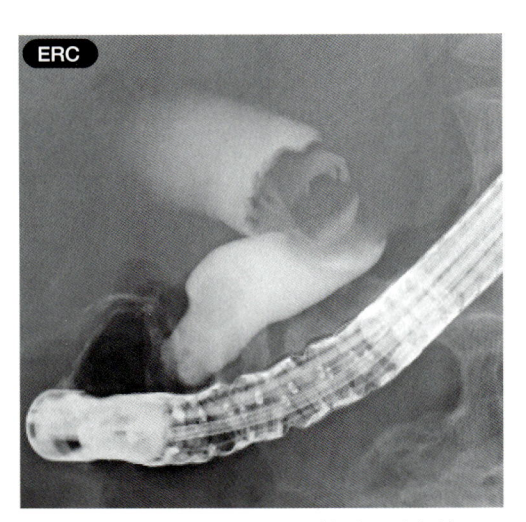

ERC にて長径 20 mm の不整形の腫瘤がみられる．

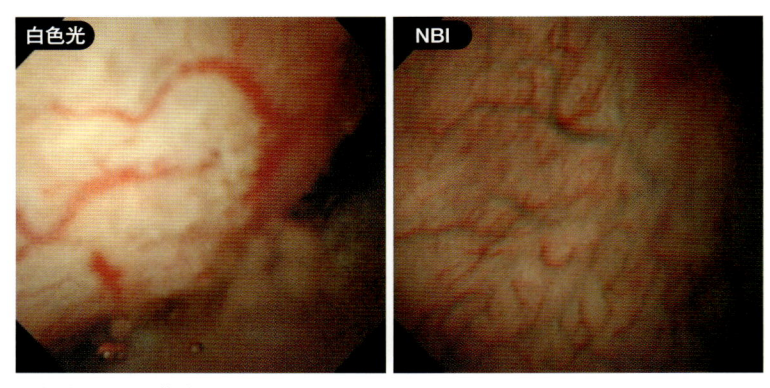

経乳頭的胆道鏡像
白色光観察：胆管内に大きな腫瘤がみられ，表面には蛇行，拡張した血管がみられる．
NBI 観察：腫瘍表面には口径の大きな血管があり，口径不同な発達した腫瘍血管が観察される．

Comment ─────────────────────── Case 124
　腫瘤型胆管癌では腫瘍表面の観察が重要である．通常光では観察不能な口径不同な腫瘍血管の増生が明瞭に観察された．

Case 125　胆管癌（表層進展）

NBI

（糸井隆夫，祖父尼淳，糸川文英）

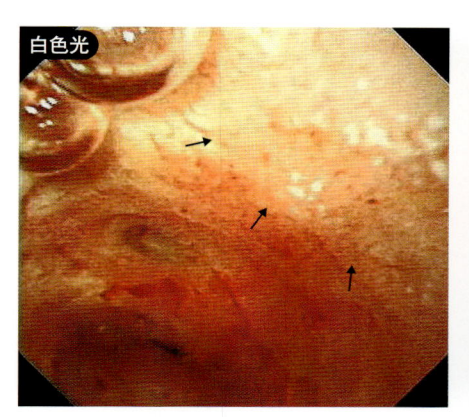

白色光：主病巣と離れた胆管にコレステロージスを伴う粗糙な部分を認める．

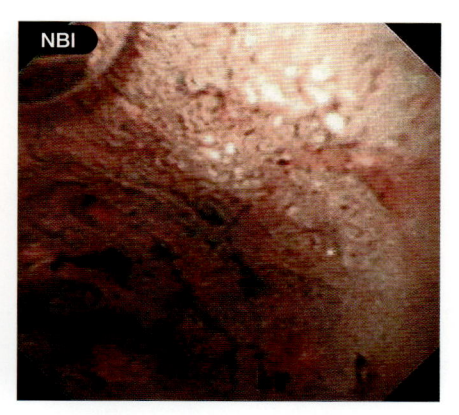

NBI：表面顆粒状の領域として認識できる．腫瘍内の蛇行する微小血管も明瞭となっている．

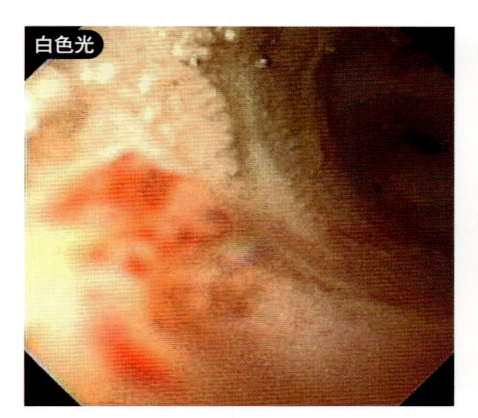

白色光：主病巣と離れた胆管にコレステロージスを伴う粗糙な隆起を認める．

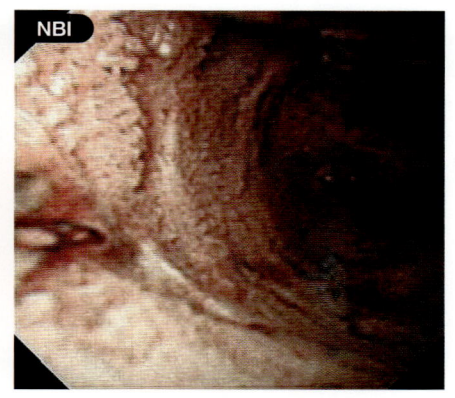

NBI：より明瞭な隆起性病変として認識できる．

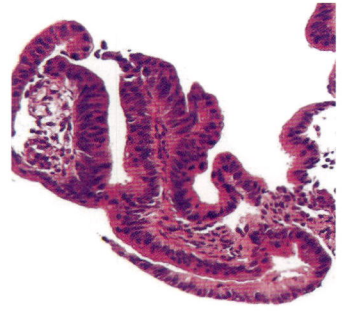

（胆道鏡下直視下生検）

病理組織：高分化型腺癌で胆管癌の表層進展と診断された．

Comment ────────────── Case 125 ─

　主病巣と離れた位置に通常白色光ではコレステロージスを伴う粘膜として認識されるのみであるが，NBI観察により不整な顆粒状の隆起性病変として容易に認識される．以上から，胆管癌の表層進展と診断された．

Case 126 胆管癌（壁浸潤型）

NBI

（田中聖人）

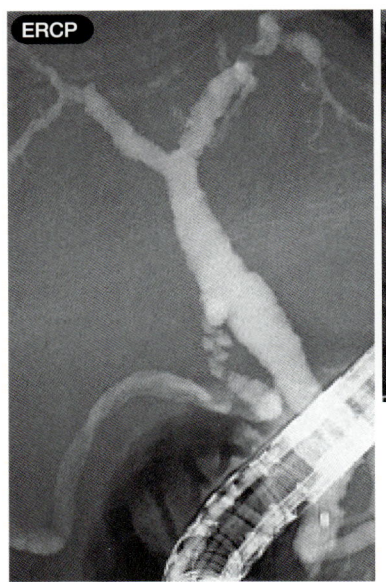

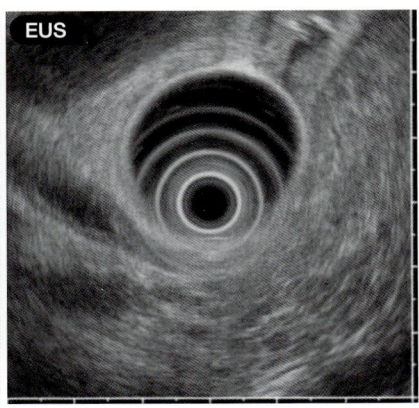

ERCP

EUS

ERCPでは肝内胆管, 総胆管全域で胆管壁の不整像が観察される. 超音波内視鏡にて胆管のびまん性壁肥厚が観察される.

白色光

NBI

経乳頭的胆道鏡
白色光観察：胆管壁に小隆起がみられる.
NBI観察：胆管壁にびまん性に広がる小隆起の連続した所見がみられ, NBI観察によってより明瞭に観察される.

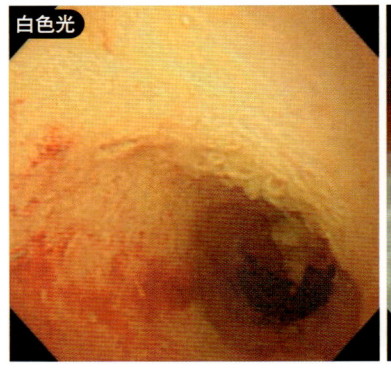

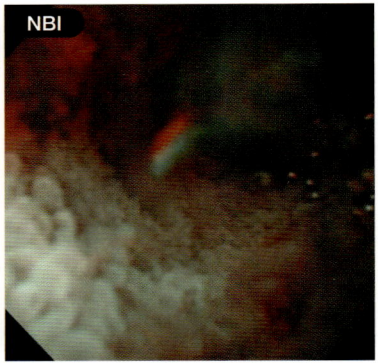

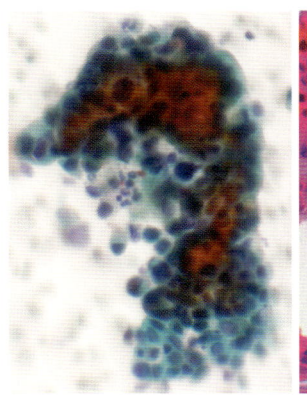

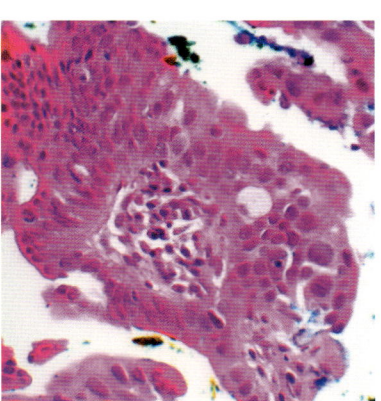

（胆汁細胞診）　　　　（生検標本）

病理組織

胆汁細胞診（左）：不規則な重積性を示す上皮細胞集塊がみられ, 細胞の核は腫大して大小不同や核形不整を示す.
胆管生検：採取された組織の細胞は腫大し, 大小不整を示す.

Comment ─────────────────────── Case 126

　胆管造影にて胆管壁に広範囲にみられた不整硬化像は小隆起の集簇であった. 通常光観察では隆起は明瞭に捉えられないが, NBI観察によって明瞭になった.
　細胞診, 生検にて胆管癌と診断され, 化学療法を施行中である.

Case 127　胆管癌（壁浸潤型）

NBI

（田中聖人）

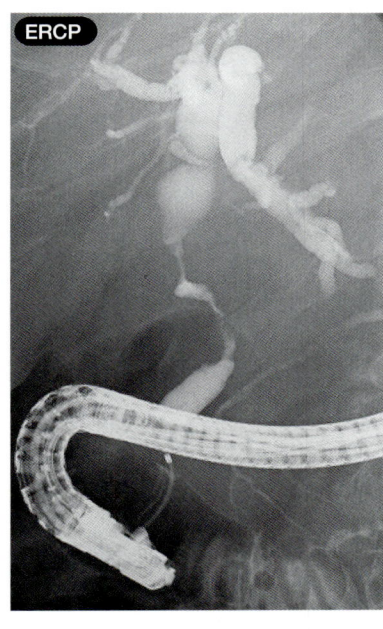

ERCP 像
中部胆管に不整な狭窄像を認める．

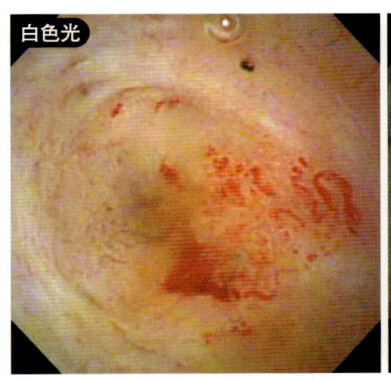

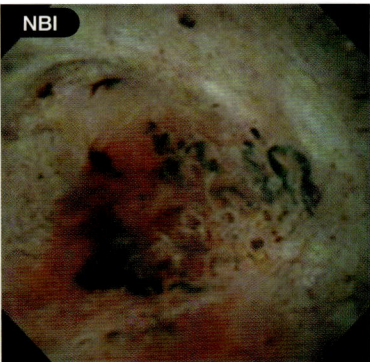

経乳頭的胆道鏡像（胆管狭窄部）
白色光観察：胆管は強い狭窄を呈しており，蛇行した血管がみられる．
NBI 観察：蛇行した血管は緑色に明瞭に描出され，その間には丈の低い乳頭状隆起や茶色の小血管の増生が NBI 観察により明瞭になっている．

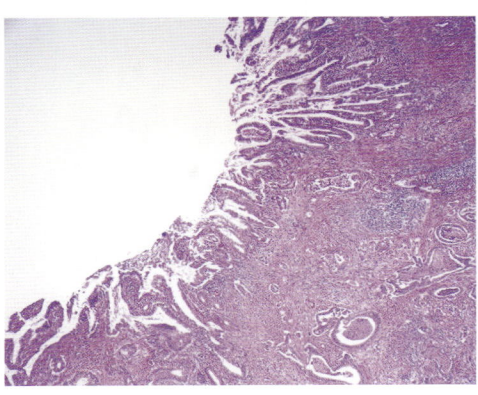

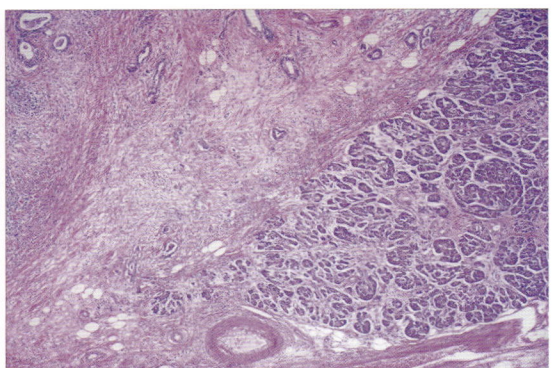

（手術標本）

病理組織
　ERC にて狭窄を呈した部分では胆管全周性に腫瘍を認め，漿膜付近まで浸潤し，一部では膵組織への浸潤を示す．

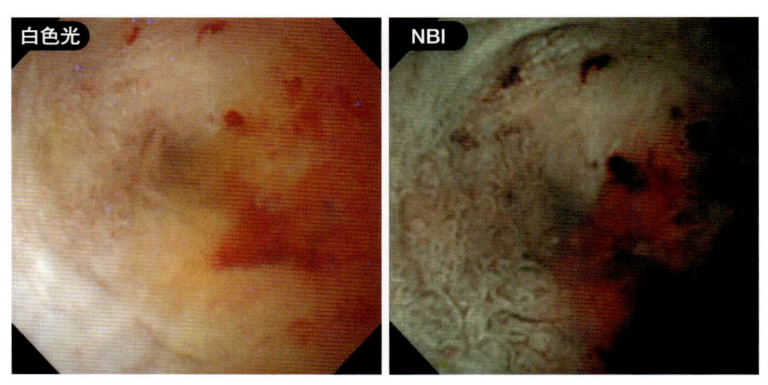

経乳頭的胆道鏡像（胆管狭窄下部）
白色光観察：狭窄の乳頭側の胆管壁であるが，白色の不整粘膜がみられる．
NBI観察：狭窄の手前に不整な乳頭状隆起が観察される．通常光ではわかりにくい所見が明瞭化している．

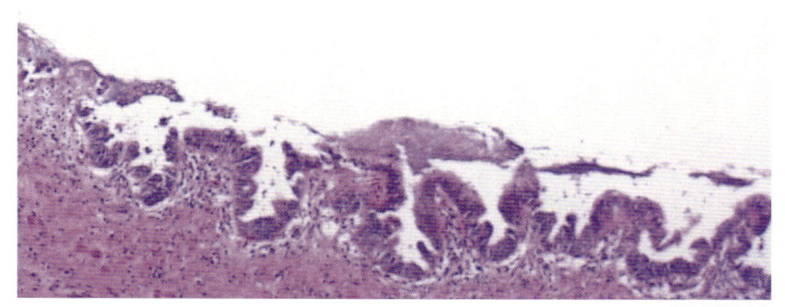

病理組織　　　　　　　　　　　　　　　　　　　　　　　　　（手術標本）
小隆起が集簇してみられた部位では，腫瘍は胆管壁内にとどまっていた．

Comment ─────────────────────────────── Case 127 ─

　狭窄部では蛇行・腫脹し，口径不整な腫瘍血管が観察され，NBIを用いることによって血管所見が明瞭に観察された．
　小隆起性病変は，NBIでは大きさが不揃いな乳頭状病変の集簇として観察され，これも癌組織であり，上皮内にとどまるものであった．
　腫瘍の拡がりを判断する手法としてNBI観察は評価される．

Case 128 胆管悪性狭窄（胆管癌）

NBI

（糸井隆夫，栗原俊夫，土屋貴愛）

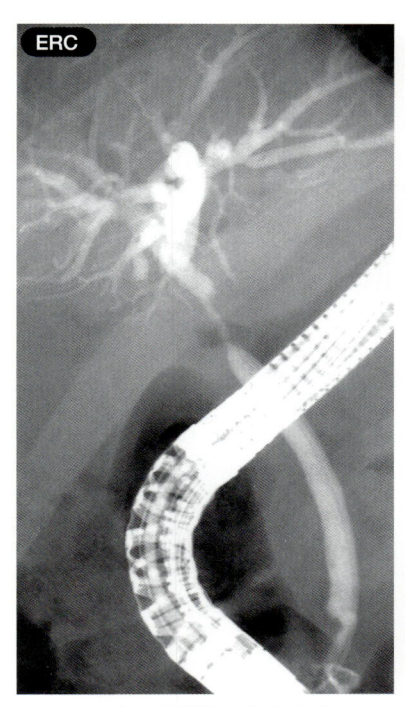

上部胆管に不整狭窄像を認める．

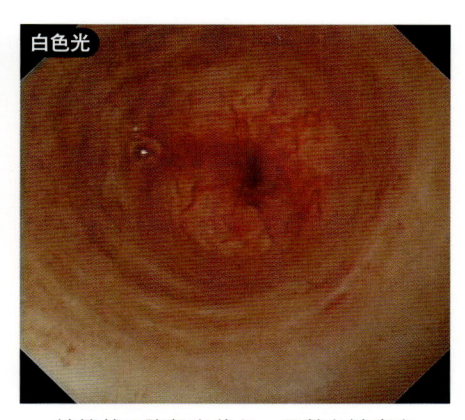

結節状の隆起を伴う，不整な狭窄を認める．また狭窄部から拡張した屈曲・蛇行する腫瘍血管を認める．

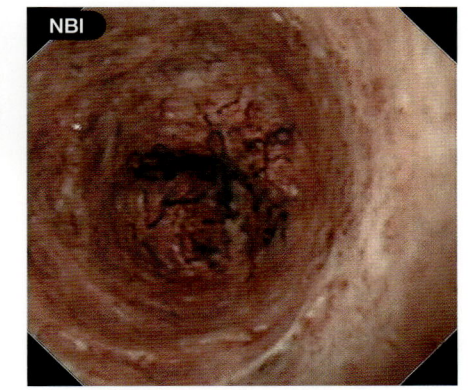

腫瘍血管はより明瞭に描出される．狭窄手前の粘膜にはわずかな凹みを呈する dimple sign を認め，正常胆管であることがわかる．

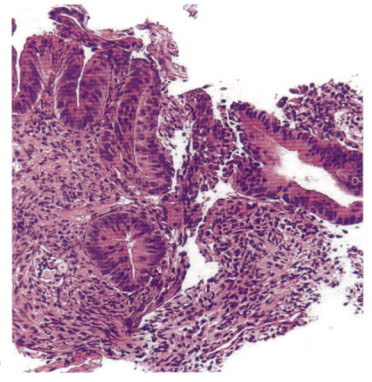

（生検標本）

中分化型腺癌の浸潤像を認め，結節浸潤型胆管癌と診断された．

Comment ────────────────────────────── Case 128

　結節浸潤型胆管癌は病変の主体が粘膜下にあり，白色光や NBI を用いてもそれらを的確に捉えることは困難である．ただし NBI を用いることで腫瘍血管はより明瞭となり，主病巣から連続する表層進展の範囲の明瞭な描出が可能となる．

Case 129　粘液産生胆管癌（肝左葉原発）

NBI

（小山内学，真口宏介）

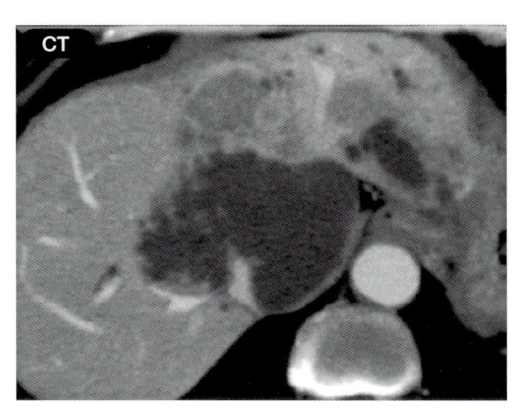

肝左葉を主座とする巨大な腫瘍を認める．淡く造影される充実部分と造影効果がほとんどみられない粘液を含む部分が存在する．

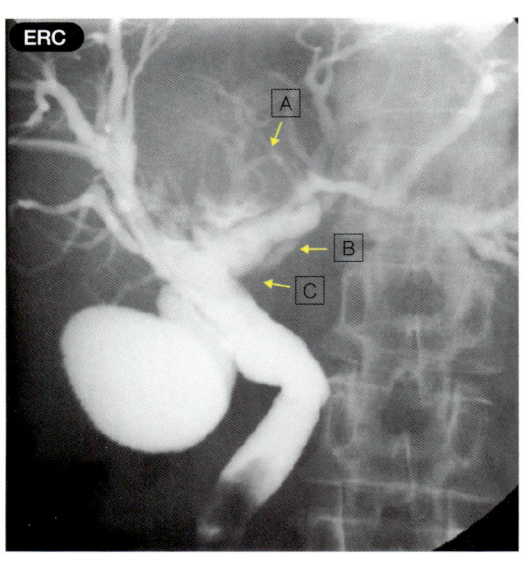

胆管下部に粘液透亮像を認める．左肝内胆管枝には腫瘤による defect を認め，左肝管から肝門部にかけて胆管壁の不整がみられる．

経皮経肝胆道鏡

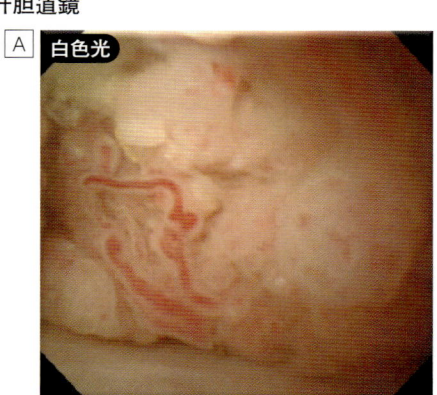

A 白色光

主腫瘍部では乳頭状〜結節状の腫瘍が胆管内に充満している．

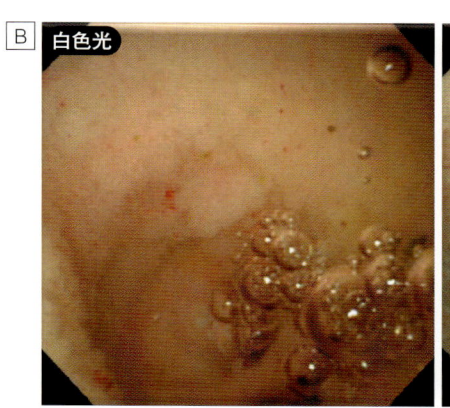

B 白色光

左肝管には主腫瘍部から連続するやや発赤調で低乳頭状の隆起を認め，表層進展と診断できるが腫瘍部と非腫瘍部の境界はやや不明瞭である．

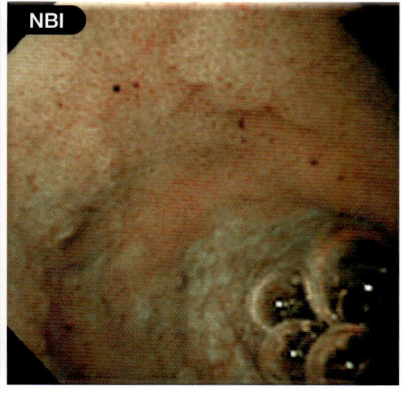

NBI

非腫瘍部はやや白色調を呈するが，腫瘍部は褐色調の地図状の領域として認識され，両者の境界は明瞭となる．

C 白色光　　　　　　　　　　　NBI

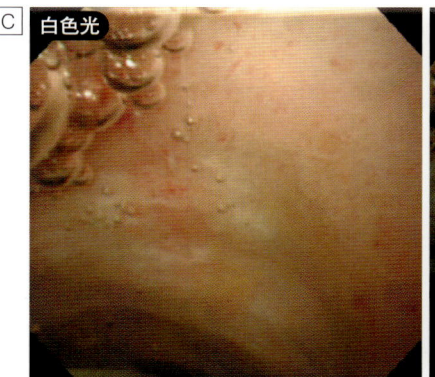

肝門部胆管では表層進展はさらに低乳頭状となり腫瘍部と非腫瘍部の境界は不明瞭である．

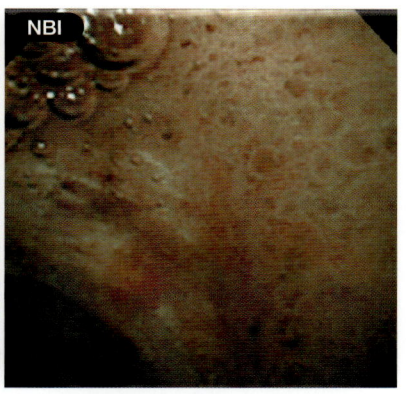

腫瘍部は褐色調の不整粘膜であり，低乳頭状の構造と腫瘍血管が認識され，非腫瘍部との境界が明瞭となる．

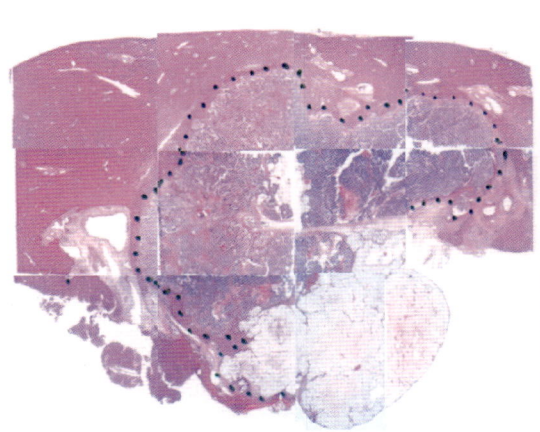

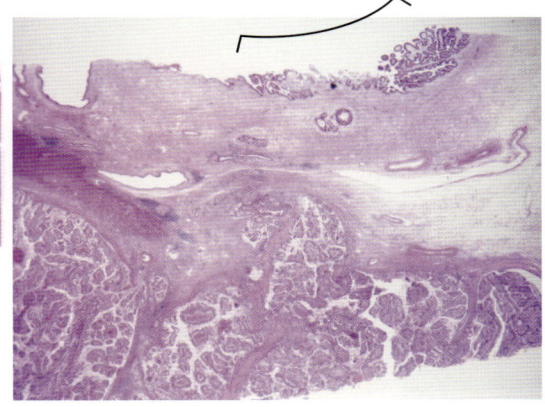

病理組織
左：主腫瘍部の病理組織像．乳頭腺癌と粘液癌の部分が存在する．
右：左肝管の表層進展部の病理組織像．（⌒）

胆・膵

Comment ──────────── Case 129

　主腫瘍部から連続する表層進展部分では，低乳頭状の隆起は通常白色光でも認識可能であるが，隆起高が低くなるにつれ腫瘍部と非腫瘍部との境界が不明瞭となる．NBIでは腫瘍部は褐色調の乳頭状構造と表面の腫瘍血管の認識が容易となるため，非腫瘍部との境界が明瞭となり，切除範囲の決定に有用となる．

Case 130　胆管良性ポリープ

NBI

（田中聖人）

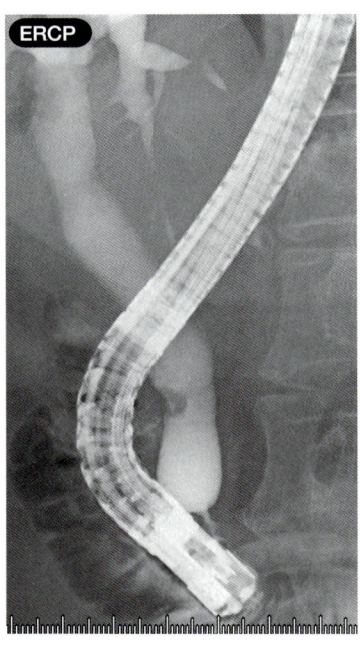

ERCP にて下部胆管に陰影欠損がみられた．

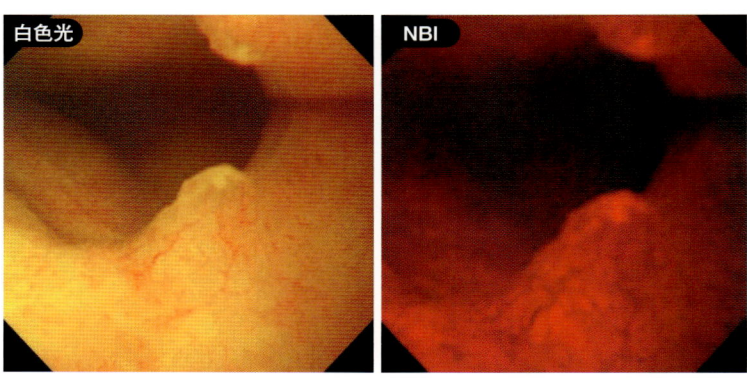

経乳頭的電子胆道鏡
白色光観察：白色調粘膜が隆起の頂上部に観察され，周囲の血管は胆管壁のものと同様の所見である．
NBI 観察：NBI で観察しても異常な血管はみられない．

Comment ─────────────────────────── Case 130 ─

　良性ポリープにおいては粘膜面の変化に乏しいのが特徴といえる．したがって，この症例では NBI 観察でも特徴的な所見は認められなかった．パラドックスではあるが，これが良性病変の特徴といえる．
　一方，胆管癌診断においては不整粘膜，乳頭状腫瘍の増生，蛇行・腫脹し口径不同の腫瘍血管の増生が診断のポイントとなる．

Case 131　IPMN（主膵管型）

NBI

（五十嵐良典，三浦富宏）

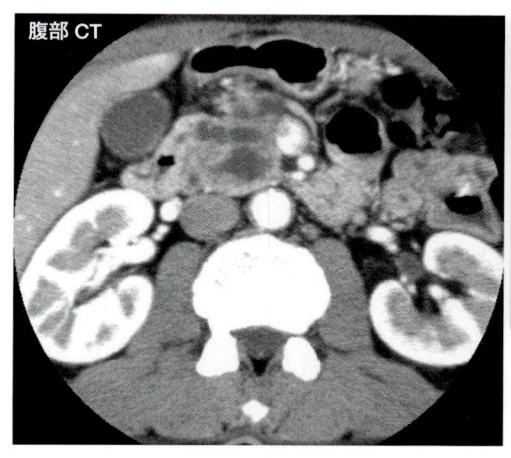

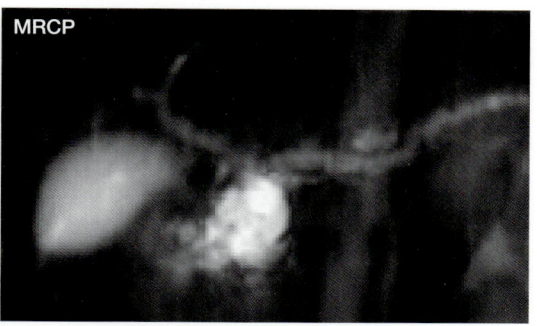

腹部 CT では膵頭部に囊胞性病変を認め，中に隆起成分を認める．
MRCP では膵鉤部に囊胞を認める．

主膵管内に乳頭状の隆起を認める．隆起内に腫瘍血管を認める．周囲に平坦な隆起を認める．

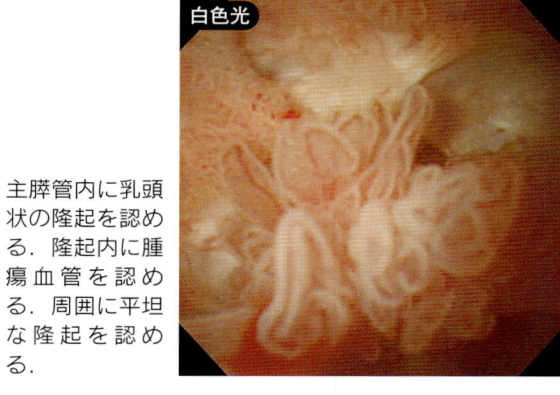

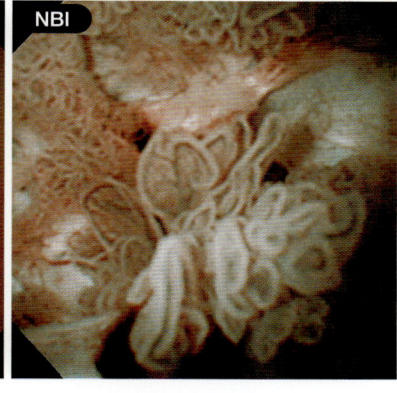

乳頭状隆起が明瞭になり，腫瘍内の腫瘍血管が明瞭になった．乳頭状隆起の周囲に丈の低い隆起と正常部の境界が明瞭になった．

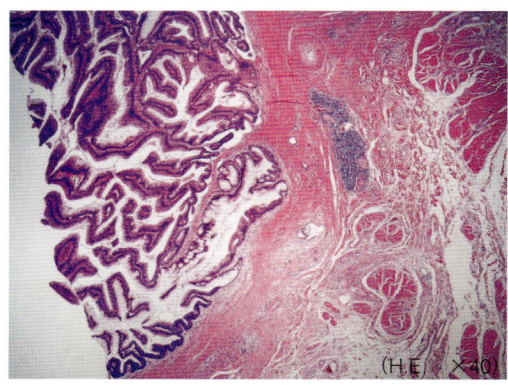

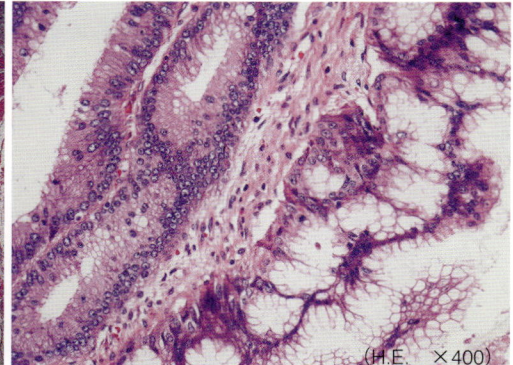

病理組織　腺腫内癌

粘膜に限局していた．
幽門部温存膵頭十二指腸切除術を施行した．

Comment ─────────────────────── Case 131 ─

通常白色光で乳頭状隆起を認めるが，NBI 画像で乳頭状腫瘍内の血管が明瞭になった．また NBI により周囲の平坦な隆起と正常粘膜の境界が明瞭になり，切除線を決定するのに有用であった．

Case 132　IPMN（分枝型）　　　NBI

（木田光広）

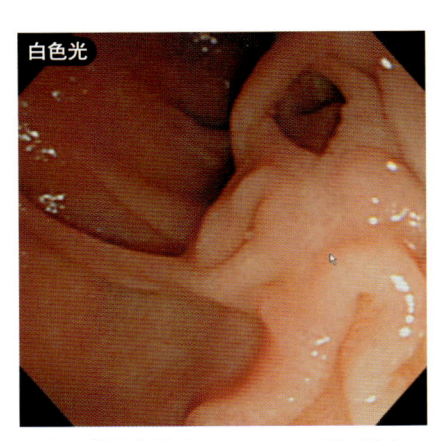

十二指腸乳頭は，fish mouth 様に開大し，粘液の流出を認める．

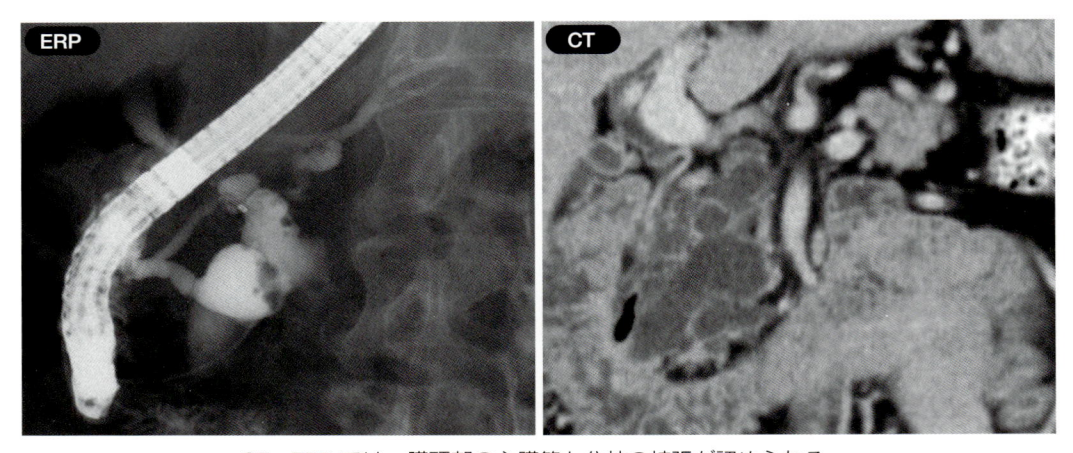

CT，ERP では，膵頭部の主膵管と分枝の拡張が認められる．

● 拡張膵管

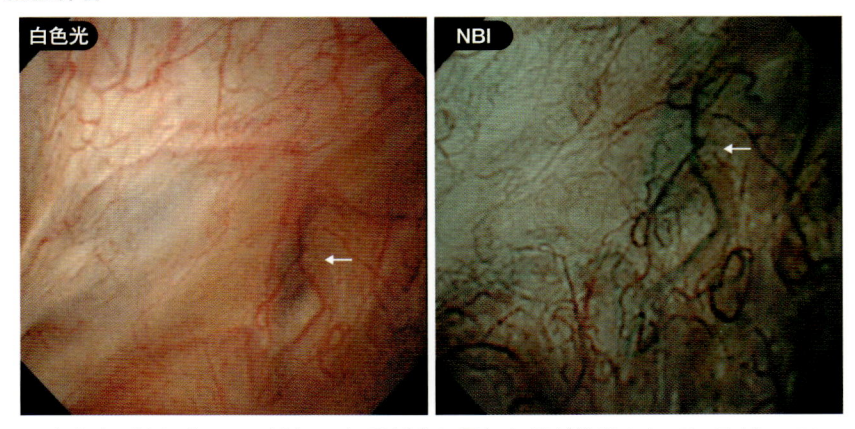

白色光（左）と NBI（右）の矢印部分に同じ血管が描出されているが，NBI によりその周囲の細血管がより明瞭に描出されている．

● 分枝から主膵管内への腫瘍の進展

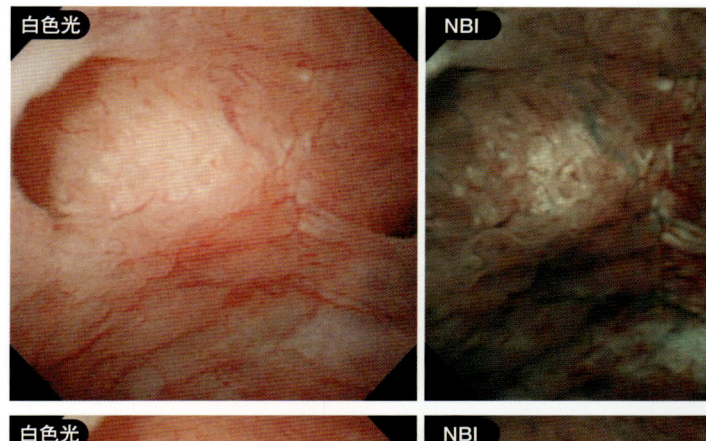

白色光 / NBI

分枝の入口部に膵管血管網が描出されない粘膜肥厚域が描出されている．NBIにより，その範囲の同定が容易となっている．

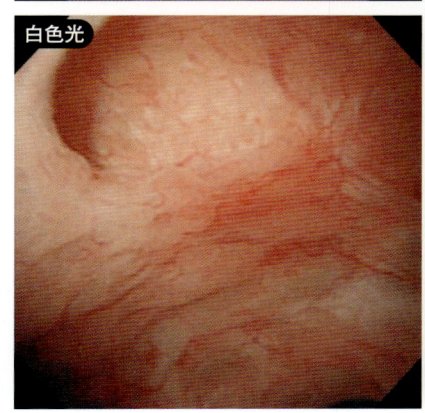

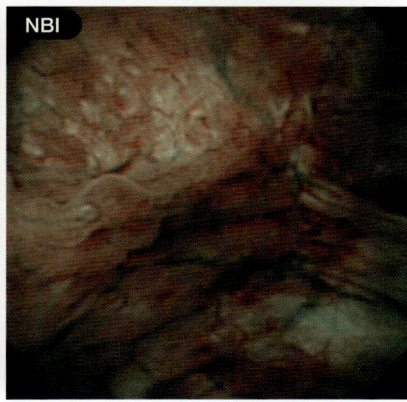

白色光 / NBI

NBI像は，白色光より暗いが，腫瘍の分枝からの進展部である粘膜肥厚部の同定が容易となっている．

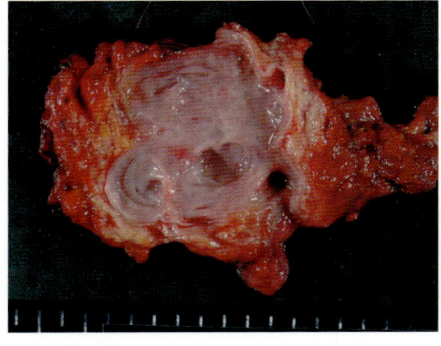

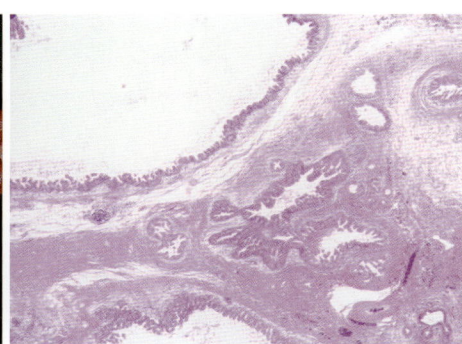

（手術標本）

| 病理組織 | 病理組織学的には，腫瘍の本体は分枝内にあり，その分枝から主膵管へと粘膜上皮と比較し，丈の高い，軽度の異型を伴った円柱上皮が拡がり，混合型の膵管内乳頭粘液性腺腫と診断した． |

Comment ─────────────────────────── Case 132 ─

　膵管内乳頭粘液性腫瘍では，分枝型でも主膵管の著明な拡張を伴う場合がある．このような症例の大部分は，病理組織学的には，主膵管内，分枝内両方に腫瘍が存在する混合型であり，主膵管内の進展は，白色光でもある程度判定はできるが，NBI観察によりその診断は容易となる．

胆・膵

Case 133　IPMN（主膵管型）

NBI

（木田光広）

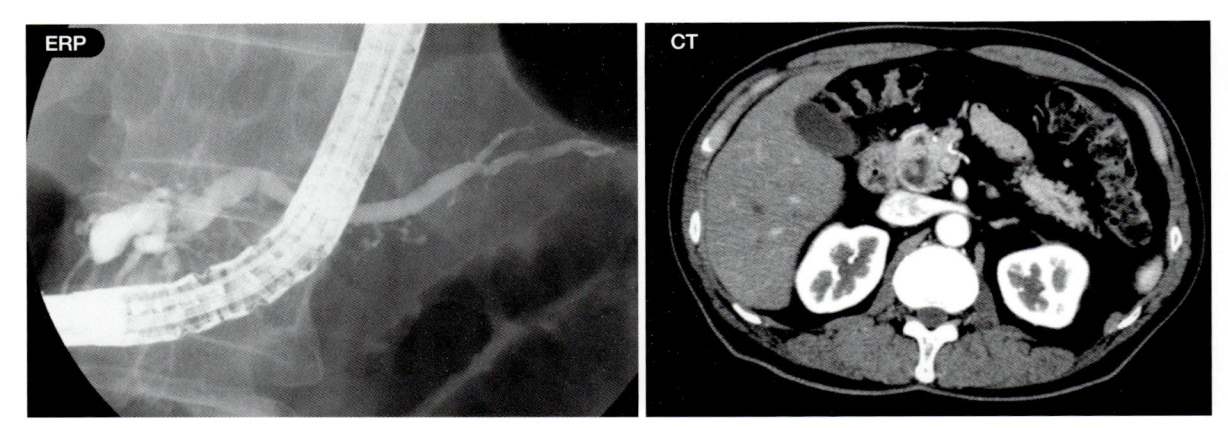

ERP：主膵管は，全体的に拡張するがとくに膵頭部の拡張が目立つ．
CT：同様に膵頭部の膵管拡張が認められる．

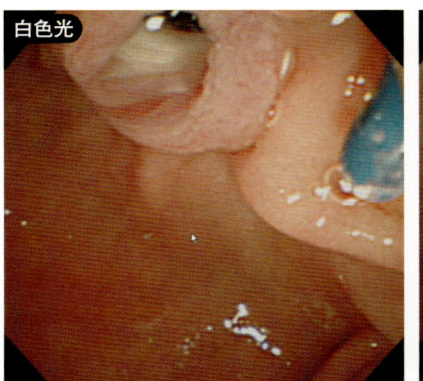

主乳頭の開大が認められる．

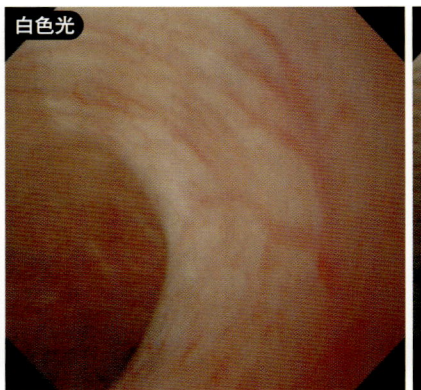

拡張膵管内には，腫瘍は認められない．白色光と比較し，NBIによる観察では膵管上皮内の血管網がより明瞭となっている．

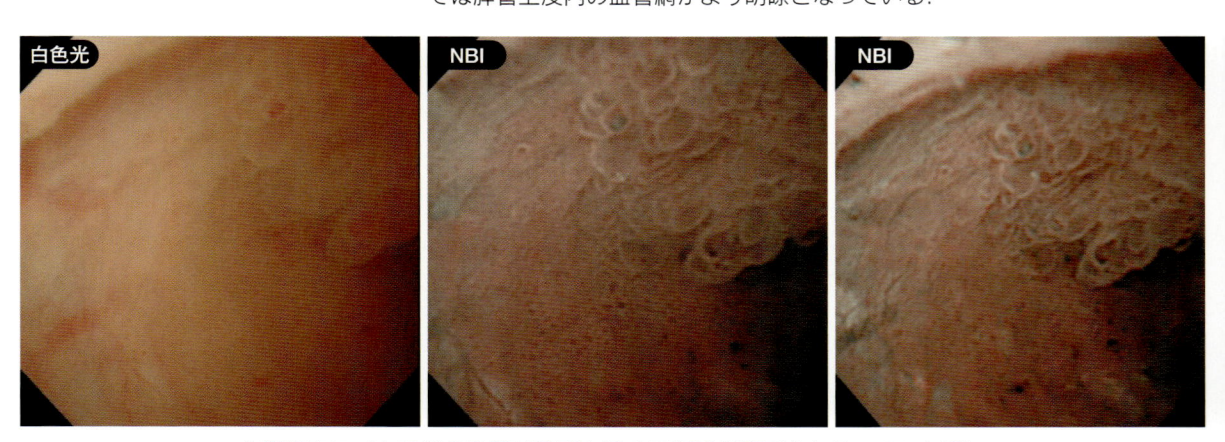

主膵管内にイクラ状の乳頭状発育を呈する腫瘍が観察される．NBIを用いるとさらに明瞭となり，丈の低い腫瘍の側方への進展が明らかとなる．

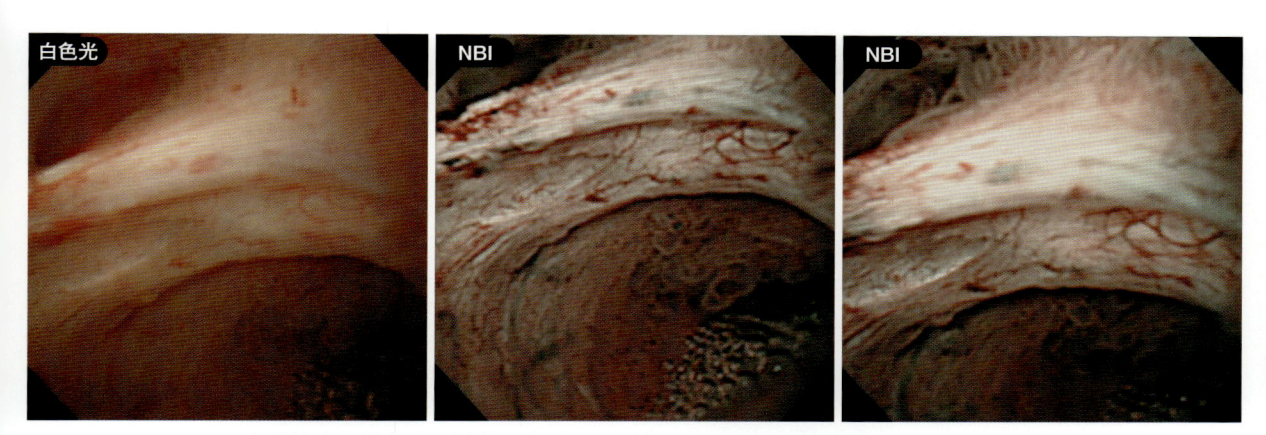

主膵管内の腫瘍は，側方に進展し，分枝内にも同様の腫瘍が観察できる．

（手術標本）

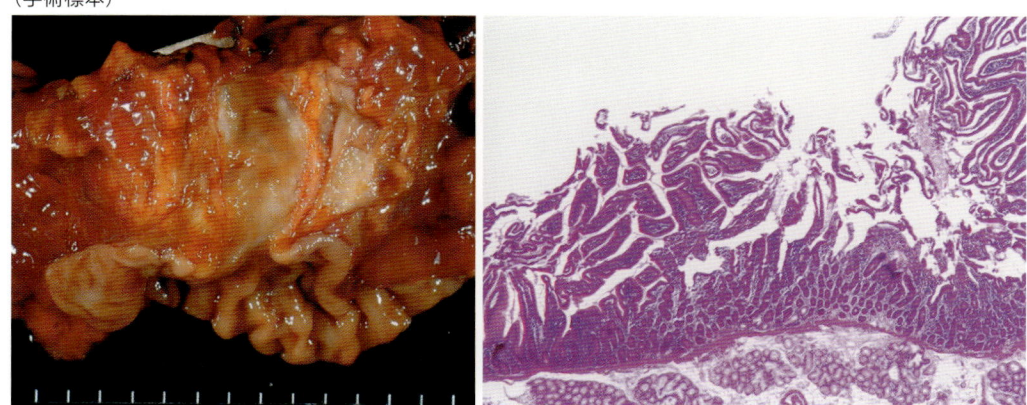

病理組織 拡張した膵管内に乳頭状の腫瘍が認められる．ミクロ像では，乳頭状発育を呈した軽度の異型を呈する腫瘍が主膵管内に認められる．

Comment ─────────────────────────── Case 133 ─

　主膵管型膵管内乳頭粘液性腫瘍では，膵管鏡により，イクラ状，乳頭状の腫瘍を直接観察，生検することができる．膵管鏡による主膵管内の範囲診断は，手術の切除範囲決定のうえで重要であり，白色光でもある程度判定はできるが，NBI観察によりその診断は容易となる．

Case 134　IPMN（主膵管型）

（五十嵐良典，三浦富宏）

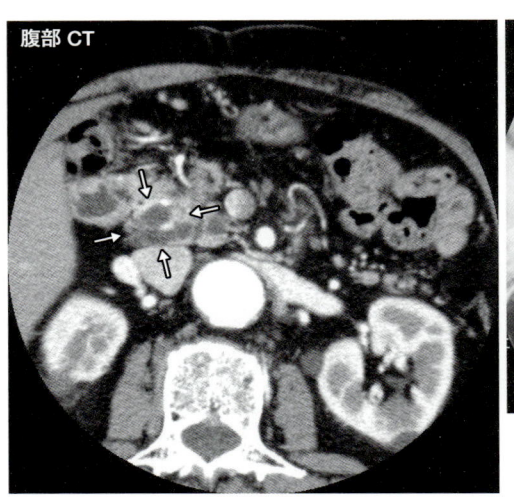

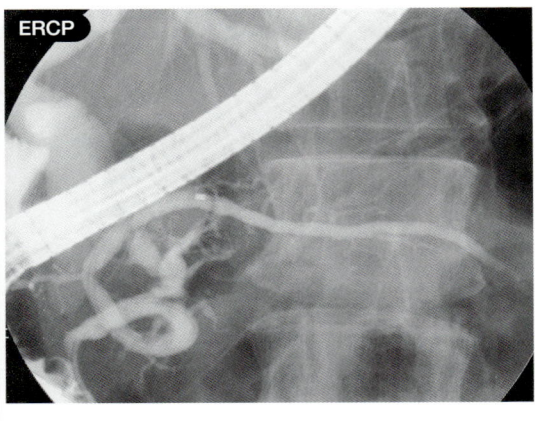

腹部CTでは膵頭部に囊胞を認めた．
ERCPでは主膵管の走行異常を認めた．

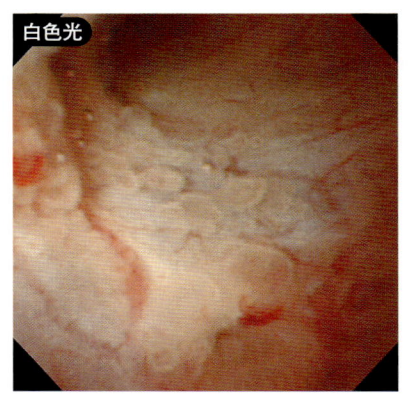

膵頭部主膵管に半球状の隆起の散在を認める．

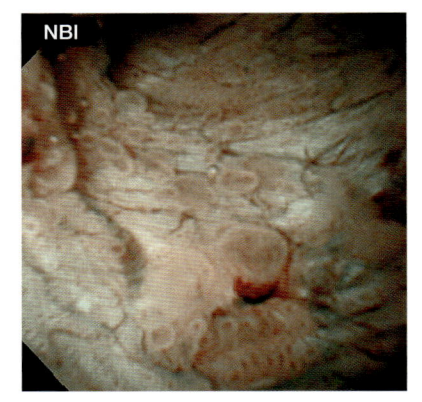

小隆起が明瞭に描出され，正常粘膜との境界が明瞭になった．隆起内に腫瘍血管は認めず，良性病変と診断した．

病理組織

異型細胞を認めず，5年間の経過観察でも変化していない．

Comment ─────────────────────── Case 134 ─

　白色光で半球状の隆起を認め，周囲にも小隆起が認められた．NBIで平坦な隆起が明瞭になり周囲の正常粘膜との境界も明らかであった．隆起内に腫瘍血管はNBI画像でも認めず，良性と診断した．

7 小　腸

総　論

はじめに

　下部消化管のなかで大腸疾患の内視鏡診断においては，NBI（Narrow Band Imaging）を中心とした画像強調観察が腫瘍・非腫瘍の鑑別や癌の深達度診断などに有用であることが報告[1], [2]されている．しかし小腸の内視鏡診断における画像強調観察の意義については，明らかにされていないのが現状と考える．その原因として，画像強調観察のおもな対象疾患である癌が小腸にはまれであることや，小腸内視鏡に拡大機能がないことなどがあげられる．

　そこで本稿では，小腸内視鏡検査に主として用いられるバルーン式小腸内視鏡の概要について解説するとともに，小腸疾患の内視鏡診断における画像強調観察の有用性や問題点について述べる．

I　バルーン式小腸内視鏡の概要

　バルーン式小腸内視鏡には，ダブルバルーン小腸内視鏡（double balloon enteroscopy；DBE）とシングルバルーン小腸内視鏡（single balloon enteroscopy；SBE）がある．DBEはスコープおよびオーバーチューブの先端にバルーンを装着するが，SBEはスライディングチューブのみである．なおDBEには，外径が異なる2種類（8.5 mmと9.4 mm）の機種が市販されているが，SBEは外径9.2 mmの1機種のみである．ともに電子スコープで，画像構成方法はDBEは同時方式，SBEは面順次方式で異なる．内視鏡画像はともに鮮明で，構造強調などの画像処理のほかに，DBEはFICE（Flexible spectral Imaging Color Enhancement），SBEはNBIを用いた画像強調観察を行うことができる．

　NBIとFICEはシステムの違いはあるが，物質ごとの分光反射率の違いに着目し，特定のバンドの波長のみを抽出し不要な情報を除くことで，病変の視認性の向上や，表面構造や血管の詳細な観察を可能にしている[3]．

II 小腸での画像強調観察

1. 正常小腸粘膜

　　小腸粘膜は絨毛が発達しているのが特徴であるが，インジゴカルミン撒布による色素内視鏡観察を行うと，絨毛構造が明瞭に観察される．なお NBI による画像強調観察でも，小腸の絨毛構造が明瞭となり，色素撒布を行ったのと同様の構造強調効果を有する（**図 1a, b**）．さらに NBI や FICE による画像強調観察では，小腸粘膜の血管網が明瞭となる（**図 2a, b**）．

2. 小腸疾患に対する有用性

　　小腸疾患の内視鏡診断における NBI などの画像強調観察の意義として，angioectasia などの血管病変に対しては微小病変の同定や病変範囲の診断などに有用と

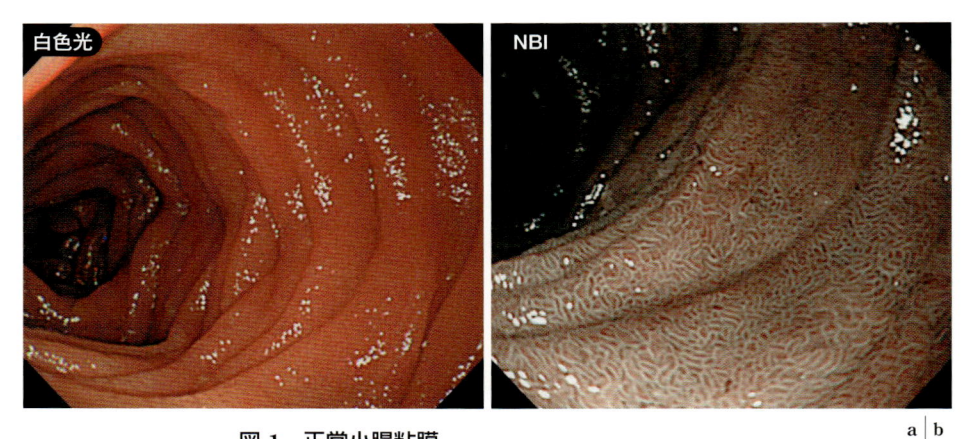

図 1　正常小腸粘膜
a：白色光観察.
b：NBI．小腸粘膜の絨毛構造が明瞭化している.

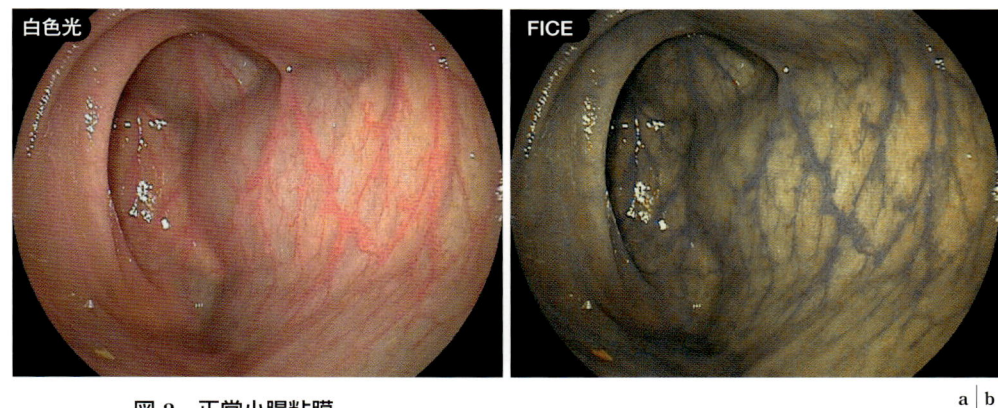

図 2　正常小腸粘膜
a：白色光観察.
b：FICE による画像強調観察〔R（520 nm），G（500 nm），B（405 nm）〕．
　小腸粘膜の血管網が明瞭化している.

考える.クローン病などの炎症性腸疾患に対しては,画像強調観察により病変部の発赤や表面構造,潰瘍部の再生上皮や血管,周囲粘膜との境界などが明瞭になる.したがって,病変範囲や発赤するアフタなどの小病変の診断が容易になる.さらに潰瘍部の性状や周囲の絨毛構造の修復程度などに着目することで,腸管炎症の活動性の評価にも活用できると考える.

小腸の腫瘍性疾患に対しても,画像強調観察により腫瘍の表面性状や表層血管の変化が明瞭となり,非腫瘍性病変との鑑別や,上皮性腫瘍か非上皮性腫瘍かの質的診断に活用できると考える.なお,腸管悪性リンパ腫の内視鏡診断に,NBIを併用した拡大観察が有用とする報告[4]がみられる.

III 今後の課題

小腸疾患の内視鏡診断に,NBI や FICE を用いた画像強調観察は有用と考える.しかし,小腸の表面構造や血管の変化を詳細に観察するためには,現在のバルーン式小腸内視鏡に拡大機能が装備されることが望ましい.また NBI の波長設定は固定されているが,FICE では小腸病変の診断に適した波長設定が確立していない.こうした問題点が解決されれば,小腸疾患の内視鏡診断における画像強調観察の位置づけが,さらに向上するものと考える.

文献

1) Sano Y, Ikematsu H, Fu KI, et al:Meshed capillary vessels using narrow band imaging for differential diagnosis of small colorectal polyps. Gastrointest Endosc 2008;69:278-283
2) Hirata M, Tanaka S, Oka S, et al:Evaluation of microvessels in colorectal tumors by narrow band imaging magnification. Gastrointest Endosc 2007;66:945-952
3) 井上雅仁,神津照雄,三宅洋一,他:画像強調観察 (1) デジタル法(Digital Method) b. FICE. 臨牀消化器内科 2009;24:27-34
4) 藤谷幹浩,盛一健太郎,上野伸展,他:光デジタル法を用いた腸管リンパ腫の診断.胃と腸 2009;44:889-896

(小林清典,佐田美和,木田光広)

Column

小腸カプセルの画像強調観察

　消化器内視鏡の領域において，Image-Enhanced Endoscopy（IEE）は，大きな革命をもたらした．カプセル内視鏡の分野でも，その最新バージョンにおいて使用可能となっている．Given Imaging 社の RAPID®5 よりブルーイメージ機能（図1）が搭載された．これは，後述の NBI や FICE を意識したものであったと思われるが，その有用性はあまり検討されなかった．

　カプセル内視鏡は，通常内視鏡と異なり，静止画として記録された画像をダウンロード後に解析する．したがって，仮に NBI カプセル内視鏡が存在した場合，NBI で撮影された静止画を白色光で観ることはできないことになる．こうしたカプセル内視鏡独特の特性から，記録された画像を後処理する方式の IEE が，随時白色光像と IEE 像を切り替えることができ，カプセル内視鏡に適していると著者は考える．

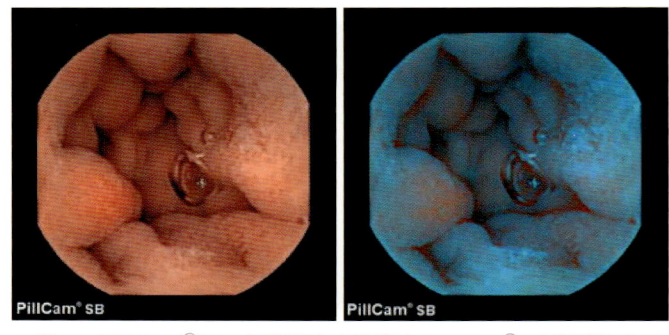

図1　PillCam®SB2 で撮影した画像を RAPID®6 で解析した際の白色光像（左）と Blue Image 像（右）

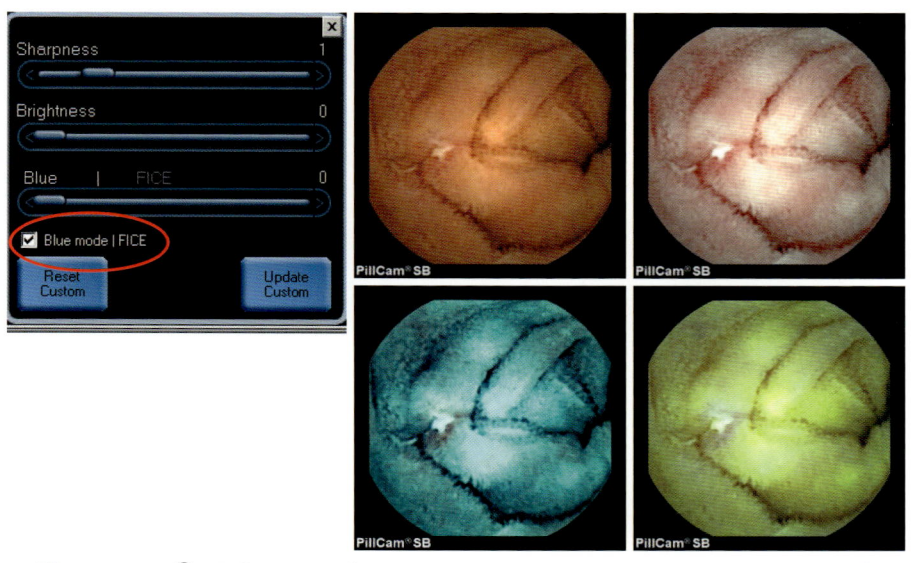

図2　RAPID®6 での，FICE（Flexible spectral Intelligent Color Enhancement）を用いた各種設定画像

また，IEE の画像処理に耐えうる高画素画像の原画が必要となる．カプセル内視鏡本体が PillCam®SB2 に進化し，高画質の像を得ることができるようになった．そして，最新の画像解析ソフト RAPID®6 では，FICE（Flexible spectral Intelligent Color Enhancement）の搭載に至っている（図2）．現在，FICE の設定の検討が概ね終了し，今後，病変の検出率や質的診断の向上に対する有用性の検討が進められることになる．しかし，白色光ではあまり気にならなかったカプセル内視鏡の画質が，高画素に慣れたわれわれにとって，IEE（FICE）では，まだやや物足りなく感じる．今後さらなる画質の向上に期待したい．

（渡辺憲治，山上博一，荒川哲男）

カプセル内視鏡の画像強調
―― NBI の取り組み〜NEMO Project

● カプセル内視鏡による NBI 観察

カプセル内視鏡の撮像系を見直し，内視鏡の画像強調観察における光デジタル法[1] に分類される画像の取得ができるカプセル内視鏡の開発が，オリンパスメディカルシステムズ株式会社（以下，オリンパス）によって進行中である．

具体的には，青の発光波長を血液中のヘモグロビンに吸収されやすい 400 nm 付近に設定したカプセルの照明用 LED と，この照明用 LED に最適化した強調用の画像表示アルゴリズムを使用して，カプセル内視鏡で撮影した画像を表示する．これにより，粘膜表層の毛細血管，粘膜微細模様の強調表示が可能となる．このカプセル内視鏡で撮影した画像データは，画像表示装置であるワークステーションに送られ，画像表示装置上で強調用の画像表示アルゴリズムによる処理を行い表示される（図1）．

この画像強調観察が可能なカプセル内視鏡が実現すれば，カプセル内視鏡の観察能力の大幅な向上が期待できる．

400nm付近の波長の光を含む
照明用LED → 画像データ → R/G/B → 色変換処理 → 画像表示装置（画像はイメージ図）

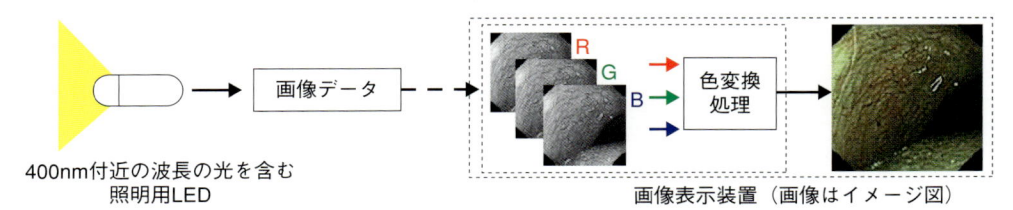

図1 画像強調観察ができるカプセル内視鏡のデータ処理ブロック図（オリンパス提供）

● NEMO プロジェクト

NEMO プロジェクトとは，患者の負担がより少なくコンプライアンスの高い早期消化器癌の検診システムを構築するための欧州連合（EU）の 3 カ年プロジェクトである（http://nemo-strep.org/）．プロジェクトの中心は，先進技術を統合した究極のカプセル内視鏡の開発にある．"NEMO" とは Nano-based capsule Endoscopy with Molecular imaging and Optical biopsy の略称で，自走能および外部からの操縦能をもつカプセル内視鏡に，バイオセンシングにより病変を検知する能力をもたせ，さらには検出した部位を光デジ

表 1　NEMO プロジェクトの骨子となる先端技術

Ⅰ. Optical imaging technology
　▷Narrow Band Imaging, FICE など
Ⅱ. Nano-technology for biosensing
　▷an array of immunoassay methods
Ⅲ. Maneuvering and ultra low power miniturization
　▷Electrostimulation
　▷Control under magnetic field

表 2　NEMO プロジェクト参加企業・医療機関

・Given Imaging Ltd（Israel）
・Zarlink Semiconductor（Sweden and UK）
・The Hebrew University in Jerusalem（Israel）
・Fraunhofer Institute for Biomedical Engineering（Germany）
・Fondazione Bruno Kessler-IRST, Research Institute（Italy）
・Israelitisches Krankenhaus（Germany）
・Imperial College of Science, Technology and Medicine（London, England）
・Indivumed（Germany）
・NovaMed（Israel）
・Ernst & Young（Israel）

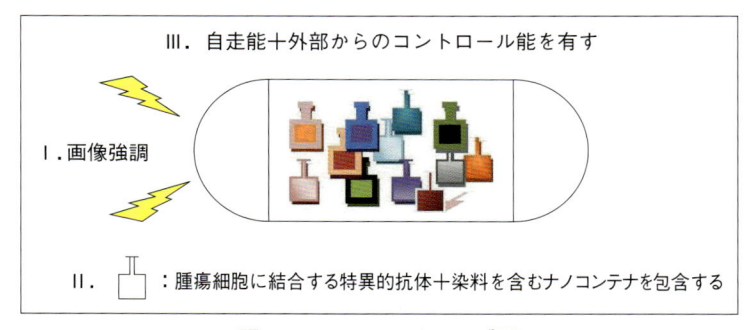

図 2　NEMO のイメージ図

タル法による画像強調で観察できる "究極の集団検診用自走式カプセル内視鏡" のことである．

　開発の骨子は光学的画像技術，分子診断技術に加え，自走能を実現させるための推進動力のナノ技術，の 3 領域の最先端技術を統合させることにある（**表 1**）．開発は Given Imaging 社を中心とした欧州企業と医療機関 10 機関で構成される欧州コンソーシアムが担当し（**表 2**），FP6 コミッション（European Commission of the Sixth EU Framework Program of Research and Technological Development）と呼ばれる欧州委員会が 3 年間で 280 万 EUR を出資することがすでに決定している．

　このカプセル内視鏡にはバイオセンシング薬が内包されている．この薬は腫瘍細胞に結合する抗体を含有し，各抗体には染料が充填されたナノコンテナ（非常に小さな容器）が付帯している（**図 2**）．カプセルは患者の消化管内を自走しながら消化管内の組織構造の詳細な画像を提供するだけでなく，染料で染まった組織も検知する．抗体ごとに異な

るマーカーを用いることにより，組織の病理学的異常が色分けされて表示され，視覚化を助けることとなる[2]．自走能に関しては，ドイツのフラウンホッファ生物医学工学研究所が磁力を使用して移動を制御する方法を研究しており，英国のインペリアルカレッジでは，消化管内で電気パルスを利用して，蠕動収縮をコントロールする技術を研究している．

　まさに"ミクロの決死圏"の世界を地でいくような夢の内視鏡検査が実現する日もそう遠くないのではないだろうか．

文　献

1) 丹羽寛文，田尻久雄：内視鏡観察法に関する新たな分類の提唱．臨牀消化器内科　2008；23：137-141
2) Moglia A, Menciassi A, Dario P, et al：Capsule endoscopy：progress update and challenges ahead. Nat Rev Gastroenterol Hepatol　2009；6：353-361

（池田圭一，田尻久雄）

Case 135 空腸癌

NBI

部位 上部空腸　　**肉眼型** 2型（大腸癌取扱い規約に準ず）

（大塚和朗，浜谷茂治，工藤進英）

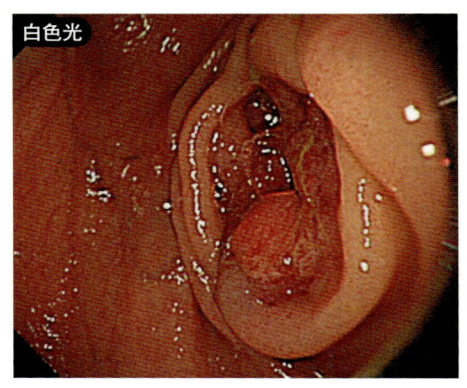

強発赤し，凹凸のある病変が管腔を完全閉塞している．

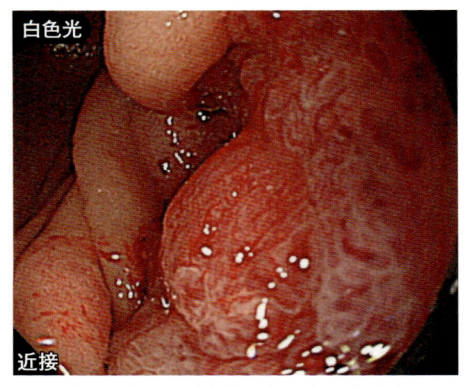

近接すると，不整な拡張した血管が表面にみられる大きな結節と，異常に太い血管をもつ絨毛が集簇してみられる．

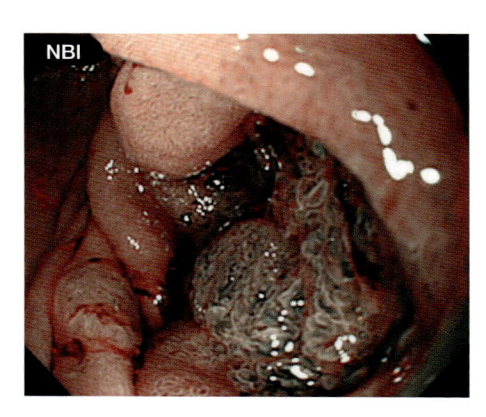

周囲正常粘膜は，白色に縁取りされた絨毛に覆われ，病変近傍の絨毛は大きめである．大きな結節の表面は顆粒状になり，太めの血管の走行が観察される．

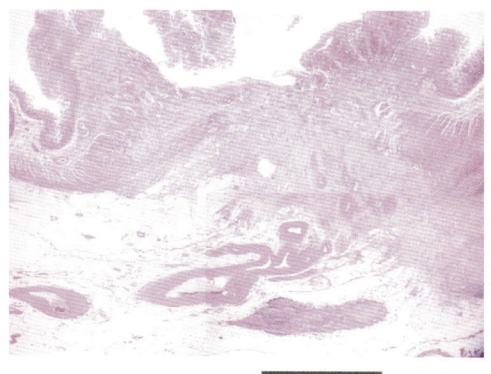

病理組織 中分化型腺癌　　**深達度** SS

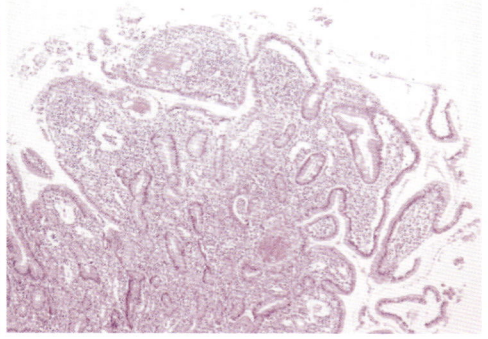

（手術標本）

左：潰瘍形成をした腫瘍である．中分化型腺癌であるが，先進部で低分化傾向がみられる．
右：腫瘍辺縁には拡張した脈管をもつ，反応性過形成性の粘膜がみられる．

Comment ── Case 135

　Treiz靱帯直下の上部空腸の完全閉塞でイレウスをきたした．強発赤した不整な結節と周囲に腫大した絨毛がみられ癌と考えられた．深達度はSSであった．

Case 136　小腸ポリープ（Peutz-Jeghers症候群に合併）　　NBI

（小林清典，佐田美和，木田光広）

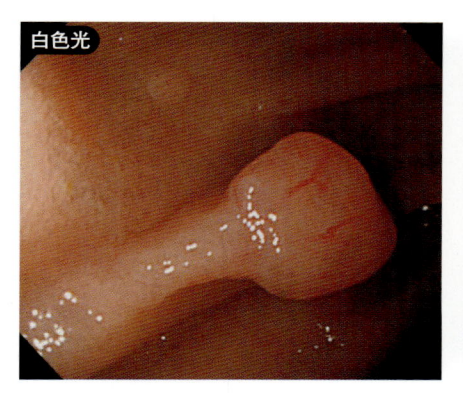

部位　空腸

亜有茎性ポリープで，表面には拡張した血管を認める．

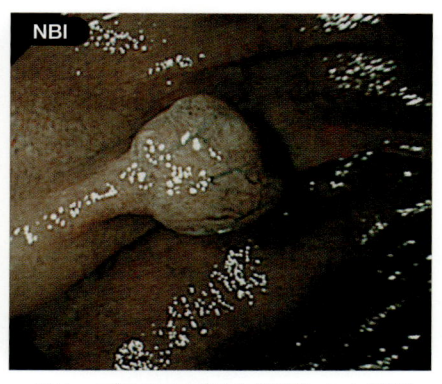

ポリープの表面構造や拡張した血管が明瞭となる．

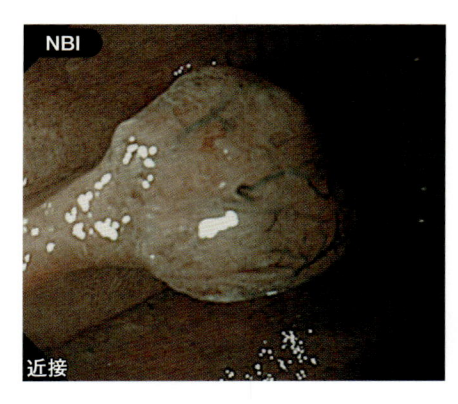

近接すると，ポリープは比較的平滑で光沢が保たれている．ポリープ表面の血管は走行が不規則でまばらである．

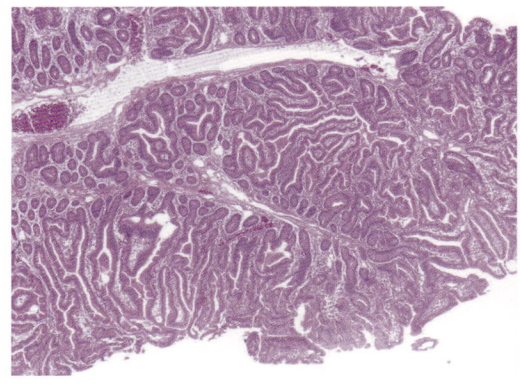

病理組織

左：粘膜内に錯走する粘膜筋板を認める．
右：弱拡大像では，病変部の腺管に異型性はなく過誤腫と診断した．

Comment　　　　　　　　　　　　　　　　　　　　　　　　　　Case 136

　Peutz-Jeghers症候群に合併した空腸ポリープである．NBIを用いた画像強調観察により，ポリープ表面の拡張血管が明瞭に観察されたが，その分布はまばらである．ポリープは比較的平滑で，光沢を有している点が癌や腺腫とは異なっている．NBIによる画像強調観察を併用することは，小腸ポリープの質的診断にも活用できると考える．

Case 137 クローン病（小腸型）

NBI

（小林清典，佐田美和，木田光広）

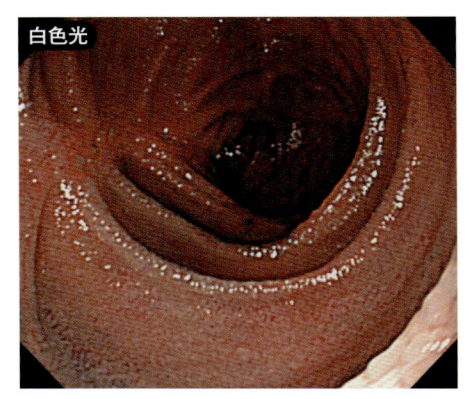

部位 回腸

回腸に不整形潰瘍が多発し，縦列傾向を認める．潰瘍周囲は軽度発赤し，周囲からひだ集中を伴っている．

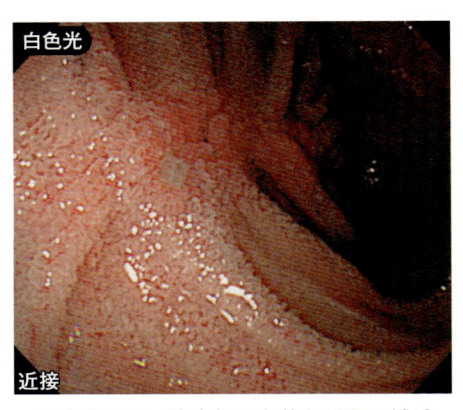

近接像では，潰瘍部の白苔と周囲の絨毛構造が観察される．

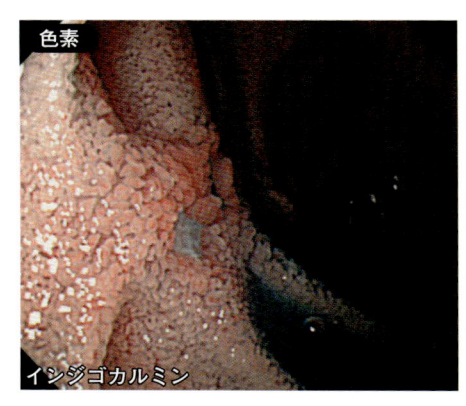

潰瘍の境界や周囲の絨毛構造が明瞭に観察される．

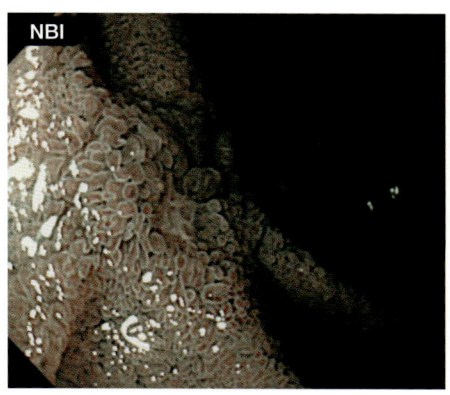

潰瘍周囲の絨毛構造が明瞭となる．

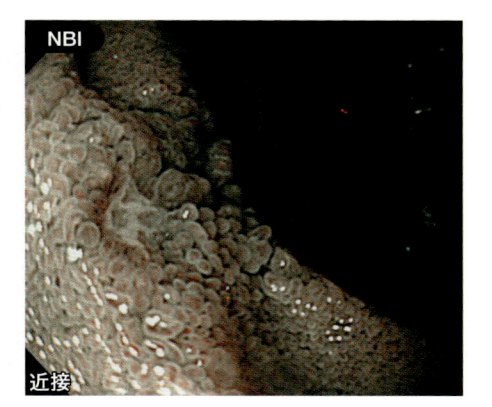

近接すると潰瘍底に再生粘膜を認める．潰瘍と周囲粘膜の境界は明瞭である．

Comment ─ Case 137 ─

　クローン病に合併した回腸の多発潰瘍で，縦列傾向を認める．NBIによる画像強調観察により，潰瘍や周囲の絨毛構造が明瞭に観察され，インジゴカルミンを用いた色素内視鏡観察と同様の表面構造の強調効果が得られる．なお，潰瘍底の一部に再生粘膜が観察され，潰瘍が治癒傾向にあることが確認できる．

Case 138　Angioectasia

NBI

部位　中部空腸

（大塚和朗，工藤進英）

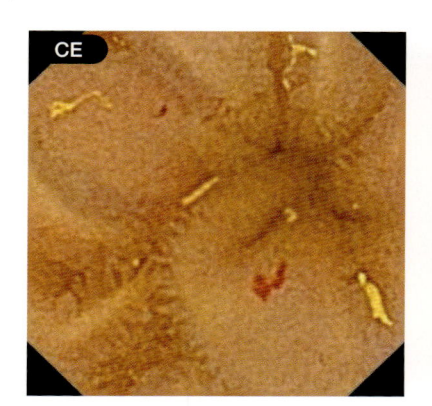

CE	白色光
強発赤した絨毛が，わずかに白色調の領域に囲まれてみられる．水浸下に正常絨毛が起立しているのが観察される．	強発赤した絨毛が，白色調の領域に囲まれている．送気しているため，正常絨毛は寝た状態になっている．
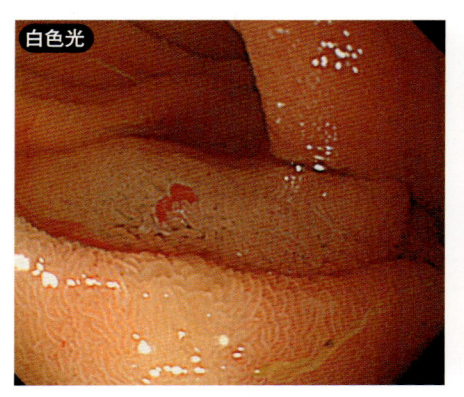 白色光	NBI
病変下に生食を局注すると，個々の絨毛が強発赤して集簇しているのが明瞭となる．	病変が緑色に観察される．NBIにより周囲の正常絨毛の輪郭が白色に縁取りされ明瞭に観察される．

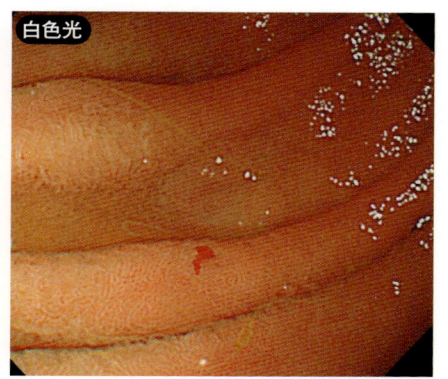

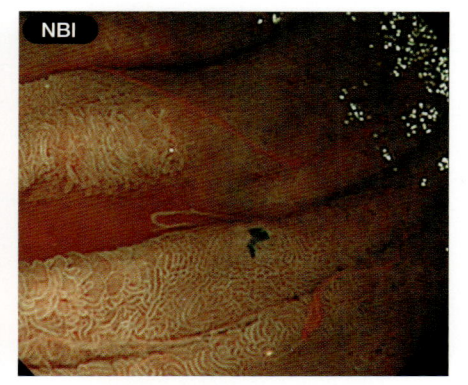

小腸

Comment ─────────────────── Case 138

　貧血精査にてカプセル内視鏡検査を施行したところ，中部空腸にangioectasiaが認められた．シングルバルーン内視鏡を経口挿入したところ，中部空腸にangioectasiaが確認された．NBIで観察すると，異常血管は緑色に観察され，コンタクトによるアーチファクトと区別される．argon plasma 焼灼を施行し，以後，貧血はみられなくなった．

索 引
（太字の頁は，症例画像があることを示す）

和 文

あ

アメーバ性大腸炎
　——AFI **261**
網目状パターン（network pattern） 147

い

インドシアニングリーン（ICG） 24
胃 MALT リンパ腫
　——の拡大像 **149**
　——の治療前後：NBI 併用拡大 **193**, **195**
胃アミロイドーシス
　——NBI 併用拡大 **201**, **202**
胃癌の微細構造 146
萎縮性胃炎（胃粘膜萎縮境界）
　——FICE **197**
胃食道接合部 106
胃腺腫 182
胃底腺
　——粘膜 **143**
　——の腺管構造 139
胃における
　——AFI 診断 141
　——FICE 診断 140
　——IRI 診断 142
　——i-scan 診断 141
　——NBI 診断 143
　——酢酸法 149
胃粘膜微細模様分類（榊分類） 144, 287
井上分類と有馬分類の比較 73
胃びらん **189**, **191**
咽頭腫瘍

　——NBI 併用細径内視鏡による発見例 **58**
咽頭の非特異的病変
　——NBI 併用拡大 **57**
咽頭表在癌（化学療法単独で消去例）
　——NBI 併用拡大 **56**
咽頭領域の表在癌 35

え

炎症性病変
　——NBI 併用拡大 **44**
円柱上皮 106
　——の伸展 115, 130, 134

か

カプセル内視鏡
　——による NBI 観察 327
　——の画像強調観察 326
潰瘍性大腸炎（活動期）
　——AFI **251**
　——FICE **252**
　——NBI **251**
潰瘍性大腸炎関連 dysplasia
　——AFI **254**, **256**
　——NBI **254**, **256**
　——NBI 併用拡大 **257**, **259**
下咽頭 EP 癌 41
下咽頭癌 AFI（NBI 併用細径内視鏡による発見例） **61**
下咽頭乳頭腫
　——NBI 併用拡大 **46**, **47**
下咽頭表在癌
　——NBI 併用拡大 **48**, **50**, **51**, **52**
過形成性ポリープ
　——NBI 併用拡大 **215**, **281**
可視光帯域変更 4
画像強調観察ができるカプセル内

視鏡 327

き

虚血性大腸炎
　——AFI **262**
鋸歯状腺腫 216, 217, 218
近赤外光 23

く

クローン病 325
　——（小腸型）：NBI **332**
空腸癌
　——NBI **330**

け

蛍光胃カメラ 6
経口胆道鏡 306
蛍光内視鏡観察の歴史 6
経乳頭的胆道鏡 308, 310, 311, 316

こ

光学法 2
極細径内視鏡における画像強調 77
弧の硬化像 231

さ

細径内視鏡スコープ 99
　——による Barrett 腺癌の診断 111
　——による拡大内視鏡像 153
　——の ESD への利用 154
　——の原理と胃癌診断 152
酢酸エンハンス拡大内視鏡 111, 171
酢酸ダイナミック・ケミカル内視鏡 112, 118, 173
酢酸法 152

柵状血管　134
佐野分類（NBI 拡大所見分類）　206，209

し

シングルバルーン小腸内視鏡　323
紫外線　3
　——胃カメラ　4
自家蛍光観察　19，31
　——の原理　20，31
色素観察法の歴史　8
色素法　3
　——（食道）　66
慈恵分類（NBI 拡大観察所見）　210
脂肪腫　275
集合細静脈の透見性による分類（Nakagawa 分類）　145
十二指腸異所性胃粘膜
　——FICE　287
　——NBI 併用拡大　289，291
十二指腸癌　266
　——FICE　269，280
　——NBI 併用拡大　276，278
十二指腸腫瘍　265
　——における FICE の有用性　269
十二指腸腺腫　266
　——FICE　271
　——NBI 併用拡大　272，274
十二指腸の正常像　264
十二指腸リンパ管腫
　——FICE　293
絨毛　324
　——形態　265
　——構造　278，324
腫瘍の診断（LST-G）
　——AFI　248
　——NBI 併用拡大　248
腫瘍の診断（LST-NG）
　——AFI　246
　——NBI 併用拡大　246
小腸腫瘍性疾患　325
小腸ポリープ（Peutz-Jeghers 症候群に合併）
　——NBI　331

上皮乳頭内血管ループ（→IPCL を見よ）
昭和分類（NBI 拡大観察所見）　210
食道胃接合部　110
食道癌
　——CRT 後の再発：NBI 併用拡大　100
　——の疫学　63
　——の拡大内視鏡分類　73
　——の危険因子　63
　——の深達度診断　65
　——の拾い上げ診断　65
食道上皮内腫瘍（NBI 併用細径内視鏡による発見例）
　——NBI 併用拡大　98
食道静脈瘤
　——FICE　102
　——硬化療法における赤外線観察　104，105
食道腺癌
　——酢酸撒布　114
食道乳頭腫
　——NBI 併用拡大　101
　——AFI　101
食道表在癌（NBI vs. AFI）　72
食道表在癌（T1a-EP）
　——i-scan　80
　——NBI 併用拡大　79
食道表在癌（T1a-LPM）
　——AFI　83
　——FICE　88
　——i-scan　90
　——NBI 併用拡大　82，83，85，86，87
食道表在癌（T1a-MM）
　——NBI 併用拡大　91，92
食道表在癌（T1b-SM1）
　——FICE　93
食道表在癌（T1b-SM2）
　——NBI 併用拡大　95
食道表在癌（T1b-SM3）
　——FICE　96
　——NBI 併用拡大　97

す

膵管疾患における白色光と NBI 診断　303
膵管内視鏡像の分類　303
膵管内視鏡における観察法　302

せ

正常十二指腸　264
正常小腸粘膜　324
正常膵管　303
正常胆管　301
赤外光観察　23
赤外線画像観察の歴史　7
腺窩（crypt）　265

そ

早期胃癌 0-Ⅰ
　——IRI　188
早期胃癌 0-Ⅰ+Ⅱa
　——NBI 併用拡大　165
早期胃癌 0-Ⅱa
　——AFI　174
　——FICE　160，161
　——NBI 併用拡大　181
早期胃癌 0-Ⅱb
　——酢酸撒布＋NBI 併用拡大　166，172
早期胃癌 0-Ⅱc
　——AFI　175
　——FICE　159，183
　——IRI　187
　——i-scan　162，163
　——NBI 併用拡大　176，178，185，190
　——酢酸撒布＋NBI 併用拡大　170
早期胃癌 0-Ⅱc+Ⅱb
　——酢酸撒布＋NBI 併用拡大　168
早期胃癌と胃びらんの鑑別診断
　——NBI 併用拡大　189，190
早期胃癌と腺腫の鑑別診断
　——FICE　183
　——NBI 併用拡大　180，181
早期胃癌と発赤の鑑別診断
　——NBI 併用拡大　192
早期胃癌の血管診断
　——IRI　188
早期胃癌の深達度診断

337

　　──IRI　187
　　──NBI 併用拡大　185
早期胃癌の組織型診断
　　──NBI 併用拡大　176, 178
早期胃癌の範囲診断
　　──AFI　174, 175
　　──FICE　159, 160, 161
　　──i-scan　162, 163
　　──NBI 併用拡大　165
　　──酢酸撒布＋NBI 併用拡大　166, 168, 170, 172

た

ダブルバルーン小腸内視鏡　323
大腸 MP 癌（表面型由来）
　　──FICE　250
大腸癌治療選択のための内視鏡診断ストラテジー　212
大腸病変に対する NBI の臨床的有用性　203
大腸表面型鋸歯状腺腫
　　──NBI 併用拡大　216
大腸表面陥凹型腺腫
　　──FICE　228
　　──NBI 併用拡大　226
大腸表面平坦陥凹型早期癌（SM 浸潤病変）
　　──AFI　238
　　──NBI 併用拡大　238
大腸表面平坦陥凹型早期癌（粘膜内病変）
　　──AFI　236
　　──NBI 併用拡大　236
大腸表面隆起型腺腫
　　──NBI 併用拡大　225
大腸表面隆起型早期癌（SM 浸潤病変）
　　──NBI 併用拡大　234
大腸表面隆起型早期癌（粘膜内病変）
　　──NBI 併用拡大　233
大腸隆起型鋸歯状腺腫
　　──NBI 併用拡大　217
大腸隆起型腫瘍
　　──NBI 併用拡大　220
大腸隆起型腺腫（管状腺腫）
　　──NBI 併用拡大　222

大腸隆起型腺腫（管状絨毛腺腫）
　　──NBI 併用拡大　224
大腸隆起型早期癌
　　──（SM 浸潤病変）：NBI 併用拡大　231
　　──（粘膜内病変）：NBI 併用拡大　229
胆・膵管鏡　297
胆管悪性狭窄（胆管癌）
　　──NBI　313
胆管癌
　　──（腫瘤型）：NBI　308
　　──（乳頭型）：NBI　306
　　──（表層進展）：NBI　309
　　──（壁浸潤型）：NBI　310, 311
胆管狭窄　311
胆管疾患における白色光と NBI 診断　300
胆管内視鏡像の分類　301
胆管内視鏡における観察方法　299
胆管良性ポリープ
　　──NBI　316
胆汁細胞診　310
胆道鏡下直視下生検　309

ち

中・下咽頭癌（NBI vs. AFI）　40
中・下咽頭表在癌の診断
　　──AFI　36
　　──FICE　41
　　──i-scan　42
　　──NBI　36
中咽頭乳頭腫
　　──NBI 併用拡大　45
中咽頭表在癌
　　──AFI　55
　　──NBI 併用拡大　53, 55
腸管悪性リンパ腫　325
腸上皮化生　161, 192
　　──における LBC と WOS　146
縮緬状パターン（corkscrew pattern）　147

て

デジタル法　2

　　──（食道）　67
　　──の歴史　6
電子胆・膵管鏡のスペック　298

と

トルイジンブルー染色（食道）　67
特殊円柱上皮　106, 123

に

2 波長域赤外線電子スコープ　8
乳頭部腫瘍　266
乳頭部腺癌
　　──NBI 併用拡大　296
乳頭部腺腫
　　──NBI 併用拡大　295

ね

粘液産生胆管癌（肝左葉原発）
　　──NBI　314
粘膜筋板の二重化　125

は

バルーン式小腸内視鏡　323

ひ

光デジタル法　2
　　──（食道）　67
微細血管パターン分類（有馬分類）　68, 73, 74
広島大学分類（NBI 拡大所見分類）　206, 207

ふ

ブルーイメージ機能　326

へ

扁平・円柱上皮接合部　106

ま

まだら不染　67
慢性胃炎　139, 144
　　──の NBI 併用拡大分類（八木 A-B 分類）　145

め

メチレンブルー（十二指腸）　285
メトロニダゾール　261

も

門脈圧亢進症性胃症　156

ゆ

幽門腺
　　──粘膜　143
　　──の腺管構造　139

よ

ヨード染色（食道）　66

欧文

A

acetic acid-indigocarmine mixture（AIM）　155
AFI画像における早期胃癌の色調パターン　142
AFIシステム　20
AFIによるBarrett食道癌の診断　109
AFIの原理　19
angioectasia　324
　　──NBI　333
avascular area（AVA）　69, 73, 96, 206

B

Barrett食道腺癌（LSBE由来）
　　──AFI　115
　　──NBI併用拡大　115, 121
　　──酢酸撒布　113, 121
Barrett食道腺癌（SSBE由来）
　　──AFI　126
　　──NBI　130
　　──NBI併用拡大　119, 124, 126, 128, 132, 134, 137
　　──酢酸撒布　117, 119, 124, 130, 134
Barrett食道の診断（本邦と欧米との違い）　110
brownish area　65, 215, 225, 226
Brunner腺過形成　275
　　──FICE　285

　　──NBI併用拡大　283

C

capillary network　205
capillary pattern　206, 209
cerebri-form pattern　147
corkscrew pattern　178
Cronkhite-Canada症候群の胃ポリポージス
　　──NBI併用拡大　198
crypt　265

D

demarcation line　121, 161
dense pattern　210, 224

E

esophagogastric junction（EGJ）　106, 109, 110

F

faint pattern　210, 216
FICEによる中・下咽頭表在癌の診断　41
FICEの原理　14
fine mucosal structure　147
fine network pattern　177
fusion pattern　147

G

gastric antral vascular ectasia（GAVE）　156

H

Helicobacter pylori 感染　139
Helicobacter pylori 除菌治療　193, 195
heterotopia　168
high grade dysplasia　255, 256

I

indocyanin green（ICG）　104
interrupted pattern　147
intrastructural irregular vessel（ISIV）　147
IPCL（intra-epithelial papillary capillary loop）　65

　　──パターン分類（井上分類）　67, 68, 73
IPMN（主膵管型）
　　──NBI　317, 320, 322
IPMN（分枝型）
　　──NBI　318
IRIの原理　23
irregular pattern　210
i-scanによる食道表在癌の診断　76
i-scanによる中・下咽頭表在癌の診断　42
i-scanの原理　26

L

light blue crest（LBC）　146, 158, 168
long segment Barrett esophagus（LSBE）　106, 110
loop pattern　147, 170
low grade dysplasia　255, 257
LST-G
　　──AFI　248
　　──NBI併用拡大　248
LST-NG
　　──AFI　246
　　──NBI併用拡大　246
LST-NG, pseudodepressed type
　　──FICE　244
　　──NBI併用拡大　240, 242
lymphoepithelial lesion（LEL）　149, 193, 195

M

mesh pattern　147, 170
meshed capillary　225
microsurface pattern　147
microvascular pattern　147
mucosubmucosal elongated polyp　275
　　──との鑑別　282

N

NBI所見国際分類（NICE分類）　213
NBIによる腸上皮化生の診断　157

NBIの原理　10
NBIの初期の検討　5
NEMOプロジェクト　327
network pattern　190, 210, 215, 216, 226
NICE分類　213
normal pattern　210
NPG型発育　237, 239

P

Peutz-Jeghers症候群に合併した小腸ポリープ
　——NBI　**331**
pink color sign（PC sign）　67
pit like pattern 診断　205
pit pattern　216

pooling　187, 188

R

regular pit like pattern　205

S

SAFE-3000の原理　31
serrated adenoma　216, 217
short segment Barrett esophagus（SSBE）　106, 110
sparse pattern　210
squamocolumnar junction（SCJ）　106, 121, 124, 134, 137
SSP/SSA
　——AFI　**218**
　——NBI併用拡大　**218**

T

telangiectasia　103

V

Vater乳頭部　295, 296
villi-form pattern　147
villi様構造　166, 168
villous tumorとの鑑別　217
VS classification system　147

W

white opaque substance（WOS）　146
white zone　170, 172, 205, 218

画像強調観察による内視鏡診断
Image-Enhanced Endoscopy アトラス

2010 年 5 月 13 日	第 1 版 1 刷発行
2012 年 3 月 25 日	第 1 版 2 刷発行

監　修　丹羽　寛文
編　集　田尻　久雄，田中　信治，加藤　元嗣，斎藤　豊
発行者　増永　和也
発行所　株式会社　日本メディカルセンター
　　　　東京都千代田区神田神保町 1-64（神保町協和ビル）
　　　　〒101-0051　TEL 03（3291）3901㈹
印刷所　三報社印刷株式会社

ISBN978-4-88875-230-5　￥12800E

Ⓒ2010　乱丁・落丁は，お取り替えいたします．

本書に掲載された著作物の複写・転載およびデータベースへの取り込みに関する許諾権は日本メディカルセンターが保有しています．

JCOPY　＜㈳出版者著作権管理機構　委託出版物＞

本書の無断複写は著作権法上での例外を除き禁じられています．複写される場合は，そのつど事前に，㈳出版者著作権管理機構（電話 03-3513-6969，FAX 03-3513-6979，e-mail：info@jcopy.or.jp）の許諾を得てください．